膠原病・リウマチ・アレルギー研修ノート

シリーズ総監修
永井良三 自治医科大学学長

責任編集
上阪　等 東京医科歯科大学教授

分野編集
渥美達也 北海道大学教授
亀田秀人 東邦大学教授
中島裕史 千葉大学教授
藤本　学 筑波大学教授
山口正雄 帝京大学教授

Rheumatology
and
Allergology

診断と治療社

口絵カラー

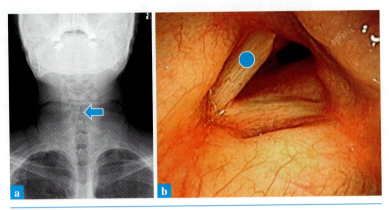

口絵 No.1　クループ症例
a：喉頭正面の単純 X 線．声門下腔の狭窄を認める（➡）．Pencil sign とも言われる．
b：同一症例の喉頭の軟性内視鏡画像．●は右声帯を指す．両側声門下に腫脹を認める．
（本文 p.138 参照）

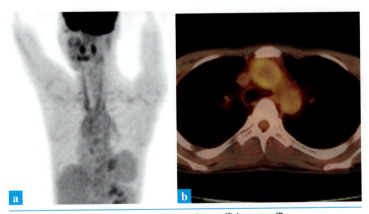

口絵 No.2　高安動脈炎病の FDG-PET / CT の MIP 像と Fusion 像
a：MIP 左前面像，b：Fusion 像．胸部大動脈および両側頸動脈に沿った集積が活動性炎症を反映する．（本文 p.143 参照）

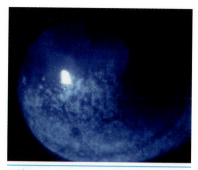

口絵 No.3　ドライアイの細隙灯顕微鏡所見（フルオレセイン染色）
コバルト励起ブルーフィルターを通した青色光で観察すると，角膜上皮障害のある部分がフルオレセインに染色され点状の緑色にみえる．
（本文 p.158 参照）

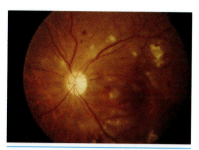

口絵 No.4　全身性エリテマトーデスの眼底所見
綿花様白斑，網膜出血など網膜血管炎による循環障害の所見がみられる．
（本文 p.159 参照）

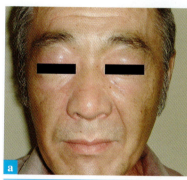

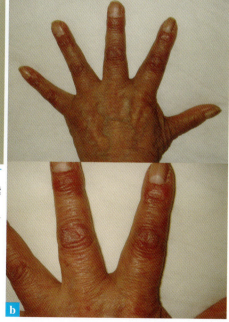

口絵 No.5　皮膚筋炎に特徴的な皮膚症状
a：ヘリオトロープ疹，眼瞼周囲に浮腫性紫紅色斑を認める．
b：Gottron 徴候，手指関節背面に紫紅色斑を認める
（本文 p.190 参照）

口絵カラー

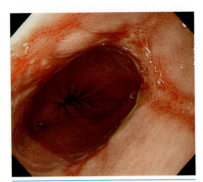

口絵 No.6　57歳，SScに伴う逆流性食道炎（LA grade B）（本文 p.198 参照）

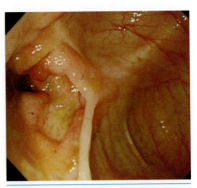

口絵 No.7　57歳，Behçet病に伴う回盲部の潰瘍
（本文 p.199 参照）

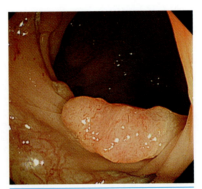

口絵 No.8　57歳，多発性筋炎
S状結腸癌を認める．（本文 p.201 参照）

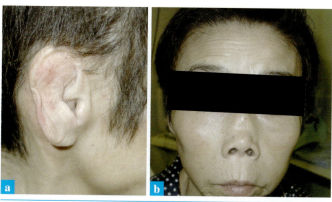

口絵 No.9 再発性多発軟骨炎による耳介および鼻の変形(鞍鼻)
(本文 p.219 参照)

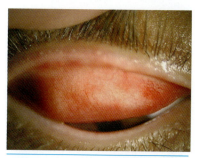

口絵 No.10 アレルギー性結膜炎の上眼瞼結膜
細かい結膜乳頭の増殖と充血がみられる.
(本文 p.230 参照)

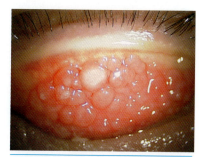

口絵 No.11 春季カタルにみられる巨大乳頭
癒合し増殖した巨大乳頭が隆起している.
(本文 p.230 参照)

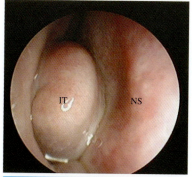

口絵 No.12 蒼白で浮腫状に腫脹する下鼻甲介粘膜と水様性鼻漏(右鼻腔)
IT：腫脹した下鼻甲介粘膜，NS：鼻中隔
(本文 p.232 参照)

口絵カラー

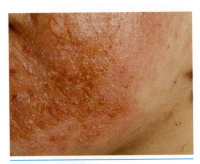

口絵 No.13 湿疹
(本文 p.237 参照)

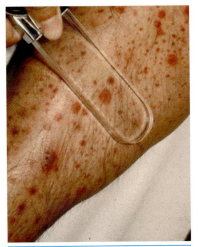

口絵 No.14 紫斑
(本文 p.238 参照)

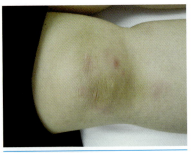

口絵 No.15 結節性紅斑
(本文 p.238 参照)

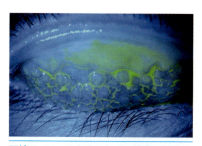

口絵 No.16 フルオレセイン染色で染めた春季カタルの巨大乳頭
春季カタルの症例では上眼瞼を翻転すると巨大乳頭が観察される．
（本文 p.286 参照）

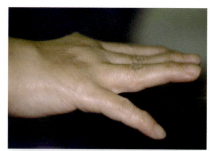
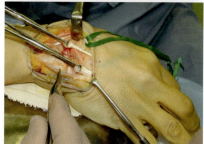
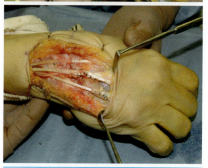

口絵 No.17 手指伸筋腱断裂
（本文 p.301 参照）

口絵カラー

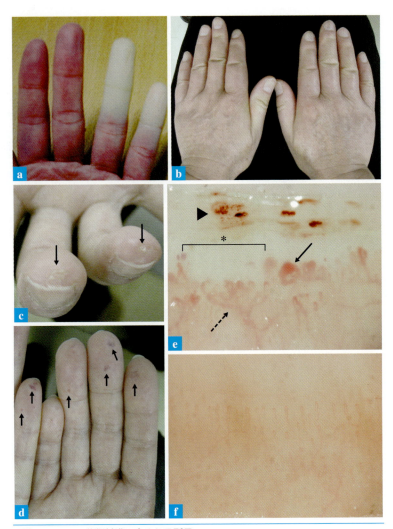

口絵 No.18 SSc分類基準に含まれる所見
a:Raynaud現象(Ⅳ,Ⅴ指は虚血期),b:手指の腫脹と皮膚硬化,c:指尖陥凹性瘢痕(➡),d:手指に多発する毛細血管拡張(おもなものを➡に示す),e:爪郭毛細血管のループ拡張・巨大化(➡),血管消失による無血管領域(＊),分枝した異常新生血管(⋯→),爪上皮には出血点が多発している(▶).f:健常者の爪郭(100倍).
(本文 p.321 参照)

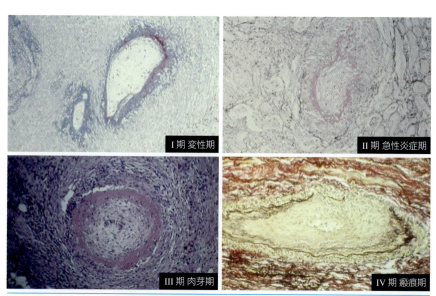

口絵 No.19　PAN の中・小動脈の壊死性血管炎の組織病期 Arkin 分類
（本文 p.334 参照）

口絵カラー

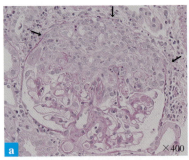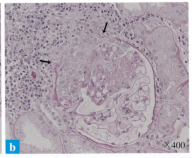

口絵 No.20　腎病理所見(PAS 染色)
a：細胞性半月体(↑)を認める．b：一部の糸球体ではボウマン囊上皮が断裂し(↑)，間質へ炎症が波及している．（本文 p.340 参照）

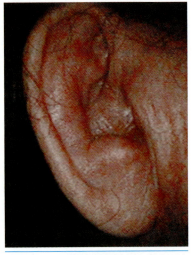

口絵 No.21　再発性多発軟骨炎に伴う耳介腫脹
（本文 p.373 参照）

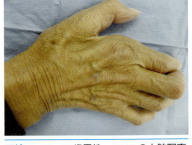

口絵 No.22　72 歳男性，CRPS の上肢写真
転落事故による受傷から2年後に紹介受診した．痛み・冷感と可動域制限が著しい．薬物治療・星状神経節ブロックを開始した．すでに筋・骨萎縮を呈しているが，痛みは消失し冷感も改善傾向にある．自宅が遠方のためリハビリテーションは自宅近郊の整形外科病院に依頼し，週2回継続中である（患者の同意を得て写真掲載）．
（本文 p.417 参照）

口絵 No.23　病変部の臨床像
前腕の板状の皮膚硬化．マーキング部は皮膚生検を行った箇所．
（本文 p.440 参照）

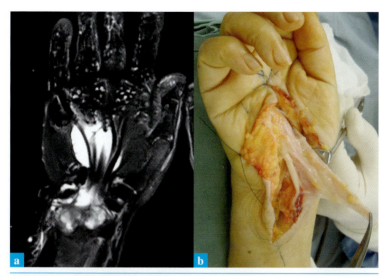

口絵 No.24　手根管症候群を呈した RA による屈折腱腱鞘滑膜炎の MRI 所見(a)と術中所見(b)（本文 p.413 参照）

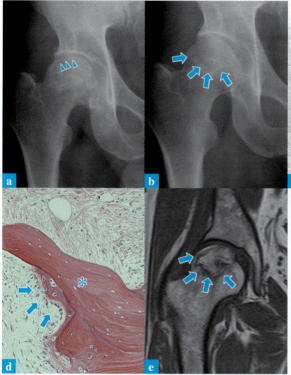

口絵 No.25　特発性大腿骨頭壊死症の診断基準（右大腿骨頭）
以下 5 項目のうち 2 つ以上を満たせば特発性大腿骨頭壊死症と診断する．a. 単純 X 線像での大腿骨頭内の圧潰または大腿骨頭軟骨下骨骨折線（▶），b. 単純 X 線像での大腿骨頭内の帯状硬化像（➡），c. 骨シンチグラフィーによる cold in hot 像（➡），d. 骨生検標本における修復反応（➡）を伴う骨壊死像（＊），e. T1 強調 MR 画像における大腿骨頭内帯状低信号像（➡）．
（本文 p.429 参照）

口絵カラー

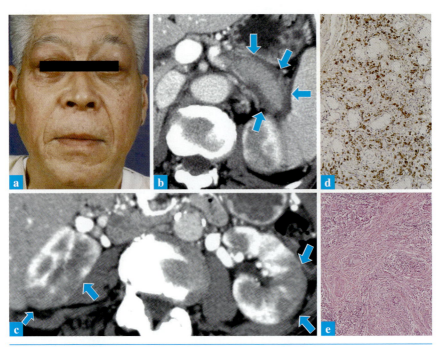

口絵 No.26　IgG4 関連疾患の特徴的な所見
a：涙腺・唾液腺炎では特徴的な容貌が認められる．
b：自己免疫性膵炎では被膜様の構造物（capsule-like rim，➡）を伴った膵の腫大がみられる．
c：IgG4 関連腎臓病の造影 CT では，多発性の造影不良域（➡）が観察される．
d：顎下腺生検組織（抗 IgG4 抗体による免疫染色像）．多数の IgG4 陽性細胞（形質細胞）の浸潤を認める．
e：顎下腺生検組織（HE 染色像）．花むしろ様の線維化を認める．
（本文 p.451 参照）

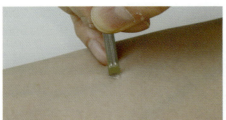

口絵 No.27　プリックテストの実際
（本文 p.512 参照）

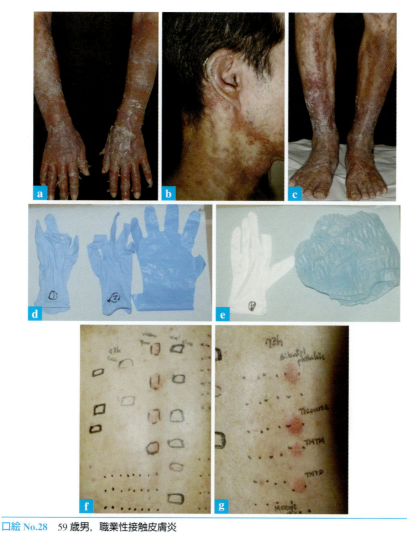

口絵 No.28　59歳男，職業性接触皮膚炎
a，b，c：当初は慢性遷延性手湿疹から接触皮膚炎症候群に伸展し入院加療．d，e：パッチテストで関連製品を小片に切って貼布．f，g：関連ゴムアレルゲンを同時に貼付して原因物質を確認．
（本文 p.488 参照）

シリーズ総監修の序

　「研修ノート」は，かつての「研修医ノート」シリーズを全面的に刷新し，新シリーズとして刊行するものである．

　旧シリーズ「研修医ノート」は内科研修医のためのテキストとして1993年に出版された．その後，循環器，産婦人科，小児科，呼吸器，消化器，皮膚科など，診療科別に「研修医ノート」が相次いで刊行された．いずれも一般のマニュアルとは異なり，「基礎的な手技」だけではなく「医師としての心得」や「患者とのコミュニケーション」などの基本，あるいは「書類の書き方」，「保険制度」など，重要ながら平素は学ぶ機会の少ない事項を取り上げ，卒後間もない若手医師のための指導書として好評を博してきた．

　しかしながら，時代の変化により研修医に要求される内容は大きく変化した．地域医療の確保が社会問題化するなかで，研修教育の充実はますます重要となった．さらに医療への信頼回復や医療安全のためには，患者やスタッフとのコミュニケーションの改善も必須である．

　このような状況に鑑み，「研修医ノート」シリーズのあり方を再検討し，「研修ノート」の名のもとに，新シリーズとして刊行することとした．読者対象は後期研修医とし，専門分野の決定後に直面するさまざまな問題に対する考え方と対応を示すことにより，医師として歩んでいくうえでの"道標"となることを目的としている．

　本シリーズでは，全人的教育に必要な「医の基本」を記述すること，最新の知見を十分に反映し，若い読者向けに視覚的情報を増やしながらも分量はコンパクトとすることに留意した．編集・執筆に当たっては，後期研修医の実態に即して，必要かつ不可欠な内容を盛り込んでいただくようお願いした．"全国の若手医師の必読書"として，本シリーズが，長く読み継がれることを願っている．

　終わりにご執筆頂いた諸先生に心より感謝を申し上げます．

2016年3月吉日
自治医科大学学長
永井良三

編集の序

　膠原病・リウマチ・アレルギー疾患の責任臓器は何であろうか．それは，免疫システムである．免疫システムの自己/非自己識別機能が破綻し，自己を病原体とみなして攻撃してしまうのが膠原病・リウマチ性疾患，無害物を病原体とみなしてしまうのがアレルギー疾患である．

　全身に行き渡る免疫システムの異常が原因の疾患であるだけに，冒される臓器は，疾患により，また症例により様々に異なる．関節，腎臓，肺，神経，心臓などなど．なるほど，診療は，それぞれの臓器の専門科医が担当すれば可能かもしれない．2臓器障害では2科が，3臓器障害では3科が診療に加わることになるが．

　しかしながら，膠原病・リウマチ・アレルギー疾患領域の病態理解や検査は，基礎免疫学の発展とともに飛躍的に進歩してきた．治療薬も刷新され，抗体製剤による治療改革の嚆矢は関節リウマチ領域で放たれた．近年，膠原病・リウマチ・アレルギー領域以外の専門医が知恵を出し合って診療しても，膠原病・リウマチ・アレルギー専門医の診療レベルに達することは，ほぼ不可能になったのである．

　これに呼応して始まったのが，大学の講座や付属病院・基幹市中病院の診療科における膠原病・リウマチ・アレルギー内科の独立である．患者さんに最良の治療を提供することを志せば，独立しかその方便はない．

　そして今，この流れは，診断と治療社の「研修ノート」シリーズにも押し寄せた．遅きに失した感はあるのかもしれない．しかし，それだけに満を持しての登場でもある．

　診断法を進化させ，治療法を革新しながら，時代の先端をひた走る膠原病・リウマチ・アレルギー診療．その研修を，このノートを片手に存分に味わって欲しい．

2016年4月吉日
編集者を代表して
東京医科歯科大学大学院膠原病・リウマチ内科教授
上阪　等

Contents 膠原病・リウマチ・アレルギー研修ノート

第1章　膠原病・リウマチ・アレルギー専門医をめざす

A はじめに
1. 膠原病・リウマチ性疾患・アレルギー性疾患医をめざす君たちへ　　　　山本一彦　2

B 勉強のしかた
1. 膠原病・リウマチ・アレルギー研修で学ぶべきこと・学び方　　　　住友秀次　4
2. 診療基準と分類基準の違い，ガイドラインの限界―個人と集団―　　　　亀田秀人　9
3. 臨床カンファレンスの聞き方と発表のしかた　　　　保田晋助　11
4. 学会・研究会に入ろう　　　　五野貴久，寺井千尋　13
5. 学会発表の準備と発表のしかた　　　　山崎聡士　16
6. 論文の読み方，書き方　　　　山岡邦宏　18
7. 専門医，サブスペシャリティをめざすための勉強法（リウマチ・膠原病）　　　　細矢 匡　21
8. 専門医，サブスペシャリティをめざすための勉強法（アレルギー）　　　　原田広顕，奥西勝秀　24
9. 留学しよう　　　　溝口史高　27

C 医療現場でのふるまい方
1. インフォームド・コンセント　　　　大村浩一郎　30
2. 他科との連携　　　　山本元久，高橋裕樹　32
3. チーム医療　　　　久保智史，田中良哉　35
4. 医療倫理　　　　石井智徳　37

第2章 基礎知識を養う

A 運動器学
1. 運動器の構造と機能 　　松下　功　42
2. 結合組織の生化学 　　黒瀬理恵, 澤井高志　48

B 免疫学
1. 免疫担当細胞 　　中尾篤人　53
2. 免疫系による異物認識機構 　　塩川　萌, 山崎　晶　56
3. ヘルパーT細胞の分化機構 　　平原　潔　59
4. 免疫グロブリンの産生制御機構 　　久保允人　61
5. 炎症性サイトカインの産生機構とその役割
　　上村大輔, 有馬康伸, 村上正晃　66
6. アレルギー応答の分子メカニズム 　　中島裕史　69
7. 自己免疫応答の分子メカニズム 　　日和良介, 荒瀬　尚　72
8. 骨免疫学 　　岡本一男, 高柳　広　75

第3章 診察と検査の手技を学ぶ

A 診　察
1. 系統的診察の重要性 　　川畑仁人　80
2. 関節所見のとり方 　　谷口敦夫, 大澤彦太, 市川奈緒美　84
3. 皮膚所見のとり方 　　藤本　学　89

B 一般臨床検査
1. 急性期反応物質検査 　　村上孝作　92
2. 末梢血 　　梅北邦彦, 岡山昭彦　94
3. 凝固, 線溶系 　　堀田哲也　96
4. 生化学検査 　　三枝　淳　99
5. 検尿・検便 　　佐藤祐二, 藤元昭一　103

C 免疫・アレルギー学的検査
1. 免疫グロブリン 　　廣瀬晃一　106

2. 自己抗体（抗核抗体，リウマトイド因子，疾患標識自己抗体）
　　　　　　　　　　　　　　　　　　　　　　　　三森経世　109
3. 血清補体価，免疫複合体　　　　　　　　　塚本　浩，堀内孝彦　114
4. IgE・特異的 IgE　　　　　　　　　　　　　　　　　　福冨友馬　118
5. サイトカイン・ケモカイン　　　　　　　　　　　　　　金子祐子　121

D 画像検査

1. 胸部　　　　　　　　　　　　　　　　　　大久保仁嗣，新実彰男　123
2. 関節　　　　　　　　　　　　　　　　　　　　　　　　池田　啓　126
3. 中枢　　　　　　　　　　　　　　　　　　　　　　　　樋渡昭雄　129
4. 筋肉　　　　　　　　　　　　　　　　　　小野寺耕一，畠中正光　133
5. 上気道（副鼻腔含む）　　　　　　　　　　飯沼智久，岡本美孝　136
6. 骨密度測定（全身）　　　　　　　　　　　　　　　　　岡田洋右　139
7. 核医学検査（PET, SPECT）　　　　　　　　鳥井原　彰，立石宇貴秀　142

E 生理学的検査

1. 呼吸機能検査　　　　　　　　　　　　　　　岸　潤，西岡安彦　145
2. 筋電図　　　　　　　　　　　　　　　　　　　　　　　古賀道明　148
3. 脳波　　　　　　　　　　　　　　　　　　　三枝隆博，池田昭夫　151

F 追加・特殊検査

1. 関節穿刺・関節鏡検査　　　　　　　　　　中山政憲，桃原茂樹　155
2. 眼科的検査（角膜，眼底検査，Schirmer 試験を含む）　　高村悦子　158
3. 髄液検査　　　　　　　　　　　　　　　　　　　　　　桐野洋平　161
4. 気管支鏡検査　　　　　　　　　　　　　　　内田章文，井上博雅　163
5. 呼気ガス分析 呼気中一酸化窒素濃度（FeNO）測定
　　　　　　　　　　　　　　　　　　　　　　内海　裕，山内広平　167
6. 喀痰検査　　　　　　　　　　　　　　　　　福居嘉信，今野　哲　170
7. 皮膚検査　　　　　　　　　　　　　　　　　佐野晶代，松永佳世子　173
8. 気道過敏性検査　　　　　　　　　　　　　　　　　　　谷口正実　177

第4章　症候・検査所見から診断に迫る

A 膠原病・リウマチの症候

1. 全身症状（発熱を中心に） ……………………………………… 藤井隆夫　182
2. 関節・関節周囲組織症状 ………………………………… 古賀智裕, 川上　純　185
3. 皮膚症状 ……………………………… 泉川美晴, 島田裕美, 土橋浩章　188
4. 筋症状 …………………………………………………………… 川口鎮司　191
5. 呼吸器症状 ……………………………………………………… 安岡秀剛　194
6. 消化器症状 ………………………………………………… 高木忠之, 大平弘正　197
7. 腎・泌尿器症状 ………………………………………………… 野島美久　202
8. 精神・神経症状 ………………………………………………… 廣畑俊成　205
9. 循環器症状 ……………………………………………………… 田村直人　208
10. 造血器症状 ……………………………………………………… 得平道英　211
11. 眼科領域症状 ………………………………………… 夏本文輝, 藤尾圭志　215
12. 膠原病における耳鼻科領域症状 ……………………………… 天野宏一　218
13. 腰痛（炎症性腰痛を含む） ………………………… 松井　聖, 佐野　統　221

B アレルギーの症候

1. ショック症状, アナフィラキシー …………………… 稲垣真一郎, 大矢幸弘　225
2. アレルギー性結膜炎 …………………………………………… 南場研一　229
3. 鼻炎 ……………………………………………………………… 吉川　衛　231
4. 咳, 喘息発作 ………………………………………… 岩永賢司, 東田有智　234
5. 皮疹（蕁麻疹）, 皮膚炎 ………………………………………… 加藤則人　237

第5章　治療薬を使いこなす

A 膠原病・リウマチ治療薬

1. 副腎皮質ステロイド ……………………………………………… 田中廣壽　240
2. 非ステロイド性抗炎症薬（NSAIDs） ………………… 鹿野孝太郎, 川合眞一　244
3. 抗リウマチ薬 …………………………………………………… 川人　豊　247
4. 免疫抑制薬 ……………………………………………………… 齋藤和義　250
5. 生物学的製剤 ………………………………………… 村上美帆, 西本憲弘　255

6. 肺高血圧症治療薬 　　　　　　　　　　片岡雅晴　258
7. 高尿酸血症・痛風治療薬 　　　　　　　箱田雅之　262
8. 骨粗鬆症治療薬 　　　　　　　　　　　宗圓　聰　265
9. 免疫グロブリン静注療法 　　　　　　　小倉剛久　268

B アレルギー疾患治療薬
1. 抗ヒスタミン薬 　　　　　　　　鎌田弥生，髙森建二　271
2. 喘息治療薬 　　　　　　　　　　小高倫生，松瀬厚人　274
3. 点鼻薬 　　　　　　　　　　　　　　　上條　篤　279
4. 外用薬 　　　　　　　　　　　　　　　海老原　全　282
5. 点眼薬 　　　　　　　　　　　　山田直之，園田康平　285

第6章　膠原病・リウマチ・アレルギー疾患を診療する

A 膠原病・リウマチ
1. 膠原病・リウマチの治療総論
① リウマチ・膠原病の治療方針 　　　　　　田中良哉　290
② リハビリテーション 　　　　　　　　　　渡部一郎　293
③ 機能の再建 　　　　　　　　　　　　　　冨田哲也　298
2. 全身性結合組織病
① 関節リウマチ（RA） 　　　　　　　　金子祐子，竹内　勤　304
② 若年性特発性関節炎（JIA） 　　　　　　　森　雅亮　308
③ 全身性エリテマトーデス（SLE） 　　　加藤　将，渥美達也　315
④ 強皮症（全身性硬化症） 　　　　　　　　桑名正隆　319
⑤ 多発性筋炎／皮膚筋炎（PM/DM） 　　　　上阪　等　324
⑥-a 血管炎症候群-総論 　　　　　　　　　　有村義宏　330
⑥-b 血管炎症候群-結節性多発動脈炎（PAN） 　吉田雅治　333
⑥-c 血管炎症候群-ANCA関連血管炎 　　　北川清樹，和田隆志　338
⑥-d 血管炎症候群-高安動脈炎，巨細胞性動脈炎（GCA） 　寺尾知可史　342
⑥-e 血管炎症候群-多発血管炎性肉芽腫症（GPA） 　佐田憲映　345
⑥-f 血管炎症候群-好酸球性多発血管炎性肉芽腫症（EGPA）
　　　　　　　　　　　　　　　　　　　　釣木澤尚実　347

⑦ 抗リン脂質抗体症候群（APS） ……… 柴田悠平, 奥　健志, 渥美達也　350
⑧ 混合性結合組織病（MCTD），overlap 症候群（重複症候群）
　　　　　　　　　　　　　　　　　　　　　　　　　　吉田俊治　354
⑨ Behçet 病 ……………………………………………… 岳野光洋　357
⑩ Sjögren 症候群 ……………………………… 坪井洋人, 住田孝之　360
⑪ 成人 still 病 ……………………………………………… 三村俊英　366
⑫ 急性リウマチ熱（ARF） ………………………………… 武井修治　370
⑬ 再発性多発軟骨炎（RPC） ……………………………… 南木敏宏　373

3. 脊椎関節炎（SpA）
① 脊椎関節炎（SpA）- 総論 ……………………………… 高木理彰　376
② 強直性脊椎炎（AS） …………………………………… 小林茂人　381
③ 乾癬性関節炎 …………………………………………… 森田明理　389
④ 掌蹠膿疱症性骨関節炎，SAPHO 症候群 ……………… 多田弥生　392
⑤ 炎症性腸疾患（IBD），炎症性腸疾患関連関節炎 ……… 渡辺浩志　394
⑥ 反応性関節炎（ReA） …………………………………… 牧野雄一　397

4. 変形性関節症（OA） ……………………………………… 土井田 稔　400
5. 感染性関節症 ……………………………………………… 牧野雄一　403
6. 代謝性および内分泌疾患に関連する関節症
① 結晶誘発性関節炎 …………………………… 市川奈緒美, 山中　寿　407
7. 神経血管障害
① 手根管症候群 …………………………………………… 西田圭一郎　411
② 複合性局所疼痛症候群（CRPS） ……………………… 猪股伸一　415
8. 骨軟骨疾患
① 骨粗鬆症 …………………………………… 伊沢直広, 田中　栄　419
② 肥厚（大）性骨関節症（HOA） ………………………… 日高利彦　424
③ 骨壊死 ……………………………………… 石田雅史, 久保俊一　427
9. その他のリウマチ性疾患および関連疾患
① サルコイドーシス ……………………………………… 長谷川　均　432
② Weber-Christian 病 …………………………………… 山本俊幸　435
③ リウマチ性多発筋痛症（PMR），RS3PE ……………… 小松田 敦　437
④ 好酸球性筋膜炎 ………………………………………… 神人正寿　440
⑤ Castleman 病 …………………………………………… 八田和大　442

⑥ 線維筋痛症 ……………………………………………………… 村上正人　445
⑦ IgG4 関連疾患 ……………………………………… 高橋裕樹, 山本元久　449
⑧ 自己炎症症候群 ………………………………………………… 井田弘明　452
⑨ 間質性肺炎（IP） ……………………………………………… 槇野茂樹　455

B アレルギー

1. アレルギーの治療総論
① アレルギーの治療方針 ………………………………………… 相良博典　459
② アレルゲン免疫療法 …………………………………………… 永田　真　461

2. 呼吸器疾患
① 気管支喘息 ……………………………………………………… 山口正雄　464
② 咳喘息, アトピー咳嗽 ………………………………………… 松本久子　467
③ 過敏性肺炎 ……………………………………………………… 稲瀬直彦　470
④ 好酸球性肺炎 …………………………………………………… 滝澤　始　473
⑤ アスピリン喘息 ……………………………………… 堀口高彦, 近藤りえ子　476
⑥ アレルギー性気管支肺アスペルギルス症 …………………… 小熊　剛　479

3. 耳鼻科疾患
① アレルギー性鼻炎・花粉症 …………………………………… 増山敬祐　482
② 好酸球性副鼻腔炎, 好酸球性中耳炎 …………………… 大國　毅, 氷見徹夫　485

4. 皮膚疾患
① 接触皮膚炎 ……………………………………………………… 関東裕美　487
② アトピー性皮膚炎 ……………………………………………… 神戸直智　490
③ 蕁麻疹, 血管性浮腫 …………………………………… 千貫祐子, 森田栄伸　493
④ 薬疹（DIHS を含む） ………………………………………… 末木博彦　496

5. 眼科疾患
① アレルギー性結膜炎 …………………………………………… 藤島　浩　499

6. その他のアレルギー疾患
① 食物アレルギー ………………………………………………… 猪又直子　502
② アナフィラキシー ……………………………………… 房安直子, 海老澤元宏　505
③ 薬剤アレルギー ………………………………………………… 橋爪秀夫　508
④ ラテックスアレルギー, 口腔アレルギー症候群
　　　　　　　　　　　　　　　　　　　　……………… 矢上晶子, 松永佳世子　511
⑤ 好酸球増多症候群 ……………………………………………… 佐藤貴浩　513

第7章 諸制度を使いこなす

1. 膠原病・リウマチ・アレルギー性疾患の社会的・経済的影響 ……………………………… 田中榮一 518
2. 法律の知識 ………………………………………………… 奥村二郎，水越厚史 526
3. 公費負担制度，難病指定 ………………………………………………… 松井利浩 529
4. 介護保険制度 ………………………………………………… 本島新司 531
5. 高額療養費制度 ………………………………………………… 前澤玲華，倉沢和宏 535
6. 障害者認定（肢体不自由） ………………………………………………… 太原垣一郎，沢田哲治 538
7. 障害者認定（呼吸器機能障害） ………………………………………………… 板野純子，谷本 安 541
8. 医療事故調査制度 ………………………………………………… 木下 隆，星野友昭 544

第8章 医療文書を書く

1. カルテ（診療録） ………………………………………………… 岸本暢将 548
2. 診断書の書き方 ………………………………………………… 河野 肇 552
3. 死亡診断書，死体検案書 ………………………………………………… 佐藤健夫 554
4. 紹介状 ………………………………………………… 神田浩子 557
5. 処方箋の書き方―基本事項を中心に― ………………………………………………… 神林泰行，本間真人 559
6. 入院診療計画書・説明書・同意書 ………………………………………………… 近藤裕也，住田孝之 562
7. 身体障害者手帳，身体障害者認定等 ………………………………………………… 加畑多文，高木知治 565

索　引 ………………………………………………………………………………………… 569

◆ Column

膠原病治療は喧嘩の要領で	上阪 等	29
患者や家族を励ます	山口正雄	91
現場から学んだこと	亀田秀人	150
学位 vs. 専門医	中島裕史	264
目が開かない子供	山田直之	287
マクロファージ活性化症候群（MAS）	森 雅亮	314
なぜだろう，なぜかしら	上阪 等	337
研修医時代の勉強	亀田秀人	396
インフォームド・コンセント vs. パターナリズム	中島裕史	492
推薦状って大変，でもとても大事	山口正雄	515

執筆者一覧

[シリーズ総監修者]

永井良三	自治医科大学学長

[編集者]

上阪　等	東京医科歯科大学教授
渥美達也	北海道大学教授
亀田秀人	東邦大学教授
中島裕史	千葉大学教授
藤本　学	筑波大学教授
山口正雄	帝京大学教授

[執筆者]（執筆順，肩書略）

山本一彦	東京大学医学部アレルギー・リウマチ内科
住友秀次	東京大学医学部アレルギー・リウマチ内科
亀田秀人	東邦大学医学部内科学講座膠原病学分野
保田晋助	北海道大学大学院医学研究科内科学講座免疫・代謝内科学分野
五野貴久	自治医科大学附属さいたま医療センターリウマチ膠原病科
寺井千尋	自治医科大学附属さいたま医療センターリウマチ膠原病科
山崎聡士	広島大学病院リウマチ・膠原病科
山岡邦宏	慶應義塾大学医学部内科学教室リウマチ内科
細矢　匡	東京医科歯科大学膠原病・リウマチ内科
原田広顕	東京大学医学部アレルギー・リウマチ内科
奥西勝秀	群馬大学生体調節研究所病態制御部門遺伝生化学分野
溝口史高	Division of Rheumatology, Immunology, and Allergy, Brigham and Women's Hospital, Harvard Medical School
大村浩一郎	京都大学医学部免疫・膠原病内科
山本元久	札幌医科大学医学部消化器・免疫・リウマチ内科学講座
高橋裕樹	札幌医科大学医学部消化器・免疫・リウマチ内科学講座
久保智史	産業医科大学医学部第一内科学講座
田中良哉	産業医科大学医学部第一内科学講座
石井智徳	東北大学病院臨床研究推進センター臨床研究実施部門
松下　功	富山大学医学部整形外科
黒瀬理恵	弘前大学大学院医学研究科整形外科
澤井高志	東北大学大学院医学系研究科病理形態学分野
中尾篤人	山梨大学医学部免疫学講座
塩川　萌	九州大学生体防御医学研究所免疫制御学分野
山崎　晶	九州大学生体防御医学研究所免疫制御学分野
平原　潔	千葉大学大学院医学研究院先進気道アレルギー学寄附講座
久保允人	東京理科大学生命医科学研究所分子病態学研究部門／理化学研究所統合生命医科学研究センターサイトカイン制御研究チーム
上村大輔	北海道大学遺伝子病制御研究所／同大学大学院医学研究科分子神経免疫学分野
有馬康伸	北海道大学遺伝子病制御研究所／同大学大学院医学研究科分子神経免疫学分野
村上正晃	北海道大学遺伝子病制御研究所／同大学大学院医学研究科分子神経免疫学分野
中島裕史	千葉大学大学院医学研究院アレルギー・臨床免疫学
日和良介	大阪大学免疫学フロンティア研究センター免疫化学研究室／同大学微生物病研究所免疫化学分野
荒瀬　尚	大阪大学免疫学フロンティア研究センター免疫化学研究室／同大学微生物病研究所免疫化学分野
岡本一男	東京大学大学院医学系研究科免疫学
高柳　広	戦略的創造研究推進事業（ERATO型研究）高柳オステオネットワークプロジェクト
川畑仁人	東京医科歯科大学膠原病・リウマチ内科

谷口敦夫	東京女子医科大学附属膠原病リウマチ痛風センター	岡田洋右	産業医科大学医学部第1内科学講座
大澤彦太	東京女子医科大学附属膠原病リウマチ痛風センター	鳥井原 彰	東京医科歯科大学画像診断・核医学分野
市川奈緒美	東京女子医科大学附属膠原病リウマチ痛風センター	立石宇貴秀	東京医科歯科大学画像診断・核医学分野
藤本 学	筑波大学医学医療系皮膚科	岸 潤	徳島大学大学院医歯薬学研究部呼吸器・膠原病内科学分野
村上孝作	京都大学医学部附属病院免疫・膠原病内科	西岡安彦	徳島大学大学院医歯薬学研究部呼吸器・膠原病内科学分野
梅北邦彦	宮崎大学医学部内科学講座免疫感染病態学分野	古賀道明	山口大学医学部神経内科
岡山昭彦	宮崎大学医学部内科学講座免疫感染病態学分野	三枝隆博	大津赤十字病院神経内科
堀田哲也	北海道大学大学院医学研究科免疫・代謝内科学分野	池田昭夫	京都大学大学院医学研究科てんかん・運動異常生理学講座
三枝 淳	神戸大学医学部附属病院膠原病・リウマチ内科・検査部	中山政憲	東京女子医科大学附属膠原病リウマチ痛風センター整形外科
佐藤祐二	宮崎大学医学部附属病院血液浄化療法部	桃原茂樹	東京女子医科大学附属膠原病リウマチ痛風センター整形外科
藤元昭一	宮崎大学医学部医学科血液・先端医療学講座	高村悦子	東京女子医科大学眼科
廣瀬晃一	千葉大学大学院医学研究院アレルギー・臨床免疫学	桐野洋平	横浜市立大学附属病院リウマチ血液感染症内科
三森経世	京都大学大学院医学研究科内科学講座臨床免疫学	内田章文	鹿児島大学大学院医歯学総合研究科呼吸器内科学
塚本 浩	九州大学病院免疫・膠原病・感染症内科	井上博雅	鹿児島大学大学院医歯学総合研究科呼吸器内科学
堀内孝彦	九州大学病院別府病院免疫・血液・代謝内科	内海 裕	岩手医科大学呼吸器・アレルギー・膠原病内科
福冨友馬	国立病院機構相模原病院臨床研究センター	山内広平	岩手医科大学呼吸器・アレルギー・膠原病内科
金子祐子	慶應義塾大学医学部リウマチ内科	福居嘉信	市立旭川病院呼吸器内科
大久保仁嗣	名古屋市立大学大学院医学研究科・医学部呼吸器・免疫アレルギー内科学	今野 哲	北海道大学病院内科I
新実彰男	名古屋市立大学大学院医学研究科・医学部呼吸器・免疫アレルギー内科学	佐野晶代	藤田保健衛生大学医学部アレルギー疾患対策医療学・同大学医学部皮膚科学
池田 啓	千葉大学医学部附属病院アレルギー・膠原病内科	松永佳世子	藤田保健衛生大学医学部アレルギー疾患対策医療学・同大学医学部皮膚科学
樋渡昭雄	九州大学大学院医学研究院臨床放射線科学	谷口正実	国立病院機構相模原病院臨床研究センター
小野寺耕一	札幌医科大学附属病院放射線診断科	藤井隆夫	和歌山県立医科大学医学部リウマチ・膠原病科学講座
畠中正光	札幌医科大学附属病院放射線診断科	古賀智裕	長崎大学大学院医歯薬学総合研究科展開医療科学講座(第一内科)
飯沼智久	千葉大学医学部附属病院耳鼻咽喉科・頭頸部外科	川上 純	長崎大学大学院医歯薬学総合研究科展開医療科学講座(第一内科)
岡本美孝	千葉大学医学部附属病院耳鼻咽喉科・頭頸部外科	泉川美晴	香川大学医学部血液・免疫・呼吸器内科
		島田裕美	香川大学医学部血液・免疫・呼吸器内科

土橋浩章	香川大学医学部血液・免疫・呼吸器内科	村上美帆	東京医科大学医学総合研究所難病分子制御学部門／大阪リウマチ・膠原病クリニック
川口鎮司	東京女子医科大学リウマチ科	西本憲弘	東京医科大学医学総合研究所難病分子制御学部門／大阪リウマチ・膠原病クリニック
安岡秀剛	慶應義塾大学医学部リウマチ内科		
高木忠之	福島県立医科大学消化器・リウマチ膠原病内科学講座	片岡雅晴	慶應義塾大学医学部循環器内科
大平弘正	福島県立医科大学消化器・リウマチ膠原病内科学講座	箱田雅之	安田女子大学家政学部管理栄養学科
野島美久	群馬大学医学部附属病院腎臓リウマチ内科	宗圓 聰	近畿大学医学部奈良病院整形外科・リウマチ科
廣畑俊成	北里大学医学部膠原病・感染内科学	小倉剛久	東邦大学医療センター大橋病院膠原リウマチ科
田村直人	順天堂大学医学部膠原病内科	鎌田弥生	順天堂大学大学院医学研究科環境医学研究所／同大学医学部附属浦安病院皮膚科
得平道英	埼玉医科大学総合医療センター血液内科		
夏本文輝	東京大学医学部アレルギー・リウマチ内科	髙森建二	順天堂大学大学院医学研究科環境医学研究所／同大学医学部附属浦安病院皮膚科
藤尾圭志	東京大学医学部アレルギー・リウマチ内科	小高倫生	東邦大学医療センター大橋病院呼吸器内科
天野宏一	埼玉医科大学総合医療センターリウマチ・膠原病内科	松瀬厚人	東邦大学医療センター大橋病院呼吸器内科
松井 聖	兵庫医科大学内科学講座リウマチ・膠原病科	上條 篤	埼玉医科大学医学部耳鼻咽喉科／アレルギーセンター
佐野 統	兵庫医科大学内科学講座リウマチ・膠原病科	海老原 全	慶應義塾大学医学部皮膚科
稲垣真一郎	国立成育医療研究センターアレルギー科	山田直之	山口大学医学部眼科学教室
		園田康平	九州大学医学部眼科学教室
大矢幸弘	国立成育医療研究センターアレルギー科	田中良哉	産業医科大学医学部第１内科学
南場研一	北海道大学大学院医学研究科眼科学分野	渡部一郎	青森県立保健大学大学院理学療法学分野機能障害回復学領域
吉川 衛	東邦大学医療センター大橋病院耳鼻咽喉科学講座	冨田哲也	大阪大学大学院医学研究科運動器バイオマテリアル学講座
岩永賢司	近畿大学医学部内科学教室呼吸器・アレルギー内科部門	金子祐子	慶應義塾大学医学部リウマチ内科
		竹内 勤	慶應義塾大学医学部リウマチ内科
東田有智	近畿大学医学部内科学教室呼吸器・アレルギー内科部門	森 雅亮	東京医科歯科大学大学院医歯学総合研究科生涯免疫難病学講座
加藤則人	京都府立医科大学大学院医学研究科皮膚科学	加藤 将	北海道大学大学院医学研究科内科学講座免疫・代謝内科学分野
田中廣壽	東京大学医科学研究所附属病院抗体・ワクチンセンター免疫病治療学分野	渥美達也	北海道大学大学院医学研究科内科学講座免疫・代謝内科学分野
鹿野孝太郎	東邦大学医学部内科学講座膠原病学分野（医療センター大森病院）	桑名正隆	日本医科大学付属病院リウマチ膠原病内科
川合眞一	東邦大学医学部内科学講座膠原病学分野（医療センター大森病院）	上阪 等	東京医科歯科大学膠原病・リウマチ内科
川人 豊	京都府立医科大学大学院医学研究科免疫内科学	有村義宏	杏林大学医学部第一内科学教室（腎臓・リウマチ膠原病内科）
齋藤和義	産業医科大学医学部第一内科学講座	吉田雅治	東京医科大学八王子医療センター腎臓内科

北川清樹	独立行政法人国立病院機構金沢医療センター腎・膠原病内科	猪股伸一	筑波大学医学医療系麻酔蘇生学
和田隆志	金沢大学大学院医薬保健学総合研究科血液情報統御学	伊沢直広	東京大学大学院医学系研究科整形外科
寺尾知可史	京都大学大学院医学研究科ゲノム医学センター	田中 栄	東京大学大学院医学系研究科整形外科
佐田憲映	岡山大学医学部腎・免疫・内分泌代謝内科学	日髙利彦	善仁会市民の森病院膠原病・リウマチセンター
釣木澤尚実	国立病院機構埼玉病院	石田雅史	京都府立医科大学整形外科
柴田悠平	北海道大学大学院医学研究科内科学講座免疫・代謝内科学分野	久保俊一	京都府立医科大学整形外科
		長谷川 均	愛媛大学大学院血液・免疫・感染症内科学
奥 健志	北海道大学大学院医学研究科内科学講座免疫・代謝内科学分野	山本俊幸	福島県立医科大学医学部皮膚科
渥美達也	北海道大学大学院医学研究科内科学講座免疫・代謝内科学分野	小松田 敦	秋田大学医学部内科学講座血液内科学分野・腎臓膠原病内科学分野（第三内科）
吉田俊治	藤田保健衛生大学リウマチ・感染症内科学	神人正寿	熊本大学大学院生命科学研究部皮膚病態治療再建学分野
岳野光洋	日本医科大学大学院医学研究科アレルギー膠原病内科	八田和大	天理よろづ相談所病院総合診療教育部
坪井洋人	筑波大学医学医療系内科（膠原病・リウマチ・アレルギー）	村上正人	国際医療福祉大学・山王病院心療内科
住田孝之	筑波大学医学医療系内科（膠原病・リウマチ・アレルギー）	高橋裕樹	札幌医科大学医学部消化器・免疫・リウマチ内科学講座
三村俊英	埼玉医科大学リウマチ膠原病科	山本元久	札幌医科大学医学部消化器・免疫・リウマチ内科学講座
武井修治	鹿児島大学医学部附属病院小児診療センター	井田弘明	久留米大学医学部呼吸器・神経・膠原病内科
南木敏宏	東邦大学医学部内科学講座膠原病学分野	槇野茂樹	大阪医科大学リウマチ膠原病内科
高木理彰	山形大学医学部整形外科	相良博典	昭和大学医学部呼吸器・アレルギー内科
小林茂人	順天堂大学医学部附属順天堂越谷病院内科	永田 真	埼玉医科大学呼吸器内科／同大学病院アレルギーセンター
森田明理	名古屋市立大学大学院医学研究科加齢・環境皮膚科学	山口正雄	帝京大学医学部内科学講座呼吸器・アレルギー学
多田弥生	帝京大学医学部皮膚科学講座	松本久子	京都大学大学院医学研究科呼吸器内科学
渡辺浩志	福島県立医科大学医学部消化器・リウマチ膠原病内科学講座	稲瀬直彦	東京医科歯科大学呼吸器内科
牧野雄一	旭川医科大学内科学講座病態代謝内科学分野	滝澤 始	杏林大学医学部呼吸器内科
土井田 稔	岩手医科大学医学部整形外科	堀口高彦	藤田保健衛生大学医学部呼吸器内科学Ⅱ講座
牧野雄一	旭川医科大学内科学講座病態代謝内科学分野	近藤りえ子	藤田保健衛生大学医学部呼吸器内科学Ⅱ講座
市川奈緒美	東京女子医科大学附属膠原病リウマチ痛風センター	小熊 剛	東海大学医学部内科学系呼吸器内科学
山中 寿	東京女子医科大学附属膠原病リウマチ痛風センター	増山敬祐	山梨大学大学院総合研究部医学域臨床医学系耳鼻咽喉科・頭頸部外科
西田圭一郎	岡山大学大学院医歯薬学総合研究科生体機能再生・再建学講座	大國 毅	札幌医科大学耳鼻咽喉科

氷見徹夫	札幌医科大学耳鼻咽喉科	倉沢和宏	獨協医科大学呼吸器・アレルギー内科，リウマチセンター
関東裕美	東邦大学医療センター大森病院皮膚科	太原恒一郎	東京医科大学病院リウマチ膠原病内科
神戸直智	関西医科大学皮膚科学講座	沢田哲治	東京医科大学病院リウマチ膠原病内科
千貫祐子	島根大学医学部皮膚科	板野純子	国立病院機構南岡山医療センター呼吸器・アレルギー内科
森田栄伸	島根大学医学部皮膚科	谷本 安	国立病院機構南岡山医療センター呼吸器・アレルギー内科
末木博彦	昭和大学医学部皮膚科学講座	木下 隆	久留米大学医学部内科学講座呼吸器神経膠原病内科部門
藤島 浩	鶴見大学歯学部眼科	星野友昭	久留米大学医学部内科学講座呼吸器神経膠原病内科部門
猪又直子	横浜市立大学大学院医学研究科環境免疫病態皮膚科学	岸本暢将	聖路加国際病院 Immuno-Rheumatology Center
房安直子	国立病院機構相模原病院小児科	河野 肇	帝京大学医学部内科学講座
海老澤元宏	国立病院機構相模原病院臨床研究センターアレルギー性疾患研究部	佐藤健夫	自治医科大学アレルギー膠原病学部門
橋爪秀夫	市立島田市民病院皮膚科	神田浩子	東京大学大学院医学系研究科免疫療法管理学/同大学医学部アレルギー・リウマチ内科
矢上晶子	藤田保健衛生大学医学部皮膚科学	神林泰行	筑波大学附属病院薬剤部
松永佳世子	藤田保健衛生大学医学部皮膚科学	本間真人	筑波大学附属病院薬剤部
佐藤貴浩	防衛医科大学校皮膚科	近藤裕也	筑波大学医学医療系内科（膠原病・リウマチ・アレルギー）
田中榮一	東京女子医科大学附属膠原病リウマチ痛風センター	住田孝之	筑波大学医学医療系内科（膠原病・リウマチ・アレルギー）
奥村二郎	近畿大学医学部環境医学・行動科学教室	加畑多文	金沢大学大学院機能再建学講座
水越厚史	近畿大学医学部環境医学・行動科学教室	高木知治	金沢大学大学院機能再建学講座
松井利浩	国立病院機構相模原病院リウマチ科		
本島新司	亀田総合病院リウマチアレルギー内科		
前澤玲華	獨協医科大学呼吸器・アレルギー内科，リウマチセンター		

第1章

膠原病・リウマチ・アレルギー専門医をめざす

A　はじめに

1 膠原病・リウマチ性疾患，アレルギー性疾患医をめざす君たちへ

1 ようこそ，この素晴らしい医学の領域に

　膠原病・リウマチ性疾患やアレルギー性疾患は，免疫システムの破綻から引き起こされる疾患群である．免疫システムは，特定の臓器に偏在しているのではなく，全身をくまなく監視しているシステムなので，当然，病態も全身にわたる可能性がある．免疫が関与する疾患は，我々がおもに対象にする疾患以外にも，感染症，がん，移植などをはじめとして，動脈硬化などの生活習慣病にも及ぶことが明らかにされつつある．すなわち，免疫を軸に生体を診ていくことは，これらの多くの病態の理解を同時に行うというプロセスも含まれると考えてもよい．たとえば，免疫抑制療法の副作用としての感染症，発がん，動脈硬化などを考えることなどもこれにあたる．

　免疫系は，自己の内外の抗原を認識し記憶するなど，神経系と並ぶ高次機能のシステムであり，そのメカニズムの解明は生命科学の重要なテーマの1つになっている．しかし，今までは，これらの基礎的研究が直接患者の診療に結びついているとはいえない状況であった．21世紀になり，ようやくその機運がみえてきているといってもよい．たとえば生物学的製剤という新しい治療薬がどんどん開発されてきている．これは，細胞工学，遺伝子工学の手法を利用したモノクローナル抗体やキメラ蛋白などで，特定の分子に対して，その機能をブロックしたり変化させたりすることで，病態を改善に導く治療法である．このような治療薬を用いることで，人類は免疫が関与する病気の多くを，20世紀に比べて格段にコントロールできるようになってきている．欧米では，臨床に関係した免疫学の領域は最も興奮に包まれた分野の1つといわれている．

　しかし，それでは免疫が関係する疾患群は，人類が近未来に克服できるのであろうか？　残念ながら，生物学的製剤をはじめとする現在の分子標的治療は，20世紀の治療法よりは格段によいものの，まだまだ理想といえる治療ではない．免疫系を操作することで，ベネフィットだけが得られればよいのであるが，たとえば感染症や発がんのリスクの上昇など，マイナスの面が全面に出てくることがある．一方，すべての患者に効果が得られるわけでないことも大きな問題である．すなわち，臨床，研究に，まだまだ解決しなければならないことは山積している．まさに，臨床免疫学のこれからの発展は若い諸君の双肩にかかっているといってよい．

2 膠原病・リウマチ性疾患，アレルギー性疾患の臨床と近未来像

　免疫システムの恒常性の破綻から生じる疾病は，多くの臓器に影響を及ぼすことから，それぞれの疾病の示す症状や病態は，疾患群に共通のものもあり，また多様性をもつものもある．同じ疾患でも呈する症状は均一ではない．これらは，免疫系という複雑なシステムの破綻と修復の程度が，空間的，時間的に，それぞれの患者のそれぞれの時期で均一ではないことによると考えられる．免疫に関係する多くの遺伝子の個人による多様性，それらの発現をコントロールするエピゲノムなどの後天的システムと環境の影響，システムに内包する偶然性の関与など多くの因子が関与した結果としての1人ひとりの患者の病態把握が臨床医に求められている．病歴の的確な聴取，全

身の身体所見，検査データの横断的な解釈など，最も基本的な臨床医学，特に内科の基盤的臨床力の重要性が際立っているのもこの領域の特徴であろう．

従来から，特に膠原病領域の疾患は，診断にいたる過程の複雑さと面白さが強調されていた．それは今も生きているが，さらに今後は，我々が患者の免疫，炎症状態を把握する手段は格段に広がっていくものと思われる．たとえば，生体の中で最もサンプルを採取しやすいものの1つである静脈血の中にも，リンパ球をはじめとする免疫に関与する多くの細胞がいる．また血清の中には，それらが産生する多くの分子が存在する．それらを的確に把握し，さらにアプローチ可能な臓器のサンプルや画像所見を加えることで，患者の中で起こっている免疫応答の詳細を知り，どこが病的でどこが健常であるかを鑑別して，治療の標的を明確にすることが求められてくるであろう．

これらの的確な免疫診断をタイムリーに行うことで，患者の中で修復しなければならない標的を確認したのちに，利用可能な治療法の中で，どれが一番現在の患者に適しているかを選択することが必要となる．そして，その治療が適切に効果を発揮し，予期しない副作用が起こっていないことを注意深くモニタリングすることが，膠原病・リウマチ性疾患，アレルギー性疾患の専門医に求められてくるであろう．

3 膠原病・リウマチ性疾患，アレルギー性疾患の研究

上述のごとく，高次機能である免疫システムには，多くの免疫担当細胞とその中での遺伝子の発現とそれを制御するメカニズムなど数多くの要素が関与している．このような系を詳細に研究するには，洗練されたモデル系が必要であり，特にマウスを用いた免疫学研究が1970年代頃より盛んになった．これを用いて多くの知見が得られるようになり，この中からかなりの研究成果がノーベル賞の受賞の対象となった．マウスを用いた研究は，特にノックアウトマウスの開発により，生命現象における因果関係を明確にさせることができるようになり，格段の進歩を遂げてきている．現在でも，これらを用いた基礎免疫学の研究により免疫システムの新しいメカニズムが次々と発見されている．

しかし，モデル動物はあくまでモデルである．一方，疾病研究をする我々が最も必要とするのはヒトの免疫システムの情報である．しかし，ヒトの免疫研究は十分な方法論が確立されていないことから，意味ある情報を得ることは容易ではなかった．最近になり，ヒトの免疫系をしっかり研究する必要性が提唱されてきつつある．モデルとヒトとの差異に関しては，すべての医学の領域で共通の問題であるが，関係する細胞，分子の多さ，ヒトとマウスの違いの多さなどから，ヒト免疫学の重要性は多くのところで指摘されてきている．

おそらく，近未来の免疫疾患研究は，ヒト免疫学とマウスの基礎免疫学の成果を比較しながら，ゲノム科学，情報科学，構造科学，システム医学，イメージング医学など多彩な生命領域研究の方法論を取り入れつつ，疾患の本質にせまる研究を展開していくことになると想像される．そして，そこには，実際の患者を診療している臨床医からの情報と患者サンプルの必要性が今以上に高まり，臨床医の参入がいろいろな形で歓迎される研究領域が形成されていくものと期待されている．

東京大学医学部アレルギー・リウマチ内科　**山本一彦**

B 勉強のしかた

1 膠原病・リウマチ・アレルギー研修で学ぶべきこと・学び方

DOs

- 卒後初期研修の期間に基本的な内科的診療・重要臓器の鑑別疾患はマスターしておこう
- 各疾患について理解を深めたあとは，症状から鑑別疾患ができることを目標としよう
- 疾患の背景にある，免疫学的な病態生理の理解を深めよう

　膠原病・リウマチ・アレルギー研修における学び方は人それぞれであり，標準化することは難しい．ただ，自分の経験を思い返しても，専門研修でいちばん参考になったのは，身近な先輩の体験談であった．本項で記載した内容は，筆者なりの個人的な見解に過ぎないが，これから膠原病・リウマチ・アレルギー科の専門研修を考えている医師，専門医取得を検討している専門研修中の医師に，1つの意見として参考にしてもらえれば幸甚である．

1 膠原病・リウマチ・アレルギー科の特性

　膠原病・リウマチ・アレルギー科について，病態がよくわからない，治療方法も複雑で難しそう，という印象があるかもしれない．当科にコンサルトする他科の医師から，「何だかよくわからないので，とにかく全部お任せしたい」と言われることもしばしばある．

　膠原病・リウマチ・アレルギー科の臨床は，そこまで難解なものではない．むしろ基礎的な内科的診療を組み合わせていくものというイメージをもっている．感染症の知識，各臓器（特に呼吸器・腎臓・神経）の知識が土台としてしっかりしていれば，それにプラスアルファ（当科的疾患の知識と免疫学的知識）を加えることで，適切な医療を提供できると実感している．また，関節エコーの技術と解剖学的知識があれば，関節炎診療のレベルも確実に上昇する．小さな基本の組み合わせで対処可能なのであって，あいまいで何だかよくわからないもの，ではないのだ．

　一方で，膠原病・リウマチ・アレルギー科の臨床は，専門とする固有の臓器がないことが特徴でもある．「全身を診る」ことが求められているのだが，現実には全臓器に関して専門科と同じ知識・技能をもち，updateし続けることは不可能である．患者評価は，結局は他科の専門家に判断を委ねることになってしまうのだろうか？ 各臓器病変の評価をすべて他科に任せ，自分は治療だけに専念することも場合によっては不可能ではないが，専門家が豊富にいる環境以外では通用しないやり方ではある．

　筆者は，他科の医師と適切なディスカッションができるのであれば，膠原病・リウマチ・アレルギー専門医としては必要十分であると思っている．ただ，そのためには，初期研修から専門研修の期間で，当科的知識以外に，各臓器の知識を蓄積しておく必要がある．また，自分の得意な臓器を1つ専攻することを考えてもよいだろう．

2 初期研修で修得するべき一般内科診療

　膠原病・リウマチ・アレルギーを将来専攻する場合は特に，初期研修で一般内科診

療をマスターしておくことが非常に重要になる．この時期の努力が無駄になることはないので，できるだけ知識・手技を吸収して自分のものとしたほうがよい．

入院診療では，スクリーニング検査(心電図・胸部X線など)と身体所見から鑑別を考え，さらに詳しい検査(画像検査・病理検査)を進めて診断・加療していく．高い頻度でみられる感染症や，万一の急変に対する対応，輸液・電解質・栄養管理が滞りなくできてはじめて原病の加療ができる．初期研修では，特に①心電図，②胸部X線，③輸液・栄養・電解質異常，④感染症，⑤急変対応・重症患者管理，⑥ベッドサイドの基本手技，これらの項目をマスターすることを目標としたい．

3 重要臓器の鑑別疾患を修得しよう

膠原病・リウマチ・アレルギー科では，全身の臓器病変を把握することが診療の基本となる．他科とディスカッションをするうえでも，重要臓器の鑑別疾患についてより深く学ぶことが必要であり，その知識は初期研修～専門研修の期間に修得しておきたい．

ただ，各科ローテートなどで学んだ知識は必ず古くなる．治療ガイドライン，新規薬剤，疾患概念などは次々更新される．それでは何を勉強すればいいかというと，「あまり変わらないもの」を優先的にまとめておくのがいいと思う．それは解剖と生理の知識であり，胸部CTのパターン認識，腎病理の読み方，筋電図の評価など，画像・病理・生理検査もそうした性質がある．それらをまとめながら，最も会得するべきは各臓器，各分野の「鑑別の考え方」である．臓器ごとに基本的な考え方があるので，そのway of thinkingを自分なりにマスターすることを目標としたい．

a 呼吸器

呼吸器疾患の知識に加えて，画像診断(特に胸部CT)については把握しておいたほうがよい．胸部X線は「フェルソン読める！胸部X線写真」(Lawrence R. Goodman著，診断と治療社)，胸部CTは「High-Resolution CT of the Lung」(W. Richard Webb著，Lippincott Williams & Wilkins)がわかりやすい．「胸部のCT」(村田喜代史著，MEDSI)は疾患の概説も記載されている．呼吸生理は「ウエスト呼吸の生理と病態生理」(John B. West著，MEDSI)がわかりやすい．

b 腎臓

腎臓については，「専門医のための腎臓病学」(下条文武編，医学書院)などの成書を参照して，膠原病腎以外の疾患を把握しておくと鑑別に役立つ．また，専門外では理解が難しいのが腎病理だが，「腎生検から学ぶ腎臓病学・増補版」(木村健二郎著，診断と治療社)のようなケース・スタディとともに提示している書籍が一番参考になると思う．

c 神経

検査も疾患も多岐にわたり，把握は難しい．「神経内科ハンドブック 鑑別診断と治療」(水野美邦編，医学書院)，「ベッドサイドの神経の診かた」(田崎義昭編，南山堂)で総論・各論と所見の取り方は理解できる．部位診断についてはよくまとまっている「神経内科ケース・スタディー 病変部位決定の仕方」(黒田康夫著，新興医学出版社)が，ケース・スタディは「誤診しやすい神経疾患」(田代邦雄編，南江堂)がおすすめである．検査については個別の書籍を勉強したほうが理解が深まると思う．「筋電図判読テキスト」(廣瀬和彦著，文光堂)，「脳波判読 step by step」(大熊輝雄著，医学書院)，「臨床のための筋病理」(埜中征哉著，日本医事新報社)がよかった．

4 専門研修で学ぶべきこと

a 日々の診療がよい勉強材料

膠原病・リウマチ・アレルギー科の専門研修では，毎日の診療自体がよい勉強材料である．教科書的な典型的な症例を十分経験することは基本的な力を養う．典型的といっても1例ずつ病態が異なること，必ずしも教科書通りにことが進まないことがわかるだろう．また，まれな疾患も多いが，教科書でしか見たことがないのと，実際に1例診たことがあるのとでは経験値に雲泥の差がある．教科書ではわからない経験を蓄積しよう．

b 文献検索とそのまとめをしよう

膠原病・リウマチ・アレルギー科の診療では，診断基準（分類基準）やガイドラインが重視される．別項で詳説されるが，米国リウマチ学会（American College of Rheumatology：ACR）や欧州リウマチ学会（The European League Against Rheumatism：EULAR）の情報をフォローして自分の医療の質を update していく必要がある．ガイドラインのもととなる大規模スタディ（特に血管炎や全身性エリテマトーデス（systemic lupus erythematosus：SLE）の治療について）は有名なものがいくつかあるため，その原著論文を読んで自分でまとめる作業をしておくと理解が深まる．

また，各自の症例で解決すべき clinical question が出てきたら，文献検索を行って検査計画や治療方針の参考にすることを習慣づけるようにしよう．最新の判断材料を探す基本姿勢は重要である．

c 他科へのコンサルトを勉強の機会にしよう

膠原病・リウマチ・アレルギー科の診療では，どの臓器も評価の対象となる．そのため他科とうまくコミュニケーションをとって相談していく技術は必要不可欠なものである．他科に症例の相談をするときには，背景にある考え方を吸収するつもりでコンサルトしよう．また，重要な病理組織検査の結果が出たら，病理部に相談して直接画像をみるべきである．レポートだけではわからない tips を吸収できるだろう．放射線科の画像検査も，必要に応じて読影医に所見を問い合わせてみよう．

d 関節エコーについて

触診より正確に評価でき，MRIよりも手軽に施行できることから近年急速に普及してきたのが関節エコー検査である．日本リウマチ学会などが主催するハンズオンセミナーに積極的に参加することも大切だが，まずは教科書をみながら自分の関節にあてる練習が上達への近道である．解剖については，「自分で解剖図がかけるようになるまで」優れた教科書をもとに知識を構築する必要もある．関節エコーで評価ができることは今後必要な診療スキルになってくると思われるので，これからの膠原病・リウマチ・アレルギー科の医師は自分で検査ができるようになってほしい．

e 症例報告を書いてみよう

興味深い症例や，世の中の人に知らせたいと思う症例があれば，投稿してみることをお勧めする．興味深い症例の診療のために文献を集めていくと，報告する価値がある症例なのかどうか自然にわかってくるものである．英語論文を書く練習にもなり，ジャーナルによっては PubMed にも掲載されるものもあるので，挑戦してみよう．

f 基礎免疫学の勉強をしよう

膠原病・リウマチ・アレルギー科は，ベンチワークとベッドサイドの距離が非常に近い．生物学的製剤をはじめとした近年の治療ではその傾向がさらに強く，臨床を行ううえでも基礎免疫学の知識は必要不可欠となっている．「どうしてこの薬を使うのだろう？」と疑問に思ったら，その根拠となる臨床スタディと，そのもととなったマウスの実験成果を調べてみよう．たとえ将来

基礎研究をする予定がなくても，基礎免疫学の知識は臨床の質の向上に大きく寄与してくれる．面白いと感じたら，さらに深く勉強して世界を広げよう．

5 教科書・参考書の選び方，活用法

インターネットで何でも調べられる時代となり，教科書・参考書のもつ意味が以前とは大きく変わってきた．ガイドラインや大規模スタディなどの最新の情報を集める際は，インターネットに勝るものはない．教科書・参考書は，一次情報を集めるツールとしてよりは，内容が独創的であるかどうかで選ぶとよいだろう．

a　リウマチ膠原病疾患

日常診療で文献検索を行い，ガイドラインや大規模スタディの概要をよく読むことが重要ではあるが，数多くの症例をみてきた先達のtipsとして「膠原病診療ノート」（三森明夫著，日本医事新報社），専門家の記載を集めた「免疫疾患のとらえかた 眼でみるベッドサイドの病態生理」（小池隆夫編，文光堂），優れたビジュアルを提示している「リウマチ・膠原病診療ビジュアルテキスト」（上野征夫著，医学書院）はお勧めである．歴史ある成書としては「Rheumatology」（Marc C. Hochberg編，Mosby），「Dubois' Lupus Erythematosus」（Daniel J. Wallance編，Lippincott Williams & Wilkins）がある．

b　関節エコー

関節エコーの上達には，優れた解剖の教科書も必要不可欠である．「プロメテウス 解剖学アトラス 解剖学総論/運動器系」（坂井建雄監訳，医学書院）は数あるアトラスの中でも最も評価が高い．「超音波でわかる運動器疾患」（皆川洋至著，メジカルビュー社）は，独習にはいちばん向いている本だと思う．また「リウマチ診療のための関節エコー撮像法ガイドライン，関節エコー評価ガイドライン」（日本リウマチ学会関節リウマチ超音波標準化委員会編，羊土社）は，標準的教科書として作成されたものなので，必ず手元に用意しよう．

c　免疫学

免疫学は分野が広いため，興味ある部分をreview articleなどで文献的に調べていくことのほうが理解しやすいかもしれない．全体を網羅した教科書としては「Janeway's Immunobiology」の翻訳書である「免疫生物学」（笹月健彦監訳，南江堂）がわかりやすいと思う．個人的にいちばん面白かったのは「Case Studies in Immunology：A Clinical Companion」（Raif Geha著，Garland Science）である．これはJaneway's Immunobiologyをもとにしたケース・スタディの本である．大部分が小児科で扱う先天性免疫不全症の症例ではあるが，どの分子に異常があるとどの細胞の機構が障害され，表現型として何が起こるのか分かりやすく記載されており，基礎免疫学の理解に大きく寄与してくれるだろう．

d　アレルギー

「米国内科学会アレルギー診療ガイド─プライマリケア医のために」（レイモンド・G. スラヴィン編，医学書院）は専門医試験受験時には参考になった．新しい本としては，「レジデントのためのアレルギー疾患診療マニュアル」（岡田正人著，医学書院）が有用であると思う．

6 まとめ

膠原病・リウマチ・アレルギー科は，解明できていない問題を解くことが好きな人にとって非常に魅力的な科である．治療が奏効して患者さんに感謝されることも多く，やりがいも大きい．基礎研究とのつながりが深いため，将来的に基礎研究を志している人も多いかと思うが，専門研修のうちはしっかり臨床の研鑽を行うことをお勧めする．臨床で浮かんだ疑問を蓄積することで，将来的な研究のモチベーションを大きく上

げることになると思う．勉強するべきこと
が多いのは大変ではあるが，頑張ってほし
い．

東京大学医学部アレルギー・リウマチ内科　**住友秀次**

memo

2 診断基準と分類基準の違い，ガイドラインの限界―個人と集団―

DOs

- □ 個人と集団の観点から，診断基準と分類基準の違いやガイドラインの限界を理解しよう
- □ 同時に分類基準やガイドラインには疾患や治療のエッセンスが凝縮されており，最低限の知識として知っておこう

1 基本的な考え方：膠原病は多様で，「絶対」はない

膠原病は全身性疾患，多臓器疾患である．したがって臨床症状は多様であり，「典型例」でさえも複数となる．膠原病は自己免疫疾患であるが免疫異常も多様であり，最も疾患特異性の高い自己抗体，たとえば全身性エリテマトーデスにおける抗Sm抗体であっても，特異性は100％ではなく，そもそも病因としての意義が不明である．絶対的な診断価値をもちやすい病理組織学的所見も，単独では臨床診断の根拠とできない．このような多様性と「絶対性の欠如」こそが，膠原病に世界的な診断基準が作られていない理由であり，さらにガイドラインの作成が困難で，作成されても実際の臨床現場では参考程度にしかならない理由の1つである．

2 診断基準と分類基準の違い（表1）

米国リウマチ学会は多くの膠原病リウマチ性疾患の分類基準を策定・改訂しているが，診断基準は皆無である．日常臨床で行われる診断は個人に対する用語で，臨床研究で用いられる分類は集団に対する用語である[1, 2]．個人の診断は倫理的に100％に限りなく近いことが要求され，臨床研究のように集団同士のデータを比較する場合には，別の疾患患者が誤って数％程度混在していても，通常は許容範囲内である．感度と特異度で言えば，診断は特異度が重要であり，実際にはA疾患でない患者をA疾患と診断することは絶対に避けなければならない．感度が低くて基準に合致しなくても，他の疾患よりも当該疾患の可能性が高い場合には，「疑い例」として臨床現場では対応している．BohanとPeterの多発性筋炎・皮膚筋炎の分類基準[3]で，多くの臨床研究では「確実例（definite）」と「疑い例（probable）」を含めているが，診断に相当するのは「確実例」のみで，多発性筋炎であれば臨床症状，生化学検査，電気生理学的検査，病理組織学的検査のすべてにおいて合致することが必要である．しかし早期例，軽症例などでは十分な鑑別診断の結果，「疑い例」となる．

さらに分類においては必ずしも罹病期間を限定する必要がなく，長期に観察して，所見が出揃ったほうが診断に近づき，正確さ・純度を増す．しかし，診断は早期発見・早期治療により予後を最大限に改善するための手立てであるため，晩期にみられやすい所見は診断基準に含まれるべきではない．国内における特定疾患の認定基準がしばしば診断基準とされているが，多くは分類基準が転用され，十分な特異度を有し

表1 診断基準と分類基準の比較

	診断基準	分類基準
対象	患者個人	患者集団
感度と特異度	特異度が重要	同様に重要
適用時期	早期	用途により不問

ないものがほとんどであるため，適切な用語とは言えない．

3 ガイドラインの意義と限界

熟練した専門医がすべての患者の診療に直接携わることができない以上，標準治療の目安としてのガイドラインの存在意義は大きく，各疾患のガイドラインを整備するために関連学会が尽力している．実際にガイドラインには診療のエッセンスが凝縮されているため，これを頭に入れておくことは最低限必要である．関節炎が明確な主症状である関節リウマチに関しては，国内外でガイドラインや推奨（recommendation）が策定されている．しかし，実際の臨床では治療対象が疾患ではなく患者であるため，合併症，価値観，家族・社会背景などにより治療方針は必然的にテーラーメードとなり，個々の患者ではなく患者集団あるいは疾患自体を対象としたガイドラインは参照すべきものとしての位置づけにとどまらざるを得ない．さらに個々の治療薬に関するガイドライン（関節リウマチならメトトレキサートや生物学的製剤など）や添付文書，さらには合併症の診療ガイドラインの参照も不可欠である．関節リウマチ以外の膠原病疾患ではさらなる多様性ゆえに，診断基準と同様にガイドラインの作成も困難を極めることとなる．

分類基準やガイドラインに習熟することは必要であるが，分類基準に記載されていない多くの臨床項目が実際の診断には有用であり，さらに治療決定においては当該疾患以外の多数の要因を十分に勘案することが肝要である．

DON'Ts
- 分類基準の満足のみを根拠に患者を診断してはならない
- 個々の患者の様々な要因を考慮せずに，特定の疾患の治療ガイドラインのみに則して治療を押し進めてはならない

文献
1) Dougados M, et al.：Arthritis Care Res 2007；**57**：1112-1115
2) Zeidler H：J Rheumatol 2012；**39**：212-217
3) Bohan A, et al.：N Engl J Med 1975；**292**：344-347, 403-407

東邦大学医学部内科学講座膠原病学分野　**亀田秀人**

3 臨床カンファレンスの聞き方と発表のしかた

> **DOs**
> - 適度な緊張感をもって楽しもう
> - 担当患者の背景まで十分に把握し，治療ターゲットと治療ゴールを明確に設定しよう
> - 疾患によっておさえておくべき自己抗体や活動性の指標が異なることに注意しよう

1 臨床カンファレンスの意義

　所属する病院の診療体制が主治医制であるにせよグループ制であるにせよ，チーム内で症例検討を行うことで，上級医や専門医から適切なアドバイスを得ることができ，また思わぬ見逃しもある程度防ぐことができるといった利点がある．また，主治医制の場合は他の医師が担当する症例について擬似的に経験することができることも大きな利点と言える．まだ経験していない疾患をもつ症例の提示があったら，積極的に診察させてもらうと効率よく特徴的な所見を記憶することができる．
　グループ制の場合には，治療目標と治療法についてじっくり話し合うことでチーム内での意思統一を図ることができ，結果として看護師・薬剤師を含めたメディカルチームとして動くなかで齟齬を減らし，よりよい診療を行うことができるようになる．
　ただ，カンファレンスのためのカンファレンスにならないよう，資料作りに時間を掛けすぎたり無駄な議論を延々と繰り返したりすることは避けなければならない．

2 カンファレンスの聞き方

　膠原病領域では，疾患の種類もさることながら同一疾患であっても様々な病態を取り得るので，何年専門医をやっていても初めて出くわす病態がある．また，家族内発症例がときにみられること，妊娠・出産など若年女性特有のイベントが絡むことが多いことから，患者自身のみならず家族構成も含めたバックグラウンドをよく把握しておかなければ治療方針が立たない場合も多い．
　そもそも有病率の低い疾患群を扱うため，回診で出会う患者さんについては他の領域以上によく把握することで経験値を高める心がけが重要となる．臨床カンファレンスにおいても，症例ごとにどの自己抗体が陽性なのか，どういった臓器障害があって予後規定因子は何かをはっきりと意識しながらプレゼンテーションを聞くようにする．イメージをつかむために，間質性肺病変であればCT画像，また糸球体腎炎であれば組織画像を見せてもらいながら聞ける環境が理想的だが，叶わない場合も多いので必ず前後の時間にこれらを見ておくことが重要である．
　治療方針については，必ずしも十分なエビデンスが得られない疾患や病態もあり，ステロイドの初期投与量やステロイドパルス療法で開始するかどうか，また免疫抑制薬の選択，生物学的製剤の選択など議論になることも多い．その際に，個々の症例のバックグラウンドを理解したうえで積極的に意見を述べたり質問したりすることが，自分にとってもチームにとってもメリットとなる．

専門用語や略語はもしわからなければ，発表者側の意識改革にも繋がるのでその場で質問しよう．自分だけがわかっていないといった状況はむしろまれと思ってよい．

3 発表のしかた

不明熱など診断のついていない症例のプレゼンテーションを行う際，発熱の持続時間や周期性があるかなど，また他の症状（皮疹・関節炎・Raynaud現象など）の有無・身体所見（髄膜刺激症状・心血管雑音の有無）やこれまでに行った検査の結果から想定する鑑別疾患をあげる．その時点でいろいろな質問が出てくると思われるので，それらに的確に答えられるよう，症状出現の時系列・家族歴・既往歴・家族構成や職業も含めた患者背景を把握しておくよう心がける．答えられなかった事項については曖昧にせずカンファレンス後に解決しておく．今後どのような検査を行うべきかなど，適切なアドバイスをカンファレンス中にもらっておくことが重要である．

診断がついている場合は，膠原病であれば自己抗体や補体・免疫グロブリン値など診断や活動性にかかわるデータを中心にプレゼンテーションを行う．呼吸器症状があれば画像・呼吸機能や血液ガス分析を，血球減少をきたしている場合には末梢血の詳細データや必要に応じて骨髄検査を，髄膜刺激症状が疑われれば腰椎穿刺を行っておいてデータを示す必要がある．前述のように，どの臓器障害が予後を規定し，治療のターゲットとすべきかが聞いている側によく理解できるように心がける．

病態の把握や治療方針の決定に悩む場合には，それぞれの臓器に関する専門科へのコンサルテーションをあらかじめ行っておくとよい．ただ，必ずしも各科の専門医が膠原病合併症例について経験しているとは限らないため，他科の意見を鵜呑みにできない場合もあることを念頭におく．責任をもつのは治療科であるので，他科の見解を聞いたうえで自分はどう考えるかも含めて発表できるとよいだろう．

どんなにベテランの専門医でも，初めて遭遇する病態があるのがこの領域の難しいところでもあり，やりがいを感じる場面でもある．発表者は，上級医も含めたほかのメンバーの勉強にもなっているという自負をもって，堂々とプレゼンテーションして欲しい．

4 おわりに

多くの無為な会議が開催されるなか，臨床カンファレンスは患者さんのためばかりか研修医・診療チームの質の向上にも役立つ有意義な会合である．若手にとっても知的好奇心を刺激され，経験値を上げることができて自分の意見を述べる貴重な場面であるので，まずは参加者が適度に緊張し，かつリラックスして楽しむことが大切と思う．

北海道大学大学院医学研究科内科学講座免疫・代謝内科学分野　**保田晋助**

B 勉強のしかた

4 学会・研究会に入ろう

DOs

- ☐ 学会や研究会に参加して，医学情報に関する知識をアップデートしよう
- ☐ 自分の専門科とは多少異なる学会や研究会にも参加してみよう
- ☐ 学会や研究会を通じて，多くの知り合いを作ろう

1 どのように医学情報を収集していくか？

みなさんは，どのようにして社会に関するさまざまな情報を入手しているだろうか？ それは，テレビ，新聞，インターネットなどマスメディアから多くの人々は情報を得ていると思う．そのような情報の取得には，なんとなくテレビや新聞をみていて，自分の意図と関係なく，頭の中に入ってくる情報と，「明日の天気は？」とか「スポーツの試合の結果は？」など，自らが知りたい情報とに分けられる．医学に関しても，同じことがあてはまるが，自ら情報を収集しなくてはならない局面がより多いと思われる．

医師として仕事や研究をしているときに，わからないこと，知りたいことがあるときに皆さんはどうしているだろうか？ 手っ取り早いのは，医学書やインターネットを用いて調べたりすることだが，その専門領域に精通している方に直接尋ねてみて，活字にされていない知識や経験を教えてもらい，はじめて明らかになることも多々ある．

このように，医療現場では，多くの知識や経験をもっている先生方から直接，話を聞くことは，非常に重要である．もちろん，自分で医学書や論文を読んで勉強することも欠かせないことである．しかし，書籍やインターネットの情報には，意外に，臨床や研究の場において重要事項が活字にされていなかったり，最新の医学情報までは包括できていないことがある．学会や研究会は，このようにまだ活字になっていない重要事項や最新情報が得られる場所であると筆者は考える．

2 学会とは？

a 学会の定義

「学会」の意味を辞書で調べてみると，「それぞれの学問分野で，学術研究の進展・連絡などを目的として，研究者を中心に運営される団体」と記載されている．日本医学会の分科会として，123の学会が存在している．日本医学会の目的は，「医学に関する科学および技術の研究促進を図り，医学および医療の水準の向上に寄与する」とされている．

b どこの学会に入会してみるか？

多くの医師は，初期研修を終了するまでに，どの領域で専門にやっていくのか決めるであろう．内科であれば，日本内科学会，整形外科であれば日本整形外科学会など，各専門科で学会が存在し，専門医の資格を取る際には，現状では各所定の当該学会に入会していることが最低必要条件となる．筆者（五野）の場合は，内科医であり，特にリウマチ・膠原病を専門にしていることから，日本内科学会と日本リウマチ学会に所属している．各学会は，大抵，年に一度「総会」というものが開催され，ここ1年間のトピックスなど最新の医学情報が入手可能である．

また，筆者（五野）は，リウマチ・膠原病のみならず免疫疾患全般に興味があったこ

とから，日本臨床免疫学会に入会している．本学会の参加では，リウマチ・膠原病以外に，多発性硬化症，アトピー性皮膚炎，炎症性腸疾患，悪性腫瘍など免疫が関連した多様な疾患を対象としていることから，自分とは異なる診療科の先生との交流もあり，免疫異常を幅広く捉えることができる点で役に立ち，新たな視点で物事をみていくよいきっかけとなった．このように，自分が普段診療している専門領域と多少かかわりはあるものの，少し違った分野の学会にも入会し，参加することは非常に有益である．

3 学会と研究会との相違点は？

a 研究会とは

一方，「研究会」は，文字通り「あることを研究する目的で設けられた会」となる．研究会は，あるテーマに非常に関心のある医師や研究者が集い，学会や製薬企業などのサポートがあって開催される．果たして，学会と研究会とはどのような違いがあるのだろうか．学会と研究会の特色について，以下に述べる．

b 研究会の意義

自身の経験した興味深い症例や研究成果を発表することは，学会でも研究会でも可能ではあるが，学会と研究会の特色を比較したものを表1に示す．学会では，自身の最新の知識をアップデートする，専門医資格維持のため単位を取得・維持するなど，学会の規模にもよるが参加者数は多く，当該領域に関連した疾患に関して幅広く討議されているのに対して，研究会ではある程度テーマを絞り，より小グループで，より具体的に詳細に議論を重ねることができる．筆者(五野)は，筋炎の研究に興味をもち，国内で開催される筋炎研究会に参加している．そこに参加しているのは筋炎に興味がある若手の先生もおられるが，筋炎の研究を第一線で行っている国内の研究者が多く参加している．また，筋炎の研究者が世界中から集う国際的な研究会もあり，そのような会では筋炎に関する論文でよくみかける著名な先生方も多く参加しており，直接顔を合わせて，話すチャンスもある．研究会における，学会との大きな違いは，各研究者との距離が，より近いということと，その疾患を深く討議できるという意味合いで，その存在意義は大きい．

4 学会や研究会に参加する利点は？

上記でも多少述べているが，学会や研究会に参加する利点について筆者(五野)なりに感じていることを以下にあげる(表2)．

a 最新の情報を取得することができる

教科書や論文に記載されているエビデンスのある医学情報を十分に把握しておくことは重要であるが，治療に行き詰まっている症例に対する対処法や現在行っている研

表1 学会と研究会の特色

	学会	研究会
提供される情報	エビデンスのある医学情報(ガイドライン，教育講演など)	エビデンスを築き上げるための研究成果や現状の問題点に対する今後のアプローチ
専門医の取得	入会必須	―
参加者の数	多い(学会の規模にもよるが)	比較的少人数
扱う疾患やテーマ	幅広い	焦点を絞っている
その他	その領域のトレンドを知ることができる	著名な研究者と顔を合わせるチャンスがある より深く議論できる 他の参加者との交流がより親密

表2　学会や研究会に参加する利点
- 日常診療や研究に関する最新の情報が取得できる
- 自分の知識の確認，客観的に自分のレベルを把握することができる
- 推し進めていく研究テーマを立案するうえで新たなアイデアを生み出す
- 研究仲間や先輩が，より多くできる
- 新たな視点が身につく，視野が広がる
- 臨床・研究に対するモチベーションが上がる

究手法の改善など，最新の情報を把握することができる．特に，研究会ではより具体的に聞き出すことができる．

b　自分の知識を確認することができる

能動的に独学で勉強することも大事だが，ある病気に対する診断方法や治療内容に関して，国内ないし国際的なトレンドを押さえておくことは，日常臨床で患者に適切な医療提供を行ううえで重要である．また，学会や研究会の参加を通じて，客観的に自分の知識レベルを把握することが可能となる

c　推し進めていく研究テーマを立案するうえで新たなアイデアを生み出す

医学の研究については，病態解明や新規治療につながる基礎研究，あるいは，ある疾患の治療後のアウトカムを予測する因子を同定するなどといった臨床研究に分けられるが，いずれの研究を行ううえで，研究者自身が興味をもって行うことが非常に重要である．しかし，いくら興味があっても，先人がすでに行ってきた研究と同じことを行っても，意義は薄いものとなる．そのようなことにならないためにも，その分野でどこまでが明らかな研究成果が成し遂げられているのか，あるいはどこから先が未だに明らかになっていないのかなど，今後具体的に研究を進めていくうえで，学会や研究会に参加することは非常に有益である．

d　研究仲間や先輩がより多くできる，臨床・研究に対するモチベーションが上がる

人それぞれのペースがあると思うが，やはり同じ領域で臨床・研究をやっていく上で，自分にかかわる多くの仲間や先輩がより多くいるほうが，楽しく，前向きにモチベーションを高く，維持できるのではないかと思う．所属している施設の同期，先輩，後輩医師の存在はもちろん大きいが，他の施設ではどのように治療しているのか？どのように研究を推し進めているのか？といった，自分たちの施設と異なる物事の考え方を知ることもでき，視野が広がる．また，国際学会では，同じ疾患でも人種差により多少その疾患の特徴は異なるものの，国際学会に集まってくる研究者は，同じベクトルを向いて，その疾患の病態の解明，診断法，治療成績の向上に貢献できるように研究に励んでおり，1人ひとりの患者に役立てるようにという熱い思いは，間違いなく，国籍問わず，同じであることが実感できる．

DON'Ts
- ☐ 学会に参加せず，独学のみで知識を得るのはやめよう
- ☐ 研究会では，質問せずに，聞いているだけはやめよう

自治医科大学附属さいたま医療センターリウマチ膠原病科　**五野貴久，寺井千尋**

B 勉強のしかた

5 学会発表の準備と発表のしかた

DOs

- ☐ 発表のポイントを明確にして，わかりやすい発表を心がけよう
- ☐ 発表や質疑応答のシミュレーションを十分やっておこう
- ☐ 学会場では積極的に質問をするなど，コミュニケーションを図ろう

　自分が経験した新しい医学知見を公表することは医師の責務である．また，学会発表への準備過程で自分の症例を見つめ直し，文献検索を通じて考察を深め，施設を超えて議論を行うことは，医師としての基本的な活動であり，知識の獲得やコミュニケーション能力を磨くチャンスである．

1 抄録の書き方

　抄録とは発表内容のサマリーであり，これを提出することで学会へのエントリーになる．多くの学会では抄録による選考を経て演題採択が決定される．

　学会ホームページで演題募集要項を確認し，これに沿って記載する．制限された字数の中で，発表のポイントを明確に記載する工夫が必要である．抄録は抄録集あるいは学会誌として残るため，抄録の情報がいつかどこかで診療に役立つことを願って必要な情報を正確に盛り込んで記載する必要がある．

　発表内容に重要な役割を果たした他科の先生を共著者に含めるべきか，指導医の指示を仰ぐ必要がある．学会に入会しないと共著者に認めない場合もあり，注意が必要である．締め切りまでの時間に余裕を持って，できるだけ多くの先輩，同僚の意見，訂正を受けるのが望ましい．

2 スライド・ポスター作成

a スライド作成

　まず発表形式と時間を確認する．症例報告の場合発表時間は5〜7分程度であり，限られた時間内で発表できるスライドの構成にしなければならない．症例報告の基本的なスライドの構成は以下の通りである．①演題名・演者名・施設名，利益相反，②病歴，③身体所見，④検査所見，⑤画像，病理写真，⑥診断，⑦経過表，⑧考察，⑨まとめ，⑩謝辞（必要な場合）．

　伝えたいメッセージを効果的に伝えるための工夫をこらす．たとえば新しい治療を試みたのであれば，治療経過が鍵となるスライドになる．治療効果を示す指標をグラフ化あるいは図示し，治療をどのタイミングで行い，治療効果の推移はどうであったのか一目でわかるように作る．貴重な画像や病理所見が発表のポイントであれば，画像の全体像を示したのち，拡大像でさらに詳しい所見を示すなどの方法も考えられる．

　個人情報がスライドに残らないよう細心の注意を払う．特に画像などでは氏名，生年月日，ID番号が残っていないか，念入りに確認する．スライドの背景は明るい色調にするのが主流であり，白でも全く問題ない．会場の後方からも容易に見えるように文字サイズは最低限20ポイント以上が望ましく，行間の調節やフォントを統一，行頭位置を揃えるなどの，聴衆がみやすい調整を心がける．誤字や脱字，検査値とその単位の確認を行う．こういったチェックは実際にプロジェクターで映写しながら先輩や同僚と一緒に多くの目で確認しながら修正していくのがよい．

b　ポスター作成

スライド作成と異なる点は，聴衆は素通りできることである．重要な発表であっても，興味をひかなければ誰にも読まれない可能性がある．これを避けるためには，発表のポイントが際立つような紙面での配置を考える．配置順番に多少の前後があっても，重要なメッセージ，画像，経過表などは，目に付きやすい高さに配置するとよい．文字は1m離れても判別可能であることが望ましい．

3　発表の仕方

a　発表の準備

発表は原稿をみないほうがよいが，慣れないうちは原稿が必要である．基本的にはスライドの重要性に比例して，一枚のスライドに費やす時間配分を考えて原稿を準備する．

学会発表において時間を守ることは最低限のルールである．発表時に時間超過した場合，座長から発表を端折ることを指示されることもある．指導医に時間を計測してもらいながら予行練習を行うことが重要である．時間内に喋り終えたとしても，スピードが速すぎては聞き取りにくいため，ゆっくりめに話しても大丈夫なように原稿の量を調節する必要がある．

想定される質問を考え，回答を準備しておく（想定問答集）．自信をもって発表できるようにするための準備であるとともに，想定問答集作成中に自分の診療で不十分であった点が明らかになり，診療のスキルアップに繋がる作業である．

b　発表

発表が迫ったら，可能な限り早い時期に携帯電話の電源を切っておく．発表するセッションでは演壇に近い席に座り，前の発表が始まったら次演者席に座る．

壇上に上がったら，ポインターの点灯やタイマーの位置を確認する．座長による紹介が終わったら，意識してゆっくりとしたテンポで発表を開始する．読み原稿に集中し過ぎないことが重要である．スライドを進めたら，原稿と一致しているか確認すること，可能な時には聴衆に視線を向けることが大切である．

ポインターの使用に関しては以下の3点に注意する．スクリーンを指し続けない．ぐるぐる回さない．聴衆に向けない．

発表が終了したら，数分間の質疑応答が始まる．想定問答集にないような思いがけない質問であっても，自らの知識を総動員してこれに答えてみることが大切である．

c　発表後

自分が発表したセッションには終了するまで参加する．他演者の発表を勉強する意義も大きいが，質問をする絶好のチャンスである．セッション終了後にも自分の発表へ直接質問してくる場合がある．時間が許す限り議論しよう．発表中の質疑応答の中で未解決のことがあれば，座長や質問者に話しかけてこれを解決しよう．このような学会でのコミュニケーションを通じて，「疑問を抱き，これを解決する」医師としての基本姿勢が鍛えられるはずである．

DON'Ts

- ☐ 抄録，スライド，ポスターに個人情報を残してはならない
- ☐ 自分の発表だけで学会を終わらせてはいけない

広島大学病院リウマチ・膠原病科　山崎聡士

B 勉強のしかた

6 論文の読み方，書き方

> **DOs**
> - 目的によって読む論文と読む場所を選ぶようにしよう
> - 批判的に読むことを心がけよう
> - 題名と抄録は魅力的であるかを常に自問自答することが大切

1 論文の構成

どのような論文も，最初の項は題名，著者名，著者所属，抄録（abstract），背景（background, introduction）の順で掲載されている．情報として大切なものの順と考えてよい．文字の大きさをみても題名が最も大きく，著者は次いで大きく，いずれも本文よりも大きい．抄録は背景以降の本文と比べて同じ文字の大きさであるが，太字や異なるフォントが使用され，別格扱いされる．

背景以降は，方法（material and methods），結果（results），考察（discussion），引用文献（references）の順で掲載されていることが多いが，雑誌によっては方法（material and methods）を最後に掲載したり，最近では補足情報（supporting information, supplemental data）として本文の後に掲載されることもある．

2 論文の読み方

論文を読むときに，その目的が何であれ必ず目を通すのは題名であり，続いて抄録が興味を引く内容であれば，さらに先に進むことになる．

著者順の理解としては，筆頭著者はその研究を行い，論文を書いた人（研修医，大学院生のことが多い），第2著者は筆頭著者の直接的指導者（症例報告では指導医，研究では直属上司），最終著者は所属長（診療科科長，教授）となることが多い．

論文は題名から最後まですべてを読んでいてはいくら時間があっても足りない．そこで，目的によって読む論文の種類や読む場所を変えると効率がよい．まず，新しい分野についての全体像を把握したいときにはreviewを読むとよい．ただし，reviewに限っては，抄録だけでは得られる情報が少ないため，まずはサッと見出しを確認して目的とする内容が書かれている部分のみを読み，引用されている論文の題名と抄録を読むことをお勧めする．その後，reviewに戻って読む範囲を拡大して，読み広げた部分で引用されている文献の題名と抄録を読む．これを繰り返してreviewを通読できれば，かなりの情報が収集できる．

一方で，reviewで引用されている論文の数が多くて抄録だけとはいえ，読む気になれないときには，特定の著者に着目すると面白いこともある．研究者はそれぞれに，特有の方針と理論があるため，論文の書き方，まとめ方，主旨が垣間みえてその分野におけるトピックスが浮き彫りになることもある．

次に，論文を読むときの最大の目的は特定の症例や研究分野における最新の情報収集であろう．直近2～3年に限定して検索し，full paper, brief reportなどを読むことになる．それぞれの研究内容は抄録を通じて把握することが肝要であるが，抄録だけではこと足りない場合には，論文中のfigure, tableとfigure legendに目を通す．これにより論文中で提示されているデータを

大雑把に確認することが可能である．データの内容もさることながら，的確な実験手法と試薬を用いることは研究成功の秘訣でもあり，方法（material and method）に記載されている試薬名，会社名，遺伝子配列などは実務的に有益な情報が詰まっている．

最後に，読む際に最も重要なことは"批判的に読む"ことである．非の打ち所がない論文が存在しないのと同時に，全く意味のない論文も存在せず，すべての論文には利点と欠点が存在する．"批判的に読む"とは"否定的に読む"ことではなく，その論文の利点と欠点を説明できるように読むことである．

3　論文の書き方

論文を書くときに大切なことがいくつかあるが，最も重要なことは読み手に魅力的なものにすることである．その点では，前項の論文の読み方を参考にしていただけるとわかりやすいであろう．読者は題名で論文のスクリーニングを行い，興味を引くものであれば抄録，本文へと進んで行く．つまり，題名と抄録は論文を書く際に最も注力すべきところである．

データがどの程度蓄積すれば論文化できるかは上司と相談すべきことであるが，どこまでの結果をどの順番で載せるかは常に意識しておくことが肝要である．そのためには，定期的に現有データをまとめておくことが時期を逸することなく論文化できるコツといえる．いざ，図表を作成してみると論文化には足りないデータに気づくことが少なくない．

では，論文を書き始めるときはどこから手をつければよいのだろうか？　これは，個々人によって異なるが，まず最も手をつけやすいのは方法（material and method）であろう．よほど特殊な実験でない限り，手法に関する英語表記はあふれており，試薬名や会社名なども羅列するだけでよい．同

コツ
論文中の図表をつくることを意識して実験を行うと，論文作成時にデータの漏れがでにくい．

じ実験を表現するにも複数の方法があるため，初めてのときには複数の論文を参考にすることで，自分オリジナルの文章を作ることである．

次に手をつけやすいのは，結果（result）である．この部分では行ってきた実験を論理的に提示説明しなくてはならない．「読み方」の項に記載しているように題名と抄録が興味深いと感じた読者は，次に図表とfigure legendに目を通すため，視覚に訴える図表は大切である．同じデータの組み合わせでも提示方法により読み手の捉え方が異なってくることがあるため最後まで吟味を繰り返すべきである．

次に手をつけるのは背景（introduction）であろう．この部分は対象となる読者が専門家でない人も含める一流誌では，わかりやすい内容で始めるが，特定の分野にしぼった雑誌では一般的なことは省略して論文のテーマに沿った背景をしっかりと記述することが望ましい．

最後に考察（discussion）である．この部分が最も難しくもあり，論文を書くにあたり，最も面白い部分でもある．"難しい"のはほとんどの場合，なにを書いてよいのかがわからない，どう書いてよいかがわからないことが原因であることが多い．そのときは，自身が議論または主張したいテーマを列挙し，4〜5個のテーマにしぼることである．"楽しい"のは，論文全体を通じて唯一この部分だけは著者としての意見を主張できる場だからである．ただし，主張するにも断定的な表現は避けたほうがよい．断定的文言を嫌う査読者が少なくなく，医学研究においては常に例外が存在することを考慮す

れば主張もほどほどにすることは覚えておくとよい.

最後に,コピー&ペーストは社会的問題でもあり,禁忌である.最近は,すでに既報の論文との一致率を確認するソフトウェアもあるため,偶然の一致を含めて一度確認することが勧められる.

慶應義塾大学医学部内科学教室リウマチ内科 **山岡邦宏**

7 専門医,サブスペシャリティをめざすための勉強法(リウマチ・膠原病)

DOs

- [ ] リウマチ膠原病・診療の醍醐味は臨床推論に基づく病態予測にあり
- [ ] 他科へのコンサルテーションは自分が成長するチャンス
- [ ] メルクマールに基づく計画的なリスク管理がリウマチ性疾患の治療には必要
- [ ] 臨床免疫学の習熟は膠原病専門医のたしなみ"bench to clinic, clinic to bench"の理念を忘れずに

1 診断の際に考えること

丁寧な問診と身体診察から診断仮説を立案し,検証する臨床推論のプロセスはリウマチ性疾患の診療の醍醐味である.多彩な臓器障害が併存することもよく経験するが,安易に多元論で片付けず,一元的な病態の解釈を心がけるべきである.

リウマチ性疾患の自然経過は多彩である.問診で得られる情報に加え,健診や前医の診療記録を参照することで病勢の増悪速度を類推できることもよく経験するため,情報収集を怠るべきではない.疾患ごとに予後予測が可能となる疾患マーカーや特徴的身体所見が知られており,学習が求められる.

臓器機能の評価や診断の目的で他科にコンサルテーションを行う際も,検査の適応や結果の解釈は必ず自分たちで行うべきである.特に,組織生検の重要性の認識が各科の医師ごとに大きく異なることは,読者もよく経験することだろう.実際には炎症性疾患では病理検査の質的診断価値は低いが,病態を考察するうえでは極めて重要性が高いことを強調しておく.なお,コンサルタントの診察に同席することは,当該領域の能力を成長させる絶好の機会であり逃すべきではない.わが国では膠原病専門医はgeneralistとしての側面も強く,各領域の医師と専門的な議論ができるよう努力す

べきである.

周知のとおり,いわゆる"classification criteria"は疫学研究や臨床試験の際に組み入れる患者の均質性を担保するための便宜的な基準にすぎない.リウマチ性疾患は本質的に診断アルゴリズムやガイドラインによる操作的な診断が困難であることを認識すべきで,そこに専門医の需要がある.その一方で,リウマチ性疾患の診療においては対立鑑別診断を"完全に除外できる"ことはまれであり,自らの診断に批判的な視点を常にもつべきである.臨床的に下した診断が覆り,肝が冷える思いは膠原病専門医であれば必ず経験するだろう.これらのpitfallにはパターンがあるため,上級医のアドバイスや学会での症例報告から学ぶことも多く,積極的に情報を集めるのがよい.

2 治療のときに考えること

一般にリウマチ性疾患における治療介入は最も重篤な臓器障害に準じて決定する.ステロイドの初期投与量の設定は専門研修を始めて最初に悩む部分であろう.高用量[プレドニゾロン(prednisolone:PSL)(プレドニン®)0.8〜1.0 mg/kg],中等量(PSL 0.3〜0.5 mg/kg),少量(PSL 7.5 mg以下),重症(ステロイドパルス療法)と区分し,病態ごとに覚えるのがよい.基礎疾患に動脈硬化性疾患や骨粗鬆症,重篤感染症の既往などがある場合はステロイドの初期

投与量を減量する．科学的根拠は乏しいが，直観的な「元気さ」の印象も重要であると筆者は感じている．また，免疫抑制薬や生物学的製剤の有用性が証明されている病態も多く，それぞれの薬剤の特性・投与方法・副作用などの十分な学習が必要である．

リウマチ・膠原病疾患の治療の際には，まず臓器障害の分布，程度を適切な時期に適切なメルクマールで評価する．筆者の施設では病態ごとの評価すべき項目と頻度をリスト化したマニュアルを専門研修開始時に配布している．

治療中の感染症の合併は深刻で，日和見感染症を含む多彩な感染症のモニタリングと早期発見は意識すべきである．また抗炎症薬治療中は炎症の初期徴候がマスクされる．トリシズマブ（アクテムラ®）使用中に発生した大腸穿孔でCRP陰性，腹膜刺激徴候も軽微だった自験例がある．

治療反応だけでなく，薬剤の副作用評価にもモニタリングは重要である．たとえばステロイドの合併症は多彩だが，それぞれの発生時期は決まっている．また薬剤の副作用は多くの場合，経過をさかのぼることで被疑薬を判断できる．

これらに共通することは，予見可能な病態を想定し定期的なモニタリングを行うことと，軽微な所見であっても軽視せず，先手を打って対応を検討することである．

やや余談になるが，リウマチ性疾患は慢性疾患であり，患者は若年であるため，多くのライフイベントを疾患発症後に迎える．治療の進歩を享受するためにも，患者の疾病理解が重要で，そのためには丁寧なラポール形成と，患者に寄り添い受容を助ける精神が必要であると感じている．入院期間はその絶好の機会であり，初発のリウマチ性疾患患者を診療する際には思い出して欲しい．

3 生涯学習，臨床免疫学への意欲

臨床医でいる限り生涯，学習が必要で自己研鑽を怠ってはならない．たとえば多くのリウマチ・膠原病疾患で分類基準が提示され，治療ガイドラインも登場したが，治療の参考にする際には根拠となった原著論文を批判的に吟味して妥当性を検証すべきである．

この10年は臨床応用された生物学的製剤によって治療成績が向上したのみならず，その治療反応の解析から病態の理解が大きく進んだ．本疾患群は臨床免疫学の進歩による恩恵を最大限に受けており，"bench to clinic, clinic to bench"のよいフィードバックが形成され，今後も新たな分子標的薬が登場することであろう．これらの薬剤を使いこなすためにも臨床免疫学の習得は必須の要件である．

これまで述べたように，病態を意識して経過を予測しながら診療に従事するうちに，本領域には驚くほど多くの解決されていない問題が存在することに気づくだろう．それは臨床とは異なる視点からリウマチ性疾患を理解する新たなステージの訪れを意味する．その暁には，ぜひ基礎研究・臨床研究を志し，さらに専門性を高めていってほしい．

DON'Ts

- ☐ 自らの診断に批判的な視点を忘れず，他科の医師との連携では相手への尊敬の念を忘れない
- ☐ ステロイドを含む抗炎症治療はあらゆる前駆症状をマスクするので軽微な徴候を軽視しない

東京医科歯科大学膠原病・リウマチ内科　**細矢　匡**

memo

B 勉強のしかた

8 専門医，サブスペシャリティをめざすための勉強法（アレルギー）

> **DOs**
> - 日常臨床においては，ただ仕事をこなすのではなく，遭遇する症例から何かを学び取る努力をしよう
> - 学会・研究会に積極的に参加して，情報を収集しよう
> - 目的とする文献は，和文・欧文によらず幅広く検索し，文献に基づいて自分なりの考え方を組み立てることができるようにしていこう

勉強法がどうあるべきか，普段から意識している人は少ないであろう．筆者（原田）も例外ではなく，理想的な勉強法について体系的に述べるというのは難しい．当然ながら，優れた勉強法に関して確立されたエビデンスなどはない．したがって，本項では，筆者（原田）が自身の経験を踏まえ，よい勉強法であると考えることを記載した．読者は，本項で紹介するやり方にこだわる必要はなく，自分なりの勉強法を確立する際の参考となれば幸いである．

なお，アレルギーを専門とする診療科は内科・耳鼻科・皮膚科・眼科・小児科と多岐にわたる．診療科の偏りのない内容を心がけたつもりであるが，意図せずそうなった場合はご容赦願いたい．

1 日常臨床から学べること

a 専門医として求められるもの

たとえば，いくら医学生のときに必死に勉強をして医学知識を完璧にマスターしていたとしても，駆け出しの研修医が医師としてすでに一人前ということはまずない．同じように，専門医をめざす場合も，教科書や文献を読み込めばそれで十分なわけではない．医師として成長するためには，実のある臨床経験が必要不可欠と言えるであろう．しかし，ただ漫然と業務をこなせばよいわけではなく，1例1例から学び取ろうという姿勢をもって，臨床に臨むことが必要である．たとえば，同じ病気であっても，個人ごとに症状や所見が全く違うことはよく経験されるし，教科書にないレアケースにもたびたび遭遇する．このような経験の積み重ねが，文字から得た知識に深みと奥行きを与え，想定外の事案に直面したときにも対応できる応用力が培われるのである．

典型的な症例ならば，教科書やガイドラインにある記載の通りにやればよい．そうではない癖のある症例に対して，培ってきた知識と経験をもとに，論理的な考察を経て問題の解決にあたっていくのが，専門医としての腕の見せどころである．また，そうした経験を経ることで，現代の医療の問題点や改善すべき点が認識されるようになり，その解決に何が必要かを考えるリサーチマインドも育まれるであろう．

b 症例への接し方

専門医として成長することを意識するならば，経験した症例を記憶に残すよう工夫することが望ましい．日常臨床においては，患者の不定愁訴的に思える訴えや些細な検

 コツ

電子カルテではIDから患者情報にアクセスできるので，気になった症例のIDを記録しておくと，後から振り返る際に便利である．

査の異常にも注意し，何か理由がないかを常に考えるようにする．それが思わぬ発見につながることもある．サマリーについても，面倒臭がらずきちんと書くことが大切である．

c 文献的考察を行う

サマリーには文献的考察を加えることが多いと思われるが，それ自体が目的化してしまわないように注意する．筆者（原田）が考える，力のつく文献的考察とは，複数の文献をあたって各々の意見を比較検討しながら，自分なりの考えを構築していくことである．よって本格的な考察は労力を要するものであり，必ずしもすべての症例で行う必要はない．症例に接して不思議に思ったことや，教科書には書かれていない自分で調べたことがあれば，それらをテーマに考察を深めるのがよい．一方で，すでに広く知られていることであっても，その根拠を調べて考察するのは，立派な勉強となる．

2 学会・研究会への積極的な参加

学会・研究会への参加の意義は，他項でも述べられているので，ここでは1点だけ触れておく．アレルギー疾患とは，喘息などいくつかの代表的な疾患を除けば，多種多様のアレルゲンが原因となり，症状の個人差も大きい，非常にバラエティに富んだ疾患群である．地域の中核病院で研修していない限り，この広がりを実感しながら臨床に生かしていくのはなかなか難しいであろう．学会や研究会では，多様な症例報告に触れられるので，臨床経験を補うものとしても有用である．

3 教科書・文献の役立て方

a 教科書の活用法

専門医をめざすのであれば，1冊は英語の専門書を持っているべきとの考えもあるが，得てして宝の持ち腐れとなりがちである．たしかに通読するのは現実的ではないが，専門医として何を知るべきかの目安にはなるし，手元に置いて字引きとして利用するのが，無理のない活用法であると考える．近頃はUpToDate®の内容も充実しているし，専門誌へのアクセスがよい施設に所属しているなら，正直英語の専門書がなくとも臨床医としては困らない．そうではない施設においては，英語の専門書をもっておく意義は高いであろう．一方日本語の教科書は，英語の専門書ほど詳しく書かれていることは少ないが，日本語のほうが理解するのが容易なのは事実であるから，活用するのはまったく構わない．

b 文献の活用法

文献を介して知識を獲得するに際して，一つ注意しておきたいことがある．文献には最新の内容が書かれているが，その半面，著者独自の考えが強く表れやすいため，鵜呑みにはしないほうがよい．なぜそのような結論にいたったのか，批評的精神をもって読むことが必要であり，実臨床に応用する際は，できる限り複数の文献を参照する．

代表的な検索ツールとしては，PubMedや医中誌があげられる．PubMedでの検索の有用性は言わずもがなであるが，アレルギー領域では，人種の違いや様々な要因により日本人特有に発症する疾患もあるので，医中誌による和文文献の検索も重要である．しかし，日本からの報告であっても重要性が高いものは欧文誌に投稿されやすいので，英文文献の検索を軽視してはいけない．

4 専門医試験に臨むにあたって

資格としての専門医を取得すること＝真の専門医というわけではないが，平成26年に日本専門医機構が発足し，各学会と連携しながら社会に信頼される専門医制度の確立をめざすとのことから，専門医資格取得の社会的な重要性は，今後増していくものと思われる．平成27年10月現在，アレルギー専門医の取得のためには認定試験に合

格することが必要とされており，読者も，いずれ試験に向けた勉強をすることになるであろう．日常業務をこなしながらの勉強となるので効率重視となるが，そのためには過去問を解いて問題の傾向を把握するのが手っ取り早い(過去問は学会から購入することが可能である)．試験勉強は，自らに欠けていた知識を認識し補うことができ，決して無駄にはならない．

5 おわりに

以上，アレルギー専門医をめざすうえで有用と思われる勉強法について述べてきたが，最終的に何ができれば専門医といえるかの明確なゴールというものは存在しない．医学は日々進歩し続けており，専門医であり続けるためには，常に新しい知識を獲得し続けなければならない．結局，そうした努力を続けられることこそが，専門医であることを約束してくれるのかもしれない．

DON'Ts

- 背景を理解せずに，教科書やガイドラインに書かれてあることをただ記憶するだけでは，十分ではない
- 専門医をめざすための勉強が，専門医試験に合格するためだけの単なる試験勉強に終わってはならない

東京大学医学部アレルギー・リウマチ内科　**原田広顕**
群馬大学生体調節研究所病態制御部門遺伝生化学分野　**奥西勝秀**

B 勉強のしかた

9 留学しよう

DOs

- ☐ 自身のキャリア形成のための目標を明確にしよう
- ☐ 目標達成のために留学を含めどのような環境と方法が最適であるか考えよう
- ☐ 留学先の決定に際しては自身の求める環境であることを十分に確認しよう

医師としてのキャリアを形成する過程において，最適の環境を検討する機会は初期・後期研修施設を探す際，大学院での研究室を探す際，臨床技能・研究をさらに発展させる環境を探す際など，ほぼすべての医師が複数回経験するものと思われる．どのような環境が最適であるかは，経験や今後の目標により異なるものの，自身のキャリア形成のために必要な環境を国内外の施設へと広げて検討することができれば，その選択肢を大きく広げることが可能となる．本項では，国外に留学することも選択肢の1つとして考えている医師を対象に，留学先の決定までの手順について記載する．

1 留学の目的

留学を検討するにあたり，まず目的を明確にすることが大切である．特定の知識や技能を体系的に学ぶことや，習得した技能や経験を更に発展させること，自身のもつアイデアやプロジェクトを遂行しうる環境を手に入れることなど，自身のキャリアプランの中で，留学により何を獲得したいのかを明らかにし，さらに現時点での到達レベルを把握することにより，どのような環境が最適であるかは自ずと明らかとなるであろう．

2 留学候補先の探し方

a 希望のプログラムや研究室がすでにある

習得したい知識・技能がある場合や，取り組みたい領域が明確である場合，研究プロジェクトの遂行のために必要な環境を求めて留学を検討する場合には，希望のプログラム・研究室を探すこと自体は難しくはないであろう．この場合，高名なプログラムや研究室を念頭におくことが多いと思われるが，身分の獲得が競争的となり得るため，複数の候補先に併行して応募することを検討するとよい．

b 募集をしている研究室の中から選ぶ

取り組む領域はまだ定めておらず，さらに経験を積む環境を求めている方にとっては，募集をしている研究室の中から自身の希望にあう所を探し，応募することは1つの選択肢であろう．研究員の募集をしている研究室では，特定のプロジェクトを遂行するメンバーを求めている場合も多い．したがって，研究室が取り組む領域と自身の関心とが合致することが大切である．

c 前任者や知り合い・上司からの紹介

候補となる環境を自分1人で探すことは難しいことも多い．このような場合には，

 Pitfall

留学先の環境に対するさまざまな不満を，留学して間もない方より聞くことがときどきある．このような不満は，どのような環境が自身にとって最適であるかという事前の考察が不十分であったときにも生じ得る．

先輩，上司などに相談するとさまざまな選択肢が得られるであろう．紹介があったほうが話も進みやすい．ただしこの場合にも，自分の目的にあった環境であるのかをよく検討し，主体的に判断することを心がける．

3 留学候補先への応募

大学院への進学や募集をしている研究室に応募する場合には，募集要項に従う．特に募集をしていない研究室での採用を希望し連絡を試みる場合には，e-mail に書類を添付しコンタクトを試みることとなるが，返事をもらうことができないことも珍しくはない．このような場合は，知り合いを通して紹介をしてもらったり，そのボスが講演する学会に参加し，講演後に直接声をかけるなど，積極的に行動することが有効である．

4 応募書類

a application letter

自身の背景をもとに，なぜその環境で仕事をしたいのか，そしてどのような仕事をしたいと思っているのかを述べる．また研究室に応募する場合には，自身が参加することにより，応募先の研究室で取り組んでいる領域がどのように発展しうるのかについても述べるとよい．形式的なものではなく，採用したいと思わせることのできる魅力的な letter を書くことを心がける．

b 履歴書（curriculum vitae：CV）

学歴・職歴に加え，受賞歴，発表論文，国際学会での発表，獲得研究費などの業績も記載する．研究のみならず診療・教育活動においても自身が貢献してきた事柄があるようであれば積極的に記載する．研究室に応募する場合には，自身のもつ実験技能も記載するとよい．

c 推薦状

通常 2 ～ 3 通の推薦状が必要となる．

1) 誰に依頼するか

所属する診療科や研究室，大学院時代の研究室における上司や指導者，共同研究者など．

2) 何を記載するか

推薦状は応募者の人柄や仕事に取り組む姿勢などを知るための材料であり，推薦状の内容も評価を左右する要素となる．したがって内容は形式的なものではなく，応募者が推薦者と一緒にどのような仕事をしてきたか，そしてその推薦者による応募者への印象・評価などを具体的に記載する．推薦者に直接問い合わせがあることもあり，連絡先も記載する．

5 留学決定前の訪問

留学候補先が具体的になってきた場合には，直接訪問し，留学先のボスやメンバーと話をしたり，ミーティングに参加する機会をもつとよい．実際にどのようなプロジェクトがどのような体制で進んでいるのかを知ることにより，自身の求める環境であるかを確認することができる．また自身のプロジェクトを考察するためにも役立つであろう．積極的な姿勢を示すことは評価にも繋がる．

6 留学助成金の獲得

留学先の目途が立ち次第，留学助成金の獲得をめざすとよい．助成金の獲得は滞在費や研究費の確保に加え評価にも繋がる．留学先によっては身分の獲得自体が競争的であることも多く，助成金を獲得することを前提に受け入れの了承を得るのも 1 つの方法である．

7 おわりに

留学には環境や文化の違いによる負担，臨床経験の中断など，リスクを伴うことも確かである．自身のキャリア形成のために最善の環境を十分に考察し，また入念に準

備することにより，留学が医師・研究者としてのキャリアを大きく広げるチャンスとなることを祈る．

Division of Rheumatology, Immunology, and Allergy, Brigham and Women's Hospital, Harvard Medical School

溝口史高

☑ **膠原病治療は喧嘩の要領で**

　私の指導者だったのは M 名誉教授，剣道 7 段．
　「膠原病の治療は喧嘩と同じ」「初めにガツンが重要．ガツンと叩かないで，中途半端にしていると勝てない」と教わりました．
　初発症例の寛解導入療法は，必要十分のステロイドや免疫抑制薬を使いなさい，弱い治療は維持療法で，という意味です．しかし，喧嘩のたとえは科学的ではない気もしました．
　そこで「膠原病治療は，自己免疫（異常免疫）と正常免疫との治療薬に対する感受性の差を利用して，異常免疫を抑えて正常免疫は回復できる程度の免疫抑制がよい．治療前の正常免疫は健常ないしそれ以上の活性化状態であり，思い切って治療してよい．しかし，中途半端な免疫抑制をして，異常免疫と正常免疫との感受性の差が狭まってしまう．すると，その窓を狙うのは至難の業となる」とか，「治療前は，病態の悪循環が成立していて，悪循環を断つには強力な治療が必要である」とか．科学的な説明を試みてみましたが，どうもしっくりこない．やはり「膠原病の治療は喧嘩と同じ．初めが肝腎」が最もなじみました．
　ところで，膠原病のひとつである関節リウマチはどうでしょう．初めに強力な治療で寛解導入して維持療法にもちこむというルールが適用されていません．本当は，関節リウマチ治療も「喧嘩と同じ」でよいような気がしています．

（東京医科歯科大学膠原病・リウマチ内科　上阪　等）

C 医療現場でのふるまい方

1 インフォームド・コンセント

DOs

- 専門用語を使わず，わかりやすい説明を心がけよう
- 患者の意思を最大限尊重しよう
- 患者に同意を求めるのではなく，合意をめざそう

1 基本的な考え方

患者に侵襲的な検査を行う場合や新たな治療を行う場合，手術の時などに，十分な説明（informed）をしたうえで，患者の同意（consent）を得るというのは，現在の医療現場では常識となり，実践されている．これはもともと訴訟大国のアメリカで医師が訴えられないために「説明した」，「同意のサインをもらった」という証拠を残すために始まったと考えられているものの，そのために不必要なまでの細かい説明をしたり，承諾書にサインをもらうことが金科玉条のように考えられる嫌いがある．もちろん，その点も重要なことではあるが，本来は患者サービスのために当然必要な行為なのである．日本では医師が一方的に治療を決める権威主義的な医療からの脱却をめざして，新たな医師-患者関係をつくることを基本理念にこの概念が導入された経緯がある．1997年には医療法改正によって，医療者は適切な説明を行って，医療を受ける者の理解を得るように努力する義務が明記された．

その基本的な考え方は，医療者は患者に病状をわかりやすく説明し，検査や治療オプションを提示し，患者の意思や考え方に耳を傾け，それぞれの患者に応じた適切な説明とメニューの提示をする．患者自身もどうするのが最良の方法かを積極的に考え，納得する検査や治療を選択する，ということで概念的には別段難しいことではないが，実践では様々な誤解や困難を伴う．以下にインフォームド・コンセント（informed consent）を行ううえで気をつけるべき点について説明する．なお，インフォームド・コンセントはICと略されるが，「ICを行う」のようにICという言葉が現在は病状説明と同義に扱われており，本来の意味のインフォームド・コンセントと多少意味がずれてきているように感じるため，本項ではインフォームド・コンセントとおもに表記することとする．

2 よくみかける間違い

a 治療法の選択肢を示すだけ

十分に理解できているとは考えられない患者に治療法の選択肢を示して，患者に選んでもらうというのは間違いである．それをインフォームド・コンセントだと思い込んでいる医師は多い．患者は経験も知識も十分でなく，話を聞いてもどのように判断すべきかわからないことがほとんどである．理想的には懇切丁寧にわかりやすくそれぞれのオプションを説明し，患者が十分理解したうえで主体的に治療や検査を選択する

> ⚠️ **Pitfall**
>
> インフォームド・コンセントを後日と考えていて，容体が急変し家族から不信感をもたれるケースがある．病状の変化が予想される場合やトラブルを起こしやすそうな患者や家族の場合は入院時にしっかりとインフォームド・コンセントしておくことが重要である．

> **コツ**
> よいインフォームド・コンセントを得るには，説明者は一方的にしゃべり過ぎないことが重要である．ときどき理解度を確認しながら説明するとよい．

ということだが，現実には難しい．多くの場合，選択肢を与えて決めてくださいというのは無責任な態度とも言える．このような場合，医師は患者の様々な状況を勘案して，選択肢をあげながらもこの選択肢が最もよいと思うという意見を述べて，それに対して同意を得る，もしくはそこからディスカッションが発展してほかの選択肢を選択する，というのが正しいインフォームド・コンセントであろう．ケースバイケースで説明の仕方は変えなければならない．

b 頻度は明確に

「可能性があります」を多用すべきではない．起こりうる副作用を説明するときなど，「単に○○が起こる可能性があります」という説明は患者にとってどの程度の頻度で起こるものなのか見当がつかない．患者の心理としては起こる可能性が高いと考える場合が多い．正確な頻度ではなくとも，ほぼ必発，高頻度に起こる，ときどき起こる，ごくまれに起こる程度の情報は伝えないと誤解を生む説明になりかねない．たとえば若年女性に対してシクロホスファミドを用いるときに，「治療がもとで将来妊娠できなくなる可能性があります」と説明されると，挙児希望の患者にとっては，治療を拒否しようとする心理が働くが，「治療がもとで将来妊娠できなくなる可能性はありますが，25歳以下で短期間の治療であれば滅多に起こらず，その頻度は10％以下です」と説明することで患者の受け止め方は随分変わるであろう．

3 IC（アイシー）とムンテラ

患者や家族への説明は，現在はIC（アイシー）とよぶことが多いが，以前はムンテラという用語がよく使われた．ムントテラピー（mund-therapie：言葉による治療）とはよくいったもので，言葉の使い方ひとつで患者が治療に前向きにも後ろ向きにもなるのである．病気を治す医師よりも患者を治す医師がより上等だといわれる所以である．しかし，ムンテラという用語は言葉をうまく使って医師の考える方向に誘導するといったニュアンスをもつことがあり，そういった場合はインフォームド・コンセントと対立する概念となることから，最近はムンテラという言葉の使用を控える傾向にある．

DON'Ts
- ☐ 「可能性があります」を多用しない．起こり得る合併症や副作用は頻度を含めて正確に上手に伝える
- ☐ 十分な理解が得られていない患者に「どれにするかご自身で選んでください」はインフォームド・コンセントとは言えない

京都大学医学部免疫・膠原病内科　**大村浩一郎**

C 医療現場でのふるまい方

2 他科との連携

DOs

- 膠原病・リウマチ・アレルギー性疾患は，全身疾患であることを認識する
- 患者のためにも，自分のためにも他科の医師と積極的にコミュニケーションをとろう
- 診てほしい内容が的確に相手に伝わる他科紹介状を書こう

1 他科連携の重要性

　膠原病・リウマチ性疾患およびアレルギー疾患は，免疫異常を基盤とする全身疾患である．したがって，様々な部位に病変を呈することがある．医学教育を一通り受けてきたはずではあるが，専門的な知識や手技まで習得することは，現教育ではほぼ困難であり，特にこの領域の診療においては，他科の医師の協力が不可欠である．膠原病・リウマチ・アレルギー診療において，他科の医師の判断を仰がなければならないと想定される場面の例を表1に示す．表が示すとおり，かかわらない診療科はないといっても過言ではない．他科との連携を要する内容に関しては，診断のために病変部位の臨床的または組織学的評価を依頼する場合と，原疾患に対して使用されるステロイド薬の副作用の対応に大別される．

　これらは，通常は次の項目で述べる紹介状とその返事のやりとり内で行われるが，ステロイド薬に起因する消化管出血や穿孔，あるいは感染症による急性呼吸不全といった緊急（夜間・休日にかかわらず）の場合には，電話や直接相手の医師に会って，相談しなければならない場面に遭遇することもある．これを潤滑に進めるためには，日頃の他科の医師との付き合いも大事であると考える．ただ一方で，何でもむやみに他科に依頼するのではなく，自分でカバーできるところは自分で判断し，対応する姿勢も大事である．

2 他科コンサルテーションの書き方

　紹介状の書き方は重要であり，その返事により担当する研修医も非常に大きな収穫を得ることになる．ここでは院内の他科への紹介状の書き方を説明する．一般的には，他科への紹介状は，患者氏名，診断名，はじめの挨拶，本文，結びの挨拶から構成される（表2）．このなかで重要なのは，診断名と本文である．今回入院となった病名（主病名），コンサルテーションする相手の診療科の病名または臨床症状，合併症は必ず明記する．本文では，現状の要約から始めるが，病歴があまり長くなりすぎないように気をつける．また膨大な診療録やデータのコピーの添付は控えるようにする．そして今回の他科への紹介目的を簡潔に記載する．相手に何を診てほしいのか，何をしてほしいのかが明確に伝わる紹介状に仕上げることがポイントである．その前後の挨拶では，多忙の中，対応してくれる他科の医師への感謝や気遣いを示すことができればよりよい．最後に自分を含めた担当医のPHSなどの連絡先も記してもよい．連絡先

> ⚠ **Pitfall**
>
> 病院によっては，専門分野により，新患・再来受診日があらかじめ決まっていることが多いので，受診の指示前に確認しておこう．

第1章 膠原病・リウマチ・アレルギー専門医をめざす

表1 膠原病・リウマチ・アレルギー診療における他科とのかかわり

連携が予想される診療科	遭遇し得る事態，臨床徴候(代表例)
消化器内科	HBV抗原陽性症例における免疫抑制療法開始時(核酸アナログ製剤投与開始時)のコンサルテーション◎，悪性腫瘍のスクリーニング(内視鏡の依頼)◎，腸管Behçet病における腸管病変の評価○，腹部症状時のステロイド性消化性潰瘍の確認(サイトメガロウイルス感染症を含む)●
循環器内科	不明熱に対する感染性心内膜炎の除外(心エコーの依頼)◎，肺高血圧症の評価○，高安動脈炎の評価・弁病変の確認○，ステロイド性高血圧症の難治例●
呼吸器内科	間質性肺炎の評価(在宅酸素療法の導入を含む)◎，気管支鏡肺胞洗浄・経気管支肺生検の依頼◎，喘息発作の管理○，診断に難渋する感染症・薬剤性肺炎の合併●
血液内科	血球減少時の骨髄生検の依頼◎
神経内科	血管炎などに合併する末梢神経障害の評価(神経伝導速度検査の依頼)○，筋病変の評価(筋電図の依頼)○，全身性エリテマトーデスの中枢神経症状の評価○，混合性結合組織病などにおける無菌性髄膜炎の評価(髄液検査の依頼)，肥厚性硬膜炎の評価○
腎臓内科	腎生検の依頼◎，血液透析と血液浄化療法(血漿交換，白血球除去療法など)の依頼◎
内分泌・代謝内科	合併の多い橋本病の評価と治療○，ステロイド性糖尿病のコントロール不良例●
整形外科	関節穿刺の依頼◎，関節リウマチにおける外科的治療適応の相談○，ステロイド性骨粗鬆症●，ステロイド性大腿骨頭壊死の精査・加療依頼●
消化器外科	ステロイド薬による消化管穿孔●
心臓血管外科	炎症性大動脈瘤の評価○
呼吸器外科	胸膜生検・胸腔鏡下肺生検の依頼◎
皮膚科	皮疹の評価(皮膚生検依頼を含む)◎，乾癬・掌蹠膿疱症の評価と治療○，帯状疱疹の治療○
眼科	ステロイド薬開始前の白内障・緑内障の評価◎，Behçet病・血清反応陰性脊椎関節症におけるぶどう膜炎の評価○，血管炎における眼病変の評価○，Sjögren症候群・IgG4関連疾患の診断のための涙腺生検の依頼○，アレルギー性結膜炎の評価○，ステロイド薬による中心性漿液性脈絡網膜症の確認●
耳鼻咽喉科	Sjögren症候群・IgG4関連疾患の診断のための唾液腺生検○，多発血管炎性肉芽腫症の鼻・耳病変の評価○，再発性多発軟骨炎における耳介軟骨生検，気管切開の依頼○，アレルギー性鼻炎の評価○
産科・婦人科	妊娠管理・合併症の対応◎，悪性腫瘍のスクリーニング◎
小児科	従来の治療で難渋するケースの相談○
泌尿器科	腎生検の依頼◎，水腎症(IgG4関連後腹膜線維症)合併例における尿管カテーテルの挿入○
精神科	ステロイド性精神病の評価と治療●
放射線診断科	画像検査結果におけるコンサルテーション◎
脳神経外科	側頭動脈生検の依頼(側頭動脈炎)，硬膜生検の依頼(肥厚性硬膜炎)
麻酔科	関節リウマチや線維筋痛症などにおける難渋する疼痛管理○
歯科・口腔外科	生物学的製剤使用前の口腔内チェックと口腔ケア◎，Sjögren症候群診断における小唾液腺生検の依頼○
リハビリテーション科	ステロイド性ミオパチーに対するリハビリテーションの依頼●
病理診断科	臨床と病理結果が解離する場合のコンサルテーション◎，剖検○

◎：全般的に共通した対応，○：各疾患における対応，●：ステロイド薬における副作用の対応

表2　他科コンサルテーションの書き方(例)

1. 患者氏名(電子カルテでは自動入力されることも多い)
2. 年齢・性別
3. 診断名
   - #1. 主病名(入院の契機となった病名)
   - #2. コンサルテーションする診療科の病名,または臨床症状
   - #3. 合併症(以下,合併症を列記する)
4. 受診(依頼)の目的
   「○○生検のお願い」
5. はじめの挨拶
   「いつも大変お世話になっております」
6. 本文
7. 結びの挨拶
   「お忙しいところ,大変恐れ入りますが,御高診の程どうぞよろしくお願い致します」

が書いてあると,紹介状の返事に加えて,相手が重要と判断した結果,治療方針や指示,手紙の文章だけではニュアンスが伝わりにくい内容を直接,電話でも返答しやすい状況が生まれ,コミュニケーションをとりやすくなる.

 コツ

紹介した目的,つまり相手に診てもらいたい内容,してほしいことを「紹介目的」として一行書き出すとよい(表2の4参照).

DON'Ts

- 他科連携は重要であるが,何でも人任せにし過ぎてはならない.自分で判断し,カバーできるところは自分で行う
- 他科紹介状に,膨大な検査結果の添付はやめよう.検査結果は必要最小限にして,相手医師の診療の妨げにならないように配慮する

札幌医科大学医学部消化器・免疫・リウマチ内科学講座　**山本元久,高橋裕樹**

C 医療現場でのふるまい方

3 チーム医療

> **DOs**
> - チーム医療には3つのモデルがあり状況によって使い分ける
> - 病状や経過，薬についての説明はチーム医療で効率的に行おう
> - 看護師を含めた他の専門職と積極的にコミュニケーションをとろう

1 チーム医療とは何か？

　チーム医療とは1970年代後半に提唱されるようになった概念で，医師，看護師，薬剤師などの各医療専門職がそれぞれの専門性を活かし共有された目標を達成するために行う医療である．効率的に行われれば，患者の早期回復に繋がるばかりでなく医療事故の軽減にも繋がることは誰しも異論のないところである．しかしながら，その重要性は認識されているが実際には機能していないケースも少なくない．またいくつかのチーム医療のモデルが提唱されているが，言葉だけが先行していることも否めない．本項ではまず既存のチーム医療のモデルと基本的な考え方について記載するが，理論よりも実践が重要であることは言うまでもなく，実際の現場で膠原病リウマチ科，アレルギー科として今後どのように取り組むべきか，についても説明する．

2 チーム医療のモデル

　チーム医療のアプローチはマルチディシプリナリーチームモデル，インターディシプリナリーチームモデル，トランスディシプリナリーチームモデルの3つのモデルに分けられる．それぞれに利点と欠点があり，状況によって使い分けることになる．表1にそれぞれの特徴を示す．

a マルチディシプリナリーチームモデル

　チームのメンバーは互いに協力するが，それぞれの専門性を活かし独立実践することを基本とする．すなわち，相互作用はほとんどない代わりに専門職の役割が明確化され，高度な専門性が駆使される．患者の状態の評価と治療はそれぞれが独立して個別に行い，結果はそれぞれの専門分野の総計となる．当然病気に対する治療や評価の中心は医師になるため，医師主導のモデルであり，階層性がある．たとえば救急や手術室の現場ではこのモデルに則る．

b インターディシプリナリーチームモデル

　各専門職がカンファレンスを行い，情報を分かち合うことで治療目標を設定する．そのため相互作用が高く，病気の治療だけでなく社会的背景などの把握がしやすく患者のニーズを全体的に把握できる．一方で，

表1　チーム医療のモデル

	相互作用	医療の実践	専門職の役割	階層
マルチディシプリナリーチーム	専門職が個別に目標を設定	独立して実践	専門職の役割が明確で重複しない	医師をリーダーとして階層をもつ
インターディシプリナリーチーム	チームが同じ目標を設定	協調して実践	ときに重複する	階層はなく同等の立場
トランスディシプリナリーチーム	他専門職の知識技術を代替可能	協調して実践	重複するだけでなく，ときに代替して行う	同等の立場で技術の相互吸収がある

チームメンバーで行うカンファレンスが必須になり，それぞれの問題点に取り組むため時間を要する．またそれぞれの専門性を共有し目標を設定するためこのモデルだけでは個人の専門性を活かす場面は低くなる．

c　トランスディシプリナリーチームモデル

インターディシプリナリーチームモデルよりもさらに相互作用を高め，専門領域を超えて，役割を固定せず，相互にカバーする．互いが相補するため専門領域以外の知識も必要になる．一方でそれぞれの専門性が低下するため，広い範囲の知識や技術をもっている人がリーダーにならなければ成立し得ない．

3　チーム医療の実践

以上，チーム医療の基本となる3つのモデルを概説したが，文面だけでそれらを完全に理解するのは難しく，また上述の通りチーム医療は実践することが重要である．

2010年リウマチ白書（日本リウマチ友の会）によると，リウマチ患者が医師に希望することの第一位は「内科，整形外科などの医師同士の連携」，第二位は「なし」，第三位は「病状や経過，薬についての説明」であった．すなわち，正しい診断と治療は医師にしかできない必須の技能であるが，リウマチやアレルギー患者のニーズはそれだけではなく，「他科連携」と「病状や経過，薬についての説明」が大きい割合を占める．医師にしかできない「診断と治療」が上記のマルチディシプリナリーチームモデルに該当する一方で，「病状や経過，薬についての説明」はインターディシプリナリーチームモデルを活用することで，大幅な効率化をもたらし患者の満足度を上昇させる（他科連携はp.32参照）．

当科ではこれまで延べ2,400例の関節リウマチ患者に生物学的製剤を使用してきた．そして生物学的製剤開始の際には全例パス入院していただき，活動性感染症や悪性腫瘍の検索を行うとともに，看護師からの自己注射指導や感染症対策などの療養指導を行っている．さらに外来でもリウマチケア看護師の指導を医師の診察後に継続的に行うことで，生物学的製剤の治療をより効果的に安全に使用する工夫をしている．

また全国的には，たとえば糖尿病領域では看護師や栄養士などに糖尿病療養指導士という資格が存在し，療養指導のみならずインスリン指導などで大きな役割をもち，今や彼らの存在なしには糖尿病診療は成り立たないほどにその制度が確立している．医療職の中で最も人口が多いのが看護師（看護師80万人，准看護師40万人）であり，患者の最も身近な医療職として窓口となる存在である．膠原病リウマチアレルギー科としてのチーム医療の実践には，正しい知識をもったリウマチケアに特化した看護師が必要不可欠である．その充実のため2010年にリウマチケア看護師制度が発足したが，残念ながらまだまだ浸透していない．我々医師が看護師を教育する姿勢と，看護師がリウマチケアについて興味をもち専門職として志してもらえるような環境を作ることがチーム医療の第一歩といえる．

DON'Ts

- ☐ 医師だけで膠原病・リウマチ・アレルギー治療にあたってはならない
- ☐ 看護師や他の専門職に対して高圧的な態度をとらない

産業医科大学医学部第一内科学講座　**久保智史，田中良哉**

C 医療現場でのふるまい方

4 医療倫理

DOs
- 臨床研究参加前にヘルシンキ宣言を一読しよう
- 倫理指針で定められている内容の概要を理解しよう

はじめに

近年わが国で，複数の大規模な研究不正が告発され社会的問題になった．これら事件を受け研究倫理に関する指針が大幅改訂され，臨床研究はこれまで以上に厳格に規制されるようになった．ここ10年，膠原病・リウマチ・アレルギー領域は，生物学的製剤等の出現により治療法が格段の進歩を遂げた．新規治療薬が目まぐるしく出現し，使用方法改善のため多くの臨床研究が理論的土台として必要とされ，現在も多数の研究が全国で進行しており，専門領域として膠原病・リウマチ・アレルギー研修を選べば，何らかの形で臨床研究に携わる可能性が高い．研修医にも臨床研究を行ううえでの基本的な倫理感や従うべき規制に関する知識が必要である．

1 臨床研究における被験者保護と研究の公正性

医療倫理は医療を行うために最も基本となる重要事項である．目前の患者を救うことが医療で最も重視されるのは当然であるが，医学の進歩のためにはヒトに対しての研究がどうしても必要になる．その際，倫理的観点から最も大事な柱は被験者保護である．

近年，研究結果の検証手段として統計学的手法が取り入れられているが，良質なエビデンスを得るためには厳密な決めごとに沿った研究が必要とされる．その代表的研究手法は二重盲検試験であるが，こうした手法は個々の患者の最大の利益を追求する日常診療とは目的が異なり被験者保護が十分に担保されなくてはいけない．

インフォームド・コンセント（IC）も日常診療におけるICとは異なる部分をもつ．一方，被験者保護に加え研究の公正性の保持も，研究倫理の柱の一つである．公正でない研究は，むしろ社会に有害となりうることを認識し，研究実施者はその責任を果たさなくてはいけない．

2 倫理指針とは

現代の臨床研究は定められた倫理的指針に沿って実施される．医学研究倫理の基本原則として世界で広く認められ，参照されているものがヘルシンキ宣言である[1]．ヘルシンキ宣言は，1964年世界医師会総会において採択され，その後，時代の要請により改訂され，2013年修正版が現在の最新版である．ヘルシンキ宣言は比較的短いわかりやすい文章で構成されており，日本語訳もインターネット上から容易に参照することができ，臨床研究に携わる人は一読すべき文章である．

日本における臨床研究に対する規制も，ヘルシンキ宣言に示された倫理規範をもとに，日本国憲法，個人情報保護に関する諸法令を踏まえた倫理指針として，文部科学省および厚生労働省が定めてきた．国が定めた医学研究のための倫理指針一覧は厚生労働省ホームページに公表されている（表1）．一方，薬事承認を目的とした治験は，厚生労働省による医薬品の臨床試験の実施

表1 医学研究のための倫理指針一覧（厚生労働省）

1. 人を対象とする医学系研究に関する倫理指針
2. ヒトゲノム・遺伝子解析研究に関する倫理指針
3. 遺伝子治療等臨床研究に関する指針
4. 手術等で摘出されたヒト組織を用いた研究開発の在り方
5. 厚生労働省の所管する実施機関における動物実験等の実施に関する基本指針
6. 異種移植の実施に伴う公衆衛生上の感染症問題に関する指針
7. ヒト受精胚の作成を行う生殖補助医療研究に関する倫理指針
8. 疫学研究に関する倫理指針
9. 臨床研究に関する倫理指針
10. ヒト幹細胞を用いる臨床研究に関する指針

（新指針）

の基準に関する省令（Good Clinical Practice：GCP）により規制されている．

3 人を対象とする医学系研究に関する倫理指針

疾患を対象とした臨床研究は，観察だけを目的とした疫学中心の研究と，介入（人の健康に影響を与える要因の有無または程度を制御する行為）を伴う臨床試験に大まかに分けられる．介入研究には，薬事承認を目的とした治験とそれ以外の臨床試験がある．治験は法律に準じ内容も厳格なGCPで運用され，一方で治験以外の臨床研究は人を対象とする医学系研究に関する倫理指針[2]にて規制されている．

以前，臨床研究は，疫学研究に関する倫理指針と臨床研究に関する倫理指針の2つの指針に基づいて行われていたが，両指針の適用関係が不明確であったことと最近の研究不正事件を受け新指針にまとめられた．GCPと旧倫理指針は，被験者保護の部分には大きな違いはなかったが，研究データの質の担保する仕組みに関しての規定は大きな差があった．

臨床研究は，最初に策定したプロトコールに合わせて診療を進める必要があるが，日常診療の中でプロトコール通りに診療を施行するのは簡単ではない．症例によりプロトコールに規定された検査や治療ができなかったり，またデータ解析においても，見落とし，転記間違い，故意によるデータねつ造なども起こりうる．GCPではこの点が厳重に規定され管理されているため治験におけるデータは質の高さが担保されている．

新指針では最近の不正事件を受け，臨床研究においてもデータの質に関する規定が強化された．特に，これまでの指針では規定されていなかった研究のモニタリングと監査が必須となった．これは研究に関与していない第三者がカルテなども含めデータの正しさを確認するステップが規則化されたということであり，体制，人員，コストなど含め研究現場への影響は多大である．

4 プライバシーと秘密保持

個人情報に対する意識の低さによる情報紛失，漏えい事件が数多く報道されている．臨床研究において取り扱われる情報は，医療情報でもあり国民から高いレベルでの個人情報の保護が求められている．医学系研究は個人情報保護法から適用除外されているが，新指針は同法と乖離がないように整理修正されており，同法と同等の責務が規定されており，その内容は情報の取得利用，管理，本人関与の仕組み，苦情処理など多岐にわたる．

なかでも遺伝子情報の管理は更に慎重な対応が必要になる．遺伝情報を扱う研究には，ヒトゲノム・遺伝子解析研究に関する倫理指針など他の倫理指針があり（表1），これら指針の適応範囲に含まれる研究は，同指針が優先され適応されると規定されている．

個人情報保護の仕組みとして，多くの研究で使われている情報取集の手続きは匿名

化である．匿名化は特定の個人が識別できることとなる記述を取り除き，代わりに関連のない番号を付すことをいい，各研究者は関連のない番号に紐づけられた情報のみを使用して研究する．また，こうして得た情報の管理も重要で，情報が漏洩しないように保有する場所に対するセキュリティーを組織として設定することも必要とされている．

DON'Ts

- [ ] 個人情報の扱いは，プロトコール規定に沿って厳密に行う

文献

1) WMA Declaration of Helsinki-Ethical Principles for Medical Research Involving Human Subjects World Medical Association ホームページ 日本語訳 日本医師会ホームページ 世界医師会(http://www.med.or.jp/wma/helsinki.html).
2) 人を対象とする医学系研究に関する倫理指針 厚生労働省ホームページ 研究に関する指針について(http://www.mhlw.go.jp/stf/seisakunitsuite/bunya/hokabunya/kenkyujigyou/i-kenkyu/).

東北大学病院臨床研究推進センター臨床研究実施部門　**石井智徳**

第2章

基礎知識を養う

A 運動器学

1 運動器の構造と機能

> **DOs**
> 以下を理解しておこう
> - ☐ 関節には可動関節と不動関節があり，可動関節は一般的に滑膜関節とよばれる
> - ☐ 可動関節は，関節軟骨，関節包，滑膜，関節液（滑液），靱帯，血管，神経，ときに半月板・関節円板，関節唇などから構成されている
> - ☐ 可動関節には，その構造と機能から蝶番関節，車軸関節，楕円関節，球窩関節，平面関節，鞍関節，顆状関節がある

1 運動器とは

運動器とは，身体を支え，身体運動を可能にする器官である．ヒトを含む脊椎動物では身体の支柱である全身の骨格と関節と，それらに結合する骨格筋，腱および靱帯，さらには神経が運動器に属する．本項では関節の構造と機能について解説する．

2 関節の分類[1]

関節とは，相対する2つあるいはそれ以上の連結する構造体をいう．関節は可動性の有無により，可動関節と不動関節の2つに分類される．

a 可動関節（滑膜関節）

可動性を有する関節で，四肢の大部分の関節がこれに属する．相対する骨端は硝子軟骨で覆われ，線維性の袋である関節包に包まれている．関節包により形成される空隙が関節腔である．関節包の内面は滑膜によって覆われ，関節腔には関節液が存在する．可動関節は滑膜関節ともいわれ，狭義の関節を指す．

b 不動関節

可動性がないか，わずかな可動性しかもたない関節をいい，相対する骨を連結もしくは両骨間に介在する結合組織によって，線維軟骨結合，軟骨結合，靱帯結合に分類される．

1) 線維軟骨結合は，関節面は硝子軟骨に覆われるが，両骨間に線維軟骨が介在し，さらには靱帯によって強固に結合されている．恥骨結合，椎間板がこれに該当する．関節包，関節滑膜，関節腔の構造は有さない．
2) 軟骨結合は，相対する骨が硝子軟骨で連結されているもので，成長期の長管骨の骨端と骨幹端の結合である成長軟骨板がこれに相当する．
3) 靱帯結合は，2つの骨が線維性組織で直接に結ばれたもので，遠位脛腓関節や頭蓋骨の縫合がこれに相当する．

3 関節に求められる機能

可動関節には可動性と支持性が必要とされる．不動関節は支持性が主たる機能である．

4 可動関節の構造（図1）[2]

関節を形成する骨端は硝子軟骨に覆われている．線維性結合組織である関節包は相対する骨端を連結するように包み込んでいる．関節包の最内側には疎性結合組織である滑膜が存在し，滑膜は関節液の産生と代謝を担っている．関節包は結合組織よりなり，関節の安定性に寄与している．また特定の運動を制御するために関節包靱帯が存在する（膝関節における内側側副靱帯はこ

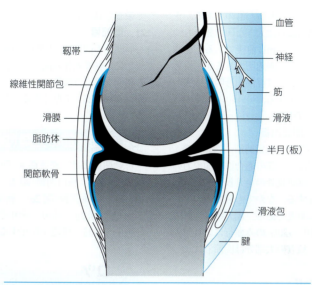

図1 可動（滑膜）関節の構造
〔Donald AN：Kinesiology of the Musculoskeletal System. Mosby, 2002 を参考に作成〕

れに相当）．骨端の関節包外には筋肉と骨を結ぶ腱が備わっており，筋肉の収縮により関節に運動をもたらす．

a 関節軟骨

関節軟骨は組織学的には硝子軟骨である．成人の関節軟骨には血管，神経，リンパ管はなく，軟骨細胞と細胞外基質からなる．細胞成分は全容積の2％程度とわずかであり，大部分は細胞外基質である．関節軟骨の厚さは関節の大きさや関節内の部位で異なる．成人の膝関節や股関節のような大関節であっても2～4mmの厚さである．関節軟骨には血管もリンパ管もないため，栄養は関節液によってもたらされる．

b 関節包と靱帯

関節包と靱帯は関節の安定性に寄与する．関節包と靱帯はときに一体であり，場所によっては疎な結合組織が介在し分離していることがある．関節包の厚さは関節により異なり，肩関節は薄く，股関節では厚い．関節包と靱帯は平行に並んだコラーゲン線維束と線維芽細胞からなる．有髄・無髄神経の神経終末があり，痛覚および固有感覚に関する情報が中枢に伝達される．

c 滑膜

滑膜は関節包の内層に存在する疎性結合組織である．また関節腔内にある靱帯や脂肪体の表面を覆うが，関節軟骨や半月板の表面は被覆しない．滑膜の厚さは関節により異なる．表面は平滑であるが，ときにひだ状を呈している．

滑膜の最表層には2～3層の細胞が並び，滑膜表層細胞とよばれる．その深層の滑膜下層では，細胞は線維芽細胞様の外観となり，血管が豊富にみられるようになる．さらに深層では密なコラーゲン線維束が存在し関節包に移行する．

d 関節液（滑液）

関節液は関節腔に貯留する粘稠な液体で，血漿濾過液に滑膜から分泌されたヒアルロ

ン酸や糖蛋白質が加わったものである．正常な関節の関節液量は大きな関節腔をもつ膝関節でさえ 2 〜 3 mL 前後である．色調は無色ないしは黄色調透明であるが，滑膜炎が生じると関節液は混濁し透明性は失われ，粘稠性も低下する．

e　そのほかの構造

1)　半月板・関節円板

膝関節，手関節，肩鎖関節，胸鎖関節，顎関節などでは，関節の適合性増加や力の分散のために線維軟骨の半月板やまたは関節円板が存在する．なかでも膝関節の半月板が臨床的に重要である．成人の膝半月板では辺縁の 10 〜 30% のみ血行により栄養されており，残りの大部分は関節液によって栄養されている．

2)　関節唇

肩関節の関節窩と股関節の寛骨臼の骨性辺縁には線維軟骨の関節唇が存在する．この特別な構造は関節のくぼみを深くし，関節付着部を支えて厚くする役割を担っている．

5　可動関節の分類（表 1）[2]

可動関節には，蝶番関節（図 2a），車軸関節（図 2b），楕円関節（図 2c），球窩関節（図 2d），平面関節（図 2e），鞍関節（図 2f），顆状関節（図 2g）があり，それぞれの関節に特徴的な構造と機能が存在する．

Pitfall

半月板・関節円板および関節唇はいくつかの限られた関節にのみ存在している．

コツ

可動関節は関節ごとの形態があり，それぞれの機能が異なる．表 1 を参考に関節の構造と機能を理解しよう．

表 1　関節の形態と機能

関節形態	運動	機能的なたとえ	代表的関節
蝶番関節	屈曲と伸展のみ	ドアの蝶番	腕尺（肘）関節 指節関節
車軸関節	回転軸における回旋	ドアノブ	近位橈尺関節 環軸関節
楕円関節	2 つの面上の運動 （屈曲・伸展と外転・内転）	浅い凹面と低い凸面の楕円	橈骨手根関節
球窩関節	3 つの面上の運動 （屈曲・伸展と外転・内転と外旋・内旋）	球状の凸面と凹面のソケット	肩関節 股関節
平面関節	滑りまたは滑りと回転	平坦な面同士（机とそこに置かれた本の関係）	手根関節 足根関節
鞍関節	2 つの面上の運動 （骨同士がかみ合い，回旋は制限される）	直行する凹面と凸面をもつ（馬に乗る人と鞍の関係）	母指手根中手関節 胸鎖関節
顆状関節	2 つの面上の運動 （屈曲・伸展と外転・内転，または屈曲・伸展と外旋・内旋）	1 方向に長い球状の凸面と浅い凹面	脛骨大腿（膝）関節 中手指節関節

〔Threlkeld AJ：関節の基本構造と機能．Neumanm DA（編），嶋田智明，他（監訳），筋骨格系のキネシオロジー．医歯薬出版，2005：27-41 を参考に作成〕

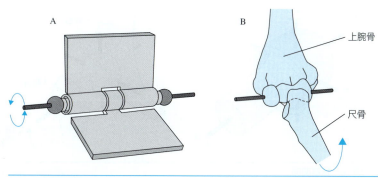

図 2a　蝶番関節
ドアの蝶番(A)と腕尺関節(B)〔Donald AN：Kinesiology of the Musculoskeletal System. Mosby, 2002 を参考に作成〕

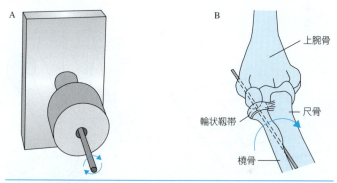

図 2b　車軸関節
ドアノブ(A)と近位橈尺関節(B)〔Donald AN：Kinesiology of the Musculoskeletal System. Mosby, 2002 を参考に作成〕

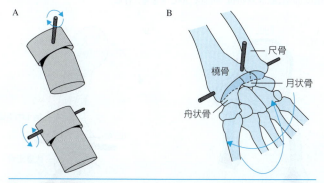

図 2c　楕円関節
浅い凹面と低い凸面の楕円(A)と橈骨手根関節(手関節)(B)
〔Donald AN：Kinesiology of the Musculoskeletal System. Mosby, 2002 を参考に作成〕

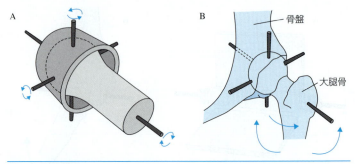

図 2d 球窩関節
関節球状の凸面と凹面のソケット（A）と股関節（B）
〔Donald AN：Kinesiology of the Musculoskeletal System. Mosby, 2002 を参考に作成〕

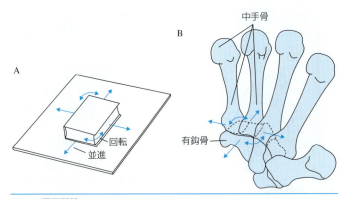

図 2e 平面関節
机とそこに置かれた本（A）と手根中手関節（B）〔Donald AN：Kinesiology of the Musculoskeletal System. Mosby, 2002 を参考に作成〕

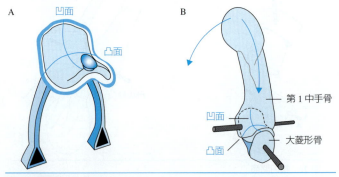

図 2f 鞍関節
馬の鞍（A）と母指手根中手関節（B）〔Donald AN：Kinesiology of the Musculoskeletal System. Mosby, 2002 を参考に作成〕

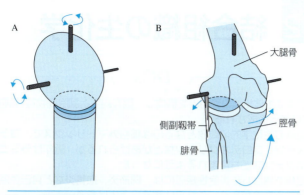

図 2g 顆状関節
1方向に長い球状の凸面と浅い凹面(A)と脛骨大腿関節(膝関節)(B)
〔Donald AN：Kinesiology of the Musculoskeletal System. Mosby, 2002 を参考に作成〕

文献

1) 豊島良太：関節の構造と生化学．中村利孝，他(編)，標準整形外科学．改訂 11 版，医学書院，2012：37-52

2) Threlkeld AJ：関節の基本構造と機能．Neumanm DA(編)，嶋田智明，他(監訳)，筋骨格系のキネシオロジー．医歯薬出版，2005：27-41

富山大学医学部整形外科　松下　功

A 運動器学

2 結合組織の生化学

DOs

- 結合組織は生体組織の骨組みを構成し，固有細胞と細胞間物質（細胞外マトリックス）から構成される
- 結合組織で生化学的に問題となるのは細胞外マトリックスで，コラーゲン，エラスチン，プロテオグリカンなどがあげられるが，近年はラミニン，フィブロネクチンなども含まれるようになった
- 結合組織を場とした炎症性疾患には，関節炎，血管炎など自己免疫学的な原因で起こるものが多く，これらは膠原病とよばれる

結合組織は中胚葉から生じた間充織（mesenchyme）に由来する組織であり，生体内に広く分布している．結合組織は，組織や器官の間を埋めて結合し，その中に血管やリンパ管，神経を導くとともに，物質の移動を司り，外からの抗原侵襲に対する生体防御反応の場でもある．一方，1942年にKlempererによって膠原病が提唱されて以来，血管炎，関節リウマチ，間質性肺炎，腎炎，皮膚炎など多くの疾患がこの結合組織を場とした自己免疫性の炎症である．

結合組織は，構造的には固有細胞成分と細胞間物質から構成されるという特徴をもつ．細胞間物質は細胞外マトリックスともよばれ，コラーゲン，プロテオグリカン，エラスチン，種々の糖蛋白がある．以下，結合組織のおもな成分について生化学的特徴を述べる．

線維性結合組織

線維性結合組織には膠原線維，弾性線維，細網線維の3種類の線維がある．

膠原線維はコラーゲンから構成され，引く力に対して非常に強く，硬くないため組織に柔軟性を与える．ほとんどの結合組織に存在し，互いに平行に並び束になって存在することが多い．弾性線維はエラスチンとフィブリリンから構成され，細胞外マトリックスに網状に分布し，その分子はコイル状に巻いたり伸張したりする．血管，肺，皮膚などの張力や弾力強度が要求される組織に存在する．細網線維はI型コラーゲンより細いIII型コラーゲンとその周りの糖蛋白から構成され，疎性結合組織，脂肪組織，平滑筋組織を構成している細胞の周囲に網目構造を形成し保持と強度を与える．細網線維は脾臓やリンパ節のような軟らかい器官の多くでは骨組みを構成し器官を支える．

1 コラーゲン

コラーゲンは生体を構成する全蛋白の30％を占め，すべての組織器官に分布している．分布様式は多様で，その機能も支持構造物としての働きから，細胞活動のミクロ環境の提供など多岐にわたる．現在まで30前後の分子種の存在が報告されている（表1)[1]．コラーゲン分子はGly-X-Y（Glyはアミノ酸の中で最も簡単なグリシンを示し，XとYはどのアミノ酸でもよい）の繰り返しからなるポリペプチド鎖（α鎖）を単位とし，これがトリプルヘリックス（三重らせん）（triple helix）構造を形成する（図1)[2]．軟骨基質においては約90％がII型コラーゲンであり，フレームワークを形成してその間隙にプロテオグリカンと水を捕捉することによって重力を支えるほか，圧縮力に

表1 コラーゲンの種類，構成鎖の組成と生体内分布

分類	型	構成鎖の組成	分布
線維束形成型	I	$[α1(I)]_2α2(I)$ $[α1(I)]_3$	皮膚，骨，腱，歯の象牙質など 歯の象牙質，皮膚（含量は少ない）
	III	$[α1(III)]_3$	皮膚，血管
	V	$[α1(V)]_3$ $[α1(V)]_2α2(V)$ $α1(V)α2(V)α3(V)$	培養肺細胞 皮膚，骨 胎盤，滑液膜
	II	$[α1(II)]_3$	ガラス質軟骨，眼のガラス質
	XI	$α1(XI)α2(XI)α3(XI)$	ガラス質軟骨
FACIT型	IX	$α1(IX)α2(IX)α3(IX)$	ガラス質軟骨，眼のガラス質
	XII	$[α1(XII)]_3$	胎児の腱および皮膚，歯周靱帯
	XIV	$[α1(XIV)]_3$	胎児の腱および皮膚
シート形成型	IV	$[α1(IV)]_2α2(IV)$ $α3(IV)$，$α4(IV)$，$α5(IV)$，$α6(IV)$がつくるトリプルヘリックス（三重らせん）	基底膜 腎基底膜，血管，椎間板
	VIII	$[α1(VIII)]_2α2(VIII)$	角膜下のDescemet膜，内皮細胞
	X	$[α1(X)]_2$	成長板
ビーズ状線維形成型	VI	$α1(VI)α2(VI)α3(VI)$	血管，皮膚，椎間板
係留線維束形成型	VII	$[α1(VII)]_3$	真皮直下

〔渡部明治，他：細胞外マトリックス〜臨床医学への応用〜．メディカルレビュー社，1996；32〕

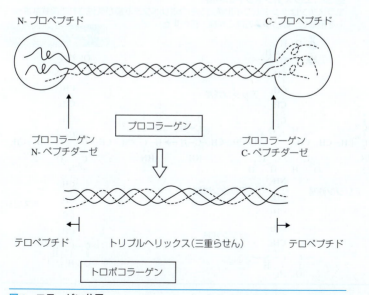

図1 コラーゲン分子
〔中村耕三：整形外科クルズス．改訂第4版，南江堂，2003：7を参考に作成〕

強い力学的特性を有している．軟骨基質には，ほかに数％のマイナーコラーゲン（VI，IX，X，XI型コラーゲン）の存在が知られている．

2 エラスチン

エラスチンはフィブリリンと結合して弾性線維として存在するが，エラスチンはデスモシンと架橋構造を形成している（図2a, b）[3]．弾性線維は組織に弾力性，伸縮性をもたらすため，動脈壁，肺，靱帯などに多く含まれる．アラニン，グリシン，バリン，プロリンなどの疎水性アミノ酸を多く含んでいる．

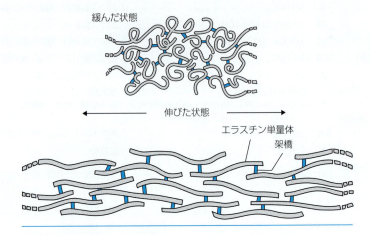

図2a　エラスチンネットの構造
エラスチンはランダムコイル構造をもつポリペプチド鎖が架橋された柔軟なネットを形成し，あらゆる方向に伸縮・拡大する．

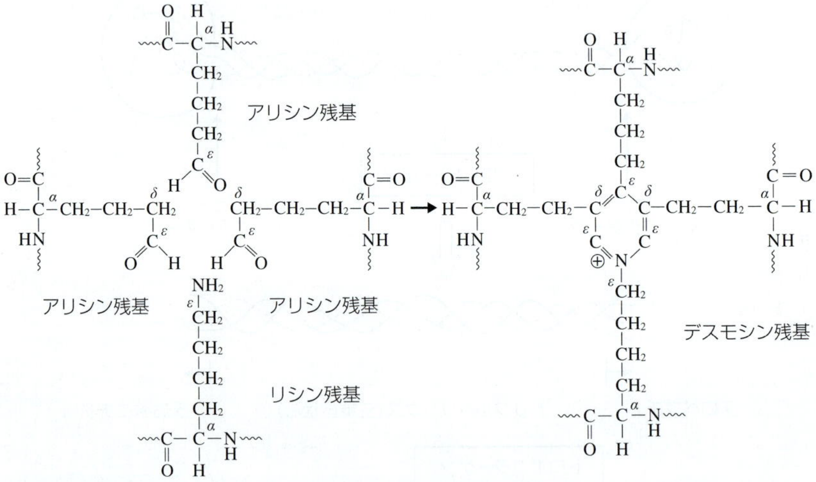

図2b　エラスチンのポリペプチド鎖架橋
〔長野　敬，他：ローン生化学．医学書院，1991：94-98 を参考に作成〕

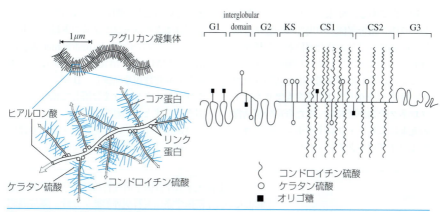

図 3a　プロテオグリカン凝集体
(澤井高志：関節と結合組織の構造と機能．内科学書．
改訂第 8 版．vol.2，中山書店，2013：149 を参考に
作成)

図 3b　プロテオグリカンの模式図
(岩田　久，他：関節マーカー病理診断の分子生物学的アプローチ．
メディカルレビュー社，1997：34 を参考に作成)

3　プロテオグリカン

　Ⅱ型コラーゲンとともに軟骨では基質を構成する重要な要素の 1 つである．プロテオグリカンの構造は多種多様ではあるが，基本的には中心にコア蛋白をもち，これに多数の多糖鎖(グリコサミノグリカン)がブラシ状に結合している．この中でもヒアルロン酸と巨大凝集体(aggregate)を形成するアグリカンは最も豊富に存在するプロテオグリカンである(図 3a, b)[4,5)]．この aggregate は陰性電荷をもち，軟骨基質ではコラーゲンのネットワークに囲まれて荷重時に水の出し入れをすることにより粘弾性を発揮する．

4　グリコサミノグリカン

　長鎖の通常枝分れがみられない狭義のムコ多糖で GAG と略される．硫酸基が付加した二糖の繰り返し構造からなる．うち 1 つはアミノ糖(ガラクトサミン，グルコサミン)であり，もう 1 つはウロン酸(グルクロン酸，イズロン酸)またはガラクトースである．多数の硫酸基とカルボキシル基をもつために，強く負に帯電している．多くのグリコサミノグリカンは，上記のプロテオグリカンとしてコア蛋白とよばれる核となる蛋白に付加した形で存在している．唯一の例外は，ヒアルロン酸であり，プロテオグリカンとしては存在していない．

5　ヒアルロン酸

　グリコサミノグリカンの一種で，N-アセチルグルコサミンと D-グルクロン酸の二糖単位が連続した構造をしているが硫酸基の結合がない．組織を構成するヒアルロン酸は，分子量 400 万と巨大分子といわれてきたが，最近は数万から数十万と低分子のものも確認されており，機能的にも組織の骨組みの安定性だけでなく，細胞の活性化などにも関与していることが証明されている．また，ヒアルロン酸に関しては，いくつかの合成，分解酵素が発見されている．ヒアルロン酸は関節運動の潤滑作用や荷重の緩衝作用などの役割を果たしている．

6　フィブロネクチン

　フィブロネクチンは生体内に広く分布す

る糖蛋白である．N末にヘパリン結合部位とゼラチン結合部位，中央部に細胞結合部位，C末にヘパリン結合部位があり種々の細胞外マトリックスと結合し細胞の接着に関与している．変形性関節症や関節リウマチの軟骨や滑液中では，健常人よりもフィブロネクチンが増加し，また蛋白分解活性の亢進によりフィブロネクチン分解産物であるフィブロネクチン・フラグメントも増加していることが明らかになっている．フィブロネクチン・フラグメントは，マトリックスメタプロテアーゼ(matrix metalloprotease：MMP)や一酸化窒素(NO)などを誘導して異化作用を発揮し，II型コラーゲンやプロテオグリカンを分解して軟骨破壊を引き起こすといわれている．

ほかにラミニン，テネイシンなども含まれるが，ここでは省略する

弘前大学大学院医学研究科整形外科　**黒瀬理恵**
東北大学大学院医学系研究科病理形態学分野　**澤井高志**

B 免疫学

1 免疫担当細胞

DOs

- 免疫系は免疫担当細胞および非免疫担当細胞によるネットワークによって構築され機能している
- 樹状細胞は自然免疫系と獲得免疫系をリンクする細胞として重要である
- 近年，自然リンパ球（ILCs）という新しい自然免疫系細胞が同定された．今後様々な疾患への関与が明らかになっていくと思われる

1 自然免疫系と獲得免疫系

免疫担当細胞は病原体非特異的な防御反応を担う自然免疫系細胞と抗原特異的な受容体をもち種々の病原体に特異的防御反応を担う獲得免疫系細胞とに大別される．

2 自然免疫系細胞

a 単球・マクロファージ

食作用によって細菌やウイルスなどを貪食し体を防御している．骨髄で造血幹細胞から産生され血液中に入ると"単球"とよばれ組織中に入ると成熟して"マクロファージ"となる．マクロファージは組織内に常駐して病原体を見張っている．病原体が侵入すると自身の貪食作用で侵入者を除去するとともに多くのサイトカインを産生し，他の白血球に危険を知らせ障害局所にそれらを呼び寄せる．

b 好中球

血液中の白血球の70%ほどを占め，マクロファージ同様強い貪食作用によって病原体から体を防御している．特に細菌感染防御に極めて重要な細胞であり，実際骨髄移植による化学療法によって好中球数が激減すると感染は必発であり即時に生命が危険にさらされる．腫瘍壊死因子（tumor necrosis factor：TNF）αなどの炎症性サイトカインによって活性化されるが活性化好中球は殺菌のためプロテアーゼや活性酸素を産生し放出するため組織障害性も有し，血管炎や敗血症に伴う臓器障害などに関与している．

c 好酸球

血液中の白血球の0.5〜10%くらいを占める．寄生虫，特に蠕虫感染時に著しくその数が増加する．蠕虫感染時に上皮細胞や免疫担当細胞から産生されるインターロイキン（interleukin：IL）-3やIL-5，顆粒球マクロファージコロニー刺激因子（granulocyte-macrophage colony stimulating factor：GM-CSF）などのサイトカインによって増殖，活性化され寄生虫障害性の化学物質を産生，放出する．これらの物質は正常組織を傷害する作用もあり喘息における気道障害などに関与している．

d 好塩基球

血液中の白血球の0.5%程度しかない非常に少ない細胞集団である．高親和性IgE受容体（FcεRI）を発現しIgE刺激によってヒスタミンなどを放出することから，長い間，末梢血中に存在するマスト細胞と考えられていたが最近の研究からマスト細胞とは異なる細胞と認識されている．アレルギー疾患をはじめとするヒトの病気における好塩基球の役割は今後の研究課題である．

e マスト細胞

マスト細胞は外界と体のインターフェースである組織（皮膚や粘膜）中に数多く存在する．寄生虫や吸血性昆虫に対する防御や

花粉症などのアレルギー疾患における中心的な役割を果たしているが，実際にはToll 様受容体(Toll-like receptor：TLR)など様々な病原体に対する受容体も数多く発現しており広く細菌やウイルス，寄生虫などに対する第一線の防御を担っている．細胞内部にいろいろな種類の薬理活性がある化学物質を含む顆粒をもっている．ヒスタミンやロイコトリエンは代表的な化学物質であり，これらの物質の阻害薬は抗アレルギー薬として用いられている．顆粒放出反応はアレルゲンや寄生虫による刺激のみならず機械的刺激や化学的刺激，病原体刺激等々によっても惹起され蕁麻疹などを引き起こす．

f NK細胞

NK 細胞は T 細胞受容体，B 細胞受容体を発現していない顆粒性リンパ球で定常状態でも活性型リンパ球に特徴的な形態(大きなサイズなど)をしている．NK 細胞はMHC クラス I 分子の発現レベルが低い細胞を認識し，顆粒中に含まれるパーフォリンやグランザイムなどの蛋白を使ってウイルス感染細胞などに細胞死を誘導する．通常状態では抑制型の NK 細胞受容体によってMHC クラス I 分子を十分に発現する自己細胞への障害は回避されている．

g NKT細胞

NKT 細胞は NK 細胞受容体とともに単一な T 細胞抗原受容体を発現し，抗原提示細胞上の CD1d 分子に提示された外来性の特異的脂質性リガンドを認識し活性化する．IL-4 や IFN-γ などのサイトカイン産生を介して自然免疫系および獲得免疫系反応の強さや質を調節する働きがある．

h 自然リンパ球

自然リンパ球(innate lymphoid cells：ILCs)は 2010 年に発見された，T 細胞受容体も B 細胞受容体も NK 細胞受容体ももたないリンパ球集団である．おもに粘膜組織に多数存在し初期感染防御に重要な役割

産生サイトカイン　機能

ILC1　IFN-γ　細胞外病原体排除(Th1 相当)

ILC2　IL-5, IL-13　寄生虫排除 アレルギー(Th2 相当)

ILC3　IL-17, IL-22　真菌，細胞外病原体排除(Th17 相当)

図1　自然リンパ球のサブセット
ヘルパー T 細胞サブセット(Th1，Th2，Th17)に対応する自然リンパ球(ILC)は ILC1，ILC2，ILC3 と命名される．ヘルパー T 細胞が体内で生成されるまでの初期防御におもに働くと推測されている．

を果たす．最近の研究から，ヘルパー T 細胞サブセット(Th1，Th2，Th17)に対応する，自然リンパ球が次々を発見され，それぞれ ILC1，ILC2，ILC3 と命名されている(図1)．現在その分化経路，生体防御や喘息など各種疾患における役割が研究されている．

i 樹状細胞

体のあらゆる場所に存在し，樹枝状の突起をのばし常に外界からの異物の侵入を監視している．MHC クラス II 分子を恒常的に発現している．通常の状態では種々の T 細胞活性化補助刺激分子の発現が低く，末梢リンパ組織において免疫寛容の誘導・維持に働いている．細菌などに遭遇し貪食すると活性化しリンパ節へ移動してナイーブT 細胞へ抗原を提示する．TNFα などの炎症性サイトカインがリンパ節への移動に関与している．これらの特徴から自然免疫系と獲得免疫系を橋渡しする極めて重要な細胞であり，最近では樹状細胞ワクチンなど

樹状細胞をがんなどへの免疫賦活薬として用いる細胞療法が臨床で試験されている．

3 獲得免疫系細胞

a B細胞

B細胞は骨髄造血幹細胞から分化する過程で遺伝子再構成によって抗原特異的受容体（B細胞受容体）を発現しその後，脾臓などの二次リンパ組織に移動し，抗原に対する反応に備える．細胞表面の抗原受容体は細胞膜結合型の免疫グロブリンである．抗原によって活性化される形質細胞に分化し，分泌形の免疫グロブリンを抗体として産生するようになる．

b T細胞

骨髄で産生された前駆T細胞は胸腺で遺伝子再構成によって抗原特異的受容体（T細胞受容体）を発現し，その後正負の選択を経て分化成熟する．末梢血中のリンパ球の70〜80％を占める．CD4陽性ヘルパーT細胞とCD8陽性キラーT細胞に大別され，前者は様々なサイトカインを産生し自然免疫系細胞の殺作用やB細胞の抗体産生を支援する．一方後者はウイルスなどが感染している細胞をみつけパーフォリンなどの分子を使ってその細胞を殺傷する．ヘルパーT細胞はさらにいくつかのサブセットに分類されそれぞれ感染症防御，抗体産生，免疫寛容の誘導や維持などの役割を担っている（p.59〜60参照）．

山梨大学医学部免疫学講座　**中尾篤人**

B 免疫学

2 免疫系による異物認識機構

DOs

- 自然免疫系と獲得免疫系は，それぞれ異なったストラテジーで異物を認識し，協調して生体防御応答を誘導する

　免疫細胞は多様な免疫受容体を発現することで，多種多様な成分を認識し，適切な免疫応答の方向性を決定する．自然免疫系の受容体は異物の特徴をすばやく認識して応答し，その後獲得免疫系の特異的な受容体が異物を認識することで免疫応答が強化される．獲得免疫系は異物（抗原）に対する記憶を有し，再度異物が侵入した場合には強く迅速な応答が惹起される．

1 自然免疫系による異物認識機構

　自然免疫系に含まれる好中球やマクロファージ，樹状細胞などの貪食細胞がもつ受容体は，病原体がもっている共通成分で自己の細胞はもっていないものを認識する．これらの共通の構造は病原体関連分子パターン（pathogen-associated molecular patterns：PAMPs）とよばれ，一方受容体はパターン認識レセプター（pattern-recognition receptors：PRRs）とよばれる．あらかじめ決まった形の受容体を発現しているため，即座に感染に反応できる．異物の認識後，サイトカインの産生や貪食などを誘導し，また抗原提示能を増強することで獲得免疫系を惹起する．上述の外来成分に加え，自己成分が異物，すなわちダメージ関連分子パターン（damage-associated molecular patterns：DAMPs）として認識されることもあり，炎症や組織修復を誘導する．PRRsは，おもに以下に示す4つのファミリーに分類される（図1）．

a Toll様受容体（Toll-like receptor：TLR）

　ハエの真菌受容体Tollに類似した受容体ファミリーであり，細菌の細胞壁成分やウイルス由来の核酸などを認識する．これらは細胞膜上に発現しているが，細菌由来の分子を認識するものはおもに細胞表面上に，ウイルスを感知するものはエンドソーム膜に存在する．異物を認識すると転写因子NF-κB（nuclear factor-κB）などを活性化し，サイトカイン産生などを誘導する．

b NOD-like receptor（Nucleotide binding oligomerization domain-like receptor：NLR）

　上述したTLRが細胞外の異物を認識するのに対し，NLRは細胞質内のセンサーとして働くファミリーである．NLRにはNOD1やNOD2，NLRP等があり，TLRと同様に細菌由来成分を認識する．NOD1，NOD2はNF-κBを活性化して炎症性サイトカイン等を産生し，NLRPは他の分子とインフラマソームという複合体を作り，IL-1βなどを誘導する．

c RIG-I like receptor（RLR）

　RLRも細胞質内のセンサーであり，RIG-IやMDA5が知られている．ウイルス由来の核酸を認識するが，同じく細胞質に存在する自己の核酸は特殊な修飾により認識しないよう制御されている．

d C型レクチン受容体（C-type lectin receptor：CLR）

　細菌や真菌などの病原体特有の糖鎖を認識する受容体ファミリーである．Dectin-1，

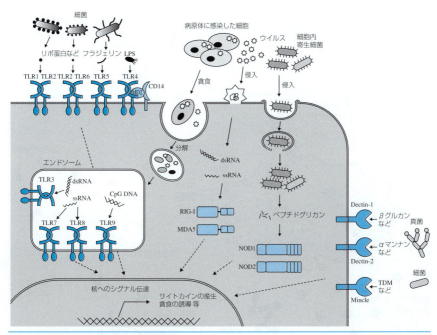

図1 自然免疫系による異物認識機構

Dectin-2, Mincle などがあり，おもに転写因子 NFAT nuclear factor of activated T-cells や NF-κB を活性化して自然免疫応答を誘導する．

2　獲得免疫系による異物認識機構

獲得免疫系を惹起するような異物は抗原とよばれる．T 細胞や B 細胞などの獲得免疫系の受容体による抗原認識は，多様性と特異性が特徴である．自然免疫系とは異なり，受容体の遺伝子再構成を行うことで 10^{14} ともいわれる多様性を獲得している．1つの細胞には 1 種類の受容体が発現しており，各細胞の受容体が異なる特異性をもつことで，基本的にいかなる抗原にも対応できるレパトアを準備している．抗原を受容体が認識するとその細胞がクローナルに増殖し，感染源を排除する(図2)．また，これらの増殖した細胞の一部は記憶 T 細胞，記憶 B 細胞となり，長期生存して二度目の感染時に迅速に活性化する．T 細胞，B 細胞の受容体について紹介する．

a　T 細胞受容体(T cell receptor：TCR)

T 細胞は受容体遺伝子の違いから $\alpha\beta$T 細胞と $\gamma\delta$T 細胞に分けられる．$\alpha\beta$T 細胞は TCR を介して主要組織適合遺伝子複合体 (major histocompatibility complex：MHC) 上の抗原ペプチドを認識し，CD4$^+$ と CD8$^+$ のサブセットに分けられる．CD8$^+$T 細胞の TCR はウイルス抗原等の細胞質成分を提示する MHC クラス I を認識し，抗原を提示した細胞ごと殺すことで感染拡大を防ぐ(キラー T 細胞)．また，CD4$^+$T 細胞は細菌等の細胞外成分を提示する MHC クラス II を認識し，他の細胞の免疫応答を補助することで，細胞外の病原体の排除を誘導する(ヘルパー T 細胞)(図2)．一方，粘膜

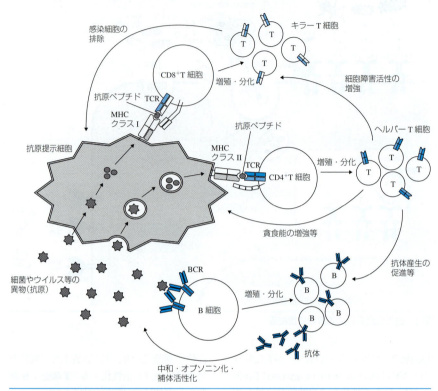

図2 獲得免疫系による異物認識機構

免疫などにかかわる $\gamma\delta$ T 細胞は，MHC 非依存的にタンパク質や脂質など多様な抗原を認識する．

b B 細胞受容体（B cell receptor：BCR）

B 細胞受容体は，抗原の一部を直接認識する．B 細胞表面に発現する型と抗体（免疫グロブリン，immunoglobulin：Ig）として細胞外に分泌する型をもつことで，より広い範囲に作用することができる（図2）．抗体は，クラススイッチや親和性成熟を経てより異物排除に適した形で産生される．抗体の機能としては，抗原の中和，オプソニン化，補体活性化などがある．

九州大学生体防御医学研究所免疫制御学分野　塩川　萌，山崎　晶

B 免疫学

3 ヘルパーT細胞の分化機構

> **DOs**
> - ☐ 獲得免疫系の中心的役割を果たすヘルパーT細胞は，生体防御に重要な役割を果たす一方，免疫関連疾患の発症に深く関与する
> - ☐ 特定のサイトカイン存在下での抗原提示細胞からの抗原刺激によりヘルパーT細胞の機能分化が起こる
> - ☐ ヘルパーT細胞にはTh1, Th2, Th17, Treg, Tfhなどの特異的機能をもつサブセットが存在する

1 ヘルパーT細胞とは

免疫応答は，大きく分けて自然免疫系の応答（炎症初期の生体防御に大切）と獲得免疫系の反応（炎症後期の生体防御に大切）の2つに分けられる．ヘルパーT細胞は，獲得免疫反応の中心的役割を果たし，外界からの異物に対する生体防御反応には必須の細胞集団である．具体的には，ヘルパーT細胞は，B細胞をはじめとするほかの免疫系細胞の機能を誘導（ヘルプ）することにより，様々な細菌，真菌，ウイルスなどの微生物病原体の感染から宿主を守る．一方で，ヘルパーT細胞の機能異常は全身性エリテマトーデス（systemic lupus erythematosus：SLE），炎症性腸疾患，関節リウマチといった自己免疫疾患や気管支喘息などのアレルギー疾患を引き起こす．

a Th1/Th2パラダイム

1980年代の後半に，ヘルパーT細胞にはインターフェロン（interferon：IFN）-γを産生するTh1細胞とインターロイキン（interleukin：IL）-4を産生するTh2細胞の2つの亜集団（サブセット）が存在することが明らかになった．この後10年以上にわたり，Th1/Th2細胞の2つの細胞集団が存在するという考え方のもとに数多くの研究がなされ，免疫反応や免疫関連疾患の病態の解明が進められてきた．生体内で抗原認識を一度も行っていないT細胞をナイーブT細胞という．ナイーブT細胞は，樹状細胞などから提示された抗原をT細胞抗原受容体を介して認識すると活性化する．この際に，特定のサイトカインが存在するとTh1細胞やTh2細胞への機能分化が誘導される．ヘルパーT細胞の分化は，抗原刺激と特定のサイトカインとその下流の特定のシグナル伝達物質および転写因子の活性化によって誘導される．

機能分化したヘルパーT細胞は，生体内において特定の病原性微生物の排除に働く．たとえば，Th1細胞は結核菌，らい菌，リーシュマニアなどの細胞内感染病原体の排除に重要である．Th2細胞は，ブラジル鉤虫やマンソン住血吸虫のような寄生虫を排除する役割を担う．

2 ヘルパーT細胞の多様性

一方で近年の精力的な研究の結果，ヘルパT細胞は，Th1細胞とTh2細胞だけではなく，Th17細胞，制御性T細胞，濾胞性T細胞などの多様なサブセットからなっていることが明らかになった．

a Th17細胞

炎症性サイトカインであるIL-6は，IL-1β，IL-23，形質転換性増殖因子（transforming growth factor：TGF）βなどのサイトカインと協調的に働いて抗原提示

を受けたナイーブT細胞をTh17細胞へと分化誘導する．これらのサイトカイン群は，STAT3の活性化を介したRORγtを発現誘導することで，Th17細胞の分化誘導を行う．元々，IL-17を産生するため命名されたTh17細胞は，IL-17のほかに，顆粒球マクロファージコロニー刺激因子（granulocyte-macrophage colony stimulating factor：GM-CSF），IL-21やIL-22などのサイトカインも産生する．腸管においては，ある種の腸管内細菌群がTh17細胞の分化を誘導することが近年明らかになっている．Th17細胞は，真菌感染症や緑膿菌などの細菌感染症に対する生体防御に重要な役割を果たす一方，炎症性腸疾患や乾癬などの自己免疫疾患の発症に深く関与している．

b　制御性T細胞

制御性T細胞は，Foxp3を発現し，抑制性サイトカインのIL-10やTGFβの産生などを介して，免疫応答を抑制する細胞集団である．胸腺で分化誘導されるthymic regulatory T(tTreg)細胞と末梢組織において，IL-2とTGFβの存在下で抗原提示を受けたナイーブT細胞から分化したperipheral regulatory T(pTreg)細胞が存在する．生体内に存在するレチノイン酸（ビタミンA）によってもTreg細胞が誘導される．Treg細胞は，生体における免疫寛容に必須のサブセットであり，この細胞集団の異常は自己免疫疾患，炎症性腸疾患，アレルギーなど様々な免疫関連疾患の原因となる．

c　濾胞性T細胞

ヘルパーT細胞のなかでも，B細胞に働いて免疫グロブリンの産生誘導を行う機能をもつサブセットを濾胞性T(Tfh)細胞という．Tfh細胞は，ケモカイン受容体CXCR5，膜表面分子PD-1を細胞表面に発現しており，胚中心に存在する．Tfh細

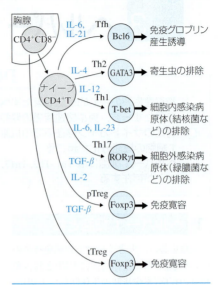

図　様々なヘルパーT細胞サブセットとその役割

胞は，IFN-γ，IL-4，IL-17，IL-10などの元々ほかのサブセットによって産生されるサイトカインを産生するという特徴があり，細胞性免疫と液性免疫の橋渡し的役割を担っている．

3　まとめ

以上，ヘルパーT細胞の分化とそれぞれのサブセットの機能について概説した．元々，Th1/Th2の観点で理解されてきた免疫関連疾患の病態生理は，次々に同定された新たなヘルパーT細胞のサブセットにより，当初の想像よりずっと複雑であることが判明した．一方で，新たなサブセットを単に一覧表へ追加していくだけでは，免疫反応や免疫疾患のより深い理解には繋がらない．ヘルパーT細胞の機能解析の研究は新たな段階にきている．

B 免疫学

4 免疫グロブリンの産生制御機構

DOs
- 自己免疫疾患において自己抗体はどのように作られるのか
- 抗原特異的抗体反応における濾胞型ヘルパーT細胞(T$_{FH}$細胞)の役割
- IgG1抗体とIgG2抗体は,異なる制御機構で作られている

1 抗原特異的抗体反応

2次リンパ組織,リンパ節や脾臓は免疫反応が営まれる器官として知られている.抗体産生は2次リンパ組織内に存在するナイーブB細胞が,抗原とT細胞と出会うことによって起動する.B細胞抗原受容体(B cell receptor:BCR)を介して抗原と結合したナイーブB細胞は,CC-chemokine receptor 7(CCR 7)を発現することにより,CC-chemokine ligand 21(CCL 21)が存在するT細胞領域に移動してT細胞と出会うことになる.B細胞は2つの方向へと分化する.多くのB細胞は,リンパ濾胞外に移動して,低親和性の抗体を産生する短期生存型プラズマ細胞へと分化する.一方,抗原特異性を保持するB細胞は,胚中心へと移行することにより増殖して,免疫グロブリン遺伝子に体細胞超変異を起こす.その結果,増殖したB細胞は高親和性をもつ記憶型B細胞と長期生存型プラズマ細胞へと分化する.胚中心では,T細胞より産生されるIL-4とIL-21などの抗体産生に必要とされるサイトカインが高いレベルで存在している.

B細胞は,これらサイトカインが働くことによりIgMクラスの抗体からIgGなどの抗体クラスへとスイッチする.マウスでは,IL-4はIgG1とIgEへのクラススイッチを制御することが,IL-4欠損マウス,IL-4受容体(IL-4r)欠損マウス,STAT6欠損マウスで抑制が起こることから証明されている[1,2].一方,IFNγによって誘導される転写因子t-betは,B細胞ではIgG2抗体の制御にかかわることが報告されている[3].IL-21はT細胞からおもに産生され,B細胞の増殖を制御する一方で,アレルギーにかかわるIgE抗体に対しては抑制的に働く.ところが,IL-4とIL-21受容体の両方を欠くマウスではすべてのIgGクラスのクラススイッチが抑制されることから,抗体遺伝子のクラススイッチにおいてこの2つのサイトカインの存在は必須である[4].また,IL-21による抗体遺伝子のクラススイッチは,自己免疫疾患における胚中心の形成や抗体産生の制御にかかわる[5,6].しかしながら,抗体のクラススイッチの制御にサイトカインがどのように関与するのかについては,不明な点が多く残されている.

2 濾胞型ヘルパーT細胞(T$_{FH}$細胞)とその分化制御

濾胞型ヘルパーT細胞(follicular helper T cell:T$_{FH}$)はリンパ濾胞に分布してB細胞におけるクラススイッチを制御するとともに,胚中心において記憶B細胞における親和性成熟を制御するIL-4とIL-21の産生を特徴とするヘルパーT細胞サブセットである[7].機能解析と表面マーカーの解析から,CD62L^{lo}, CD44^{hi}, PD-1$^+$, ICOS$^+$, CXCR5$^+$の発現がT$_{FH}$の特徴とされる[8].ケモカインCXCL13の受容体であるCXCR5の発現は,T細胞がB細胞濾胞へと移行し,B細胞とともに胚中心を形成す

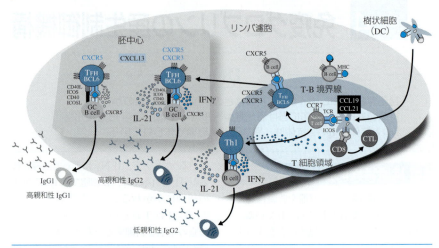

図1 IgG1抗体とIgG2抗体の産生メカニズム

ることを規定している．BCL6はTFH細胞特異的に発現がみられる転写因子で，リンパ濾胞に局在するB細胞にも発現する．ナイーブT細胞は，T細胞領域にてCD依存的に樹状細胞によって活性化され，リンパ濾胞との境界線に移動してBCL6を発現する．T細胞がこの転写因子を発現するとCXCR5の発現が亢進して，B細胞とともに胚中心へと移行して抗体産生に働くTFHへと分化していく．

BCL6はTFH細胞やリンパ濾胞に局在するB細胞に発現する転写因子である一方，Blimp 1は，B細胞の形質細胞への終末分化を制御する転写因子である．T細胞ではBCL6とBlimp 1が拮抗することによって，TFH分化を規定している[9]．

BCL6-GFP融合蛋白をトレーサーとする2光子励起顕微鏡による生体深部イメージング解析から，胚中心の形成にはT細胞とB細胞の両方でBCL6の発現上昇が必要となることが示された[10]．2次リンパ組織においてBCL6は，T細胞だけではなく，B細胞においても発現がみられる．BCL6のT細胞特異的だけではなくB細胞特異的欠損マウスでは，TFH分化と胚中心の形成の両方が消失していた[11]．このことは，BCL6はT細胞とB細胞の両者で発現する必要があることを示していると同時に，T細胞での分化初期におけるBCL6の発現は，CXCR5の発現を制御することで，TFH分化に寄与することを示唆している．このように，TFH分化におけるその重要性は明らかではあるが，その機能については不明な点が多い．BCL6はPOZドメインをもつ，おもに転写抑制に働くリプレッサー活性をもつ転写因子であるが，どの遺伝子を抑制することが機能に繋がるのかはわかっていない．近年，ヒトTFHを対象としてBCL6の標的遺伝子を探索する試みが行われた．しかしながら，BCL6は非常に広範囲の遺伝子に結合することから，直接どの標的遺伝子がTFH分化を制御しているのかについては，はっきりとした結論には至っていない[12]．このことから，BCL6は複数の転写因子を総合的に制御することでTFH分化を制御している可能性が考えられている．

また，T細胞が抗原を介して樹状細胞と

結合することは，Batf[13]や Asc l2[14]の発現を誘導する．T細胞における Batf あるいは Asc l2 の発現は，それぞれ BCL6 と CXCR5 を誘導して，T$_{FH}$ 分化を制御する．このことは，T$_{FH}$ 分化に伴う BCL6 と CXCR5 の発現が，異なる制御を受けることを示している．また，樹状細胞から産生される IL-6 は，STAT1[15]と STAT3[16, 17]を活性化することで T$_{FH}$ 分化を制御している．LEF-1 と TCF-1 は conserved high mobility group（HMG）DNA 結合ドメインを含む TCF/LEF subfamily に属する転写因子である．LEF-1 と TCF-1 は，IL-6 と協調的に働くことで BCL6 の発現を誘導する[18〜20]．しかしながら，LEF-1/TCF-1 ダブル欠損マウスでも，T$_{FH}$ 細胞が存在することから，LEF-1 と TCF-1 は BCL6 をコントロールする一部であり，ほかにも BCL6 をコントロールするメカニズムがあると考えられる．

SAP は，BCL6 同様抗体産生に重要な働きをもつシグナル分子として知られている．SAP 欠損マウス（Sh2d1a$^{-/-}$）は，T$_{FH}$ と胚中心を欠き，その結果としてウイルス感染に伴う IgG 抗体の産生が減縮する[21]．このことから，SAP シグナルは，T$_{FH}$ と胚中心の形成に重要な働きをもつことが証明されている．この Sh2d1a$^{-/-}$で観察された抗体産生の障害は，Ly108 欠損マウス（Slam6$^{-/-}$）との交配により，正常状態に戻せることから，Ly108 は SAP シグナルを抑制的に制御している[22]．このように BCL6 と SAP シグナルは，抗原特異的に起こる抗体産生を制御する過程で，T$_{FH}$ と胚中心の形成を制御する必須の分子と考えられている．

3 T$_{FH}$ 細胞による IgG1 と IgE 抗体産生制御

ヘルパー T 細胞がサイトカインの産生パターンの違いにより Th1 と Th2 に分けられることが明らかにされて以来，アレルギーを制御する IgE 抗体のクラススイッチを制御する IL-4 は Th2 から産生されると長い間考えられていた．これは，IL-4 欠損マウスや IL-4 の下流に位置する転写因子 STAT6 の欠損マウスで，IgG1 や IgE 抗体の産生がみられないためである．その一方で，IgG2 抗体の上昇がみられることから，抗体産生は Th1 と Th2 バランスで説明できると考えられてきたためである．しかしながら，最近の研究から，抗体産生に働く IL-4 は T$_{H}$2 細胞ではなく，リンパ濾胞に局在する T$_{FH}$ 細胞から産生されることが明らかにされた[23, 24]．Il4 遺伝子に存在する非転写制御領域 HS2，3'UTR，HS4，CNS2 は，それぞれ異なる T 細胞や自然免疫細胞で使われている[25〜27]．特に，CNS2 は T$_{FH}$ 細胞特異的に働く，IgG1 と IgE 抗体の産生に関与する IL-4 の産生を制御するエンハンサー領域である．この CNS2 エンハンサーは，Notch シグナルの制御下にあり[25]，そのため Notch シグナルの下流シグナル分子 RBP-J を欠損したマウスでは，T$_{FH}$ 細胞からの IL-4 産生に加え，B 細胞から産生される IgG1 と IgE 抗体が強く傷害を受ける．このことは Notch シグナルが CNS2 エンハンサーを介して IgG1 と IgE 抗体の産生を制御していることを裏付けている．また，CNS2 欠損マウスや RBP-J 欠損マウスでは，T$_{FH}$ 分化はほぼ正常であることから，IL-4 は IgG1 と IgE 抗体産生には影響するが，T$_{FH}$ 分化に影響しないことがわかっている．

4 IgG2 抗体の産生制御

IgG2 抗体は，IgG2a，IgG2b，IgG2c のサブクラスからなり，マウスの場合，C57BL/6 マウスは IgG2a 遺伝子を欠いているのに対して，BALB マウスでは IgG2c 遺伝子が欠落している．このクラスの抗体は，ウイルス感染や細菌感染の中核を担う

抗体で，B細胞からの産生はIFNγに依存する．しかしながら，これまで多くのB細胞研究が溶解性の蛋白抗原やハプテン抗原でなされてきたことから，IgG1を主体とした研究が進められてきた．そのため，IgG2抗体の産生機構については不明な点が数多く残されたままである．サルモネラ菌の感染系では，IgG2抗体がおもに産生され，おもにリンパ濾胞外にいる短期生存型のプラズマ細胞が産生源であることが報告された[28]．後年のBCL6欠損マウスを使った解析から，ここで産生されるIgG2抗体はBCL6を発現するT細胞に依存しており，このBCL6$^+$T細胞の存在がリンパ濾胞外でのIgG2抗体の産生にも必要であると考えられるようになった[29]．このリンパ濾胞外でつくられるIgG2抗体は，これまで短期生存型プラズマ細胞によってつくられると考えられていたが，最近の研究ではその抗体に高度の体細胞変異がみられ親和性成熟の可能性があることが報告され，胚中心外でも体細胞変異が起こることが示された[30]．

IgG2抗体は，インフルエンザ感染でも防御の中核を担う抗体となる．ウイルスワクチンによって誘導されるIgG2抗体は，Bcl6欠損マウスでも認められこのことはサルモネラ菌の感染系で誘導されるIgG2抗体の産生系とは異なるメカニズムが働いているようであった．ウイルスワクチンによって誘導されるIgG2抗体は，T$_{FH}$細胞・胚中心に依存する産生系と依存しない産生系から構成され，T$_{FH}$細胞非依存的IgG2抗体は低頻度の体細胞変異を有する低親和性の抗体であった．しかしながら，この低親和性のIgG2抗体は，十分な感染防御活性をもつことから，高い親和性成熟をしない抗体でも，IgG2抗体はインフルエンザ感染に対して十分な防御能をもつことができることがわかってきた．またこのT$_{FH}$細胞非依存的IgG2抗体は，IFNγとIL-21を産生する低いレベルのCXCR5を発現するユニークなTh1細胞によってコントロールされ，リンパ濾胞に局在するB細胞で作られることが，筆者らの最近の研究からわかってきた．

文献

1) Kühn R, et al.：Science 1991；**254**：707-710
2) Takeda K, et al.：Nature 1996；**380**：627-630
3) Mohr E, et al.：Proc Natl Acad Sci USA 2010；**107**：17292-17297
4) Ozaki K et al.：Science 2002；**298**：1630-1634
5) Spolski R, et al.：Annu Rev Immunol 2008；**26**：57–79
6) Liu SM, et al.：J Immunol 2013；**191**：3501–3506
7) Fazilleau N, et al.：Immunity 2009；**30**：324-335
8) McHeyzer-Williams LJ, et al.：Curr Opin Immunol 2009；**21**：266-273
9) Crotty S, et al.：Nat Immunol 2010；**11**：114-120
10) Kitano M, et al.：Immunity 2011；**34**：961-972
11) Kaji T, et al.：J Exp Med 2012；**209**：2079-2097
12) Hatzi K, et al.：J Exp Med 2015；**212**：539–553
13) Ise W, et al.：Nat Immunol 2011；**12**：536-543
14) Liu X, et al.：Nature 2014；**507**：513-518
15) Choi YS, et al.：J Immunol 2013；**190**：3049-3053
16) Nurieva RI, et al.：Immunity 2008；**29**：138-149
17) Ray JP, et al.：Immunity 2014；**40**：367-377
18) Choi YS, et al.：Nat Immunol 2015；**16**：980-990
19) Xu L, et al.：Nat Immunol 2015；**16**：991-999
20) Kubo M：Nat Immunol 2015；**16**：900-901

21) Linterman MA, et al.：J Exp Med 2009；**206**：561-576
22) Kageyama R, et al.：Immunity 2012；**36**：986-1002
23) Vijayanand P, et al.：Immunity 2012；**36**：175-187
24) Harada Y, et al.：Immunity 2012；**36**：188-200
25) Tanaka S, et al.：Immunity 2006；**24**：689-701
26) Yagi R, et al.：Mol Cell Biol 2007；**27**：8087-8097
27) Tanaka S, et al.：Nat Immunol 2011；**12**：77-85
28) Cunningham AF, et al.：J Immunol 2007；**178**：6200–6207
29) Lee SK, et al.：J Exp Med 2011；**208**：1377-1388
30) Di Niro R, et al.：Immunity 2015；**43**：120–131

東京理科大学生命医科学研究所分子病態学研究部門
理化学研究所統合生命医科学研究センターサイトカイン制御研究チーム
久保允人

memo

B 免疫学

5 炎症性サイトカインの産生機構とその役割

DOs

- 炎症性サイトカインと炎症誘導との関係を覚えよう
- 炎症性サイトカインとTh17細胞の関係について理解しよう
- 炎症の開始基点,炎症回路とゲートウェイ反射を学ぼう

1 基本的な考え方

炎症の5大兆候は,疼痛,発赤,熱感,腫脹,機能不全として古くから知られている.生体に侵入した異物,自己の物質が変化し生じた異物,定常状態では存在しない自己の物質は異物として炎症を介して排除される.しかし,炎症は,これら異物のみを選択的には除去できない.異物に対して活性化した免疫細胞から発現される炎症性サイトカインからの局所過剰刺激が,さらにその場へ多くの免疫細胞を無秩序に集積し,周囲の正常の組織もろとも破壊,異物を排除,その後,創傷治癒過程を経て再生,回復する.この過程は,急性炎症である.しかし,これらの炎症過程では,ときとして異物の排除が成功せず,あるいは,創傷治癒過程が長引き,さらに拡大して慢性炎症となる.慢性炎症は,自己免疫疾患ばかりではなく,Alzheimer病などの神経変性性疾患やメタボリックシンドロームなどの様々な病気,病態に関与する.炎症反応の起点は,様々な免疫細胞が,局所に無秩序に集まることによって開始,増強され,その後,その場の組織の恒常性が破綻し,機能不全となる.そのため,免疫細胞を呼び寄せる遊走因子,ケモカイン群などの局所の発現機構の理解が,その人為的制御のために重要である.本項では,炎症性サイトカイン群の機能と炎症の開始基点の分子機構,炎症回路とゲートウェイ反射について解説する.

2 炎症性サイトカイン

狭義のサイトカインは,インターロイキン(interleukin:IL)あるいはインターフェロン(interferon:IFN)群に属する可溶性蛋白であり,多機能性でそれぞれの群内の分子間では機能の重複性をもつ.一方,広義のサイトカインには,ケモカイン群,腫瘍壊死因子(tumor necrosis factor:TNF)群,形質転換性増殖因子(transforming growth factor:TGF)群などが含まれる.サイトカインには炎症を誘導するもの,抗炎症作用をもつものの両方が含まれるが,本項ではTh17細胞に関連する炎症性サイトカインとして知られるIL-1, IL-6, IL-17, IL-23, TNFα, 顆粒球マクロファージコロニー刺激因子(granulocyte-macrophage colony stimulating factor:GM-CSF)について解説する.

これらのサイトカインは,炎症に関連する17型ヘルパーT(Th17)細胞の機能や分化,そして非免疫細胞でのケモカイン産生機構,炎症回路(図1)に関与する.サイトカインは,細胞表面上の受容体に結合するとおもに転写因子 nuclear factor-κβ:NF-κβ(IL-1, IL-17, TNFT)もしくはSTAT(IL-6, IL-23, GM-CSF)が活性化する.Th17細胞は,活性化ヘルパーT細胞サブセットで,IL-6とTGFβ,もしくはIL-6とIL-1βの刺激でナイーブヘルパーT細胞から分化し,IL-17, GM-CSFやTNFαを分泌する.また,IL-23はTh17細胞の

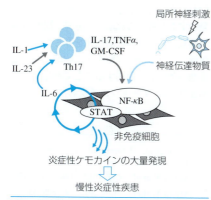

図1　炎症性サイトカインによる炎症回路の活性化
炎症回路は炎症性サイトカインからの刺激にて活性化され，局所でのケモカイン過剰発現を介して炎症を誘導する．

生存を維持する(図1)．

　これらのサイトカインの人為的制御は，炎症を抑制して疾患，病態を抑制する．TNFα，IL-6受容体，IL-1βに対する中和抗体は，関節リウマチの治療薬として用いられ，抗IL-17抗体は乾癬の治療薬として開発されている．また，STATを活性化するJakキナーゼの低分子化合物も関節リウマチの治療薬として用いられる．

a　炎症性サイトカインの役割：炎症回路の活性化

　病理学的に炎症は，免疫細胞の局所浸潤を誘導する．この浸潤の誘導機構の1つは，活性化ヘルパーT細胞などからのサイトカインが，血管内皮細胞や線維芽細胞の非免疫細胞に作用して炎症回路を活性化してケモカイン，増殖因子を発現し生じる．転写因子NF-κβとSTATが同時に非免疫細胞にて活性化すると炎症回路が活性化し，過剰量のケモカインが局所にて発現する[1～3]．Th17細胞の産生するIL-17とIL-6は，炎症回路を効率よく活性化する(図1)．これまでの研究から，炎症回路の一過性の活性化は，急性炎症を誘導し，慢性的な活性化は慢性炎症を誘導し，疾患，病態を引き起こすことが判明している．

b　炎症性サイトカインと神経系のクロストーク：ゲートウェイ反射

　局所的な神経回路の活性化(神経シグナル)が，固有の血管部位にて炎症回路を過剰に活性化して組織への免疫細胞の侵入口(ゲートウェイ)を形成する現象をゲートウェイ反射とよぶ．これまでに重力神経シグナルと疼痛神経シグナルに伴うゲートウェイ反射が同定され，それぞれ第5腰髄背側血管と脊髄全体の腹側血管にゲートウェイが形成された[4, 5]．分子的には，局所神経の活性化に伴うノルアドレナリン産生が，炎症性サイトカインと協調して，それぞれの局所血管の内皮細胞の炎症回路を過剰に活性化し，ゲートウェイを形成する．

3　まとめ

　炎症性サイトカインの発現，特に活性化ヘルパーT細胞からの炎症性サイトカイン発現は，局所の炎症回路を活性化して，局所のケモカイン，増殖因子の発現亢進に直結して様々な疾患，病態の発症に関連する．また，炎症性サイトカインは，活性化ヘルパーT細胞自体の分化，活性化の維持にも関連する．さらに，局所神経の活性化は，炎症性サイトカインと協調し，固有血管の内皮細胞の炎症回路を活性して免疫細胞の臓器への侵入口(ゲートウェイ)を形成する．そのため，炎症性サイトカインの人為的制御は多くの疾患，病態の制御に貢献する．すでに，いくつかのサイトカイン，その受容体の中和抗体，信号伝達分子の阻害薬などが臨床の現場で用いられている．

　IL-1，IL-6，TGFβはTh17細胞の分化に重要であり，IL-23はその生存を維持する．Th17細胞から分泌されるIL-17，TNFαやGM-CSFなどは，血管内皮細胞などの非免疫細胞に作用すると，NF-κβとSTAT活性化を介して大量の炎症性ケモカ

インや増殖因子を発現し，免疫細胞を呼び寄せ，局所細胞を増殖させ，局所炎症に発展する(炎症回路). IL-6は，炎症回路の標的因子の1つであり，産生されるとTh17分化および炎症回路の活性化に寄与し，正のフィードバック回路が形成される．遺伝子変異，感染などが原因で炎症回路の活性化が異常に持続すると，慢性炎症性疾患を発症すると考えられる．一方で，局所の神経刺激は，交感神経活性化を介して固有の血管における炎症回路を正に制御し，免疫細胞のゲートを開閉することで炎症状態を増強させる(ゲートウェイ反射).

文献

1) Ogura H, et al.：Immunity 2008；**29**：628-636
2) Murakami M, et al.：Cell Rep 2013；**3**：946-959
3) Lee J, et al.：J Immunol 2012；**189**：1928-1936
4) Arima Y, et al.：Cell 2012；**148**：447-457
5) Arima Y, et al.：eLife 2015；**4**：e08733

北海道大学遺伝子病制御研究所・同大学大学院医学研究科分子神経免疫学分野
上村大輔，有馬康伸，村上正晃

B 免疫学

6 アレルギー応答の分子メカニズム

DOs

- アレルギー性炎症は，T細胞，自然リンパ球，好酸球などの炎症局所へ浸潤した血球系細胞と，上皮細胞，内皮細胞などの組織構築細胞との複雑な相互作用により誘導される
- Th2細胞が獲得型アレルギー性炎症，2型自然リンパ球が自然型アレルギー性炎症の惹起に深く関与している
- 上皮細胞が産生するTSLP，IL-25，IL-33などのサイトカインが，アレルギー性炎症の始動に重要な役割を果たしている

1 アレルギー性炎症におけるTh2細胞の役割

Th2細胞は，インターロイキン-4(interleukin-4：IL-4)，IL-5，IL-13などのTh2サイトカインを産生し，アレルギー性炎症の誘導において司令塔として機能している(図1)．IL-4はTh2細胞の分化・増殖およびB細胞からのIgE産生に必須であり，アレルゲンに対する感作の成立に重要な役割を果たしている．一方，IL-13は接着分子の発現，上皮細胞によるサイトカイン/ケモカインの産生，杯細胞の分化に必須であり，アレルギー性炎症の誘発相において重要な役割を果たしている．IL-5は好酸球の分化，局所集積，活性化，生存延長を誘導し，好酸球性炎症の惹起に深く関与している．

2 アレルギー性炎症における2型自然リンパ球(ILC2)の役割

近年，気道上皮細胞が産生するthymic stromal lymphopoietin(TSLP)，IL-25，IL-33などのサイトカインがアレルギー性気道炎症の惹起に重要であることが明らかとなった(図1)．TSLPは，樹状細胞の活性化を介してTh2細胞依存的なアレルギー性炎症を誘導する．IL-25は，上皮細胞に加え，Th2細胞，マスト細胞，好酸球等により産生され，2型自然リンパ球(type2 innate lymphoid cell：ILC2)，Th2細胞に作用してIL-5，IL-13の産生を誘導する．上皮細胞やマクロファージの細胞傷害により放出されるIL-33は，ILC2，Th2細胞に作用してIL-5，IL-13の産生を誘導する．ILC2とTh2細胞の間には正の増幅ループが存在することも示唆されている．蛋白分解酵素活性を有するアレルゲンに対するアレルギー応答には，上皮細胞由来サイトカインとILC2による，獲得免疫に依存しない免疫機構が主に関与していることが示されている．

3 アレルギー性炎症におけるIL-23-Th17細胞経路の役割

重症喘息患者の気道では好酸球の浸潤に加え好中球の浸潤が認められること，喘息の重症度と気道におけるIL-17AやIL-17Fの発現との間に正の相関が認められること，IL-17は好中球性炎症を誘導することが報告されており，重症喘息の病態にTh17細胞が関与していることが推測される．Th17細胞は，好中球性炎症を誘導するのみでなく，Th2細胞の存在下で好酸球性炎症を増強することも示されている．重症喘息ではTh2細胞とTh17細胞の両者の特徴をもつ

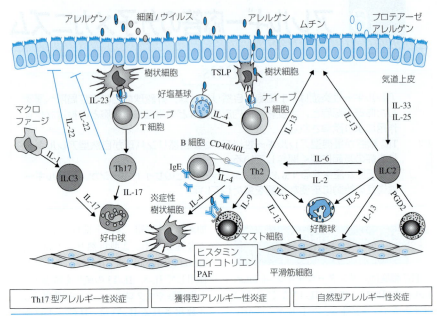

図1 アレルギー性炎症の誘導機構

細胞が増加し，ステロイド抵抗性に寄与していることも報告されている．ウイルス，細菌，真菌などの感染により気道でIL-23の発現が誘導されることが示されており，IL-23-Th17細胞経路は，感染に伴う喘息の急性増悪や重症化に関与していることが示唆される．一方，Th17細胞，ILC3などが産生するIL-22はアレルギー性炎症に対し抑制的に機能することが示されており，IL-23-Th17細胞経路は，アレルギー性炎症に対し促進的な機能と抑制的な機能の両者を有することが示唆される．

4 ヒト喘息における2型免疫応答の役割

a　IgEの役割

IgEは重鎖のCε3領域でマスト細胞および好塩基球上に発現する高親和性IgE受容体と結合する．アレルゲンによりIgEが架橋されるとヒスタミンやロイコトリエンなどのメディエーターの放出とTNFαなどのサイトカインの産生が誘導され，気道収縮と気道炎症が惹起される．オマリズマブはIgEのCε3領域に結合し高親和性IgE受容体との結合を防ぐヒト化抗IgE抗体である．多くの臨床試験によりオマリズマブは重症喘息に対し高い有効性を示すことが明らかとなっており，ヒト喘息におけるIgEの重要性が確立された．

b　Th2サイトカインの役割

ヒト化抗IL-13抗体などの臨床試験により，IL-13の中和は喘息抑制作用を示すことが明らかとなり，ヒト喘息におけるIL-13の重要性が示された．抗IL-13抗体の効果は，IL-13により発現が誘導されるペリオスチンの血清中レベルが高い症例において高いことが明らかとなり，ペリオスチン測定をコンパニオン診断として用いることで，抗IL-13抗体の奏効率が高まることが期待されている．一方，ヒト化抗IL-5抗体継続投与の臨床試験により，好酸球増

多を伴う難治性喘息に対してはIL-5中和よる好酸球除去が病態制御に有用であることが証明された．他方，IL-9を標的とした抗体製剤は運動誘発喘息に有効性を示すことが報告された．

c 気道上皮細胞由来サイトカインの役割

気道上皮細胞が産生するサイトカインを標的とする喘息治療薬も開発中であり，抗TSLP抗体の有効性が示されるなど，その一部はすでに報告されている．IL-25やIL-33を標的とした喘息治療薬も開発中であり，その報告が待たれる．今後，基礎研究と臨床研究がより相補的に行われることで，アレルギー応答のさらなる病態解明と新規治療戦略の確立に繋がることが期待される．

千葉大学大学院医学研究院アレルギー・臨床免疫学　**中島裕史**

memo

7 自己免疫応答の分子メカニズム

B 免疫学

> **DOs**
> - 自己免疫疾患は，免疫寛容の破綻とそれに引き続く組織傷害によって起こる
> - 自己寛容の破綻にはHLA型をはじめ複数の遺伝要因と感染症などの環境要因が関与する

1 疾患概要

免疫系は病原体などの非自己を自己と区別し，非自己を排除する重要な生体防御機構である．しかし，免疫系が誤って自己を攻撃することで自己免疫疾患が発症する．つまり，免疫細胞の自己を認識しないとい う免疫寛容が破綻した結果，免疫細胞が自己組織を傷害することで自己免疫疾患が発症する（図1）．自己免疫疾患の発症機構は依然として解明されていないが，ここでは一般的に考えられている機序を概説する．

a 中枢性および末梢性免疫寛容
中枢性寛容によって自己反応性リンパ球

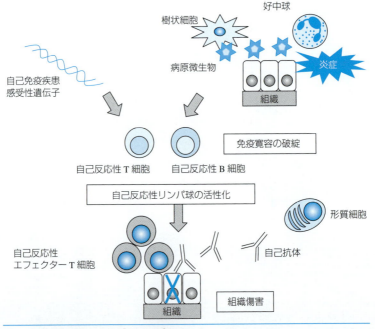

図1 自己免疫発症メカニズムのモデル
HLA遺伝子などの疾患感受性遺伝子をもつ個体に，感染症や炎症などの環境要因が加わることで，免疫寛容の破綻が起こる．活性化した自己反応性リンパ球が自己組織に傷害を起こすことで自己免疫疾患を発症する．

は発生の段階で除去されるが，一部は除去を免れて末梢に出現する．これらの自己反応性リンパ球は，通常は制御性T細胞などによって末梢性寛容が維持されている．免疫寛容の破綻には，遺伝要因と環境要因が関与している．

b 遺伝要因による自己寛容の破綻

遺伝要因の中で最も寄与が大きいのは，ヒトの主要組織適合抗原であるヒト白血球抗原（human leukocyte antigen：HLA）遺伝子であり，特定のHLAアレルによって各種の自己免疫疾患への感受性が大きく異なる．一般的にはHLAアレル間で自己抗原ペプチドの提示能に差があるためだと考えられている．そのほかの自己免疫疾患と関連が認められる遺伝子多型としては，免疫制御を司る分子などの遺伝子多型がある．

c 環境要因による自己寛容の破綻

環境要因のおもなものとしては感染症があげられ，bystander activationやmolecular mimicryなどの仮説が提唱されている（図2）.

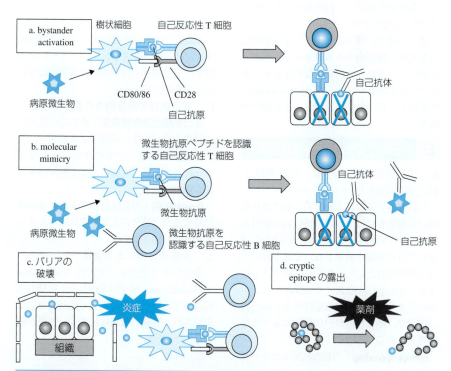

図2 感染症や炎症，薬剤により免疫寛容が破綻するメカニズムの模式図

a：bystander activation：病原微生物によって自然免疫系が惹起されると，抗原提示細胞が活性化し，自己反応性T細胞を活性化してしまう．
b：molecular mimicry：病原微生物の自己抗原と交差反応する抗原により自己免疫現象が起こる．
c：バリアの破壊：外傷や炎症によって組織のバリアが破壊されることで，通常は免疫系から隔絶されている抗原が露出することで自己免疫応答が起こる．
d：cryptic epitopeの露出：翻訳後修飾の異常による立体構造の変化や，細胞内のミスフォールド蛋白，薬剤による蛋白の構造変化などにより，通常は隠れているエピトープ（cryptic epitope）が露出し，自己免疫応答が起こる．

bystander activation：病原微生物によって自然免疫系が惹起されると，抗原提示細胞が活性化し，自己反応性T細胞を活性化してしまう．

molecular mimicry：病原微生物の自己抗原と交差反応する抗原により自己免疫現象が起こる．溶連菌感染後のリウマチ熱がその代表で，溶連菌のM蛋白に対する抗体が，心筋のミオシンなどに交差反応する．

外傷や炎症によって組織のバリアが破壊されることで，通常は免疫系から隔絶されている抗原が露出し，自己免疫応答が起こる（例：交感性眼炎）．

また，翻訳後修飾の異常による立体構造の変化や，細胞内のミスフォールド蛋白，薬剤による蛋白の構造変化などにより，通常は隠れているエピトープ（cryptic epitope）が露出し，自己免疫応答が起こる可能性がある．

2　自己免疫疾患による組織傷害機序

a　自己免疫応答の遷延，慢性炎症と自己抗原の放出

自己寛容の破綻によって引き起こされた自己免疫応答は，一般的に慢性炎症を引き起こす．その結果，傷害された組織からはさらに自己抗原が放出され，それが自己免疫応答の標的となり，悪循環に陥っていく．また，epitope spreading や affinity maturation によって，当初は病原性のなかった自己抗体が，病原性の自己抗体になる可能性が考えられる．

epitope spreading：当初の抗原エピトープと異なるエピトープに反応する抗体が産生される現象．

affinity maturation：同じエピトープへの抗体の親和性がより高くなる現象．

b　自己免疫応答のエフェクター機構

自己免疫疾患における組織傷害には，種々の免疫現象が関与している．患者や疾患モデルマウスの自己抗体を正常マウスなどに移入することで同様な病態が起こることもある．また，T細胞の移入で同様の病態が起こるものもあり，複数の免疫細胞が関与している．

c　自己抗体の病原性

ほとんどの自己免疫疾患で様々な自己抗体が認められ，重要な診断マーカーになるほか，自己抗体自体が病態にも関与していると考えられている．

1） 自己抗体の直接的な作用

自己免疫性溶血性貧血：赤血球の膜蛋白に対する自己抗体が赤血球を破壊する．

重症筋無力症：アセチルコリンレセプターに対する自己抗体によって神経筋接合部が障害される．

Basedow病：甲状腺刺激ホルモン受容体に対する自己抗体によって甲状腺ホルモンが過剰に分泌される．

2） 免疫複合体による傷害

全身性エリテマトーデス（systemic lupus erythematosus：SLE）：DNAなどの核内抗原に対する自己抗体によって免疫複合体が形成され，腎臓の糸球体に沈着し腎炎が起こる．

文献

1) Abbas AK, et al.：Cellular and molecular immunology. 8th ed. Elsevier/Saunders, 2015：315-355
2) Arase H：Adv Immunol 2016；**129**：1-23

大阪大学免疫学フロンティア研究センター免疫化学研究室・同大学微生物病研究所免疫化学分野
日和良介，荒瀬　尚

B 免疫学

8 骨免疫学

> **DOs**
> - 骨と免疫系は，サイトカインなど多くの制御因子を共有し密接に関係していることを知ろう
> - 関節リウマチでは，滑膜組織のRANKL発現増強が引き金となって破骨細胞が活性化し，骨破壊が生じることを理解しておこう
> - 関節リウマチでは，TNFαやIL-6などの炎症性サイトカインおよび活性化リンパ球の働きにより，滑膜線維芽細胞上のRANKL発現が誘導されることを知っておこう

1 骨免疫学とは

骨組織の恒常性は，骨の古い組織が分解されて新しい組織に置き替えられること（骨リモデリング）により維持され，それは骨芽細胞による骨形成と破骨細胞による骨吸収とのバランスによって制御されている．このバランスの破綻は，関節リウマチ，閉経後骨粗鬆症，がんの骨転移などの骨量減少性疾患や，骨硬化症，大理石骨病などの原因となる．骨リモデリングは従来よく知られた内分泌系による制御にとどまらず，ほかの制御系によっても複雑に調節されている．なかでも骨と免疫系は骨髄微小環境やサイトカインなどの多くの制御分子を共有し，不可分な関係を築いている．「骨免疫学」は，こうした骨と免疫細胞の相互作用や共通制御機構を扱う学際領域として位置づけられ，特に関節リウマチにおける炎症性骨破壊の研究が契機となってクローズアップされてきた[1]．

2 RANKLと破骨細胞分化

破骨細胞は単球／マクロファージ系前駆細胞由来の多核巨細胞であり，骨基質に接着すると極性化し，酸や蛋白分解酵素を分泌することで，骨を吸収する．その分化には，腫瘍壊死因子（tumor necrosis factor：TNF）リガンドファミリーに属するサイトカイン NF-κB活性化受容体リガンド（receptor activator of NF-κB ligand：RANKL）からシグナルを受け取ることが必要である[2]．RANKLは骨芽細胞や骨細胞，滑膜線維芽細胞などの間葉系の支持細胞から供給され，破骨細胞前駆細胞上の受容体RANKと結合し，分化誘導シグナルを伝える．副甲状腺ホルモン，プロスタグランジンE_2，活性型ビタミンD_3や，TNFα，インターロイキン（interleukin：IL）-6，IL-1といったサイトカインは支持細胞に作用してRANKLを誘導できる．破骨細胞前駆細胞がRANKL刺激を受け取ると，転写因子NFATc1の発現が強く誘導される．NFATc1は破骨細胞の分化や骨吸収機能にかかわる様々な遺伝子群を誘導し，破骨細胞分化の中枢的な機能を担う．RANKLもNFATも最初は免疫系で機能する因子として同定された遺伝子であり，骨と免疫系の共有因子の代表例といえる．そのほかにも，免疫系で重要な多くのサイトカインや受容体，シグナル伝達因子が，破骨細胞および骨芽細胞を制御することがわかっている．

3 関節リウマチにおける骨関節破壊

a 炎症性サイトカインによる骨破壊誘導

骨と免疫系がサイトカイン等の多くの制御因子を共有しているがゆえに，免疫系の異常が直接骨代謝細胞に影響し，その結果骨に障害がもたらされる．その典型例が関節リウマチである．初期の関節炎ではCD4陽性T細胞などの炎症性細胞が滑膜へ浸潤し，活動期では炎症反応により腫瘍様に増殖した滑膜組織（パンヌス）が軟骨・骨内部に向けて侵入し，骨が浸食される．滑膜組織ではIL-6，IL-1，TNFαなどの炎症性サイトカインが大量に産生され，T細胞やB細胞，滑膜マクロファージ，滑膜線維芽細胞などが増殖し集積する．さらにこれら炎症性サイトカインは滑膜線維芽細胞に作用してRANKLを過剰に発現誘導するとともに，破骨細胞前駆細胞に直接作用し分化を進める．その結果破骨細胞の分化・生存が異常に亢進し，骨破壊が引き起こされる．一方，炎症性サイトカインは骨形成抑制を引き起こすことも知られている．Dkk-1お

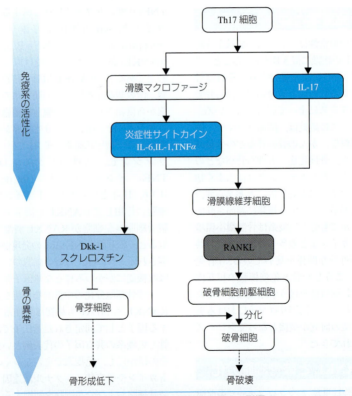

図1 関節リウマチにおける免疫系の活性化と骨への影響
関節滑膜内に浸潤したTh17細胞は，IL-17を産生することで滑膜マクロファージを活性化させ，IL-1，IL-6，TNFαの産生を促す．IL-17およびIL-1，IL-6，TNFαは滑膜線維芽細胞に作用しRANKLの発現を促し，破骨細胞による骨破壊が亢進する．一方炎症性サイトカインは骨芽細胞による骨形成を抑える活性も有しており，骨量低下の原因の1つになる．

よびスクレロスチンは，骨芽細胞に作用して骨形成を阻害する分泌型蛋白であるが，関節リウマチではTNFαの作用によりこれらの発現が増強される．そのため骨形成が抑えられ，総じて骨リモデリングが破綻し骨量低下をきたす．

b　リンパ球による骨破壊誘導

自己免疫応答の中枢を担うCD4陽性ヘルパーT細胞は，炎症病態の形成だけでなく，破骨細胞による骨破壊に対しても深くかかわる．IL-17を産生するヘルパーT細胞サブセット・Th17細胞は局所炎症を惹起してIL-6，IL-1，TNFαなどの炎症性サイトカインの産生を促す．さらに自身が産生するIL-17も滑膜線維芽細胞上のRANKL発現を誘導する活性があるため，関節リウマチにおいてRANKL発現を強力に誘導するT細胞サブセットとして位置づけられる（図1）[3]．また自己抗体産生や免疫複合体形成は，関節リウマチの炎症病態に付随する特徴的な免疫学的異常であるが，免疫細胞を介せずに，破骨細胞に直接作用して分化を促進することも最近明らかにされている．

4　まとめ

自己反応性T細胞の活性化を発端として局所炎症が起こり，炎症性サイトカインや自己抗体の産生，さらに滑膜線維芽細胞上のRANKL発現増強が引き金となって，破骨細胞が活性化し骨破壊が進行する．抗TNFα抗体，可溶性TNF受容体，および抗IL-6受容体抗体の登場により，関節リウマチ治療体系が大幅に改善され，寛解導入が現実的な治療目標となってきた．こうした生物学製剤は疾患活動性だけでなく骨破壊修復に対しても極めて高い効果を示すことがわかり，骨免疫学の視点は臨床的にも重要性を増してきている．

文献

1) Takayanagi H：Nat Rev Rheumatol 2009；**5**：667-676
2) Kong YY, et al.：Nature 1999；**397**：315-323
3) Komatsu N, et al.：Nat Med 2014；**20**：62-68

東京大学大学院医学系研究科免疫学　**岡本一男**
戦略的創造研究推進事業（ERATO型研究）高柳オステオネットワークプロジェクト　**高柳　広**

第3章

診察と検査の手技を学ぶ

A 診察

1 系統的診察の重要性

DOs

- [ ] 患者の姿勢，医師の診察手技，診察内容が一定の流れで進むように診察を行おう
- [ ] 系統的および統合的診察を通して，病変の部位および性質の二次元軸を頭に描こう
- [ ] 所見を正確に記載できるようになろう

1 基本的な考え方

　リウマチ性疾患の診察は，四肢を含めた全身の系統的かつ統合的診察が重要である．四肢を1例にとると，運動機能の評価に，整形外科では脊髄・末梢神経レベルを，神経内科では中枢から筋までを，リウマチ科では筋・関節の所見を中心に診ることが多いが，このことは同じ四肢を診ていても，立場により得られるはずの情報が失われていることを示している．運動機能の発現には中枢から関節まで，すべての要素がかかわっていることから，診察では系統的かつ科にとらわれず統合的に診る技能を習得したうえで，個々の診察の立場から取捨選択できることが望ましい．さらに，症状を起こす構成要素の特定と，病変の性質からなる二次元軸を意識した所見のとり方が重要である．

　一般に，病態の正確な把握を目的に全身にわたる身体診察を実施するために行う診察手順を系統的診察として，全身，頭頸部，胸部，腹部，泌尿・生殖器，骨・関節・筋肉系，神経系を決まった手順で評価する方法をいうが，本項では，リウマチ性疾患を診察するための決まった診察手順のこととして扱う．

a 診察法

　診察法を大別すると，すべての人に行う問診とともに，スクリーニングのための診察（screening examination），問題が判明した人に病変のさらなる部位や性質を特定するための詳細な診察（detailed examination），病変部位が特定できた後は病勢や治療効果の判定のために有用な所見に焦点を絞った診察（focused examination）に分類できる．それぞれの内容は専門科および状況により変わるのが自然だが，一般的にはスクリーニングには簡便，すなわち視診や簡単な触診で施行できる検出感度のよい手技が選ばれ，詳細な診察には触診や特別な複合指示や道具の使用を含むテストが含まれる．運動機能の障害といえども自分の専門とする科以外のことは見落とされやすく，他科の疾患が当初より鑑別から外れてしまっていることもあることから，ひと通りの診察体系を身につけることは重要である．また，このことは神経から筋骨格系までの連続した理解を深めるのに役立つ．さらに，筋トーヌスや筋力，協調運動などを評価する際にも，関節や筋，腱など個々の構成要素に動作に支障をきたす問題がないことが前提となっており，リウマチ科および神経内科的診察の両者は密接に関連している．

b 診察の流れ

　診察を行う場合，同じ場所を何度も行ったり来たりしながら評価するrandom walkは，検者・患者の負担や時間の点から不利な場合が多い．患者にとって自然な体位変換が，医師にとって視診から触診，運動を

用いた診察，特別なテストへの流れが，診察内容では運動系，感覚系，反射，協調運動への流れが診察の中で達成されることが理想である．そのために，頭部，上肢，体幹，下肢の部位ごとに系統的に評価できる診察を行い，最後に必要に応じて全身的に行うべき系統的診察を加える．

適切な姿勢をとった患者への視診からはじまり，触診へうつり，次に検者が力を加えて行う診察にうつっていく．患者も検者も力を加えて行う診察を行い，必要に応じて特別な手技を用いたテストを加えた後，道具を使用した診察を行うこととなる．視診では安静時とともに運動時の所見も適宜入れていく．これらの部位ごとの運動系評価が終われば，全身にわたる道具を用いた感覚系および反射の診察にうつる．両者の診察はどちらが先でもよいと考える．外来などの短時間の診察では，感覚系のスクリーニングの診察は肌の露出部を中心に行い，必要な場合は，詳細な検討をあらためて別の時間を設けて行うことも多い．そして最後に協調運動の検査を行う．協調運動は，筋力低下や関節位置覚の障害があると影響がでるためである．もちろん，反射とともに協調運動の診察を行ったのち，感覚系の診察にうつってもよい．これらの診察を通して重要なことは，左右の比較ができる場合，必ず左右で診察を行うことにある．

2 診察

a 視診および触診

視診では，安静時および自動運動時の観察を行う．安静時では，特徴的肢位，変形，皮膚所見，不随意運動を観察する．皮膚所見では炎症の判断に重要な発赤や腫脹を見逃さない．その後，自動運動を行ってもらうことにより，中枢から末梢までの種々の系統の影響をうける四肢機能を評価し，効果的に病変部位を表出することをめざす．触診では，関節，筋，腱，付着部，骨，神経など四肢構成要素の診察を行う．関節所見の具体的なとり方に関しては他項を参考にしていただきたい．

b 検者が力を加えて行う診察

視診および触診後，検者が患者の四肢を動かして行う他動運動を用いた診察にうつり，筋のトーヌス，必要に応じて他動運動による関節可動域や疼痛の評価を行い，自動運動の場合と比較することにより，さらに筋や腱，付着部の病変を明らかにする．また，特別な手技によるテストを加えることもある．筋のトーヌスは，関節運動を他動的に素早くに行うことで評価する．患者をリラックスさせ，いくつかの動作を組み合わせて行うことも有用である．腱反射でもリラックスさせることは重要だが，リラックスを文字どおり求めることは緊張を高めることにもなり注意したい．あらかじめ，問診や自動運動，触診などで，関節や筋，腱などの関節構造に異常があると考えられる場合は評価困難である．

c 検者も患者も力を加えて行う診察

さらに，以下の目的がある場合，患者も検者も力を加えて行う検査（抵抗を加えた検査）へ移行する．1つは，筋，腱，付着部の要素を検討したい場合であり，等張性運動（抵抗）（isometric resisted muscle testing）を施行させることで評価を行う．これは関節を固定した位置で検者が1方向に抵抗を加え，被検者にそれに抗してもらう試験だが，この試験が可能か，疼痛はないかを観察する．もう1つは筋力低下がある，もしくはその有無をみる場合で，徒手筋力テストを行う．関節可動方向の筋力であり，必ずしも単一の筋力評価となっていないことにも気をつける．

d 代表的な診察の流れ

スクリーニングおよび詳細な診察で行われる代表的な診察を下記にあげる．両者の診察を混在して記載しているが，実際にはスクリーニングでは感度のよい視診と簡単

な触診までを行うなど使い分ける．特に運動系では機能や症状に影響の出ない問題となる病変は少ないと考えられており，スクリーニングのために診察は重要な位置を占める．

上肢ではまず坐位での診察が基本となる．起立位，歩行時の診察を経て，坐位で頭頸部の診察を行い，そのまま上肢の診察に入ることになる．視診として，安静時の姿勢や変形，不随意運動の評価を行う．特に，筋萎縮や線維束性収縮をみる．肩甲帯，三角筋，手の小筋に注意する．次に以下のよびかけを行い，検者が見本をみせながら，自動運動を促す．

- 耳ができるだけ肩に近づくように，首を左右に曲げてみましょう．
- 首を前に曲げてみましょう．

頸椎の異常の検出では左右方向への運動が感度がよいとされる．前屈時には顎と胸部の間には手の厚み分ぐらいの隙間がある．

- 口を開けて左右に顎を動かしましょう．

通常，口は縦に3横指程度開く．

- 両手を頭の後ろにおきましょう．

上肢の複合的運動．肩関節の異常を感度よく検知する．

- 手のひらを下にして手を出してください．
- 少し手を広げてみましょう．

手指の視診を行う．手指の姿勢時振戦もチェックをできる．橈骨神経障害における垂れ手，尺骨神経障害における鉤手なども有名である．

- 手を返してください．
- （必要に応じて）指をきっちり閉じて，眼を閉じながら手を保ってみましょう．

手掌の視診を行う．手根管症候群における正中神経障害では母指球の萎縮を認めることがある前腕の回外運動のチェックにもなっている．中枢による運動障害の鑑別が必要な場合は，上肢Barrè徴候を観察する．回内して下方に偏位する場合が典型例で，上昇する場合は小脳疾患や，手指が絶えず上下に動く場合は，偽性アテトーゼが疑われ，関節位置覚障害の可能性が示唆される．

- 握り拳をつくりましょう（power grip）．

手指の異常を検出するには非常に有効な方法である．

- 親指先とほかの指先を次々と合わせていってください．

触診では，関節，筋，腱，骨，神経など筋骨格系を構成する要素の，腫脹や肥厚，萎縮，熱感，圧痛などを観察する．

必要に応じて他動運動時における関節可動域や疼痛評価を自動運動時と比較することにより，筋，腱，付着部などの要素からなる病変を検出する．たとえば，関節リウマチとリウマチ性多発筋痛症における肩関節外転時の自動・他動運動の差異は重要な所見である．筋のトーヌスは，肘や手関節の屈伸，前腕の回内，回外などを他動的に素早くに行うことで評価する．

等張性運動を用いた検査（isometric resisted muscle testing）は，筋，腱，付着部病変を表出させるために，種々の詳細な診察で用いられる．たとえば，ゴルフ肘，テニス肘，インピンジメント（impingement）症候群の診察など有用性が高い．簡単な上肢筋力評価には，肩関節外転→肘関節屈曲→肘関節伸展→手関節屈曲→手関節伸展→手指外転→1～5指環（I-V ring）の順で行っている．

次に反射の検査として，上腕二頭筋反射，腕橈骨筋反射，上腕三頭筋反射を観察する．反射亢進が不確かな場合，三角筋反

射，手指屈筋反射も参考となる．下肢の運動系評価後に，下肢の反射とともに評価することも可能である．

下肢では臥位での診察が基本となるが，起立時の評価を行ったうえで臥位になるのがよい．

視診として安静時の姿勢や変形，不随意運動の評価を行う．片麻痺での下肢外旋，足関節の拘縮，凹足，筋の近位・遠位萎縮，肥大などに注意する．

下肢の抗重力筋は，軽度の筋力低下があっても医師の手の力よりも強いときがあるため，徒手筋力検査では十分に検出できないことがあり，自動運動が重要な場合がある．臥位の前に起立位で，つま先立ち・つま先歩き，片足立ちのままつま先立ちの繰り返し，踵歩き，しゃがみ立ちなどで下肢筋力を推定することができる．

視診後は触診にうつり，膝関節，足関節など下肢の筋骨格系の腫脹，熱感，圧痛などの評価を行う．下肢筋のトーヌスは，伸展している膝関節を他動的に素早く屈曲させ評価を行う．

下肢の他動運動による診察では，検者が一側の下肢に膝と踵付近をもち，股関節，膝関節を十分に屈曲させる運動を行い，可動域を観察する．その後，これらの関節を90°に屈曲した状態で，股関節の内旋を行う．股関節病変の検出には，この検査の感度が高い．

特別なテストとして，神経系では腹臥位で膝を直角に屈曲し検者が大腿前面に手を入れ，もちあげる大腿神経伸展試験，背臥位で伸展した下肢をあげる下肢挙上試験があげられる．股関節と膝関節を直角に屈曲した肢位を保持するようにする Mingazzini 試験は錐体路障害の検出に有用である．

簡単な下肢の筋力評価には，股関節屈曲→膝関節の伸展→膝関節の屈曲→足関節の背屈→足関節の底屈→母趾の伸展，の順で行っている．下肢筋力検査は側臥位もしくは背臥位で行うが，場合によっては簡便さを重視し上肢診察時に座位で評価を行う場合もある．

反射では膝蓋腱反射，アキレス腱反射を確認する．足底反応は，足底の外側縁を踵から足趾に向かってピンでこするときの反応である．

感覚系および協調運動に関しては，最後に必要に応じて全身的に行う．

3 解釈の仕方

これらの診察を通して部位および炎症性などの病態の二次元軸を推定し，診療をすすめる．たとえば，関節付近の疼痛がある患者では，問診および診察により，①関節由来か否か，②炎症性か否か，③急性か慢性か，④部位パターン（罹患関節の対称性，数，大・小関節，末梢・体軸関節，上肢・下肢優位関節），⑤付随する症状や徴候，⑥患者背景を考え，鑑別や診断を行うこととなる．病変部位の特定では，中枢と末梢の鑑別では随意運動と自動運動の比較，筋・腱・付着部と関節の鑑別では随意運動と他動運動の比較であることを理解することが重要である．

DON'Ts

- 診察の仕方が random walk にならない
- 頭に浮かんだ疾患に合う所見だけを探す診察にはしない

東京医科歯科大学膠原病・リウマチ内科　　**川畑仁人**

A 診察

2 関節所見のとり方

DOs

- [ ] リウマチ性疾患の診療においては，問診と身体所見が重要であることを理解しよう
- [ ] 症状が関節由来か，関節周囲のほかの組織由来かに注意しよう
- [ ] 関節由来の症状の場合，炎症性か非炎症性かを見分けよう

1 関節の診察

　関節の診察は患者のもつリウマチ症状の原因の特定や，関節病変を伴う疾患の治療効果の判定において重要である．筋骨格系の迅速な評価法として，GALS(gait, arms, legs and spine)screeningがある[1]．総合診療ではこのスクリーニングで異常があれば，さらに詳細な診察あるいはリウマチ科へのコンサルテーションに進むことになる．一方，リウマチ外来では多くの場合，詳細な診察が要求されることが多い．

　「関節が痛い」という訴えであっても，痛みが関節に由来するとは限らない．神経性の疼痛であったり，関連痛の場合もありうる．体重減少，発熱，感覚障害，運動障害を伴う場合は重篤な疾患の可能性を考えて精査する必要がある[2]．痛みが朝に悪化するか夕方に悪化するか，座ると改善するか，眠れないくらい痛いか，痛みのために歩行困難か，などの質問は疼痛の性質や由来を知るために有効である[2]．関節・筋・腱・靱帯などに由来する疼痛は動作の影響を受ける．痛みの原因が関節周囲(靱帯，腱，滑液包，筋)にあれば，疼痛は特定の動きで強くなり，関節可動域は他動的には保たれている．一方，関節に由来する疼痛であれば，すべての方向で疼痛が出現し，自動・他動運動ともに可動域が制限される[3]．関節に由来する疼痛であれば，炎症性か変性(あるいは機械的原因)による疼痛かを鑑別する(表1)[3]．ただし，関節外に原因がある疼痛には当てはまらないことに注意が必要である[3]．たとえば，線維筋痛症の疼痛は一見，炎症性である．

　関節炎の鑑別は，リウマチ性疾患診療の中で最も重要である[4]．関節炎疾患は，発症様式(急性発症，徐々に発症)，持続(自己収束性，慢性)，罹患関節数(単関節，少数関節，多関節)，対称性などによって鑑別の対象となる疾患が異なる．急性関節炎は，痛みのピークに数時間から2～3日でピークに達するものをさす．一方，4～6週以上持続する場合は慢性関節炎と判断する[4]．関節症状の経過(付加性，間欠性，移動性)[2,5]，関節局所の発赤の有無にも注意する．これらを念頭にリウマチ症状を訴える患者の病歴を聴取する．

　関節の診察は，上半身→体軸→下半身へと進めていくとされるが[6]，教科書によって順番は必ずしも一致していない．たとえば体軸→上半身→下半身になっているものもある．視診(look)と触診(feel)を同時に行い，次いで関節の動き(move)を調べる．いずれも，両側を比較して診察するように心がける．関節は筋肉や腱に被われているので，これらをできるだけ弛緩させて関節を調べやすくする必要があるが，疼痛が強い場合はしばしば難しい．

第3章　診察と検査の手技を学ぶ

表1　関節症状：炎症と非炎症の鑑別点

	変性性疾患	炎症性疾患
繰り返し使う	疼痛悪化	疼痛改善
朝の症状	弱い	強い
夕方の症状	強い	弱い
安静時の症状	軽減	しばしばあり
夜間の症状	まれ	痛む
痛みのない体位	ある	ない
朝のこわばり	10分以内	30分以上
休憩後のこわばり	2～3分以内	5分以上
診察	粗いcrerpitus，関節の部分的な疼痛，骨棘の触知	紡錘状腫脹，局所の熱感
その他	40歳～高齢であり，40歳以下ではまずない．発症数年後に受診することも多い．	40歳以下では炎症性を考えるが40歳を超えても炎症性疾患は起こりうる．発症数時間～数週で受診する．

〔Hui M, st al.：Dignoatic strategies. EULAR Textbook on Rheumatic Diseases. Bijlsma WJ(ed). BMJ group, 2012；163-181 を参考に作成〕

2　各関節の診察

a　顎関節

耳珠の前方で触診可能である．外耳道に示指尖を入れて外耳道の前壁から顎関節を触診することもできる[6]．いずれも触診時に患者に口を閉じたり開けたり左右に動かしてもらうと触診しやすい．

b　肩関節

肩甲骨の対称性や筋萎縮の有無を確認する．肩鎖関節，肩甲上腕関節，結節間溝を触診する．両腕を挙上させたり，両手を後頭部や背部までもってこさせて，可動域を確認する[6]．

c　肘関節

肘関節をやや屈曲させて，母指と示指で，肘頭の両脇と内外側上顆の間を触診する（図1）[7]．また，外側上顆，内側上顆の圧痛の有無を確認する．肘関節は正常では完全に伸展し，女性ではやや過伸展になる．

d　手指，手関節

手関節では検者の両手の母指を背側にあて，示指と中指を掌側におき，腫脹の有無を背側で確認する[7]．中手指節関節（metacarpophalangeal joint：MCP関節）に炎症があるとMCP関節領域を左右から圧迫するlateral squeezeで疼痛が生じる（図2）．近位指節間関節（proximal interphalangeal joint：PIP関節）（図3），母指指節間関節（interpharangeal joint of thumb：母指IP関節），MCP関節（図4）の触診で圧痛と腫脹を確認する．掌側の視診，触診も行う．これにより屈筋腱の腫脹がわかることもある．

e　股関節

股関節の周辺には滑液包も多く，腱鞘炎も生じる．したがって，この領域の疼痛が必ずしも股関節由来とは限らない．仰臥位にし，鼠径靱帯の下方で大腿動脈を触知する位置の外側をおさえると，関節由来疼痛の場合には圧痛や不快感が再現される[8]．大転子を触診し圧痛の有無をみる．股関節の内旋は股関節の炎症をみる最も鋭敏な方法である[4]．

f　膝関節

膝窩嚢胞，膝蓋前滑液包，鵞足滑液包の腫脹や圧痛の有無を確認する．関節裂隙を

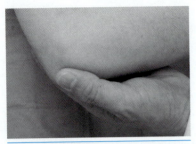

図1　肘関節の触診

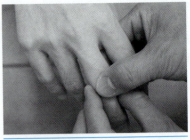

図3　PIP 関節の触診

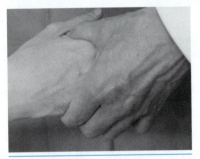

図2　MCP 関節の lateral squeeze

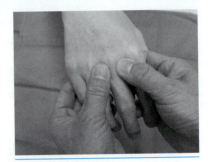

図4　MCP 関節の触診

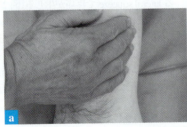
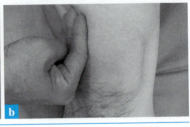

図5　bulge sign

触知し，圧痛と腫脹をみる．関節液の貯留が多いと膝蓋跳動（the patellar tap）が陽性に出るが，bulge sign はより少量の関節液貯留で陽性になる[6, 8]．検者の手を膝関節内下側におき，こすりつけるように外上側に移動させる（図5a）．次いで，膝関節外上側に検者の手をおき，やや押し込むようにして下方に手を少しずらす（図5b）．少量の関節液がある場合は膝関節内側に膨隆が生じる．いくつかの方法があるので，どれかひとつを習熟すればよい．膝関節を約20°屈曲した状態で側副靱帯の不安定性を確認する[8]．

g　足関節

両手で患者の足を支え，両側母指で足関節の前面を触診する．比較的しっかりと圧をかけて触診する[7]．次に距骨下関節と足根間関節の可動域（内反，外反）を調べる．アキレス腱，アキレス腱付着部の腫脹や圧痛，足底腱膜付着部の圧痛の有無も調べて

第3章 診察と検査の手技を学ぶ

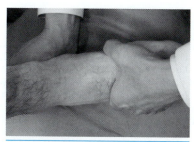

図6　足根間関節の触診

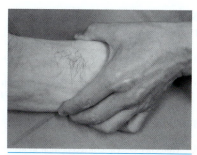

図7　MTP関節の lateral squeeze

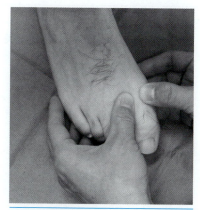

図8　MTP関節の触診

i 足趾関節

MTP関節を外側から圧迫する lateral squeeze を行い，疼痛の有無をみる（図7）．さらに個々のMTP関節を背側・底側から挟んで腫脹の有無をみる[4]．MTP関節の両側を検者の両母指と両示指で上下から挟んでもよい（図8）．

j 脊椎

頸椎，胸椎，腰椎の変形や周囲の筋萎縮の有無を確認する．棘突起周辺や傍脊柱筋の圧痛をみる．頸椎を各方向に動かして可動域を観察する．立位で腰部を前屈・背屈させ，可動域を観察する．側屈は立位で患者の手を大腿に沿って下げさせて評価する．坐位で両手を身体の前で組ませて身体を回旋させ胸椎の可動域をみる．仙腸関節の圧痛を確認する[6]．

おく．

h 足根間関節

足背に母指，足底のほかの指をおいて挟むようにして触診する．踵を固定して，足背を5〜10°程度回転させて可動域をみる（図6）[6]．

DON'Ts

☐ 患者に過剰な緊張を与えない

文献

1) Doherty M, et al.：Ann Rheum Dis 1992；**51**：1165-1169
2) Woolf AD, et al.：Nat Clin Pract Rheumatol 2008；**4**：26-33
3) Hui M, et al.：Dignoatic strategies. EULAR Textbook on Rheumatic Diseases. Bijlsma WJ (ed). BMJ group, 2012；163-181
4) 上野征夫：リウマチ病診療ビジュアルテキスト．第2版，医学書院，2008
5) Hübscher O：Pattern recognition in arthritis. Rheumatology Hochberg MC, et al(eds), Elsevier, 2015；225-230
6) Wooolf AD：History and physical examination. Rheumatology Hochberg MC, et al(eds), Elsevier, 2015；209-224
7) Polley HF, et al.：Rheumatologic interviewing and physical examination of the joints. W.B. Saunders, 1978
8) Brand A, et al.：Clinical assessment of patinets with rheumatoid diseases. The Rheumatology Handbook. Callan M(ed). Imperial College Press, 2011；39-90

東京女子医科大学附属膠原病リウマチ痛風センター
谷口敦夫，大澤彦太，市川奈緒美

memo

A 診察

3 皮膚所見のとり方

DOs

- □ 「木」をきちんとみつつも「森」をみることを忘れない
- □ どのような皮疹がありそうかをあらかじめ意識しながら診察する
- □ 手と顔をしっかり診察する

1 皮膚所見をとるうえで心がけること

　皮膚症状をみる際に，皮疹を詳細に観察することは最も重要である．一方で，「木をみて森をみず」にならないように，全体をみわたす視点をもつことを忘れないようにしたい．次に，皮膚症状を漠然と眺めているだけでは重要な情報を見逃してしまう．どのような疾患が疑われるかを考え，それに基づいて，どこにどのような皮膚所見がありそうかを意識して診察する．

2 皮膚所見のとり方

　皮膚の所見をとることを，難しく考える必要はない．皮疹の表現にはある程度の慣れが必要であるが，自分がみているものを，他人に正確に伝えようとすれば，それが皮膚の所見である．ただし，あまりおかしな用語は使わないようにする．たとえば，「膨隆疹」や「発赤疹」などの表現を時折みかけるが，そのような医学用語は存在しない．

　皮膚の所見をとる際には，まず，どの部位にどのような皮疹があるのかをみる．皮疹が主訴の場合には，訴えのある部位からみていけばよく，一方で「膠原病の疑い」のような場合は，想定される疾患に応じて好発部位を中心に診察していく．膠原病の場合には，手と顔は極めて重要な部位である．

　皮疹にはいろいろな種類があるが，大雑把に分類すると，皮膚の表面にある皮疹は，平坦であるか，隆起しているか，陥凹しているかのいずれかである．平坦である皮疹は健常部と比べて色調が異なっていることが一般的であり，「紅斑」や「○○色斑」とよばれる．ただし，紫斑は出血斑の意味であり，紫色かどうかではなく，圧迫しても消退しないことが本質である．なお，紅斑のうち短時間で消退する限局性の浮腫を「膨疹」とよぶ．

　隆起している皮疹は，「丘疹」や「結節」とよばれる．小さいものを丘疹，大きいものを結節とよび，直径5〜10mm程度を境目にするが，炎症性のものを丘疹，腫瘍性のものを結節という意味合いがある．大きな皮疹は台地状に皮膚面よりわずかに隆起する場合，「局面」とよぶ．

　皮膚面から隆起している場合に，中に液体が貯まっている場合がある．内容液が漿液性，膿性，血性かという内容により「水疱」，「膿疱」，「血疱」とよばれる．膿疱の場合は，白〜黄色に透見される．

　皮膚面から陥凹している場合，表皮または真皮まで欠損しているものをそれぞれ「びらん」，「潰瘍」という．皮膚が欠損せず陥凹している場合は「萎縮」あるいは単に「陥凹」と表現する．

　皮膚の内部にある病変は，皮表からはわからないこともあるので，触って診察する．皮膚の表面にある皮疹も，触ってみるとより多くの情報が得られる．どのような病変がどのくらいの深さのレベルに存在するかをイメージすることが大切である．

　さらに，形態，色，大きさがどうなって

```
大きさ:                               形:
  帽針頭大                            円形, 楕円形, 多角形
  粟粒大                              地図状
  半米粒大          皮疹               線状, 帯状
  小豆大          ○○斑                環状, 蛇行状
  大豆大          丘疹・結節            有茎性, 半球状, 堤防状
  小指頭大        水疱・膿疱・血疱        など
  拇指頭大        びらん・潰瘍
  鶏卵大          萎縮・陥凹           色:
  手掌大          など                  紅色
  など                                    淡紅色, 鮮紅色, 暗紅色
                                      褐色
                                      黒色
                                      黄色
  数は?                                紫色 (ただし, 紫斑=出血斑)
  配列は?                              など
```

図1　皮疹の記載に必要な項目

いるかを観察する．部位については，その部位のもつ特徴（たとえば露光部）や分布，対称性についても意識する．

3 皮膚所見についての問診

皮膚症状に関しても問診は非常に重要ではあるが，皮膚は簡単にみることができ，それによって問診の方向性も決まっていくので，詳細な問診を先に行うよりは，同時進行で進めていくほうが実際的である．

問診では，皮疹にいつ気づいたか，その後どのように変化したか，考えうる誘因などについて質問し，自覚症状をたずねる．多くは，痒みまたは痛みであるが灼熱感，冷感，しびれ，知覚鈍麻などもある．

問診で得られる情報は，患者の記憶が曖昧であったりしてすべてが正しいとは限らない．重要なのは，視診・触診などで得られる客観的所見と常に対比させていくことである．

自覚症状がない場合や本人が気づいていない場合は，症状の訴えがないことも多い．そのような場合には，うっかり皮膚症状を見逃してしまうことがあるので，系統的に診察することにより，見落とさないように留意する．

皮膚症状の中には，診察時に存在しないものもある．このようなものに，Raynaud現象，蕁麻疹，光線過敏症などがある．これらは問診が極めて重要な役割をもつので，具体的なことを患者に表現させて確認していく．特に，光線過敏症は「日焼けしやすい」といった不確実な内容から「光線過敏症あり」と記載されていることもよくみかけるので注意が必要である．

皮膚症状は，みようと思いさえすれば簡単に診察できるので，常日頃から皮膚の所見をきちんととるように意識していることが上達の早道である．診断がつきさえすればいいという考え方では，どのような皮膚症状かをきちんと観察する目は養われず，皮疹をみる力はつかない．

DON'Ts

- ☐ 訴えにはない所見を見逃さない
- ☐ 「診断できた」だけで終わらせない

筑波大学医学医療系皮膚科　**藤本　学**

✓ 患者や家族を励ます

　このコラムを執筆する前日に，定期的に通院しておられる患者（特発性肺線維症）の家族から電話をいただいた．普段，気軽に電話をかけてくることはないはずと思いつつ話をうかがったところ，「2日前から在宅酸素の量を増やしても息苦しさが取れない．かえって脈が増えて苦しくなる．酸素飽和度は98％もあるのに」とのこと．様子をみているうちに回復するのではと一瞬考えたが，胸騒ぎがしてERを受診させることにした．診断は心筋梗塞であった．滅多なことでは医者に電話をかけない患者・家族が電話してくるのは，おそらく一生に一度（多くても2度）と私は考えて緊張するよう努めている．心筋梗塞に対しては私は何もしてあげることができない．せめてもの励ましとして「医者に電話をかけ，病院に受診したという判断は極めて適切でした」とお伝えした．私が力になれない一大事において，言葉で励ます場面が最近増えてきたように思う．

（帝京大学医学部内科学講座呼吸器・アレルギー学　山口正雄）

B 一般臨床検査

1 急性期反応物質検査

DOs

- それぞれの急性期反応物質について特性を理解し，使い分けるようにする
- CRPと赤沈を両方測定することが有用な場合がある
- CRPが病態に相関する病態とそうでない病態を把握する

急性期反応物質とは，様々な原因によって生体内に炎症反応が生じた際に検出される物質の総称である．一般診療で用いられることが多いのはC反応蛋白（C-reactive protein：CRP）であるが，それ以外にも種々の測定項目があり，表1にまとめた．

1 リウマチ性疾患診療での注意点

リウマチ性疾患，特に関節リウマチ（rhumatoid arthritis：RA）において疾患活動性を評価するためにCRPや赤血球沈降速度(erythrocyte sedimentation rate：ESR)（以下，赤沈）の測定を行う．CRPは血中半減期が5〜7時間であるのに対し，赤沈は日内変動に乏しく，また貧血で亢進し高γグロブリン血症で遅延するため，慢性炎症を評価する際に有用である．また，妊娠時はCRPが陰性かつ赤沈が亢進していることが多い．

一方，多血症が背景にある場合にはCRP高値でも赤沈が遅延することがある．さらに，播種性血管内凝固症候群（disseminated intravascular coagulation：DIC）を呈している場合にはフィブリノーゲンが低下するためCRPが陽性である場合にも赤沈は遅延する．

また，CRP陰性であっても，身体所見をとると激しい関節炎を示すRA例は少なくないため，検査値だけで活動性を評価することは厳に慎むべきである．また，全身性エリテマトーデス(systemic lupus erythematosus：SLE)は(漿膜炎など一部の症状を除き)疾患活動性とCRPが相関することはない．

2 感染症を合併した場合の注意点

リウマチ性疾患では免疫抑制薬を長期間使用し易感染状態にあるため，急激なCRP上昇を認めたとき，感染症発症の可能性を念頭に置いてwork upを進めることになる．

表1 代表的な急性期反応物質

測定項目	基準値(未満)	機序	特徴	注意点
C反応性蛋白（CRP）	0.1 mg/dL	主に肝細胞より分泌	早期診断可能であり，最も一般的に測定される	病態特異性なし
赤血球沈降速度（ESR）	10 mm/時間		慢性炎症を反映	変動要因が多い
血清アミロイド蛋白A（SAA）	8 μg/mL	おもに肝細胞より分泌	CRPよりも早期に上昇	病態特異性なし
プロカルシトニン（PCT）	0.05 ng/mL	カルシトニンの前駆蛋白	細菌感染で上昇し，リウマチ性疾患で上昇しない	外傷・手術侵襲でも上昇
プレセプシン（sCD14）	314 pg/mL	可溶性のCD14サブタイプ	細菌感染で上昇し，外傷など非感染性炎症で上昇しない	リウマチ性疾患での有用性は未確立，腎機能障害で偽陽性

なお，血清アミロイド A（serum amyloid A：SAA）は CRP と同様の機序で上昇するが，CRP よりも早期に上昇すること，CRP の上昇がみられないウイルス感染症でも上昇することが特徴である．

プロカルシトニン（procalcitonin：PCT）は細菌感染症によって特異的に上昇し，リウマチ性疾患の活動性とは相関しないとされているが，実地臨床では例外も数多く報告されており，やはり地道な問診，身体診察の skill up は必須である．

最近ではプレセプシン（sCD14）が敗血症の特異的なマーカーとして保険適用されているが，現時点ではリウマチ性疾患診療における有用性は明らかとなっていない．

3 保険診療における注意点

保険診療上，CRP と SAA，あるいは PCT とプレセプシンを同時に測定することはできない（どちらか 1 つが算定される）ため注意が必要である．

Pitfall

トシリズマブ（抗 IL-6 受容体抗体）は CRP 分泌抑制作用があるため，感染症を発症しても CRP が上昇しないことがある．

DON'Ts

- 疾患活動性や感染症の重症度を血液検査だけですべて判断してはいけない
- 項目によっては，同時に測定できない炎症マーカーがあることに注意

京都大学医学部附属病院免疫・膠原病内科　**村上孝作**

2 末梢血

DOs

- 末梢血液検査は病歴聴取，身体診察とあわせて行うことで，簡便でありながら多くの情報が得られる
- 膠原病・リウマチ性疾患の原疾患以外に合併症や薬剤などの影響を評価する
- 白血球，赤血球，血小板の数と形態の評価が基本であり，末梢血塗抹標本の鏡検が重要な病態がある

血球検査は検体検査として広くスクリーニングに用いられる基本的検査であり，膠原病リウマチ疾患の検査異常として頻度が高く，原疾患の診断およびフォローアップ，感染症の合併，薬剤の影響などの評価に有用である．全血球数算定（血算）では赤血球，白血球，血小板の数を評価し，末梢血液像では血球の形態を評価する．後者の評価には末梢血塗抹標本の鏡検が必要であり，白血球のみならず赤血球形態の異常など，幅広い情報が得られる．またメトトレキサート，アザチオプリン，シクロホスファミドなど膠原病リウマチ診療に用いられる免疫抑制薬は骨髄抑制の原因となることがあり，投与中は必ず血算によるフォローアップを行わなければならない．

1 白血球異常（増加および減少）

白血球数の増減をきたすおもな膠原病リウマチ性疾患をまとめた（表1）．一般的に白血球分類では好中球（桿状核球，分葉核球），リンパ球，単球，好酸球，好塩基球を評価する．好中球数の増加は細菌感染症を想起させやすいが，リウマチ膠原病においても結節性多発動脈炎などの血管炎，成人発症 Still 病（adult-onset Still's disease：AOSD）などでまれならず認められる．好酸球数の増加は好酸球性多発血管炎性肉芽腫症（eosinophilic granulomatosis with polyangiitis：EGPA）でみられる．白血球数の減少は全身性エリテマトーデス（systemic lupus erythematosus：SLE）や混合性結合組織病（mixed connective tissue disease：MCTD），Sjögren 症候群

表1 白血球増加・減少がよくみられる膠原病リウマチ性疾患

	好中球	リンパ球	好酸球	好塩基球	単球
増加	結節性多発動脈炎 成人発症 Still 病 若年性関節リウマチ リウマチ熱 悪性関節リウマチ 強直性脊椎炎 反応性関節炎	―	好酸球性多発血管炎性動脈炎 好酸球性筋膜炎 （関節リウマチ）	（関節リウマチ）	全身性エリテマトーデス （関節リウマチ）
減少	全身性エリテマトーデス Felty 症候群 Sjögren 症候群 血球貪食症候群	全身性エリテマトーデス 関節リウマチ 血球貪食症候群			

（Sjögren syndrome：SS）で認められることが多く，これらの疾患では汎血球減少を認めることもある．SLE ではリンパ球数の減少も特徴的である．膠原病・リウマチにおいて頻繁に使用される副腎皮質ステロイド投与下では，好中球数の増加，リンパ球数の相対的減少があり，好酸球は著明に減少する．副腎皮質ステロイド投与下の患者で好酸球が一定数以上認められる場合は，ステロイド内服の状況を確認するべきである．

2 赤血球異常

膠原病・リウマチにおいてみられる赤血球異常は貧血であり，原疾患のみで増加をきたすものはほとんどない．おもな貧血の原因は慢性炎症に伴うものであり，関節リウマチをはじめとした疾患で高頻度に認められる．その原因は長らく不明であったが，近年インターロイキン-6（interleukin-6：IL-6）によって肝臓での産生が誘導されるヘプシジンが鉄の吸収抑制や利用障害に関与していることが明らかとなった．また消化管出血は重要な貧血の原因であり，膠原病・リウマチでは消炎鎮痛薬が頻繁に投与されやすいので，特に注意を要する．さらに SLE における溶血性貧血，ループス腎炎など腎疾患に続発する腎性貧血も経験される．また，強皮症や SLE でしばしば経験する血栓性微小血管障害（thrombotic microangiopathy：TMA）では，末梢血液像に特徴的な破砕赤血球が認められるため，末梢血塗抹標本の鏡検が診断に大変有用である．

SLE 患者で呼吸器症状があり，突然貧血の進行を認めた場合は肺胞出血を鑑別としてあげるべきである．

3 血小板異常（増加および減少）

関節リウマチや血管炎など慢性炎症をきたす疾患では IL-6 の影響でしばしば血小板数の増加を認め，また炎症の推移と一致する．原疾患による血小板数の減少は，SLE や MCTD，SS などで認められる．膠原病・リウマチ患者が重篤な状態を呈し，血小板数の減少をきたした場合は，TMA や，何らかの重篤な感染症などに合併した播種性血管内凝固症候群（disseminated intravascular coagulation：DIC）を想起するべきである．また薬剤による血小板数減少も重要であり，メトトレキサート，アザチオプリン，シクロホスファミドなど免疫調整薬・免疫抑制薬投与中は徐々に低下することがあるため，基準値内であっても低下傾向である場合は注意深いフォローが必要である．骨髄抑制の原因となる薬剤以外にも ST 合剤やプロトンポンプ阻害薬（proton pump inhibitor：PPI）など併用薬にも注意を払う．検査で著しい血小板数減少があるにもかかわらず，点状出血や紫斑などの出血傾向を認めない場合は，血算検査で使用する抗凝固薬（ethylene diamine-tetraacetic acid：EDTA）による偽性血小板減少を鑑別するために塗抹標本の観察やヘパリン加全血による再検査を行う．

DON'Ts

- ☐ 免疫調整薬・免疫抑制薬投与中や新規の治療薬を導入したら，末梢血液検査の評価を怠らない
- ☐ 末梢血塗抹標本の評価は重要であり，白血球分類異常や突然の貧血，著しい血小板数減少などでは鏡検を怠らない

宮崎大学医学部内科学講座免疫感染病態学分野　**梅北邦彦，岡山昭彦**

3 凝固・線溶系

DOs

- [ ] リウマチ・膠原病の臨床においては，血栓症，出血傾向，凝固異常にしばしば遭遇し，重篤な状態であることも多く注意が必要である
- [ ] 原疾患に関連するもの，治療薬に関連するもの，感染症などの合併症に関連するものなど原因は多岐にわたるため鑑別診断が重要である
- [ ] 凝固系，線溶系の臨床検査を通して病態を把握し，的確な治療を行う必要がある

1 リウマチ・膠原病診療における凝固・線溶系の異常

生理的な状況では血管内に血栓が生じないように，また外傷などで血管が破綻し止血機構が働く状況にあっても無制限に凝固反応が進行しないように凝固・線溶系は複雑かつ絶妙に制御されている．血管壁に損傷をきたすと，血小板の粘着や凝集による一次止血に引き続き，血液凝固反応が起こりフィブリン血栓が生成され強固な二次止血が起こる．凝固反応が起こる一方でフィブリンがプラスミンにより分解される線溶反応が起こり，凝固・線溶系のバランスがとられている．血管壁，血小板，凝固系，線溶系のいずれかに問題が起こると，血栓症や出血傾向を引き起こす．さらに，最近の研究で凝固系と炎症・免疫反応とは密接に関連していることが明らかとなっている．たとえば，炎症性サイトカインが凝固反応を活性化させる一方，活性化プロテインCは抗凝固活性を発揮するのみならず抗炎症作用をもつことがわかっている．リウマチ・膠原病の多くは炎症性疾患であり，かつ自己免疫疾患でもあることから，この凝固・線溶系の異常をきたしやすい状況にあるとも考えられる．

リウマチ・膠原病診療においては原病に伴うもののほかに，感染症などの合併症に伴うもの，治療薬によるものなど様々な状況で血栓症，出血傾向，凝固異常がみられる．

代表的なものとして，血栓性血小板減少性紫斑病（thrombotic thrombocytopenic purpura：TTP）を含む血栓性微小血管障害症（thrombotic microangiopathy：TMA），播種性血管内凝固症候群（disseminated intravascular coagulation：DIC），抗リン脂質抗体症候群（antiphospholipid syndrome：APS）による動静脈血栓症，各種血管炎症候群にみられる血栓症や出血傾向，血球貪食症候群にみられる凝固異常，ネフローゼ症候群にみられる静脈血栓症，ヘパリン起因性血小板減少症に伴う血栓症などがあげられる（疾患については各項目を参照）．凝固・線溶系の異常の原因，病態を迅速かつ的確に判断し治療を開始する必要がある．

2 凝固・線溶系に関する検査

a 凝固系検査

1) フィブリノゲン

フィブリノゲンは，血液凝固の第 I 因子であり，血液凝固反応の最終段階でトロンビンにより切断されフィブリンとなる．フィブリノゲンは炎症により高値となる．

2) プロトロンビン時間（PT）

プロトロンビン時間（prothrombin time：PT）は外因性凝固反応の指標で，第 II（プロ

トロンビン），V, VII, X 因子の活性を総合的に評価できる．試薬により基準値が異なるため，国際標準化比（international normalized ratio：INR）を用いることが多い．ワルファリンの投与量の調整の指標に使われることが多い．

3) 活性化部分トロンボプラスチン時間（APTT）

活性化部分トロンボプラスチン時間（activated partial thromboplastin time：APTT）は内因性凝固反応に関連する凝固因子の活性を総合的に評価できる．

4) 凝固因子

PT ないしは APTT が延長していた場合は凝固因子の活性あるいは抗原の測定を考慮するが，先天性の凝固異常でなければ，各凝固因子に対するインヒビター（抗体）の存在を考慮する必要がある．

5) アンチトロンビン（AT），トロンビン・アンチトロンビン複合体（TAT）

トロンビンが生成されることが凝固系の活性化を意味するが，生体内ではトロンビンはアンチトロンビン（antithrombin：AT）と速やかに結合し，トロンビン・アンチトロンビン複合体（thrombin-antithrombin complex：TAT）となるため，TAT を測定することでトロンビン生成を評価できる．DIC などでは著明な高値となる．

b 線溶系検査

1) フィブリン/フィブリノゲン分解産物（FDP）

フィブリン/フィブリノゲン分解産物（fibrin/fibrinogen degradation products：FDP）はプラスミンによりフィブリノゲン

APS は血栓性疾患であるが，APTT や希釈ラッセル蛇毒時間（diluted Russell's viper venom time：dRVVT）などのリン脂質依存性凝固反応では凝固時間が延長することが多い（PT は通常正常である）．

が分解される一次線溶と，凝固系が活性化されフィブリン血栓形成後にフィブリンが分解される二次線溶の総和を反映している．DIC や血栓症などで高値となる．

2) D ダイマー

D ダイマーは架橋化されたフィブリンのプラスミンによる分解産物であり，FDP の一分画である．FDP はフィブリン形成に無関係に起こる一次線溶とフィブリン血栓の形成後に起こる二次線溶の総和を表すのに対して，D ダイマーは二次線溶を反映することから血栓の存在を示唆する指標となる．血栓症の病態の把握や抗凝固療法などの効果判定に用いられることが多い．たとえば DVT を疑った場合 D ダイマーが上昇していなければほぼ否定できる．

DIC には，出血傾向は強いが臓器障害の少ない線溶亢進型 DIC と臓器障害の程度は強いが出血傾向の少ない線溶抑制型 DIC がある．

c そのほかの検査

発熱，溶血性貧血，血小板減少，腎障害，精神症状など TTP を疑う場合には，von Willebrand 因子（von Willebrand factor：vWF）の分解酵素である *ADAMTS13* 活性，vMF のマルチマー解析，*ADAMTS13* インヒビター（自己抗体）を調べる必要がある．TTP であれば *ADAMTS13* 活性が著減しており，そうでなければ TTP 以外の TMA を鑑別する必要がある．リウマチ・膠原病，特に全身性エリテマトーデス（systemic lupus erythematosus：SLE）では *ADAMTS13* に対するインヒビターがみられることが多い．また，強皮症性腎クリーゼや劇症型 APS でも TMA 様の病態となる．

各種動静脈血栓症や妊娠合併症から APS を疑う場合は，APTT が延長することが多く，抗カルジオリピン抗体やループスアン

チコアグラントの測定が必要となる．静脈血栓症の場合は凝固抑制系の検査であるプロテインS，プロテインCなどの検査を行う必要がある．

DON'Ts

- [ ] 凝固・線溶系は密接にかつ複雑に関連しており，その全体像を理解する必要があり，1つの検査値異常だけで判断してはいけない
- [ ] リウマチ・膠原病診療でみられる凝固・線溶系の異常の原因は多岐にわたり，原因や病態を考慮せずに治療を行ってはいけない

北海道大学大学院医学研究科免疫・代謝内科学分野　**堀田哲也**

memo

B　一般臨床検査

4　生化学検査

DOs

- 臨床検査を上手に使って，多臓器疾患であり合併症も多い膠原病・リウマチ・アレルギー患者の状態を的確に把握しよう
- それぞれの検査の意義を深く理解してから検査をオーダーしよう
- 各検査値が異常値となるメカニズムを理解しよう

膠原病・リウマチ・アレルギー診療における生化学検査は，疾患の診断，臓器合併症や全身状態の把握，薬剤の副作用のチェックなどに欠かせないルーチン検査である．疾患や病態以外にも，様々な変動要因があるため注意が必要である（表1）．

1　肝逸脱酵素

アミノトランスフェラーゼはアミノ基転移反応を触媒する酵素の総称であり，臨床検査では AST と ALT が測定される．一般に肝障害の指標とされ，臓器病変の評価や使用する薬剤を選択する上で重要な情報となる．ただし，肝特異性の高い ALT に比して AST は心臓，肝臓，骨格筋にも多く，筋炎や溶血性疾患などでも上昇する．

膠原病・リウマチの治療中には，メトトレキサート（methotrexate：MTX）などによる薬剤性肝障害，ステロイドによる脂肪肝，免疫抑制薬による肝炎ウイルスの再活性化など様々な要因で上昇する．膠原病自体で肝障害をきたすことは比較的少ないが，成人Still 病（adult-onset Still's disease：AOSD）では 80% 以上に肝酵素〔lactate dehydrogenase：LDH，LD）も含む〕上昇を認める．

2　胆道系酵素

ALP，γ-GTP，LAP，ビリルビンは，胆汁うっ滞による生成亢進あるいは血中逆流により上昇する．膠原病で胆道系酵素が著明に上昇している場合は，薬剤性などに加えて原発性胆汁性肝硬変（primary biliary cirrhosis：PBC）の合併に注意が必要である．特に，Sjögren 症候群で ALP や γ-GTP の上昇を認める場合には PBC の合併を考える．

ALP は年齢，妊娠など様々な要因により変動する（表1）．ALP は肝臓のほか，骨，

表1　生化学検査値に変動をもたらす要因（疾患以外）

検査項目	変動要因
AST/ALT	長期安静で低値 人工透析で低値
ALP	小児で高値（骨型 ALP） ABO 式血液型の B 型，O 型で高値（特に食後）（小腸型 ALP） 妊娠で高値（胎盤型 ALP）
クレアチニン	長期間の絶食で高値 男性が女性より高値
CK	激しい運動で高値 筋肉注射・筋電図検査で高値 男性が女性より高値

胎盤，小腸，腎臓に分布しており，上昇を認める場合にはアイソザイムの測定が有用である．

3 クレアチニン

筋肉中のクレアチンの最終代謝産物であり，腎機能の指標である．筋量の多い男性は女性より高値となる．膠原病・リウマチ領域でクレアチニンが急激に上昇，すなわち腎機能が急激に悪化するのは，全身性エリテマトーデス（systemic lupus erythematosus：SLE）や ANCA 関連血管炎に合併する急速進行性糸球体腎炎（rapidly progressive glomerulonephritis：RPGN）や強皮症の腎クリーゼなどの場合である．

4 筋原性酵素

a クレアチンキナーゼ（creatine kinase：CK）

CK はおもに筋細胞内に存在し，筋細胞の損傷による逸脱で上昇するため，多発性筋炎／皮膚筋炎（polymyositis/dermatomyositis：PM/DM）では高度に上昇することが多い．また，激しい運動や筋肉注射などでも上昇する（表1）．3種のアイソザイムが存在し，骨格筋には MM 型，心筋には MB 型が多い．PM/DM で CK-MB が 10％を超える場合には心筋炎の合併も疑う必要がある．PM/DM では血中・尿中ミオグロビンも上昇するが，横紋筋融解症とは異なり腎障害をきたすことはまずない．

PM/DM の大量ステロイド療法中に筋力低下をみた場合には，筋炎再燃とステロイドミオパチーの鑑別が必要となる．ステロイドミオパチーでは，CK は正常範囲内にとどまり尿中クレアチンや LDH が上昇することが多い．また，CK 高値だがアルドラーゼ正常で筋症状に乏しい場合には，マクロ CK（免疫グロブリンと CK が結合したもの）を疑う．

b アルドラーゼ

CK と同じく筋原性酵素であるが，CK 正常でアルドラーゼ高値の場合は悪性腫瘍に注意が必要である．

5 アミラーゼ

膵臓，唾液腺に大量に存在し，これらの臓器が障害された場合に逸脱により血中，尿中で上昇する．膵型（P型）と唾液腺型（S型）の2つのアイソザイムがある．Sjögren 症候群における唾液腺炎で S 型アミラーゼが上昇するが，軽度の上昇にとどまることが多い．持続的に高値が続く場合にはマクロアミラーゼ（免疫グロブリンとアミラーゼが結合したもの）の可能性も考える必要がある．

6 コレステロール

大量ステロイド投与を行う場合，高 LDL 血症と高中性脂肪血症はほぼ必発であり，一般的な脂質異常症の場合と同様に治療することがコンセンサスとなっている．

7 フェリチン

鉄貯蔵蛋白の一種で，一般的には貯蔵鉄，鉄代謝の指標である．また，高サイトカイン血症を呈する病態でも高値となり，AOSD で著増して疾患活動性の指標となる．フェリチンには糖鎖の付いているものと付いていないものがあり，AOSD では糖鎖フェリチンの割合が 20％以下に減少していることが報告されているが，一般の検査室では測定できない．

またフェリチンは，SLE や AOSD といった膠原病やサイトメガロウイルスなどの感染症に関連して発症する血球貪食症候群でも著増する．さらに，フェリチン値は皮膚筋炎における急性間質性肺炎の活動性と相関し，予後予測のマーカーとしても有用であることが近年注目されている（表2）．

表2 血清フェリチンが高値を示す疾患

異常高値	高値
血球貪食症候群 成人Still病	鉄過剰（ヘモクロマトーシスなど） 膠原病（関節リウマチ・全身性エリテマトーデスなど） 造血器腫瘍（白血病・悪性リンパ腫・多発性骨髄腫など） 固形癌（肝癌・膵癌など） 急性肝炎・急性膵炎 急速進行性間質性肺炎を伴う皮膚筋炎

8 MMP-3

マトリックスメタロプロテアーゼ（matrix metalloprotease：MMP）はおもに細胞外基質を分解する酵素の総称である．MMP-3は腫瘍壊死因子α（tumor necrosis factorα：TNFαやインターロイキン-1β（interleukin-1β：IL-1β）といった炎症性サイトカインの刺激によりおもに滑膜細胞から分泌され，関節局所においてコラーゲンやプロテオグリカンといった軟骨成分を分解する．関節リウマチ（rheumatoid arthritis：RA）では，過剰に産生された炎症性サイトカインが増殖した滑膜細胞を刺激するためにMMP-3の産生は亢進する．したがって，血清MMP-3の測定は，RAの疾患活動性の評価，関節破壊の予後予測，早期RAの診断の補助などに有用である．ただし，リウマチ性多発筋痛症などのRA以外の炎症性疾患や，腎障害，悪性腫瘍などでも高値になることがあり注意を要する．

9 プロカルシトニン

プロカルシトニン（procalcitonin：PCT）は正常ではカルシトニンの前駆体として甲状腺で産生されるが，通常血中には分泌されない．しかし，細菌，寄生虫，真菌による感染時には，炎症性サイトカインの刺激を受けて肺，腎臓，肝臓，脂肪，筋肉といった臓器で産生されて血中に放出されるため，特に細菌感染症の診断・重症度判定に有用であるとされている．一方で，ウイルス感染時にはインターフェロンγ（interferonγ：IFNγ）の影響によってPCTの上昇は起こりにくいため，細菌かウイルスかの鑑別に役立つ．PCTの反応は早く，C反応蛋白（C-reactive protein：CRP）よりも早期から上昇するとされている．また，PCTは全身の臓器に由来しているが，白血球などの血球からは分泌されない．そのため，膠原病のステロイド大量療法中などのように血球の機能が抑制されている場合でも，細菌や真菌の感染症があれば血清PCTは上昇する．

10 KL-6 と SP-D / SP-A

KL-6は，II型肺胞上皮細胞や呼吸細気管支上皮細胞に発現するムチンである．SP-D/SP-Aは，II型肺胞上皮細胞から産生される肺サーファクタント蛋白（surfactant protein：SP）の構成成分で，リン脂質とアポ蛋白で構成されている．これらは間質性肺炎のマーカーであるが，血中に出現する機序として，II型肺胞上皮細胞の増生（再生肺胞上皮細胞における発現亢進）や，基底膜損傷による肺胞—血管の透過性亢進などが考えられているが不明な部分が多い．

KL-6のほうが間質性肺炎における特異度が高いとされているが，肺胞蛋白症，ニューモシスチス肺炎，悪性腫瘍（肺癌など），肺結核などでも上昇するため注意が必要である．一方，間質性肺急性増悪の初期にはSP-Dのほうが KL-6 より早く上昇すると言われている．

DON'Ts

- [ ] 臨床検査には偽陽性，偽陰性が存在するので，検査値のみで患者の病態を判断してはならない
- [ ] 異常値から重大な疾患を見逃してはならないが，一方で異常値に振り回されてはいけない

神戸大学医学部附属病院膠原病リウマチ内科・検査部　**三枝　淳**

memo

B 一般臨床検査

5 検尿・検便

DOs

- 非侵襲的に得られる尿から多くの情報が得られる
- 尿試験紙法は定期的に行う．異常があれば沈渣まで確認する
- 糖尿病非合併患者ではUP/UCRを，糖尿病合併患者ではUALB/UCRを必要に応じ確認する

1 検尿と検体の条件

尿サンプルは，早朝第1尿が望ましい．尿が安静時に産生されかつ十分に濃縮されており，さらに酸性に傾いているため成分の保存状態も良好と考えられる．随時尿では，食事から2時間経過していることが望ましい．尿検査は，試験紙法，沈渣，定量検査からなるが，以下，各々について述べる．泌尿器科的疾患である結石や腫瘍については，原則として触れない．

2 尿試験紙法

尿蛋白，尿潜血，尿糖，ビリルビン，亜硝酸塩，白血球，比重など検査可能だが，やはり蛋白尿と潜血が重要である．蛋白尿は，様々な機序でみられる．糸球体構成細胞からみれば，血管内皮細胞障害，糸球体上皮細胞(ポドサイト)障害が代表である．後者の場合はスリット膜の障害から大量の蛋白尿がみられる．血尿は基本的には糸球体の増殖性病変に伴ってみられ，管内増殖性病変(endocapillary proliferation)，管外増殖性病変(extracapillary proliferation〈半月体を含む〉)，メサンギウム細胞増殖(mesangial proliferation)が代表的な病変である．糸球体由来の血尿は尿細管を通過する際の物理的・化学的修飾により尿沈渣上で変形赤血球としてとらえられることがあるが，変形赤血球がないからといって糸球体由来ではないとは言えない．蛋白尿主体なのか，血尿主体なのか，両者ともみられるのかに留意する．どちらもみられないことが重要なこともある．

a 腎病変を伴う代表的な膠原病・類縁疾患の尿所見

全身性強皮症あるいは，ほかの膠原病でも，腎機能低下を伴いながら血圧が高値を示した場合に蛋白尿も血尿もみられないということは，基本的に糸球体の炎症性変化ではなく，糸球体は逆に虚血に陥っており，その原因として糸球体より上位の細動脈の狭窄性病変を疑う．さらに進行すると尿潜血が陽性を示すものの，沈渣では赤血球があまりみられず血管内溶血を示唆する尿所見(後述)となれば，腎クリーゼを極めて強く疑う所見となる．逆に沈渣で高度の赤血球が確認できれば増殖性病変，この場合は半月体形成性腎炎を疑う根拠となる．抗糸球体基底膜抗体(anti-glomerular basement membrane antibody：ANCA)の測定が必要である．

ループス腎炎の特徴は糸球体のあらゆる部位に病変が生じ得ることである．上記した3種類の増殖性病変のほかにポドサイト傷害の糸球体基底膜病変も生じる．これら増殖性病変が重複して起きてきた場合にISN/RPSの組織分類のⅢ/Ⅳ型となる．この場合には高度の血尿と蛋白尿がみられる．一方，Ⅴ型はポドサイト傷害の糸球体基底膜病変となるので蛋白尿は高度だが血尿は目立たない．

慢性関節リウマチ患者で高度の蛋白尿がみられた場合は，薬物による膜性腎症か，長期炎症持続によるアミロイドーシスを疑う．アミロイド線維が基底膜から上皮側に伸びてポドサイトを障害するので基本的に蛋白尿主体となる．しかし，尿細管間質や血管壁に沈着し腎機能低下がみられるが尿所見が乏しい場合もある．血尿主体でみられた場合には増殖性病変，特にIgA沈着を伴うメサンギウム増殖性腎炎がみられることがある．

Sjögren症候群では間質性腎炎の報告が多いので，一般的には蛋白尿も血尿も生じにくい．しかし，間質に浸潤した白血球が尿中に移行して尿中に白血球がみられることがある．

小血管炎（small vessel vasculitis），特にANCAや抗GBM抗体を伴う疾患での腎病変は管外増殖性病変である半月体形成性腎炎とそれに伴う糸球体基底膜の断裂が主体となるので，高度の血尿がみられることになる．

3 尿沈渣

沈渣からも重要な情報が得られる．試験紙法で尿潜血陽性の場合は沈渣で赤血球を確認する必要がある．上記のように，血管内溶血をみている場合やミオグロビン尿をみている場合もあるからである（これらの場合は，沈渣の鏡検で赤血球を認めない）．一般的には赤血球円柱や顆粒円柱が観察される場合は糸球体腎炎の可能性が高まる．特に糸球体から出血があると尿細管内でウロモデュリンと結合し赤血球円柱が形成されるため，同円柱の存在は糸球体からの出血，すなわち糸球体腎炎を示唆する根拠となる．

ループス腎炎では病変が糸球体のあらゆる部位に及び得るため，尿沈渣では赤血球，白血球，顆粒円柱，白血球円柱など各種細胞成分，および円柱成分を広汎に認める多彩な尿沈渣像（telescoped sediment）を呈することが広く知られている．

4 尿定量検査

尿蛋白や尿中アルブミンの定量検査が一般に行われる．電解質の測定は特別な目的がある場合以外は一般的ではない．わが国の保険制度の制約で，尿中アルブミン測定は糖尿病でのみ認められているため，非糖尿病では尿中蛋白濃度測定が行われる．同時に尿中クレアチニン濃度測定を行い，その比率により1日当たりの尿蛋白排泄量を推定する．この尿蛋白／尿中クレアチニン比（UP/UCR）が1.0 g/g Crであれば，尿蛋白排泄量は1.0 g/dayくらいと推察する．しかし，その相関性はそこまで高くない．特に，希釈尿，筋肉量が少なくクレアチニン排泄量が少ない高齢者や膠原病患者では過大評価される恐れがある．また，試験紙法による尿蛋白検査で（±）でもある程度の蛋白尿が出ていることもあり，UP/UCRを測定し確認することが必要である．

膠原病患者では副腎皮質ステロイド誘発性の糖尿病患者も多く存在するため，糖尿病罹病期間が長期になれば糖尿病性腎症の発症にも留意する必要がある．そのため，年1回程度は尿中アルブミン／尿中クレアチニン比（UALB/UCR）を測定する．30〜299 mg/g Crであれば3か月後に再検し同様であれば糖尿病性腎症の恐れがある．しかし，尿中アルブミンは基本的にどの糸球体疾患でも出現し得るものであり，糖尿病性腎症の診断は総合的に行われる．

 Pitfall

尿蛋白・尿潜血ともに陰性の場合でも腎病変が存在し得る．特に，尿細管間質病変や，膠原病に伴う腎クリーゼの場合には尿蛋白・尿潜血ともに陰性のことがある．

5 検 便

　消化管の腫瘍性病変のほかに，血管炎による粘膜障害でも便潜血は陽性になり得る．副腎皮質ステロイドと消化管潰瘍の明らかな因果関係はないが，同薬による治療中の潰瘍性病変のスクリーニングにも使える．ヒトヘモグロビン(Hb)に対する免疫法が使用されるが，上部消化管出血の際にはHbが変性を受けるため陽性とならないこともある．

宮崎大学医学部附属病院血液浄化療法部　**佐藤祐二**
宮崎大学医学部医学科血液・先端医療学講座　**藤元昭一**

memo

C 免疫・アレルギー学的検査

1 免疫グロブリン

DOs

- 免疫グロブリン濃度増加を認めたら，多クローン性か単クローン性か明らかにする
- 膠原病，リウマチ疾患では多クローン性増加を認めることが多いことを知ろう
- 免疫グロブリン濃度低下を認めたら，どのクラス・サブクラスが低下しているか明らかにする

1 免疫グロブリンの働き

免疫グロブリン（immunoglobulin：Ig）は血清を電気泳動により分離した際に得られるγ-グロブリン分画を構成する蛋白のうち，免疫にかかわる部分を示し，抗体と同義である．免疫グロブリンはB細胞や形質細胞から産生され，抗原と結合する可変領域とエフェクター機能を仲介する定常領域とからなる．また可変領域と定常領域は2つの同一のL鎖（軽鎖）とH鎖（重鎖）から構成される対称的な構造をとる[1]．

免疫グロブリンはH鎖定常領域の違いによりIgG, IgA, IgD, IgM, IgEの5クラス（アイソタイプ）に分類され，さらにIgGはIgG1〜IgG4の4サブクラスに，IgAはIgA1とIgA2の2サブクラスに分類される．L鎖には各サブクラスに共通な成分としてκ鎖，λ鎖が存在する．異なるアイソタイプとサブクラスの抗体は異なるエフェクター機能をもつ．その理由は，抗体のエフェクター機能は貪食細胞，ナチュラルキラー（NK）細胞，肥満細胞などの異なる細胞上の受容体に対して，もしくは補体などの蛋白に対して抗体のH鎖領域が結合することにより介在されるからである（表1）．

2 検査の意義

免疫グロブリンの質的異常や量的異常を調べることにより，免疫機構の全体的な変化を知る手がかりが得られる．免疫グロブリンが増加する場合，すべてのクラスにおいて増加する場合と，1つないしは2つのクラスに限定し増加する場合がある．これらの鑑別のためには血清の免疫電気泳動を行い，M蛋白血症やM-bow所見（単クローン性増加のときにみられる所見）の有無を検討する．多クローン性増加は，抗体産生系に持続的な刺激が加わるような病態（感染症，自己免疫疾患，慢性肝疾患）においてみられる．単クローン性増加がみられ他の免疫グロブリンが抑制されているときには多発性骨髄腫を疑う．単クローン性増加がみられるが，ほかの免疫グロブリンが抑制されていない場合にはmonoclonal gammopathy of unknown significance（MGUS）を疑い精査する[2]．

近年，わが国より提唱されたIgG4関連疾患でも多クローン性免疫グロブリン上昇がみられ，特に血清IgG4高値（135 mg/dL以上）を特徴とする．確定診断にはできる限り組織診断を加えIgG4陽性形質細胞の存在を明らかにするとともに，他疾患の除外を行う必要がある．

免疫グロブリンが低下しているときには原発性免疫不全症，続発性免疫不全症を考慮するとともに，どのクラス・サブクラス

表1 ヒト抗体アイソタイプ

抗体のアイソタイプ	サブタイプ	血中濃度 (mg/dL)	血清中半減期 (day)	分泌される型	機能
IgA	IgA1, IgA2	110〜410	6	IgA 単量体 2量体, 3量体	粘膜免疫
IgD	なし	2〜20	3	なし	不明
IgE	なし	0.05	2	IgE 単量体	寄生虫防御 即時型過敏症
IgG	IgG1〜IgG4	870〜1,700 (IgG4：5.3〜116)	23	IgG 単量体	オプソニン化 補体活性化 抗体依存性細胞介在性細胞障害活性（ADCC） 新生児免疫
IgM	なし	35〜220	5	IgM5量体	ナイーブB細胞抗原レセプター 補体活性化

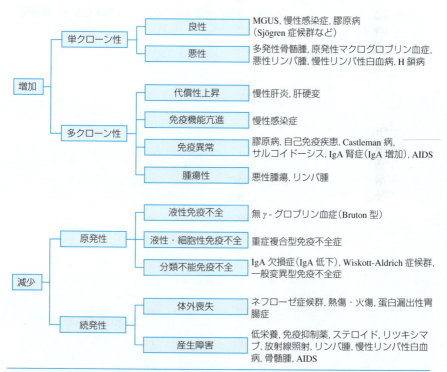

図1 免疫グロブリンが異常値を示す場合の病態と疾患

に低下があるか明らかにする．続発性免疫不全ではネフローゼ症候群のように体外漏出によるものや，薬剤，放射線照射などによる産生低下に伴うものがある．

3 異常値を示す場合

免疫グロブリンが異常値を示す場合を病態別に図1に示す．

> **DON'Ts**
>
> ☐ IgG4 高値のみで IgG4 関連疾患と診断しない

文献

1) アバス・リックマン・ピレ：分子細胞免疫学原著第7版．松島綱治，他（監訳），エルゼビアジャパン，2014
2) 福井次矢，他（日本語版監修）：ハリソン内科学第4版．メディカルサイエンスインターナショナル，2013

千葉大学大学院医学研究院アレルギー・臨床免疫学　**廣瀬晃一**

C 免疫・アレルギー学的検査

2 自己抗体（抗核抗体，リウマトイド因子，疾患標識自己抗体）

DOs

- [ ] 膠原病やリウマチ性疾患を疑う場合に，まず抗核抗体とリウマトイド因子の一次スクリーニング検査を行おう
- [ ] 抗核抗体は陽性陰性のみならず，抗体価，染色パターンをよく理解しよう
- [ ] 疾患標識自己抗体（特異抗体）は特定の疾患・病態と密接に関連し，診断の補助や治療法の選択に有用性が高い

1 基本的な考え方

自己免疫疾患患者血清中に様々な自己細胞成分に対する多種類の抗体（自己抗体）が検出される．自己抗体の産生は自己に対する免疫トレランスが破綻した結果であり，自己免疫疾患の発症機序と深く関与していると考えられ，また個々の自己抗体は特定の疾患でのみ陽性となるものが多いことから，自己抗体の測定は自己免疫疾患の診療に欠かすことができない．

自己抗体は，対応抗原の分布により臓器特異的自己抗体と臓器非特異的自己抗体に大別される．

a 臓器特異的自己抗体

臓器特異的自己免疫疾患では，各臓器・組織に特異的に発現される自己抗原を認識する自己抗体（臓器特異的自己抗体）が検出される．これらの対応抗原は細胞表面に表出するものが多いため，自己抗体の多くはターゲットの抗原に結合して細胞や組織障害を引き起こし，あるいは抗原分子の生理活性に影響を与えることにより，疾患の発症に関与する病原性自己抗体である．

b 臓器非特異的自己抗体

全身性自己免疫疾患である膠原病・リウマチ性疾患に出現する自己抗体は，臓器・組織を問わずほぼすべての細胞に普遍的に分布する細胞内・核内成分を対応抗原とする臓器非特異的自己抗体である．これらの多くは特定の臨床像と密接に関連することから，疾患標識自己抗体とよばれ，補助診断，病型分類，治療方針の決定，予後の推定など臨床的に有用なものが多い．これら自己抗体の大多数では直接の病原性が証明されていない．しかし，ある種の抗体は免疫複合体形成によって病原性を発揮しうると考えられる．

2 自己抗体測定の意義

自己抗体は疾患や病態と密接に関連するものが多い．これらの自己抗体を測定することには以下のような臨床的意義があげられる．

a 膠原病の補助診断

自己抗体の多くは疾患特異性が高く，抗体の出現によって診断が確定することが少なくない（全身性エリテマトーデス〈systemic lupus erythematosus：SLE〉の抗 dsDNA 抗体と抗 Sm 抗体，強皮症の抗 Scl-70 抗体，多発性筋炎/皮膚筋炎の抗 Jo-1 抗体，関節リウマチの抗 CCP 抗体など）．

b 病型分類

自己抗体は特定の疾患の病型と関連するものが多い（抗 dsDNA 抗体とループス腎炎，抗 Scl-70 抗体と全身型強皮症，抗 Jo-1 抗体と間質性肺炎合併筋炎など）．

c 疾患活動性の指標

抗体価が疾患活動性と相関する一部の抗体は治療効果の判定に利用できる（ループ

ス腎炎の抗 dsDNA 抗体，多発血管炎性肉芽腫症の PR3-ANCA など）．

d　予後の推定

疾患の予後や重症度と関連する自己抗体がある（抗 Scl-70 抗体と重症間質性肺炎，抗 SRP 抗体と重症筋炎，抗 CCP 抗体と関節破壊など）．

3　リウマトイド因子

リウマトイド因子（rheumatoid factor：RF）は，IgG の Fc 部分と反応する自己抗体である．RF の免疫グロブリンクラスは IgM 優位であり，RF のスクリーニング検査では IgM-RF のみが検出され，RF といえば通常は IgM-RF のことを指す．

RF の測定は関節炎をきたす種々の疾患の鑑別に重要であり，関節疾患の一次スクリーニングに利用される．

a　RF の検査法とカットオフ値

RF は従来，RA テスト，RAHA または RAPA などの粒子・血球凝集反応によって測定されてきた．近年は，免疫比濁法などによる RF の定量的測定が広く行われている．RF 定量法の基準値は，測定キットによってまちまちであったが，近年わが国で「健常人での陽性率が 5% となる値をカットオフ値 15 IU/mL とする」ことで標準化することが提唱されている．

b　RF の陽性疾患

RF は関節リウマチ（rheumatoid arthritis：RA）患者の 70 〜 80% に陽性となり，RA の診断上重要な検査所見である．しかし，RA 以外の膠原病，慢性肝疾患，慢性感染症など様々な疾患にも陽性となるため，診断的特異性は低い．RA の発症早期には RF 陽性率は約 50% にすぎず，RF の早期診断における意義はより低い．血管炎や関節外症状をもつ RA，高齢者 RA，Felty 症候群では RF が高値を示す．

しかし，RF は RA 以外の様々な疾患にも陽性となるため，診断的特異性は低い．RA 以外にも，SLE，強皮症，Sjögren 症候群などの膠原病，慢性肝疾患，慢性感染症でも RF は陽性となる（表1）．健常人にも数 % の陽性者があり，高齢者ほど陽性率は上昇する．しかし，かかる RF 陽性健常人が将来 RA を発症する可能性は少ないと考えられる．

RF は疾患活動性の指標とはみなされていないが，強力な治療によって RF 値の低下や陰性化を認めることも多い．RF 値は CRP や赤沈とは異なり，短期的な炎症活動性を反映するものではないが，RA の長期的経過や予後を判断するうえで有用である．RF 高値陽性 RA は陰性 RA に比して関節炎がより高度で，関節破壊の進行が早

表1　リウマトイド因子が陽性となる疾患

疾患		陽性率
関節リウマチ		70 〜 80%
膠原病：	Sjögren 症候群	60 〜 70%
	強皮症（全身性硬化症）	30 〜 40%
	混合性結合組織病（MCTD）	30 〜 40%
	全身性エリテマトーデス（SLE）	20 〜 30%
	多発性筋炎 / 皮膚筋炎（PM/DM）	20 〜 30%
慢性肝疾患：	慢性肝炎，肝硬変	20 〜 40%
慢性感染症：	感染性心内膜炎	20 〜 30%
その他：	予防接種後，サルコイドーシス，クリオグロブリン血症，高齢者	10 〜 30%
健常人：		< 5%

いことが報告されている.

4 抗核抗体

抗核抗体（antinuclear antibody：ANA）は様々な細胞核成分と反応する自己抗体の総称である．膠原病・リウマチ疾患の患者血清中には，自己細胞成分と反応する多種類の自己抗体が検出され，ANA はこれら自己免疫現象の一次スクリーニングとして適している．HEp-2 細胞を用いた間接蛍光抗体法によって測定されるが，既知の核抗原を混合して固相化した ELISA 法（enzyme linked immunosorbent assay）も用いられる．

ANA は対応抗原によりさらに特異的 ANA に細分化され，疾患や症状と密接に関連することから，膠原病・リウマチ疾患の臨床診療上有力な情報となる．

ANA は膠原病の免疫学的検査として必ず行うべき検査だが，特定の疾患の診断やフォローアップのための検査ではないので，その意義を十分理解する必要がある．

a ANA の陽性疾患

ANA 陽性は自己免疫現象の証明であり，何らかの自己免疫疾患の存在を示唆する．しかし ANA は様々な疾患に広く出現するため，ANA のみで疾患を特定することはできない（表2）．膠原病，特に SLE，混合性結合組織病（mixed connective tissue disease：MCTD），全身性強皮症（scleroderma, systemic sclerosis：SSc），多発性筋炎（polymyositis：PM）/皮膚筋炎（dermatomyositis：DM）(PM/DM)，Sjögren 症候群では ANA 陽性率が高く，抗体価も高い例が多い．

b ANA のカットオフ値

HEp-2 細胞を用いた間接蛍光抗体法ではカットオフ値を 1：40 倍とする施設が多いが，このカットオフ値だと健常人でも陽性率が上昇する．一概にはいえないものの，通常 1：80 倍以下の低値陽性では膠原病の可能性は低い．

一般住民 9,575 人を対象とした検診で抗核抗体を測定した研究では，カットオフ値 1：40 倍で 45.2%，1：80 倍で 12.5%，1：160 倍で 2.8% であった[1]．したがって，膠原病の診断で特異度を高めるならカットオフ値 1：160 倍を用いるべきである．

c ANA の染色型

ANA の染色型により対応抗原が推定できることが多く，また染色型と疾患には一定の関連性が知られている．均質型，辺縁型，斑紋型，核小体型の古典的染色型に加えて，HEp-2 細胞ではさらに離散斑紋型

表2 抗核抗体陽性を示す疾患

疾患	陽性率
全身性エリテマトーデス（SLE）	〜95%
混合性結合組織病（MCTD）	100%
全身性硬化症（強皮症）	〜90%
Sjögren 症候群	60〜80%
多発性筋炎／皮膚筋炎（PM/DM）	50〜70%
関節リウマチ（RA）	40〜50%
自己免疫性肝炎	50〜90%
慢性甲状腺炎	20〜30%
重症筋無力症	20〜30%
その他（Raynaud 病，特発性間質性肺炎，悪性貧血，炎症性腸疾患，伝染性単核症など）	

(セントロメア型)，細胞周期関連型(PCNA型)，細胞分裂関連型，細胞質型などの染色型がみられる．ANA 陰性と判定されても細胞質染色が陽性の場合は注意を要する．

d ANA 検査結果の解釈上の注意点

全身性自己免疫疾患(膠原病)で検出される多くの疾患特異的自己抗体は核抗原を認識するため，ANA 検査で陽性となる．ただし，抗 SS-A/Ro 抗体，抗 Jo-1 抗体は細胞質抗原であり，ANA 陰性と判定されることがありうる．

ANA 抗体価と疾患活動性の相関性は低く，ANA 抗体価を治療の指標に用いることはできない．

臨床的に膠原病が疑われる場合には，疾患特異的自己抗体の検査を進め，疾患の診断に努める．しかし，健常人での ANA 陽性もしばしばみられるため，無症状で ANA 抗体価が低い(80 倍以下)場合には問題となることはない．高抗体価(160 倍以上)の場合には慎重に経過を観察すべきである．

5 自己抗体検査の進め方

ANA はその対応抗原によってさらに特異的 ANA に細分化される．それらの多くは疾患標識抗体とよばれ，疾患特異性が高く，しかも特定の病型・病態とも密接な関連がある(表3)．しかし一般に感度が低いため陰性であってもその疾患を否定することにはならない．また一部の抗体を除いて，抗体価は疾患活動性の指標とはならない．

ANA 陽性で(ときには陰性であっても)何らかの膠原病が疑われる場合には，二次スクリーニングとしてこれらの特異自己抗体の検査を進める．しかし，これらすべての抗体を一度に測定することは無意味であり，医療経済学的にも無駄な検査となる．日常診療で膠原病が疑われる場合の自己抗体検査の進め方を図1に示す．一次スクリーニングとして ANA 検査を行い，陽性の場合は抗体価，染色パターン，推定される疾患情報などを参考とし，二次スクリーニングとして各種の特異的自己抗体を選択して測定するとよい．

表3 膠原病の疾患標識抗体(わが国の健康保険適用)

疾　患	特異自己抗体(関連性の高い病態)	陽性率
全身性エリテマトーデス (SLE)	抗 DNA 抗体 抗 Sm 抗体 抗リン脂質抗体	50〜70% 15〜25% 10〜20%
強皮症(全身性硬化症)	抗 Scl-70 抗体 抗セントロメア抗体 抗 RNA ポリメラーゼⅢ抗体	20〜30% 20〜30% 5〜10%
多発性筋炎 / 皮膚筋炎 (PM/DM)	抗 Jo-1 抗体 抗 ARS 抗体(間質性肺炎合併筋炎) 抗 MDA5 抗体(無筋症性皮膚筋炎) 抗 TIF-1γ 抗体(悪性腫瘍合併皮膚筋炎) 抗 Mi-2 抗体(皮膚筋炎)	10〜15%(PM/DM) 30%(PM/DM) 10〜20%(DM) 10〜20%(DM) <10%(DM)
Sjögren 症候群	抗 SS-B/La 抗体 抗 SS-A/Ro 抗体	20〜30% 50〜70%
overlap 症候群	抗(U1)RNP 抗体	〜80%
血管炎症候群	PR3-ANCA(多発血管炎性肉芽腫症) MPO-ANCA(顕微鏡的多発血管炎など)	50〜90% 30〜80%
関節リウマチ(RA)	抗 CCP 抗体	70〜80%

第3章 診察と検査の手技を学ぶ

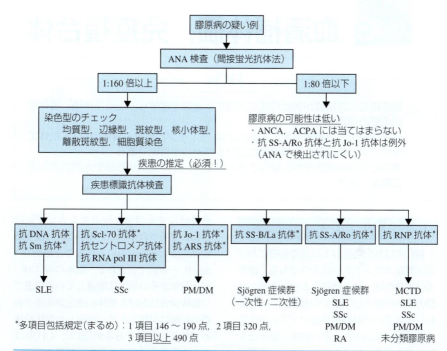

図1 抗核抗体検査の解釈と自己抗体検査の進め方(健康保険上)

DON'Ts

- [ ] 間接蛍光抗体法による抗核抗体価は一般に疾患活動性とは相関しない．したがって，活動性や治療反応性の指標としてはならない
- [ ] すべての疾患標識自己抗体を一度に測定しようとしてはならない

文献

1) Terao C, et al.：Arthritis Rheumatol 2014；66：3395-3403

京都大学大学院医学研究科内科学講座臨床免疫学　**三森経世**

3 血清補体価，免疫複合体

DOs

- 補体検査の異常値が病態形成に関連する疾患を理解し，血清補体価，補体蛋白濃度の測定を行おう
- 補体制御因子の機能不全による疾患は，C1インヒビター製剤や抗C5抗体エクリズマブの投与により病勢のコントロールが可能である
- 免疫複合体が病態形成に関与する疾患では，その測定が診断や治療効果判定に有用である

1 基本的な考え方

補体系は自然免疫および獲得免疫における主要なエフェクターの1つである．補体系は古典経路，第2経路およびレクチン経路の3つの独立した活性化経路を有する（図1）．それぞれの経路の機能はC3を活性化することに集約され，その結果，様々な生物活性を有する分子を形成しつつ，後期反応へ至る．補体系には，オプソニン化や膜侵襲複合体形成（membrane attack complex：MAC）による外来微生物の排除，自然免疫および獲得免疫の活性化，アポトーシス細胞の処理などの働きがある．一方，抗原に抗体が結合した複合物を免疫複合体（immune complex：IC）という．抗原は外来抗原のことも自己抗原のこともある．ICが過剰に形成される病態では，流血中免疫複合体（circulating immune complex：CIC）が増加し，組織障害を引き起こす．血清補体価やCIC値は特に自己免疫疾患などで病態と密接に結びついているため，これらの測定は診断や治療効果判定に有用である．

2 血清補体価，補体蛋白濃度

補体系の検査は古典経路の活性を一括して測定する血清補体価（CH50）および補体成分C3，C4の蛋白濃度測定が一般的である．CH50は感作ヒツジ赤血球を用いて古典経路による溶血を検出する方法で値はU/mLで表される．C3，C4の蛋白濃度測定は免疫比濁法が用いられることが多く，mg/dLの単位で表される．臨床の場において，補体がその病態に関連している疾患では臨床検体における補体の測定が診断や病勢の把握に有用である．測定した臨床検体の補体値の解釈であるが（図2），CH50は低下する場合に疾患の診断や病勢の判断に役立ち，上昇する場合は炎症の非特異的マーカーとなる．CH50，C3，C4がともに低値の場合は全身性エリテマトーデス（systemic lupus erythematosus：SLE）活動期，悪性関節リウマチ，クリオグロブリン血症性血管炎，低補体血症性蕁麻疹様血管炎，急性糸球体腎炎初期，肝硬変進行期などが鑑別にあがる．低補体血症はおもに活性化による消費の亢進によるが，肝硬変進行期では補体蛋白産生の低下による．CH50低下，C3正常，C4低下のときは遺伝性血管性浮腫（hereditary angioedema：HAE），C4欠損症を考える．CH50低下，C3低下，C4正常のときは急性糸球体腎炎，膜性増殖性糸球体腎炎（membranous proliferative glomerulonephritis：MPGN），部分型リポジストロフィー（partial lipodystrophy：PLD），C3欠損症が考えられる．MPGNやPLDではC3 nephritic factor（C3NeF）が血清中に検出されることが多

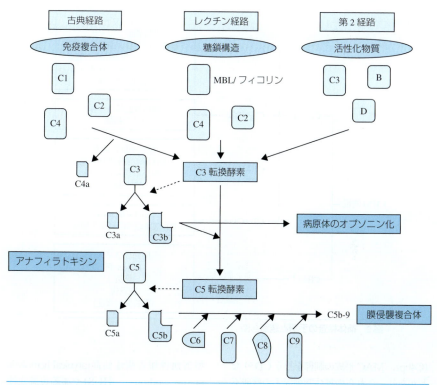

図1　補体活性化経路
MBL：マンノース結合レクチン

い．C3NeFは第2経路のC3転換酵素に特異的に結合するIgGでC3転換酵素活性を著しく安定化させてC3を消費させる．CH50低下，C3正常，C4正常のときは，まずcold activationを考える．cold activationは採血後，血清分離の過程や血清の保存を室温以下の低温で行ったときに，試験管内で補体系が古典経路を介して活性化される現象をいう．血算用のEDTA採血管で採血後，血漿を分離しCH50を再検査して正常であればcold activationによる検査異常と判断する．もし正常化せずに低値のままであれば，C3，C4以外の補体欠損症を考えて各補体成分の測定を行う．CH50の上昇はほとんどの場合C3，C4の上昇を伴っており，関節リウマチ（rheumatoid arthritis：RA），Behçet病，筋炎，血管炎，悪性腫瘍，感染症などの炎症を伴う疾患で多くみられる．

3 補体制御因子

自己の正常細胞に対する補体活性化および病原微生物やICに対する補体の過剰な活性化を防ぐため，生体内において補体活性化経路および活性化された補体成分は補体制御因子により高度に制御されている．補体制御因子にはC1活性化の制御を行うC1インヒビター（C1-inhibitor：C1-INH），C3転換酵素の制御にかかわる膜蛋白membrane cofactor protein（MCP，CD46），decay-accelerating factor（DAF，CD55）や血漿蛋白H因子，I因子，C4-binding protein

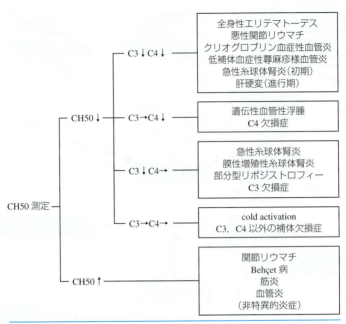

図2 補体検査の手順と鑑別診断

(C4bp),MAC 形成の制御を行う CD59 などがあり,これらの補体制御因子の機能不全は様々な疾患と関連している.C1-INH の遺伝子異常などにより活性が正常値の 30% 以下に低下すると,補体系,凝固線溶系,キニン系が起動し,その結果生成されたブラジキニンにより,発作的に限局性浮腫を呈する疾患である HAE を発症する.診断には C1-INH 活性の測定が有用で,発作時には C1 インヒビター製剤が有効である.glycosyl-phosphatidyl-inositol(GPI)アンカーの生合成にかかわる酵素の後天的欠損により,DAF と CD59 は両者ともに欠損し,発作性夜間血色素尿症(paroxysmal nocturnal hemoglobinuria:PNH)の原因となる.本疾患では感染などにより補体活性化が亢進すると,DAF および CD59 が欠損した赤血球上での補体の活性化により,溶血発作が起こる.H 因子や MCP の機能不全は局所での補体活性化をきたし,非典型溶血性尿毒症症候群(atypical hemolytic uremic syndrome:aHUS)や加齢黄斑変性(age-related macular degeneration:AMD)と密接に関連するが,CH50 は正常範囲のことが多い.PNH や aHUS では抗 C5 抗体エクリズマブが有効である.

4 免疫複合体

IC は通常,単球─マクロファージ系で処理されるが,抗原が過剰な場合など病的な状況下では,CIC となり,腎糸球体および関節や皮膚などの血管壁への沈着とその後の補体活性化により,組織障害が起こる.CIC の測定はこのような病的な状況が存在するかどうかの判断に有用で,陽性の場合,測定値は病勢に相関する.以下代表的な測定方法について述べる(図3).C1q 法では精製した C1q を固相化して,これに結合する CIC を測定する(図3a).IC が補体を活性化する際にまず C1q に結合する性質を利

用している．抗C3d抗体法ではC3の分解産物であるC3dに対するモノクローナル抗体を固相化し，CICに結合しているC3dを捕捉後，CIC中のIgGを検出することによりCICを定量する（図3b）．モノクローナルリウマトイド因子（monoclonal rheumatoid factor：mRF）法はIgG(Fab)2型マウスモノクローナルリウマトイド因子を固相化する．このmRFがCIC中のIgGのFc部分に結合する（図3c）．測定した臨床検体のCIC値の解釈であるが，異常低値が問題となる疾患はなく，問題となるのは高値を示した場合である．異常高値を示すのは，SLE，およびRA，全身性強皮症，Sjögren症候群などの膠原病，慢性活動性肝炎，糸球体腎炎，感染症，悪性腫瘍などである．SLEでは活動期に高値となり，RAでは関節外症状と関連する．

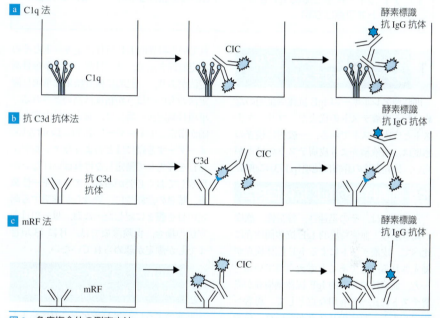

図3　免疫複合体の測定方法
a：C1q法，b：抗C3d抗体法，c：mRF法．
CIC：流血中免疫複合体，mRF：モノクローナルリウマトイド因子．

DON'Ts

- [ ] CH_{50}が低下，C3，C4濃度が正常の時はすぐにC3，C4以外の補体欠損症と判断すべきではない．cold activationの除外が必要
- [ ] 血清補体価，補体蛋白濃度が正常でも病態に補体の関与がないとすぐに判断すべきではない

九州大学病院免疫・膠原病・感染症内科　塚本　浩
九州大学病院別府病院免疫・血液・代謝内科　堀内孝彦

C 免疫・アレルギー学的検査

4 IgE・特異的 IgE

DOs

- 代表的な抗原特異的 IgE 検査法としては皮膚検査(プリックテスト,皮内テスト)と血液抗原特異的 IgE 抗体価測定検査がある
- 抗原特異的 IgE 抗体の存在は,病歴や負荷試験と合わせて評価することにより,即時型アレルギーの診断を強く支持する
- アレルギー疾患では総 IgE 値が上昇している患者が多いが,健常人と明確なカットオフ点はない

1 アレルギー皮膚テスト:プリックテスト,皮内テスト

即時型アレルギーの IgE 抗体の証明のために行う皮膚テストの代表が,プリックテストと皮内テストである.一般的に検査の感度は,血液検査より皮膚テストのほうが高い.検査方法の詳細は他項(p.173)に譲る.

2 血清特異的 IgE 抗体価検査

一般的には,その迅速性,経済性,感度の高さから,血液特異的 IgE 抗体価検査に比べて,皮膚テストによる IgE 抗体検査が優先されるべきであると考えられている.一方,血液抗原特異的 IgE 抗体価検査が皮膚テストに比べて有用な点として,患者へのアレルギー反応のリスクがない点,患者が使用している薬剤の影響を受けない点,併存する皮膚疾患などの影響を受けない点,定量性・反復性に優れている点があげられる.

多くの一般的に行われる血液 IgE 検査は免疫測定法で計測される.免疫測定法とは"抗原"と"抗原特異的抗体"との結合に基づき測定される測定系のことを指している.アレルギー疾患の場合は通常,"抗原"に用いるのは種々の生物種由来の蛋白アレルゲンで,"抗原特異的抗体"は患者血清中の IgE 抗体になる.表1に,わが国で市販されている特異的 IgE 抗体測定キットとその測定原理を示す.単項目測定法と多項目測定法があり,一般的に検査結果は単項目測定法のもののほうが精度は高いとされる.単項目測定法の場合は,測定項目内容を医師が指定してオーダーしなければいけない.オーダーする際にはどのようなアレルゲン項目を優先して測定しなければいけないか理解しておく必要がある.アレルギー性鼻炎,喘息の診断時に,筆者らが推奨する測定項目を表2に記した.なお,単一項目測定法の場合,保険診療では,月に13項目までしか測定が認められていない.

3 アレルゲンコンポーネント解析 (molecular-based allergy diagnostics)

上述のように,アレルゲンに対する IgE 機序の証明には,伝統的にはアレルゲンの粗抗原を利用されてきたが,これは量的にも質的にも多様なアレルゲン蛋白の混合物であり,この粗抗原抽出物に対する IgE 抗体の証明のみでは,病態把握に不十分なことがある.しかしながら,近年の遺伝子工学の技術の応用により,多くの重要なアレルゲン蛋白(アレルゲンコンポーネント)が同定され,コンポーネント特異的な IgE 抗体が測定できるになり,これが,I 型アレルギーの正確な病態把握に有用であることが示されている.わが国で保険適用され

表1 わが国で利用できる特異的 IgE 抗体測定系

	イムノキャップ	シーメンス・イムライズアラスタットIgE Ⅱ	オリトン IgE ケミファ	マストイムノシステムズⅡ-S	View アレルギー
製造元	サーモフィッシャーダイアグノスティクス	シーメンスヘルスケア・ダイアグノスティックス	日本ケミファ	日立化成工業	サーモフィッシャーダイアグノスティクス
測定原理	FEIA	CLEIA	EIA	CLEIA	FEIA
アレルゲン固相	多孔質セルローススポンジ	ポリスチレンビーズ	多孔性ガラスフィルター	プラスチック製ウェル	多孔質セルローススポンジ
アレルゲン数	191（単項目測定）	207（単項目測定）	52（単項目測定）	33（多項目測定）	33（多項目測定）
測定範囲	$0.35 \sim 100$ U$_A$/mL	$0.1 \sim 500$ IU$_A$/mL	$0.35 \sim 100$ IU/mL	クラス判定	クラス値とIndex 値（$0.27 \sim 29.31$）

FEIA：蛍光酵素免疫測定法，CLEIA：化学発光酵素免疫測定法，EIA：酵素免疫測定法

表2 気道アレルギーの原因抗原同定スクリーニングパネル

グループ	アレルゲン名	必須検査項目			スクリーニング11項目（全国）	症状や患者環境により検査を考慮
		必須6項目（北海道・沖縄以外）	北海道必須6項目	沖縄必須5項目		
ダニ	ヤケヒョウヒダニ（もしくはコナヒョウヒダニ）	✓	✓	✓	✓	
動物	ネコ皮屑	✓	✓	✓	✓	
	イヌ皮屑	✓	✓	✓	✓	
真菌	アスペルギルス				✓	
	アルテルナリア				✓	
	カンジダ					(✓)
昆虫	ガ	✓	✓	✓	✓	
	ユスリカ					(✓)
	ゴキブリ			✓		(✓)
花粉	スギ	✓				
	ヒノキ					(✓)
	ハンノキ（もしくはシラカンバなどカバノキ科花粉）		✓		✓	
	カモガヤ（もしくはオオアワガエリなどイネ科花粉）	✓	✓		✓	
	ブタクサ				✓	
	ヨモギ				✓	

ているコンポーネントとして，オボムコイド，ω-5グリアジン，Ara h 2, Gly m 4, Hev b 6.02, カゼイン，α-ラクトアルブミン，β-ラクトグロブリンがあげられる．今後，測定できるアレルゲンコンポーネントの項目数は日進月歩で増加することが期待される．

4 血清総 IgE 値

アレルギー疾患では総 IgE 値が上昇している患者が多いが，健常人とのオーバーラップがかなり大きく，明確なカットオフ点はない．したがって，総 IgE 値それ自体には，アレルギー疾患の診断的価値は低い．
アトピー型喘息やアトピー型のアトピー性皮膚炎は，総 IgE 高値をとることが多いが，総 IgE 値が上昇していない喘息，アトピー性皮膚炎患者も決してまれではない．一方，アレルギー性鼻炎と総 IgE 値上昇の関連は極めて弱い．総 IgE 値が低ければアレルギー疾患を否定できるというエビデンスもない．

DON'Ts

- 特異的 IgE 陽性は当該アレルゲンへの IgE 抗体の保有を意味しているが，臨床症状を有していること同一ではない
- 特に食物アレルギー診療時には血液検査陽性結果のみを根拠に，副反応なく摂取できている食物を除去指導してはならない

国立病院機構相模原病院臨床研究センター　**福冨友馬**

C 免疫・アレルギー学的検査

5 サイトカイン・ケモカイン

DOs

- 現在，多くのサイトカイン，ケモカイン測定は保険適用されていないが，診断や治療方針決定のためには費用負担で測定することがある
- 中枢神経ループスや慢性進行型神経 Behçet 病を疑った際には，髄液の IL-6 濃度を測定する

1 サイトカイン・ケモカイン測定

膠原病・リウマチ・アレルギーの本体は免疫異常であり，その病態形成におけるサイトカイン・ケモカインの果たす役割は大きい．現在，アトピー性皮膚炎における TARC 以外の血清・血漿サイトカイン濃度測定は保険収載されておらず，日常臨床の中で定期的に測定することは困難であるが，費用負担のうえで検査会社（SRL など）に外注することは可能である．多数の研究から，サイトカイン濃度が，疾患活動性や薬剤有効性を反映することは知られており，診療上役に立つことも多い．

2 IL-6

インターロイキン（interleukin：IL）-6 は多彩な作用を示す炎症性サイトカインであり，急性相反応，血管新生，免疫反応，軟骨代謝，骨代謝などに対する細胞活性を発揮する．B 細胞を形質細胞に分化させて自己抗体産生を促進させたり，免疫を調節する CD4 陽性ナイーブ T 細胞からエフェクター T 細胞への分化を誘導し，結果として Th17 細胞と制御性 T 細胞のバランスを崩したりして，様々な自己免疫性疾患の病態形成に関与する．臨床的には，C 反応蛋白（C-reactive protein：CRP）高値，発熱，血小板増多などから，IL-6 高値の病態を推測することができる．

a 関節リウマチ

IL-6 は関節リウマチの病態形成に関与する代表的サイトカインである．疾患活動性を反映することや，（disease activity score：DAS）28 や CRP などの疾患活動性マーカーが下がっていても治療後 IL-6 が 4 pg/mL 以下に十分抑制されていないと関節破壊進行が速いことが報告されている[1]．

b 全身性エリテマトーデス

全身性エリテマトーデスでは，高熱が認められるときでも CRP があまり上昇しないという特徴があり，疾患活動性と CRP が相関しないことから，IL-6 は全身性エリテマトーデスの病態形成に対する関与が低いことが示唆されている．しかし，腎臓や心膜炎など病変局所の IL-6 は上昇していることが報告されている．特に中枢神経を病変とする神経障害ループスでは髄液 IL-6 の上昇が認められることが多く，臨床的にもしばしば測定され診断の一助となる．

c 神経 Behçet 病

Behçet 病の特殊型として，中枢神経病変が出現する神経 Behçet があり，さらに急性型と慢性進行型に分類される．慢性進行型は徐々に認知力低下や人格変化が出現するため初期には診断が難しいが，慢性進行型では，髄液中の細胞数増加や蛋白濃度はごく軽度の上昇か正常であるにもかかわらず，髄液 IL-6 高値が持続することが明らかとなっている．特に 2 週間以上の間隔で採取した髄液のいずれにおいても IL-6 が 17 pg/

mLを超えていた場合と髄液IL-6が17 pg/mL以上およびMRIで脳幹萎縮が認められれば，診断の有力な手がかりとなる[2]．

3 TNFα

腫瘍壊死因子（tumor necrosis factor：TNF）αも様々な炎症性疾患の病態で中心的な役割を果たす炎症性サイトカインである．TNFαを阻害する生物学的製剤は，関節リウマチのみならず，Crohn病などの炎症性腸疾患，尋常性乾癬，強直性脊椎炎などに対しても有効性が証明されている．関節リウマチにおいては，疾患活動性を反映するかは不明確だが，治療前血漿中TNFα濃度0.55 pg/mL未満であれば低用量TNF阻害薬（インフリキシマブ3 mg/kg）が有効であるが，1.65 pg/mLよりも高ければ高用量TNF阻害薬（インフリキシマブ10 mg/kg）が必要であるといった，有効性の予測マーカーとなることが報告されている[3]．

4 IL-18

IL-18は炎症性サイトカインの1つで，リウマチ性疾患の中では成人発症Still病（adult onset Still disease：AOSD）で異常高値が認められることが知られており，非典型例において診断の一助になったとする

> ⚠ **Pitfall**
> サイトカイン濃度は測定法によって値や正常範囲が異なり，また保存検体で凍結融解を繰り返すとサイトカイン濃度に影響がでるため，注意が必要である．

報告がある．AOSDは，血漿IL-18とフェリチンが高い炎症の強いnon-RAタイプと炎症が弱く関節炎が前景にでるnon-RAタイプの2群があるとされる[4]．

5 TARC

thymus and activation regulated chemokine（TARC）は，CCケモカインファミリーの一つでCC117ともよばれ，アトピー性皮膚炎の病態で重要な役割を示す．病変部の表皮角化細胞で過剰産生されたTARCは，CCR4を発現するTh2細胞を局所に遊走させ，IgE産生や好酸球の浸潤・活性化を惹起する．アトピー性皮膚炎の重症度を鋭敏に反映し，特に皮疹改善後の治療継続判断などに有用であることから，2008年に月1回の測定が保険適用となった．成人では450pg/mL以下が正常と判断され，700pg/mLが軽症と中等症のカットオフとされる．

DON'Ts

☐ サイトカイン・ケモカイン測定は診断や治療方針決定に有用であるが，TARC以外は保険で測定することはできないため，オーダーする前に費用をよく検討してから測定を決定する必要がある．費用を患者負担にすることは，混合診療と考えられており，認められていない

文献

1) Nishina N, et al.: Clin Rheumatol 2013； **32**：1661-1666
2) Takeuchi T, et al.: Ann Rheum Dis 2011； **70**：1208-1215
3) Ichida H, et al.: Arthritis Care Res（Hoboken） 2014； **66**：642-646
4) Hirohata S, et al.: Mod Rheumatol 2012； **22**：405-413

慶應義塾大学医学部リウマチ内科　**金子祐子**

D 画像検査

1 胸部

DOs

- 胸部の画像検査は，正面写真に側面像（通常は左側面像）を加えた2方向の胸部X線写真の撮影が，まず行われるべき検査である
- 胸部単純X線写真で何らかの異常が発見されるか，異常は発見されないが患者の症状を説明できない場合にはCT検査を追加する
- 膠原病，アレルギー疾患の胸部X線の異常像と胸部CTの異常像を理解する

1 基本的な考え方

胸部の画像検査には，胸部X線写真，コンピュータ断層撮影（computed tomography：CT），核磁気共鳴像（magnetic resonance imaging：MRI），超音波，血管造影，核医学検査などがあるが，日常診療の場で多用されるのは胸部X線写真とCTである．胸部の画像検査は，正面写真に左側面像（右→左撮影）を加えた2方向の胸部X線撮影が，まず行われるべき検査である．胸部単純X線写真で何らかの異常が発見されるか，異常は発見されないが患者の症状を説明できない場合にはCTを追加する．CTは胸部X線写真と比べて濃度分解能に優れており，かつ断層像であることから胸部領域の診断には極めて適している．現在では胸部画像診断の決め手はCTといっても過言ではない．

2 胸部X線検査の適応

膠原病の患者でみられる胸部病変は多彩であり，膠原病固有の胸部病変に加えて，膠原病の治療に用いる薬剤による薬剤性障害，そして日和見感染などの肺感染症がある（表1）．さらに，膠原病固有の胸部病変には，間質性肺炎，気道病変，血管炎，胸

表1 膠原病でみられる胸部病変

膠原病固有の肺病変
・間質性肺炎
・気道病変・細気管支病変
・血管病変（肺高血圧，肺胞出血など）
・胸膜病変
・その他（アミロイドーシス，リウマチ結節など）
薬剤性肺障害
・膠原病に対する治療薬による薬剤性肺障害
感染症
・日和見感染など（*Pneumocystis jirovecii*，サイトメガロウイルス，結核，非結核性抗酸菌症など）

表2 膠原病でみられる固有の胸部病変の頻度

疾患名	間質性肺炎	気道病変	胸膜・心膜炎	肺高血圧	肺胞出血
強皮症	+++	−	+	+++	−
関節リウマチ	++	++	++	+	−
多発性筋炎・皮膚筋炎	+++	−	−	+	−
Sjögren症候群	++	++	+	+	++
全身性エリテマトーデス	+	+	+++	+	++
混合性結合組織病	++	+	+	+++	+

−：なし，＋：低頻度，＋＋：中頻度，＋＋＋：高頻度
〔Fischer A, et al.：Lancet 2012；**380**：689-698 より引用改変〕

膜病変などがある(表2)[1]．膠原病を診療する場合には定期的な胸部X線写真の撮影が必要である．気管支喘息では発作時に肺の過膨張所見がみられるが，胸部X線のおもな目的は他疾患の除外である．

3 胸部CT検査の適応

不明熱などで全身のスクリーニング目的に胸部X線写真を撮影せずに胸部から骨盤までCTを撮影することもあるが，前述のように通常の診療においては胸部X線をCTの前に施行すべきである．胸部X線写真で何らかの異常が発見されるか，異常は発見されないが患者の症状を説明できない場合には胸部CTを追加する．喘息の患者では中枢気管支の壁肥厚，気管支拡張，呼気CT撮影でのエアートラッピングを確認するため胸部CTの撮影は有効であるがルーチンで行うものではない．

4 膠原病に合併する間質性肺炎（膠原病肺）のCT画像所見

膠原病肺は原因不明の間質性肺炎(特発性間質性肺炎)とは異なるものであるが，理解しやすいこともあり特発性間質性肺炎のパターン分類に準じて分類を行うことが一般的である．膠原病肺の中で多いのは，非特異性間質性肺炎(nonspecific interstitial pneumonia：NSIP)，通常型間質性肺炎(usual interstitial pneumonia：UIP)，器質化肺炎(organizing pneumonia：OP)のパターンである．代表的な症例としてNSIPパターンを呈する皮膚筋炎，UIPパターンを呈する強皮症の間質性肺炎のCT画像を図1，図2にそれぞれ示す．

⚠ Pitfall

自己免疫疾患の症候をもつ間質性肺炎(interstitial pneumonia with autoimmune features：IPAF)．確立した膠原病の診断基準を満たさないが膠原病でみられる症状や検査所見を満たす疾患群が存在する．このような疾患群はそれぞれの診断基準によって分類不能型結合組織病(undifferentiated connective tissue diseases：UCTD)，LD-CTD (lung-dominant connective tissue disease)，AIF-ILD (autoimmune-featured interstitial lung disease)と診断されてきた．近年では，これらをまとめてIPAFとよんでいる．

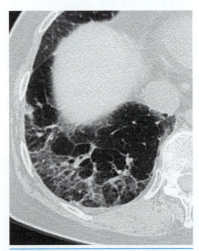

図1 NSIPパターンを呈する皮膚筋炎
胸膜側にすりガラス域と小葉間隔壁肥厚がみられる．

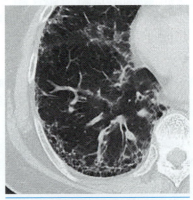

図2 UIPパターンを呈する強皮症
胸膜直下に蜂窩肺がみられる．

5 喘息のCT画像所見

喘息で罹病期間が長くリモデリングが進んだ症例では気管支の拡張，気管支壁の肥厚を呈する[2]．気管支喘息の亜型であるアレルギー性気管支肺アスペルギルス症では，反復する浸潤影，粘液栓とその喀出後の中枢側気管支拡張(図3)が特徴である．

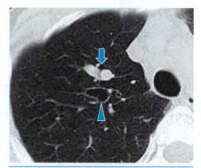

図3　アレルギー性気管支肺アスペルギルス症
気管支を充満する粘液栓(➡)と中枢側気管支拡張(▶)がみられる．

文献

1) Fischer A, et al.：Lancet 2012；**380**：689-698
2) 土方寿聡，他：アレルギー・免疫 2013；**20**：552-557

名古屋市立大学大学院医学研究科・医学部呼吸器・免疫アレルギー内科学
大久保仁嗣，新実彰男

D 画像検査

2 関節

DOs

- 関節リウマチの診療では，単純X線画像による定期的な関節破壊評価を行う
- 炎症の有無や局在が明らかではない場合は，関節エコーやMRIによる積極的な病態評価を行う
- 画像検査は，正確な診断の補助，研究，教育，ならびに患者・医師コミュニケーションに有益である

1 関節の画像検査の適応となる疾患

関節症状は，自己免疫性疾患や炎症性疾患で最も頻度の高い症状の1つであり，その病態の把握に関節の画像検査がしばしば有用である[1]．特に関節リウマチ (rheumatoid arthritis：RA)ではおもに滑膜炎，骨びらん，および軟骨の菲薄化の評価により[2]，脊椎関節炎(spondyloarthritis：SpA)ではおもに付着部炎ならびに骨棘の評価により，画像検査が診断ならびに炎症と構造破壊のモニタリングに役立つ．また，結晶沈着性関節症においても，画像検査が診断に威力を発揮する．

2 単純X線

単純X線画像により，RAやSpAの骨軟骨変化を捉えることができる．単純X線は，1枚の画像で関節全体を評価できること，撮像機器の汎用性が高く広く普及していること，安価で撮像が短時間で済むことより，関節疾患の画像診断のゴールドスタンダードである．RAでは骨びらん，関節間隙狭小化に加え，関節周囲の骨萎縮，強直，脱臼/亜脱臼などの所見を評価する(図1)[1]．またSpAでは，付着部の骨棘に加え，仙腸関節の強直，竹様脊柱(bamboo spine)などの特徴的な所見を捉えたい．

単純X線画像を治療のモニタリングに用いる場合，ある一時点での評価の有用性は限られ，経時的な比較を行った場合に最も有用な情報が得られる．特に関節破壊を抑制する治療選択の増えたRAでは，単純X線による定期的な評価を行い，いつの間にか高度の関節破壊をきたしていることがないよう心掛けたい．

3 超音波検査(関節エコー)

超音波検査(関節エコー)では，単純X線では評価不能な軟部組織の炎症，すなわち滑膜組織の炎症(滑膜炎，腱鞘滑膜炎，滑液包炎)や付着部炎を評価可能である．関節エコーやMRIによる滑膜炎の評価は診察よりも正確であり，RAの診断や疾患活動性評価に有用であることが示されている．また，関節エコーでは結晶沈着の有無や局在を評価可能であり，特に単純X線では描出されない尿酸ナトリウム結晶の検出が可能である．また，関節エコーは関節穿刺や局所注射の補助に有用であり，さらに関節エコーは近年関節鏡と同様に生検の補助に用いられ，特に小関節の低侵襲的な検体採取に威力を発揮する．

4 核磁気共鳴画像

核磁気共鳴画像(magnetic resonance imaging：MRI)では，関節エコーと同様に軟部組織の炎症を評価可能である．また，MRIでは詳細な骨びらん評価が可能であり，単純X線よりも早期に骨びらんを検出

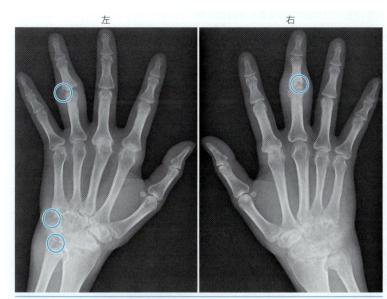

図1　関節リウマチの手の単純X線画像
35歳女性，関節リウマチ．右小指，左中指から小指の尺側偏位を認める．手関節（橈骨手根関節，手根間関節，手根中手関節），中手指節（MCP）関節，近位指節間（PIP）関節の一部に関節間隙狭小化を認め，手関節はほぼ強直に至る．明らかな骨びらんを複数個所に認める（○で囲まれた部位）．MCP関節周囲に骨萎縮を認める．
〔池田　啓：リウマチ病学テキスト改訂第2版．診断と治療社，2016：22 を参考に作成〕

することができる．単純X線や関節エコーでは描出されないMRI特有の所見として，骨髄浮腫/骨炎があげられる．MRI上の骨髄浮腫/骨炎は，RA/SpAの診断に有用であり，またRAにおいての骨びらんの強力な予測因子である．

近年では，小関節に特化し利便性を高めた低磁場MRIも利用可能である．関節評価において，MRIと関節エコーでは得られる情報に重複があるが，検査目的，患者側の要因，ならびに施設/検者/評価者側の要因を考慮し，最適な方法を選択したい（表1）．関節エコーは安くていろいろと融通がきくが，MRIは骨病変，大関節に強く，より再現性が高いことが主な利点である．

5　画像検査の目的

画像検査は正確な診療を補助するものであるが，一方で画像検査は病態の理解/解明，医師・患者教育，さらには医師・患者コミュニケーションツールとしての重要な役割がある．常にその施行目的を考え，患者の利益ならびに費用・侵襲とのバランスを考慮し，適切な画像検査を選択・実施したい．

表1 関節評価における超音波検査とMRIの比較

	超音波検査	MRI	
		低磁場MRI	高磁場MRI
観察可能な関節	ほぼすべて(小関節に強い)	小関節に限定	ほぼすべて(大関節に強い)
一度に評価可能な関節部位	多数	近傍の複数関節	
撮像時の体勢	自由	比較的自由	限定される
安静の必要性	撮像部位のみ(撮像時のみ)	撮像部位のみ(検査中通して)	ほぼ全身(検査中通して)
体内金属による制限	なし	ほぼなし	あり
閉所恐怖症による制限	なし	なし	あり
造影剤の必要性	不要	使用せず	使用が望ましい(特に滑膜炎評価)
骨病変の描出	骨表のみ	海綿骨まで描出可	
動的評価	可能	不可	
問診をとりながらの撮像	可能	可能	不可
直視下での穿刺/注射/生検	可能	不可	
検者による画像の違い	あり	比較的少ない	
読影者による評価の違い	あり	比較的少ない	
費用	安価	比較的安価	高価
機器の関節以外への使用	多疾患へ使用可能	限定される	多疾患へ使用可能
機器の設置場所	自由(移動可能)	比較的自由	特殊な環境を要する

MRI：核磁気共鳴画像
〔池田 啓：リウマチ病学テキスト. 第2版, 診断と治療社, 2016：26を参考に作成〕

DON'Ts

☐ 画像検査の選択・実施では，常にその施行目的を考え，患者の利益ならびに費用・侵襲とのバランスを考慮する必要がある

文献

1) 池田 啓：リウマチ病学テキスト改訂第2版. 診断と治療社, 2016：22-26
2) Colebatch AN, et al.：Ann Rheum Dis 2013；**72**：804-814

千葉大学医学部附属病院アレルギー・膠原病内科 **池田 啓**

D 画像検査

3 中枢

DOs

- 急性期出血を疑う場合ははまず CT を行う
- 急性期梗塞，血管炎，脳炎などを疑う場合は MRI を行う
- 造影剤を用いる際は腎機能を確認する

膠原病を含め全身性炎症性疾患の評価に関して，画像診断の果たす役割は大きい．特に中枢神経系では，コンピューター断層撮影(computed tomography：CT)，磁気共鳴画像(magnetic resonanse imaging：MRI)，血管造影，超音波に加えて，単一光子放射断層撮影(single photon emission computed tomography：SPECT)，陽電子放射断層撮影(positron emission tomography：PET) などの核医学検査も有用である．本項では CT，MRI を含めた各種画像検査の一般的特徴を概説する．

1 超音波

超音波検査の最大の特徴はその非侵襲性と簡便性である．打診，聴診など理学所見で評価されていたものの多くがベッドサイドで超音波(ultrasonography：US)を用いて評価可能である．また，放射線被曝もないため，小児，妊婦，胎児の評価も可能である．中枢神経においては頸部に加え，頭蓋内でも血管系の評価に広く用いられる．リアルタイムで評価できることも利点であるが，その評価は術者の技量に大きく左右され，ほかの画像検査に比較すると再現性に乏しい．

2 CT

単純 X 線写真では膠原病に由来する中枢神経の評価は困難である．しかし膠原病においては関連する出血などの評価に CT が用いられる．単純 CT は短時間で撮像が可能であり，24 時間対応可能な施設も多く，特に救急性を要する場合は第一選択の検査法となっている．放射線被曝という欠点があるが，MRI におけるペースメーカーなどの絶対的な禁忌が少ない利点がある．また，急性期の脳出血のほかにも石灰化，骨の評価に優れる．しかし，骨からのアーチファクトのため，特に後頭蓋窩構造の評価は困難であることが多い．また金属コイルなどからのアーチファクトも診断の妨げとなり得る．

血管病変の診断においては，いわゆる hyperdense MCA sign など単純 CT でも診断可能な例は存在する．しかし一般的には詳細な血管情報を得るためには，造影剤を用いた CT 血管造影(CT angiography：CTA)が必要である．

ヨード造影剤の投与に関してはまず造影剤腎症に留意する必要がある．慢性腎臓病(eGFR < 60 mL/min/1.73 m^2)は，造影 CT による造影剤腎症発症のリスクを増加させる可能性が高く，事前に腎機能の評価が必要である[1]．特に，eGFR が 45 mL/min/1.73 m^2 未満の患者に造影 CT を行う際には，造影剤腎症発症に関する適切な説明を行い，造影 CT 前後に生理食塩水などによる補液などの十分な予防策を講ずることが推奨されている．

また乳酸アシドーシス発症を予防するため，緊急検査時を除きビグアナイド系糖尿病薬を一時的に休薬する必要がある．

また，欧州泌尿生殖器放射線学会

(European Society of Urogenital Radiology：ESUR)のガイドライン[2]によれば，腎臓以外の蕁麻疹などの副作用予防にはプレドニゾロン 30 mg の経口投与を検査 12 時間および 2 時間前に行うことが推奨されている．直前にステロイド静注は推奨されていないことを肝に銘じていただきたい．

3 血管造影

CT と同じく，単純 X 線写真では膠原病の中枢神経疾患の評価は困難である．カテーテルを用いたいわゆる血管造影は，放射線被曝やヨード造影剤使用に加え，経動脈的アプローチをとるために，侵襲性が高い．しかしその優れた空間および時間分解能，血管内治療の応用などで，その有用性は高い．

4 MRI

脳脊髄の評価には現時点で最も鋭敏で，膠原病に関連する血管性病変，実質内病変などの評価に有用である．

MRI は CT に比べて組織分解能が高く，骨からのアーチファクトがない．また，MRI は形態に加えて拡散，血流，代謝などの機能の評価も可能である．非侵襲的脳血管検査(MR angiography：MRA)，磁気共鳴静脈造影(MR venography：MRV)による動静脈の評価にも優れる．

膠原病関連の各疾患の詳細については正書を参照されたい．膠原病に関連する血管炎，血管床に関しては，浮腫，梗塞，出血などを生じるため，T2 強調像，FLAIR 像(図 1)による評価が有用である．特に急性期梗塞を呈する場合には拡散強調像の有用性が知られている．また，病変の好発部位としては神経 Behçet 病(図 2)の脳幹や髄膜，全身性エリテマトーデスの皮質下白質，高安動脈炎(図 3)の血管，多発血管炎性肉芽腫症での硬膜，脳神経や実質内外，サルコイドーシスでの髄膜やその周囲などが有名である．しかし，ときとして神経膠腫，リンパ腫などの腫瘍性疾患，多発性硬化症を含めた脱髄性疾患，多種多様の炎症性疾患，血管炎/血管症などとの鑑別は困難であることも多い．

造影 MRI は病変範囲や活動性の評価などに有用である．CT や血管撮影で用いる

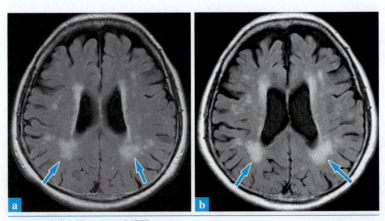

図1　60 歳代女性 Sjögren 症候群
感覚障害の精査のために MRI が施行された．初診時の FLAIR 像(a)では両側大脳半球深部白質に多数の高信号域を認める(→)．5 年後には認知機能低下も見られ，FLAIR 像(b)では両側大脳半球深部白質の病変は増加し(→)，大脳萎縮が進行している．

第 3 章 診察と検査の手技を学ぶ

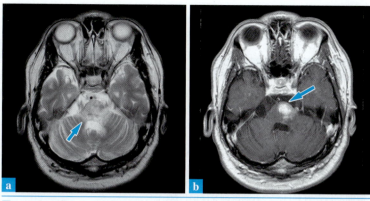

図2　Behçet 病
眼球運動障害，左末梢性顔面神経麻痺，四肢失調が出現し MRI が施行された．T2 強調像（a）では橋を主体に不均一な高信号域がみられる（→）．造影後 T1 強調像（b）では橋左側主体に不均一な増強域がみられる（→）．

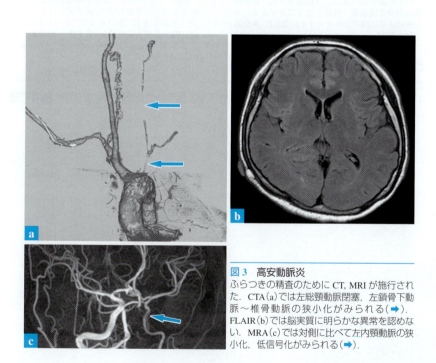

図3　高安動脈炎
ふらつきの精査のために CT, MRI が施行された．CTA（a）では左総頸動脈閉塞，左鎖骨下動脈〜椎骨動脈の狭小化がみられる（→）．FLAIR（b）では脳実質に明らかな異常を認めない．MRA（c）では対側に比べて左内頸動脈の狭小化，低信号化がみられる（→）．

ヨード造影剤と異なり，造影剤腎症は惹起しない．しかし腎性全身性線維症の発症が知られており，急性腎不全，長期透析患者，GFR が 30 mL/min/1.73 m² 未満の慢性腎不全患者には原則としてガドリニウム造影剤を使用してはならない[3]．また，最近で

は正常腎機能を有する患者に関しても脳内へのガドリニウム沈着が知られており，留意する必要がある．

5 核医学検査

^{99m}Tc-ECD/^{123}I-IMP を用いた SPECT や FDG をはじめとする PET 検査は脳脊髄のみならず，全身の精査にも有用である．膠原病の活動性や動脈プラークの評価なども可能である．

6 おわりに

膠原病に関連する中枢神経の画像診断法に関して概説した．診療の一助となれば幸いである．

> **DON'Ts**
>
> ☐ 急性腎不全，長期透析患者，GFR が 30 mL/min/1.73 m^2 未満の慢性腎不全患者には原則としてガドリニウム造影剤を使用しない

文献

1) 日本腎臓学会，日本医学放射線学会，日本循環器学会共同編集：腎障害患者におけるヨード造影剤使用に関するガイドライン 2012．東京医学社，2012
2) ESUR Guidelines on contrast media：http：//www.esur.org/guidelines/
3) NSF とガドリニウム造影剤使用に関する合同委員会（日本医学放射線学会・日本腎臓学会）：腎障害患者におけるガドリニウム造影剤使用に関するガイドライン（第 2 版：2009 年 9 月 2 日改訂）http：//www.radiology.jp/content/files/649.pdf

九州大学大学院医学研究院臨床放射線科学　　**樋渡昭雄**

D 画像検査

4 筋肉

> **DOs**
> - ☐ 画像検査の目的を理解し，画像診断装置の特性を考えて検査機器を選択しよう
> - ☐ 左右差を比較する必要がある場合は，健側も撮像しよう
> - ☐ MRI では T2 強調像が病変の検出と範囲の評価に有用．脂肪抑制画像も併用してみよう

筋肉の画像所見は，しばしば非特異的な所見を呈し，画像のみで診断に結びつけることは困難であることが多い．したがって，病歴や自覚症状，血液検査所見などとあわせた総合的な診断が必要となる．病変の検出およびその範囲の同定が画像検査の担うおもな役割となる．本項では代表的な画像検査の特徴を概説する（表1）．

1 超音波

空間分解能が高いため微細構造の描出に有用であるが，深部構造の描出能は低い．検査と同時に超音波ガイド下生検などの処置を施行することが可能である．簡便に検査ができる利点がある一方，検査の質が検者の技術によって一定でないという欠点がある．

2 単純 X 線

筋の腫大や萎縮，脂肪変性，石灰化や骨化が描出される．石灰化や骨化の描出には軟線撮影が有用である．簡便に施行可能で，外観や辺縁は分かるが，その内部構造の描出はできない．

3 CT

a CT 検査の特徴

筋の腫大や萎縮，脂肪変性，石灰化や骨化の評価，ガス像の検出に優れており，その範囲や程度を単純 X 線写真よりも正確に評価できる．比較的簡便に施行でき，多方向の画像を作成することにより全体像を把握するのに有用となる．組織分解能は磁気共鳴画像（magnetic resonance imaging：MRI）よりは低い．人工関節置換後などで

表1 各画像検査の特徴

画像検査	長所	短所
超音波	空間分解能が高い 超音波ガイド下生検などの処置が可能	深部構造の描出能は低い 検者の技術により検査の質に差
単純 X 線	石灰化や脂肪の描出が可能 簡便に施行可能	内部構造の描出能は低い 被曝あり（少ない）
CT	石灰化や脂肪の描出能が高い 広範囲を短時間に撮影可能	組織分解能は MRI よりは低い 被曝あり
核医学	軽微な異常も検出できることがある 全身を撮像可能	空間分解能は低い 被曝あり
MRI	組織分解能が高い 病変の検出や範囲の評価に非常に有用	撮像に長時間必要 MRI 禁忌症例がある

は金属によるアーチファクトが強く出ることがあり，病変の評価が困難な場合がある．

b 造影剤の使用

造影剤投与によりコントラストは向上し，血流情報も得ることができるが，得られる所見は特異的でない場合が多い．造影剤投与に関しては，造影剤アレルギーの有無，気管支喘息，腎機能障害などに注意が必要となる．

4 核医学

施行される頻度の高い検査としては，骨シンチグラフィとガリウムシンチグラフィがある．骨化性筋炎あるいは横紋筋融解症では骨シンチグラフィで筋病変にも集積がみられる．ガリウムシンチグラフィや，保険適用ではないが（2015年10月22日現在），フルオロデオキシグルコース-positron emission tomography（FDG-PET）は筋炎や筋サルコイドーシスで集積増加がみられる．近年，単一光子放射断層撮影（single photon emission computed tomography：SPECT）/CT装置，PET/CT装置が普及し，CTで解剖学的情報を得ることで集積部位の同定が容易になった．

5 MRI

MRI（図1）は組織分解能に優れ，筋肉の浮腫や壊死，脂肪変性などの評価に用いられる．撮影に当たっては，コイル，シーケンス，撮影方向，撮影範囲など，最適な撮影方法を選択する必要がある．また，心臓ペースメーカーや人工内耳，MRI非対応の脳動脈クリップ，人工関節などMRI禁忌の症例があるので注意が必要である．閉所恐怖症の程度によっては検査が困難な場合や，鎮静が必要なときがある．

a MRI撮像技術

骨格筋や軟部組織の病変は，MRI撮像前にその範囲が明確でないことが多く，臨床所見・症状や検査目的から撮像範囲を決

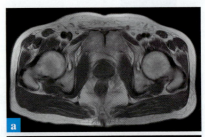
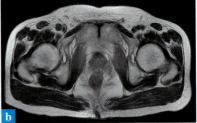
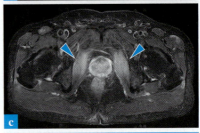

図1　MRI（皮膚筋炎の症例）
大腿骨頭レベルのMRI横断像を示す．T1強調像（a）では両側内閉鎖筋が腫大している．T2強調像（b）では両側内閉鎖筋腫大部は高信号を示している．STIR像（c）では周囲の脂肪が抑制され，病変部の高信号がT2強調像よりも明瞭に描出される（▶）．

める必要がある．多発性筋炎や横紋筋融解症では，病変の分布の把握や左右の比較のために両下肢の撮像が必要となることが多い．筋損傷や血腫などの限局性病変でも，部位と範囲の同定や筋の退縮の有無をみるため，できる限り筋の全長を撮像範囲に入れることが望ましい．

撮像方向については，横断像が基本であるが，病変の広がりや形態，連続性を評価するために，矢状・冠状断像も追加するとよい．

横断像ではT1 / T2強調像，脂肪抑制（short inversion time inversion recovery：STIR）法もしくは脂肪抑制T2強調像の3シリーズを撮像する．STIR法や脂肪抑制T2強調像は，脂肪組織が低信号化するため病変の高信号がより明瞭となる．撮像範囲が広い場合はSTIR法のほうが脂肪抑制が均一にかかりやすい．

MRIに特有のアーチファクト(折り返し，磁化率，打ち切り，化学シフト，流れ，魔法角，クロストーク，ジッパー，N/2など)があり，それらに対する理解が読影に必要となる．

b 造影剤の使用

造影MRIは腫瘍性病変の評価に用いられることが多い．外傷，筋炎，脱神経なども増強効果がみられるが，特異的な所見が得られないために必ずしも必要ではない．ガドリニウム製剤使用に関しては造影剤アレルギー，気管支喘息，腎機能障害などに注意が必要となる．近年，腎性全身性線維症とガドリニウム製剤の関連が報告されており，腎機能障害患者には特に注意が必要となる．

c 正常MRI像と異常像

正常の骨格筋はT1強調像およびT2強調像で低信号を示すが，腱に比べると高信号を示し，筋と腱を区別することができる．筋膜は同定できないが，筋肉間の脂肪織により各筋肉を識別することができる．筋肉内にも脂肪の混在があり，特に高齢者では筋肉内に脂肪を認めることが多い．

一般的に，T2強調像で病変は高信号化するため，病変の有無およびその範囲を検出するのに有用である．T1強調像における高信号は比較的特異的な所見で，脂肪，血腫，高蛋白，メラニンなどを示す．

DON'Ts

- ☐ MRIでは心臓ペースメーカー，人工内耳，脳動脈クリップなどの金属物の有無を確認することを怠らない
- ☐ 造影剤投与に関しては造影剤アレルギー，気管支喘息，腎機能障害などに注意することを怠らない

文献

1) 上谷雅孝(編著)：骨軟部疾患の画像診断．第2版，学研メディカル秀潤社，2010：396-413

札幌医科大学附属病院放射線診断科　**小野寺耕一，畠中正光**

D 画像検査

5 上気道（副鼻腔含む）

DOs

- 上気道病変は，耳から喉頭まで注意して検査する
- 肉芽腫性病変や腫瘍性病変の生検部位を決める際にも画像診断は有用である
- 経時的な変化を共有したり比較したりするためにも画像を残しておくことが望ましい

1 基本的なとらえ方

上気道は鼻腔から咽喉頭までを指すが，互いの部位において病態は関連し炎症などは耳管を通じて中耳にも影響がおよぶことがある．たとえば急性の咽喉頭炎の場合は中耳炎や副鼻腔炎を合併しやすく，上気道を検査する場合は耳から喉頭まで注意する必要がある．診察の基本は視診であるが診察器具や軟性内視鏡がない場合は積極的に画像を撮影することとなる．軟性内視鏡においても経時的な変化を共有したり比較したりするために画像を残しておくことが望ましい．

a 耳

耳の画像の判別については放射線科医や耳鼻咽喉科医に相談することが妥当と思われるが，近年，好酸球性中耳炎や抗好中球細胞質抗体（anti-neutrophil cytoplasmic antibody：ANCA）関連血管炎性中耳炎の提唱によって，膠原病・リウマチ・アレルギー科医にとっても耳所見をとることは重要となっている．両者ともに難治性の中耳炎に分類される．

b 鼻腔・副鼻腔

鼻腔に関しては軟性内視鏡で確認できるが，副鼻腔は観察できないため単純X線やコンピュータ断層撮影（computed tomography：CT）を撮影する．腫瘍性病変の場合は磁気共鳴画像（magnetic resonanse imaging：MRI）も有用である．

1）視診・軟性内視鏡

鼻粘膜の色調や痂皮の有無を確認する．強いアレルギー性炎症によって浮腫が存在する場合は，鼻粘膜の色調が蒼白となることが多い．肉芽腫性病変の場合は鼻中隔に痂皮が存在することがある．

2）単純X線

おもに顔面の骨折や副鼻腔炎の診断に用いられる．鼻骨骨折に関しては側面像，副鼻腔炎の有無にはWaters法が有用である．Waters法では前頭洞や上顎洞の陰影を評価しやすい．

3）CT

鼻腔・副鼻腔疾患の診断に有用である．片側性に陰影を認める場合は副鼻腔炎に加えて腫瘍性病変にも注意する（図1a）．非好酸球性副鼻腔炎，すなわち蓄膿症では両側の上顎洞陰影（膿汁の貯留）が主となり（図1b），好酸球性副鼻腔炎では両側の篩骨洞を中心とした陰影（多発性のポリープ）が特徴となる（図1c）．好酸球性副鼻腔炎は成人発症喘息やアスピリン喘息との合併が高率となるため，互いの疾患を見落とさないことが重要である．また多発性血管炎性肉芽腫症では上気道症状を初発とすることが多いため，副鼻腔CTが参考となる．非特異的な粘膜肥厚（ポリープ形成ではない）や鼻中隔軟骨の穿孔，そのための鞍鼻（鼻背が落ちる）が起こることがある（図2）．サルコイドーシスや再発性多発軟骨炎においても粘膜肥厚の所見をとることがある．診断確

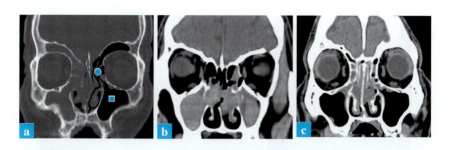

図1 副鼻腔 CT
a：右片側の副鼻腔陰影．本症例では右の副鼻腔が乳頭腫で閉鎖され，右副鼻腔炎を伴っていた．■は左の上顎洞，●は左篩骨洞を指す．b：非好酸球性副鼻腔炎症例．両側上顎洞の陰影が主であり，内視鏡では上顎洞から鼻腔へのポリープ形成を認めた．c：好酸球性副鼻腔症例．両側の篩骨洞優位な陰影を認める．上顎洞内は粘膜肥厚も少ない．

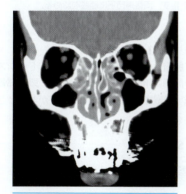

図2 多発性血管炎性肉芽腫症例の副鼻腔 CT
不明熱と鼻閉症状で来院した症例．CT では鼻腔を中心に陰影を認める．視診では非特異的な強い粘膜肥厚であり，ポリープの形成は認めなかった．MPO-，PR3-ANCA 陰性であったが腫脹している鼻腔粘膜の生検で多発性血管炎性肉芽腫症の診断となった．

るが，膠原病・リウマチ・アレルギー科医では口蓋扁桃にも注意をすべきである．扁桃組織由来の病巣感染症は，掌蹠膿疱症や胸肋鎖骨過形成症や慢性糸球体腎炎（IgA 腎症）のほかに，尋常性乾癬やアレルギー性紫斑病などの皮膚疾患や一部の慢性関節リウマチや Behçet 病にも関与が指摘されている．気管や喉頭の浮腫では窒息の危険性が伴うため迅速な診断が必要である．

1）視診・軟性内視鏡

感染症の場合は口蓋扁桃の膿栓や発赤，また喉頭の浮腫に注意をする．アナフィラキシーの場合は喉頭浮腫による窒息の可能性がある．急速に進行する喉頭浮腫が疑われる場合は気管内挿管や輪状甲状間膜切開が必要な場合がある．原因物質の吸収にもよるが，アナフィラキシー急性期には喉頭浮腫に関しても数時間おきの観察が必要である．

2）単純 X 線

喉頭の正面像は声門化狭窄，クループの有無（図 3a, b），側面像では喉頭蓋の腫脹を観察する．睡眠時無呼吸に対しては成人では側面像で舌骨の位置を測定したり小児では上咽頭側面像で咽頭扁桃（アデノイド）の大きさを評価したりする．

定のための生検部位を決定するためにも撮影を考慮すべきである．

4）MRI

乳頭腫や癌性病変の鑑別，浸潤評価などに用いられる．

c 咽喉頭

咽頭の視診は多くの専門科において重要である．感冒の際にはもちろんのことであ

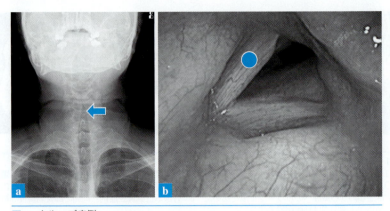

図3 クループ症例
a：喉頭正面の単純 X 線．声門下腔の狭窄を認める（➡）．Pencil sign ともいわれる．
b：同一症例の喉頭の軟性内視鏡画像．●は右声帯を指す．両側声門下に腫脹を認める．
（カラー口絵 No.1 参照）

3) CT

多発性血管炎性肉芽腫症や再発性多発軟骨炎で，気管における粘膜肥厚の評価に用いることができる．

4) MRI

腫瘤性病変のほかではアミロイドーシスの評価に用いられることがある．頭頸部領域では喉頭に沈着を認めることが多いとされる．

DON'Ts

- □ 副鼻腔の画像のみで副鼻腔炎やポリープと診断してはいけない．腫瘍性病変のことがある
- □ 急速に進行する喉頭浮腫が疑われる場合は画像診断結果を待ってはいけない

千葉大学医学部附属病院耳鼻咽喉科・頭頸部外科　**飯沼智久，岡本美孝**

D 画像検査

6 骨密度測定（全身）

DOs

- ☐ 65歳以上の女性，70歳以上の男性，危険因子を有する50歳以上の男女では，骨折リスク評価のため骨密度測定は有効である
- ☐ 骨粗鬆症診断には，DXA法で腰椎と大腿骨近位部を測定する
- ☐ ステロイド投与では，骨密度にかかわらず「ステロイド性骨粗鬆症の管理と治療ガイドライン2014年改訂版」に沿って治療を開始する

1 骨密度測定の意義

骨粗鬆症診療の目的は骨折の予防であり，骨粗鬆症の診断には骨強度の評価が必要である．骨強度は，骨密度（70%）と骨質（30%）で規定されている（図1）．しかし，骨質を客観的に評価する指標は未だないため，骨密度の評価で骨強度を代用している．dual-energy X-ray absorptiometry（DXA）法は，骨量の評価，骨粗鬆症の診断，さらには治療評価において中心的な役割を果たしている．

a 適応症例

65歳以上の女性，危険因子を有する65歳未満の女性，および70歳以上の男性，危険因子を有する50歳以上70歳未満の男性においては，骨折リスク評価のための骨密度測定は有効である．この危険因子とは，過度のアルコール摂取（1日3単位以上），現在の喫煙，大腿骨近位部骨折の家族歴である．

また，脆弱性骨折を有する症例，低骨密度・骨量減少をきたす疾患に罹患している症例，またそれを引き起こす薬物（ステロイドなど）を投与されている成人は測定するべきである．

b 測定部位

骨粗鬆症診断には，腰椎と大腿骨近位部の両者を測定することが望ましい．腰椎DXAでは前後方向L1～L4または，L2～L4を計測する．大腿骨近位部DXAでは，頸部，転子部，全大腿骨近位部（頸部，転子部，骨幹部の3領域）を測定する．左右はどちらかの測定でよい．

腰椎および大腿骨近位部測定が十分に行えない場合には，前腕骨（橈骨骨幹部1/3遠位部）が測定の対象となる．たとえば，両股関節術後，腰椎椎体骨折多発例，強度変形性脊椎症例や極度の肥満症例などの場合である．また，副甲状腺機能亢進症では，橈骨骨幹部（1/3遠位部）が最適の測定部位である．前腕骨測定には，非利き腕の橈骨

骨強度↓ bone strength	=	骨密度↓ bone mineral density	+	骨質↓ bone quality
				・骨代謝回転・再構築 ・マイクロダメージ（微小骨折の集積） ・石灰化の程度 ・基質（コラーゲン，架橋）の状態 ・微細構造・微細構築

図1　骨強度に及ぼす骨密度と骨質の関係

Pitfall
大腿骨近位部骨密度は，あらゆる骨折の予知能に優れており，大腿骨近位部か頸部の骨密度のうち YAM に対する % がより低値のほうを用いて診断する

コツ
ステロイド投与前に骨密度が正常であってもスコア化して該当症例であれば一次予防を行うことが重要である

1/3 遠位部を用いる．骨折既往がある場合には反対側で計測する．

2 骨折リスクの評価

低骨密度と新規骨折発生との相関，および既存骨折の有無と新規骨折発生との相関は高い．骨密度は骨折リスク評価に有用であり，特に 65 歳以上において有用である．骨密度の若年成人平均値（young adult mean：YAM）が 1SD 低下すると骨折リスクは 1.5 〜 2.6 倍になる．骨折リスクは同部位の骨密度と最もよく相関し，腰椎骨密度 1SD 低下で椎体骨折リスクは 2.3 倍，大腿骨近位部骨密度 1SD 低下で大腿骨近位部骨折リスクは 2.6 倍になる．大腿骨近位部骨密度は脊椎骨折をはじめあらゆる骨折の予知能に優れている．

3 ステロイド性骨粗鬆症

合成糖質コルチコイド（ステロイド薬）は，強力な抗炎症作用と免疫抑制作用を有し，膠原病，呼吸器疾患，アレルギー疾患，血液疾患，移植後拒絶反応などの治療に汎用され，わが国では約 100 万人がステロイド薬を 3 か月以上の長期間使用するとされる．しかし，ステロイド薬の長期使用は様々な代謝異常を生じ，ステロイド性骨粗鬆症は，ステロイド薬の最多の副作用で約 25% を占める．また，ステロイド性骨粗鬆症により発生する脆弱性骨折は，生命予後や QOL を著しく低下させる．

a ステロイド性骨粗鬆症の臨床的特徴

ステロイド性骨粗鬆症の臨床病態は，以下のような特徴を呈する．①BMI 低値，疾患活動性，高齢，臥床，機能障害，閉経，臓器障害などの要因により骨粗鬆化が助長される，②骨量減少はステロイド薬投与量に依存するが，投与量に安全域はなく骨粗鬆化は必発である．③骨量減少は，ステロイド薬投与後早期に（3 〜 6 か月以内）大幅に進行し，特に，椎体や大腿骨頸部で進行が顕著である，④骨量のみならず骨質や骨微細構造も低下し，骨量減少以上に骨折リスクが上昇する，⑤ビスホスホネートによる骨折予防率は閉経後骨粗鬆症よりも高い．

b ステロイド性骨粗鬆症における骨密度

ステロイド薬は海綿骨と皮質骨の双方の骨量を減少させることが骨折率の高い一因である．しかし，骨量が正常範囲内での脆弱性骨折もまれではなく，骨折の危険性は骨量減少のみならず骨質や骨微細構造の低下によっても規定されている．したがって，ステロイド性骨粗鬆症では，骨密度測定に依存し過ぎると，骨折の予防や管理の機会を逸する危険性がある．

4 ステロイド性骨粗鬆症の管理と治療ガイドライン 2014 年改訂版

ステロイド性骨粗鬆症の管理においては，ステロイド投与開始後の急速な骨密度低下と骨折リスク上昇を抑制する一次予防とその後の二次予防ともに重要である．その観点から，日本骨代謝学会が「ステロイド性骨粗鬆症の管理と治療ガイドライン 2014 年改訂版」を発表した．このガイドラインの

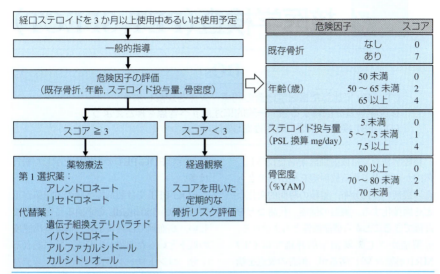

図2 ステロイド性骨粗鬆症の管理と治療ガイドライン 2014 年改訂版

特徴は，国内のステロイド性骨粗鬆症コホートの解析による独自の骨折危険因子を抽出して，初めてスコア法を薬物治療開始の基準判定に導入したことである(図2)．以前のガイドラインでは骨密度を測定することが必須であったが，今回のガイドラインでは骨密度を測定していない症例においてもスコア化することで薬物治療が開始可能となった．

DON'Ts

- 椎体骨折や脊椎変形のある症例では，正確な評価ができないため椎体 DXA 測定は行わない
- ステロイド性骨粗鬆症では骨密度が保たれていても骨折リスクは高いので，ガイドラインに沿ったスコア化により適切な介入が必要である

産業医科大学医学部第1内科学講座　**岡田洋右**

D　画像検査

7 核医学検査（PET, SPECT）

DOs
- CT / MRI に比した核医学検査の利点・欠点を理解しよう
- 核医学検査を依頼する際，一般的に注意すべき点を押さえよう
- FDG-PET 検査の原理，有用性を理解しよう

核医学検査では放射性医薬品を投与し，体内から放出される放射線を検出器でとらえ，製剤の体内分布，集積の時間的変化などを画像化する．臓器の機能，代謝などを評価できることから機能画像ともよばれる．分解能が乏しく解剖学的評価では CT / MRI（形態画像）に劣るが，両者の欠点を補い合う融合装置（PET / CT，SPECT / CT）も普及している．

核医学検査は種類によって前処置，製剤投与後の待機時間などが異なり，撮像も時間がかかる（20 ～ 30 分）．検査後に乳幼児との接触や授乳を一定時間控えるべき検査もある．事前に患者への入念な説明が必須である（詳細は成書を参照されたい）．

1 PET

ポジトロン断層法（positron emission tomography：PET）は陽電子放出核種を用いた断層撮像法であり，^{18}F-FDG（フルオロデオキシグルコース）を用いた検査が最も汎用される．FDG はブドウ糖輸送蛋白（GLUT-1）を介して細胞内に取り込まれ，6 リン酸化されて細胞内にとどまる．悪性腫瘍では正常細胞に比して糖代謝が亢進しており，FDG を強く集積することが多いため，おもに悪性腫瘍の評価目的で施行される（図1）．一方，FDG は炎症細胞にも取り込まれることが知られている．2015 年現在，わが国では保険適用外であるが，関節炎の活動性評価，高安動脈炎の診断および活動性評価（図2），不明熱の熱源検索などにおいて FDG-PET の有用性を示した報告は多い．

FDG-PET では製剤投与時の血糖値が重要であり，150 mg/dL を下回ることが望ましい．高血糖では画質不良，病変検出感度の低下といった問題が生じる．特に絶食不十分，コントロール不良の糖尿病，ステロイド治療に伴う急性高血糖状態などでの施行は不適切と思われる．

2 シンチグラフィーと SPECT

ガンマ線放出核種を用いた撮像法である．単一光子放射断層撮影（single photon emission computed tomography：SPECT）

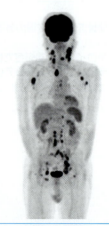

図1　メトトレキサート関連リンパ腫の FDG-PET の MIP 像
全身の多発リンパ節腫大と脾浸潤を認める．

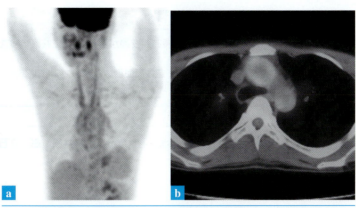

図2 高安動脈炎の FDG-PET / CT の MIP 像と Fusion 像
a：MIP 左前面像，b：Fusion 像．胸部大動脈および両側頸動脈に沿った集積が活動性炎症を反映する．（カラー口絵 No.2 参照）

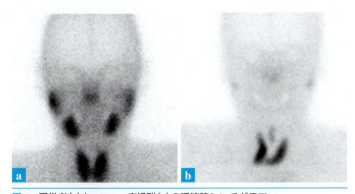

図3 正常者(a)と Sjögren 症候群(b)の唾液腺シンチグラフィー
甲状腺は生理的集積である．

は，寝台周囲を回転する検出器で多方向から放射線をとらえ，コンピュータで任意の方向の断層写真を再構成する技術である．比較的頻度が高い検査として，炎症巣を描出するガリウムシンチグラフィー，肺塞栓の評価に用いられる肺血流シンチグラフィーがあり，SPECT の追加によって解剖学的評価，小病変の検出能が向上する．唾液腺シンチグラフィーでは Sjögren 症候群における機能障害を視覚的に描出できる（図3）．脳血流 SPECT では中枢神経ループス，神経 Behçet などの疾患において血流低下を示した報告が散見されるが，必ずしも疾患特異的な分布を示すことはなく，臨床的な判断が求められる．

DON'Ts

- ☐ 撮像に耐えられない可能性が高い患者（長時間安静が困難など）に核医学検査を施行すべきではない
- ☐ 条件不良が予想される患者（重度糖尿病，急性高血糖など）に FDG-PET を施行すべきではない

東京医科歯科大学画像診断・核医学分野　**鳥井原　彰**，立石宇貴秀

memo

E 生理学的検査

1 呼吸機能検査

DOs

- 膠原病・リウマチ・アレルギー疾患は肺病変の合併頻度が高く，呼吸機能検査を施行する機会が数多くある
- 呼吸機能検査を臨床現場で有効に活用するためには，呼吸生理を正しく理解し，呼吸生理学で用いられる略語・記号を知る必要がある
- 気管支喘息や慢性閉塞性肺疾患など，診断や病勢評価に呼吸機能検査が必須の疾患がある

呼吸機能を評価するための検査は複数存在するが，最も基本となる検査はスパイロメトリー(呼吸器機能検査)である．スパイロメトリーにより得られる記録をスパイログラム，測定機械をスパイロメーターという．気流速度も同時に測定できるスパイロメーターはフローボリューム曲線を測定できるようになっている．

1 肺気量分画

肺内に吸入される空気は呼吸の深さによって異なる．全肺気量をその呼吸レベルによって分けたものを肺気量分画という．ある肺気量が2つの肺気量の和として表すことができる場合は，capacityとし，分画できない場合はvolumeで表す．肺気量分画と呼吸レベルの関係を図1に示す．残気量(residual volume：RV)はスパイロメーターで求められないため，機能的残気量(functional residual capacity：FRC)の測定から予備呼気量(expiratory reserve volume：ERV)を差し引いて求める．FRCの測定はガス希釈法またはボディボックスプレスチモグラフィで測定する．肺活量

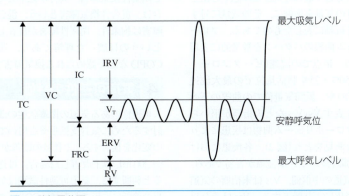

図1 肺気量分画
V_T：1回換気量 tidal volume，ERV：予備呼気量 expiratory reserve volume，IRV：予備吸気量 inspiratory reserve volume，RV：残気量 residual volume，VC：肺活量 vital capacity，FRC：機能的残気量 functionnal residual capacity，IC：最大吸気量 inspiratory capacity，TLC：全肺気量 total lung capacity

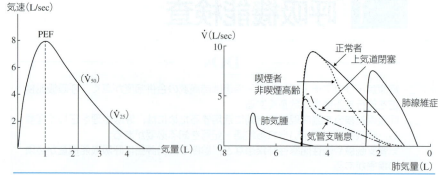

図2 フローボリューム曲線のパターン分類
PEF：ピーク値，$\dot{V}_{50}$：50%VC のときの気速，$\dot{V}_{25}$：25%VC のときの気速．

(vital capacity：VC)は健常者の場合，努力肺活量(forced vital capacity：FVC)とほぼ同じだが，閉塞性換気障害を有する場合は air trapping が起こるため VC より FVC が低下する．air trapping 現象は ATI 指数(air trapping index：ATI)として数値化される〈ATI(%) = [(VC-FVC)/VC] × 100，健常者では ± 5% 以内)〉．

2 フローボリューム曲線

フローボリューム曲線とは，最大吸気位から最大努力で最大呼気位まで息を呼出させたときの気量を横軸に，その気量に対する気速を縦軸に表したものである．フローボリューム曲線のパターンを数量的に表現するため，頂点での流速(ピークフロー：PEF)，50%・25% 肺活量位での最大流速($\dot{V}_{50}$，$\dot{V}_{25}$)や，低肺気量位での曲線の下への凸度を表す $\dot{V}_{50}/\dot{V}_{25}$ などの指標が用いられる．フローボリューム曲線は疾患により特徴的な所見をとり(図2)，各疾患における機能的障害のパターン認識が容易である．PEF は気道の中枢側，$\dot{V}_{25}$ は末梢側の気道閉塞性変化により低下する．$\dot{V}_{25}$ はそれ以上呼気努力を強めても一定以上は増加せず，effort independent の曲線を示す．慢性閉塞性肺疾患(chronic obstructive pulmonary disease：COPD)では $\dot{V}_{25}$ の低下が著しく，$\dot{V}_{50}/\dot{V}_{25}$ の増大(3 以上)が末梢気道での閉塞性変化の指標とされる．

3 スパイロメトリーによる換気障害の診断

スパイロメトリーにより換気障害は分類され，% 肺活量(%VC)が 80% 以下を拘束性換気障害，1秒率(FEV1%)が 70% 以下を閉塞性換気障害，両方が低下している場合は，混合性換気障害という．混合性換気障害は拘束性，閉塞性障害が混在した疾患というのは誤った理解であり，進行した COPD などで認められる換気障害である．

4 気道可逆性の評価

可逆性のある気道の閉塞状態の改善を検討するために気管支拡張薬を用いて1秒量の変化を検討する．1秒量の改善が 12% かつ 200 mL 以上改善した場合，可逆性があると判断する．気道可逆性試験は気管支喘息の診断に有用であるが，COPD でも気道可逆性を示すことがある．

DON'Ts

- ☐ 呼吸機能検査は非観血的な検査であるが，肺病変によって呼吸機能が低下している患者には大きな負担となることを理解しなければならない
- ☐ 気胸，呼吸器感染症（肺結核）など肺疾患のみならず，心筋梗塞，大動脈瘤，重症の高血圧など，禁忌，あるいは慎重に施行すべき症例が数多くあることに留意する

徳島大学大学院医歯薬学研究部呼吸器・膠原病内科学分野　岸　　潤，西岡安彦

memo

E 生理学的検査

2 筋電図

DOs

- 末梢神経伝導検査では，伝導速度だけでなく振幅に注目しよう
- 同じ神経（例えば正中神経）で"左右差"がないか，神経ごとに差が目立たないか，注意する
- 針筋電図では，神経原性・筋原性異常だけでなく，自発放電の有無もチェックしよう

1 基本事項

日常診療で実施される筋電図は，おもに末梢神経伝導検査と針筋電図である．末梢神経伝導検査では，伝導速度に注意が向かいがちであるが（よって"末梢神経伝導速度検査"と誤った用語が用いられがち），様々なパラメーター（表1）が評価対象となる．針筋電図では，神経原性と筋原性との鑑別も重要であるが，自発放電の有無も観察することで，筋炎や運動神経（末梢神経・運動ニューロン）障害の活動性も評価できる．いずれも，検者の熟練度が検査結果に極めて大きく影響する検査であることに留意する．

2 膠原病・リウマチ疾患での末梢神経伝導検査

膠原病・リウマチ疾患では，血管炎機序を背景にしたニューロパチーの評価（有無および程度）が求められることが多い．血管炎性ニューロパチーは，"多巣性"に"軸索型"末梢神経障害をきたす点が特徴的である（多発性単神経障害とよばれる）．脱髄型末梢神経障害では伝導速度の低下みられるのに対し，軸索型では速度は原則保たれ，振幅（運動神経での複合筋活動電位振幅）の低下がみられる．さらに，"多巣性"であることを反映して，障害程度が神経ごとに異なる．つまり血管炎性ニューロパチーの評

表1 末梢神経伝導検査でのおもなパラメーター

神経	パラメーター	単位	基準値[*1]
運動神経	運動神経伝導速度（MCV）	m/sec	上肢 50 m/sec 以上 下肢 40 m/sec 以上
	複合筋活動電位（CMAP）振幅	mV	5 mV 以上[*2]
	遠位潜時	msec	上肢 4.0 sec 以下 下肢 5.0 sec 以下
	F 波潜時 F 波出現率	msec %	上肢 30 sec 以下 上肢 70 % 以上
感覚神経	感覚神経伝導速度（SCV）	m/sec	上肢 45 m/sec 以上 下肢 40 m/sec 以上
	感覚神経活動電位（SAP）振幅	μV	上肢 10 μV 以上 下肢 5 μV 以上

MCV：motor conduction velocity，CMAP：compound motor action potential，SCV：sensory action potential
[*1] ざっくりとした目安であり，患者の年齢や被検神経，用いる手技，施設によって異なることに留意（通常は施設・被検神経ごとに基準値が設定されている）
[*2] 腓骨神経は正座習慣のある日本人で障害されやすく健常者でも 1mV 以下となりやすい

価では，複合筋活動電位振幅の低下があるか，さらにその程度が神経ごとに異なるかに注意する．神経ごとの差を評価しやすいよう，同じ神経（たとえば正中神経）を両側で検査して左右差の有無に注目することがコツである．

振幅が保たれている一方で速度の低下が目立つ場合には，脱髄型末梢神経障害が疑われる．その際には，膠原病・リウマチ疾患とは別に遺伝性や薬剤性，自己免疫性末梢神経疾患が存在していることが疑われ，神経内科医へ紹介する．

3 末梢神経伝導検査で注意すべきこと

必ずしも"振幅低下≠軸索障害"ではない．理由の1つは，記録電極をおいた筋（正中神経では短母指外転筋）の萎縮が進んでいると軸索障害がなくても振幅は低下する．したがって，筋萎縮が強い例での評価では注意する．

もう1つの理由は，手技の問題である．つまり，記録電極が筋腹の中央に適切に配置されていないと振幅は低下する．また，複合筋活動電位振幅は最大上刺激（これ以上刺激強度を上げても振幅が大きくならない電気刺激）で記録しなければならないが，未熟な検者では十分な刺激強度を用いず，結果として人為的な振幅低下を示す恐れがある．つまり，手技に熟練した検者が行った検査結果でなければ，軸索障害の評価をしてはならない．

また，本検査は感度の高いことを反映して，神経症状の自覚のない健常者でも，潜在的な絞扼性末梢神経障害（手根管症候群など）に伴う振幅の低下がしばしば検出される．すなわち，絞扼性末梢神経障害をきたしやすい部位や伝導障害の特徴を熟知した検者による評価が必須となる．

4 血管炎ニューロパチーでの針筋電図

血管炎性ニューロパチーにおいては，活動性の評価が可能である．つまり，神経原性異常〔高振幅で持続時間の長い運動単位電位（motor unit potential：MUP）〕，干渉波形の形成不良）だけでなく，安静時（つまり筋弛緩時）に自発放電（線維性収縮 fibrillation と陽性鋭波 positive sharp wave）がみられるか確認する．これら自発放電は別名で脱神経電位ともよばれ，運動神経が障害されて2週間程度でみられるようになり，障害がなくなれば2か月程度で消失する．つまり，免疫治療にもかかわらず自発放電がみられ続けるようであれば，血管炎性ニューロパチーの進行を十分に抑制できていないことが示唆される．

5 筋炎での針筋電図

針筋電図検査では，筋原性異常がみられるかに留まらず，"筋炎らしい"所見がみられるか重要である．筋原性異常としては，①低振幅で持続時間が短く多相性のMUP，②MUP早期動員（弱収縮にもかかわらず干渉波形が形成されること）が重要である．"筋炎らしい"所見としては，筋原性異常に加え自発放電（前述）が同一筋でみられることであり，自発放電は"脱神経"だけを示唆するわけではないことに注意する．筋力が正常でMRI上も筋炎所見に乏しい場合にも，針筋電図で"筋炎らしい"所見がしばしば確認できる．

DON'Ts

- [ ] 手技に熟練していない検者の筋電図データは信じるべきでない
- [ ] 「末梢神経伝導検査」を「末梢神経伝導速度検査」と呼ばない

山口大学医学部神経内科　**古賀道明**

☑ 現場から学んだこと

　研修医でありながら大学院生でもあったため，他の診療科のオーベンからは「研究で忙しかろう」と遠慮され，同じ診療科のオーベンからは「自分で勉強しろ」と言われ，現場では看護師や検査技師など他職種の方々から教えていただくことの方が多かったように思います．必然的にチーム医療を実践していたことになりますが，他職種の方々の視点を医療に生かすことはとても重要です．また，失敗をした時に他職種の方々が味方となりカバーしてくれるかどうかは決定的な意味を持ちます．病院のあらゆる職種の方々と仲良く，楽しく仕事をすることが，患者さんにとっても大きなプラスになります．研修医時代こそ他職種との交流機会が最も多い貴重な時期です．担当患者さんの検査には可能な限り同行して，実際の検査を見ることを心がけましょう．患者さんとの信頼関係構築，看護師さんや技師さんの仕事の理解と交流，検査の準備や検査内容の理解など，得るものが大きいはずです．

（東邦大学医学部内科学講座膠原病学分野　**亀田秀人**）

E 生理学的検査

3 脳波

DOs

- □ てんかん発作や急性意識障害に対しては，画像検査による形態的異常を検索することに加え，脳波での脳機能検査を行おう
- □ 大まかな対応が可能となるので脳波により急性意識障害の程度を評価できるようになろう

1 基本的な考えかた

中枢神経系の検査では，MRI が重用されているが，脳波は「非侵襲的な，局在情報を有する詳細な脳機能検査」として重要である[1]．画像（＝形態）検査と機能検査を相補的に用いて診断や病態に有用な情報を引き出すため，検査の感度と特異度を常に意識して，脳波検査を実施する必要がある．

a どんなときに脳波を行うべきか

脳波は，おもに**大脳皮質**の電気活動（＝錐体細胞の尖頂樹状突起に発生するシナプス後電位の同期した総和）をあわせてペースメーカーである**視床**と，意識水準と睡眠覚醒レベルの調整を司る**脳幹**の3構造により形成され，脳の働きをリアルタイムで評価できる機能検査である．特異度の高い異常所見として，てんかん性放電は診断確定に有用である．一方，意識障害では脳波異常の程度は臨床的な意識障害と相関し，重症度や予後を判定でき有用である（表1）[2,3]．

一般に原因診断には特異性が必ずしも高くないが，特殊な所見からは病因が推定できる（表2）[4]．

b 正常脳波を知ろう

正常の頭皮上脳波は，閉眼・覚醒・安静の3状態で，後頭・頭頂部に振幅50〜100 μV・周波数10 Hz 前後の律動的な活動を認める．開眼で抑制され，覚醒度の低下にて消失し，睡眠の深度に従い特徴的な波形が出現する．この所見は脳機能全体の統合性が良好なことを示唆し，脳波判読上最も基礎となる（図1）．

2 意識障害でみられるおもな所見（表2）

a 間欠性律動性デルタ活動（intermittent rhythmic delta activity：IRDA）

多くは意識障害の初期にみられる高振幅の律動性正弦波様徐波で，2〜3 Hz の周波数で数周期の連続波が群発する．成人では，よく前頭部優位に出現し，FIRDA（frontal intermittent rhythmic delta activity）とよばれ一般に非特異的びまん性脳機能障害を示唆し，上部脳幹・間脳・視床正中部の病変，前頭部の皮質および皮質下灰白質の異常，脳圧亢進，代謝性脳症でも認める．

b 三相波

肝性脳症との関連は余りにも有名である．100〜300 μV の高振幅の陰性−陽性−陰性の三相からなる．最初の陰性成分は通常高くなく，第2相の陽性成分が高振幅で通常の耳朶基準電極導出では下向きの高振幅の波形を示す．第3相は緩徐に上昇する陰性波である．通常 1.5〜2.5 Hz で反復性に出現する．前頭部優位に出現することが多く，

Pitfall

てんかん発作と意識障害では，画像所見がしばしば陰性となることがある．

表1 意識障害の程度と脳波の相関

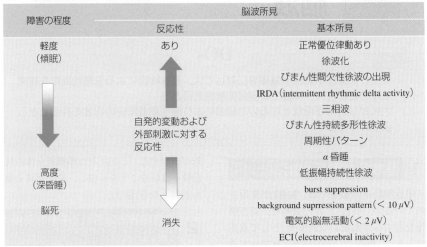

障害の程度	脳波所見	
	反応性	基本所見
軽度（傾眠）↓ ↓ 高度（深昏睡） 脳死	あり ↓ 自発的変動および外部刺激に対する反応性 ↓ 消失	正常優位律動あり 徐波化 びまん性間欠性徐波の出現 IRDA（intermittent rhythmic delta activity） 三相波 びまん性持続多形性徐波 周期性パターン α昏睡 低振幅持続性徐波 burst suppression background suppression pattern（< 10 μV） 電気的脳無活動（< 2 μV） ECI（electrocerebral inactivity）

〔池田昭夫，他：Medicina 1992；**29**：2246-2250を参考に作成〕

表2 みつける意義（特異度）が高い所見とその臨床的相関

てんかん性放電	各所見に応じたてんかん発作型，あるいはてんかん症候群を示唆する
連続性不規則徐波（局所性）	当該領域における器質的な障害を示唆する
連続性不規則性徐波（びまん性）（δ昏睡，θ昏睡，α昏睡，β昏睡，紡錘波昏睡）	臨床的に急性期の混迷あるいは昏睡状態でこの所見を得た場合は，急性の高度の脳機能障害を示唆する α昏睡は無酸素性脳症や橋病変，β昏睡は薬物昏睡との関連あり，紡錘波昏睡は比較的予後良好とみなされる
速波の局所性の振幅低下	該当部位の皮質の器質的障害を示唆する
三相波（triphasic wave）	中等度の代謝性脳症で出現，特に肝不全での出現率が高い．10歳以下では出現せず
周期性同期性放電（periodic synchronous discharges）	Creutzfeld-Jacob disease（CJD）や，亜急性硬化性全脳炎（SSPE）において，短周期および長周期放電として認めることが多いが，まれにBinswanger病でも出現する
PLEDs（periodic lateralizing epileptiform discharge）	急性の皮質および白質の破壊性病変，あるいは部分てんかん重積状態を反映する
burst suppression	高度の急性無酸素脳症あるいは中毒性脳症を反映し，通常は予後不良のことが多い
全般性の振幅低下（background suppression）	臨床的に昏睡状態の患者においては，高度のびまん性脳障害を反映して，通常は予後不良のことが多い
電気的大脳無活動（electrocerebral inactivity）	臨床的に脳死の状態に対応する

〔日本臨床神経生理学会認定委員会（編）：モノグラフ臨床脳波を基礎から学ぶ人のために，日本臨床神経生理学会，2008；91-97；橋本信夫（監），三國信啓，他（編）：脳神経外科診療プラクティス6 脳神経外科医のための脳機能と局在診断．文光堂，2015；149-152を参考に作成〕

第3章 診察と検査の手技を学ぶ

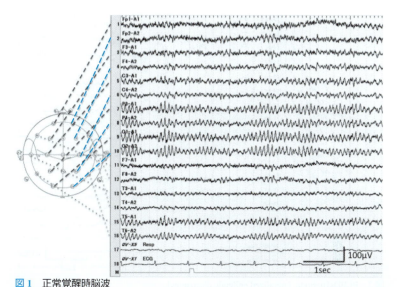

図1　正常覚醒時脳波
44歳，健康女性．両側後頭部に良好な後頭部優位律動を認める．両側耳朶電極を基準とする基準電極導出．記録電極の分布を図左側に示す．図2も同様．

全般性に出現する場合でも前頭部から後頭部にかけて出現の時間差(25〜140 ms)が認められる．肝性脳症が代表的だが，ほかの代謝性脳症でもみられる．三相波は成人の所見であり，ごく軽症，あるいは高度の脳症ではともに認めない．

c 持続性高振幅デルタ活動

1〜2 Hzの不規則な高振幅徐波が全般性に持続する．広汎な中等度異常の脳機能障害を示唆し，音，光，痛み刺激への反応不良はより高度な障害を示す．

d 群発抑圧交代（burst-suppression）

群発では，両側同期性高振幅の徐波が1〜数秒間持続し，平坦脳波もしくは20μV以下で通常2〜10秒程度の抑圧活動を挟み，交互に出現する．鎮静作用のあ

コツ

脳波を活用するうえでは，特異的な異常所見に注目して，検査の特異度を確保することを心がけ，非特異的な所見は「深読みしすぎない」こと．

る薬物の急性中毒，麻酔，高度の低酸素・無酸素脳症，高度の低体温などで認められ，低酸素脳症でこの所見を認めた場合は，通常機能予後は不良である．薬物の急性中毒の場合多くは後遺症なく回復する．

e 注意すべき病態：非けいれん性てんかん重積状態

前述のように，脳波を測定する意義の高い場面の1つは，意識障害の評価にある．それまで「原因不明」とされていた意識障害の原因の中には，非けいれん性てんかん重積状態（nonconvulsive status epilepticus：NCSE）がある[5]．通常の採血検査，頭部CT/MRI検査により説明がつかない意識障害・精神変容をきたしている場合，次に「脳波を測定する」発想をぜひもって欲しい．特徴的な周期性放電や発作時脳波パターンを示している場合，正常脳波所見との相違は明瞭である（図2）．膠原病のような自己免疫疾患では，原疾患による中枢神経病変や，免疫調整療法に伴い感染症や薬剤性の脳障害をきたす可能性もあり，髄液の採取とと

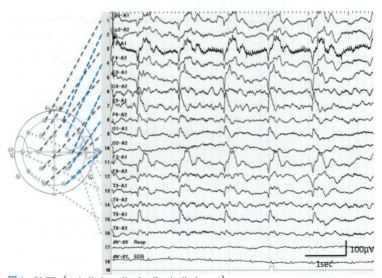

図2 PLEDs(periodic lateralized epileptic discharges)
76歳，男性．潰瘍性大腸炎に対する免疫調整療法を施行中にヘルペス脳炎を発症した．左半球に周期性放電を認める．

もに脳波を評価する必要がある．特に，周期性発射(片側性周期性発射では periodic lateralized epileptic discharges〈PLEDs〉，あるいは periodic lateralized discharge〈PLD〉とも称する)に律動性の速波を伴うものでは，発作との関連を考えた抗てんかん薬の治療介入が奏効する見込みがある．

DON'Ts

- 機能検査である脳波は，形態評価と相補的や役割をもち，決してハードルが高い検査ではない
- 診断確定に有用な特異度の高い脳波所見を早期に発見することを心がけ，治療までの時間を浪費しないこと

文献

1) 三枝隆博，他：成人脳波検査データの判読時のポイント：検査診断学への展望．南江堂，2013
2) 橋本信夫(監)，三國信啓，他(編)：脳神経外科診療プラクティス6 脳神経外科医のための脳機能と局在診断．文光堂，2015；149-152
3) 池田昭夫，他：Medicina 1992；**29**：2246-2250
4) 日本臨床神経生理学会認定委員会(編)：モノグラフ臨床脳波を基礎から学ぶ人のために，日本臨床神経生理学会，2008；91-97
5) 久保田有一，他：Brain Nerve 2015；**67**：575-583

F 追加・特殊検査

1 関節穿刺・関節鏡検査

DOs

- 関節の腫脹がみられる場合，必要に応じて積極的に関節穿刺を行い，関節液を採取しよう
- 関節液の性状により関節炎の鑑別が可能であり，原因疾患ごとの違いについて覚えよう
- 保存治療での症状改善が困難な場合，関節鏡検査・手術を検討しよう

1 基本的な考え方

関節の腫脹はリウマチ・膠原病科および整形外科を訪れる患者の代表的な症状の1つである．腫脹は軽微なものから重篤なもの，また熱感・発赤を伴うものなど様々である．腫脹関節に対し関節穿刺を行い，関節液を採取し検索することは疾患鑑別のうえで有用である．また腫脹した関節は内腔の圧が高いため疼痛が強いことが多い．これに対し穿刺を行い，減圧を図ることによって疼痛が緩和され，治療としての効果も期待できる．

2 関節穿刺の手技の実際

関節穿刺は二次感染を防ぐため，無菌的に行う必要がある．ポビドンヨードや塩酸クロルヘキシジンアルコールなどを穿刺しようとする部位を中心に広めに塗り十分に消毒する．ここでは日常診療上，穿刺する頻度の高い膝関節と肩関節の穿刺手技について概説する．

まず，膝関節穿刺において頻用されるポイントは，膝蓋骨外側上縁よりやや外側かつ遠位の部位である．右手で穿刺を行う場合，左手で膝蓋骨を徒手的に外側に偏位させると前述のポイントがくぼむため穿刺し

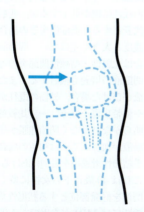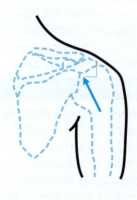

図1 関節穿刺のポイント
左：膝関節―膝蓋骨外側上縁よりやや下方かつ背側．右：肩関節―肩峰後外側縁から1横指内側かつ下方．

表1 関節液の性状

	正常	非炎症性 (変形性関節症など)	炎症性 (関節リウマチ・ 結晶性関節炎など)	感染性
外観	淡黄色	淡黄色―黄色	黄色 ときに混濁	黄色あるいは緑色 不透明，ときに膿状
粘稠度	高い	高い	低い	様々
白血球数(/mm³)	< 200	< 200	数千〜数万	数万以上
糖 (血中濃度との比較)	同等	同等	低値	著明に低値

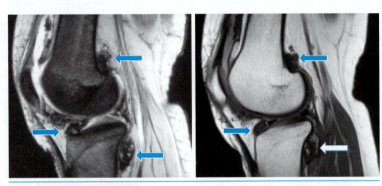

図2 色素性絨毛結節性滑膜炎のMRI像
左：T1強調画像，右：T2強調画像．多発するT1・T2ともに低信号の腫瘍性病変を認める
(→⇨).

やすくなる(図1).

　肩関節は後方からの穿刺が手技上はやさしい．肩峰後外側縁から1横指内側かつ下方を指で触れくぼむことを確かめ(soft spot)，針先をやや内側に向けて刺入する(図1).

3　関節液が貯留しうる疾患

　日常診療で頻度が高いのは変形性関節症に伴う関節水腫である．このほか関節リウマチを中心とする自己免疫性疾患に伴う関節炎，痛風や偽痛風などの結晶性関節炎，感染による化膿性関節炎が鑑別にあがる．近年では頻度が減少しているものの，まだまだ外来で遭遇するものとして結核性関節炎も忘れてはならない．

　関節液の性状について表1にまとめた．関節リウマチのような炎症性疾患の場合，消耗性に糖が低下するが，変形性関節症を代表とする非炎症性疾患の場合，糖は血中濃度と大きく差はない．関節液が膿状の場合は化膿性・結核性関節炎の可能性を考え関節液の培養も検討する．また血性の関節液がひけた場合，外傷の既往があれば骨傷や靱帯損傷を疑う．一方比較的若年者で，明らかな外傷なく関節腫脹が生じ，かつ関節液が血性あるいは褐色の場合，色素性絨毛結節性滑膜炎を鑑別にあげる必要がある．これは40歳以下の女性に多くみられ，膝関節を好発部位とする腫瘍性病変である．診断にはMRIが有用である(図2).

4 関節鏡

関節鏡は1950年代に日本で開発された診断・治療のための道具である．当初は膝関節に対し用いられ，時代とともに機器が進歩し，かつ小型化し現在では肩・肘・手・股・足，すなわち四肢の関節すべてに用いられている．開発当初はおもに診断を目的とする道具であったが，消化管の内視鏡と異なり，関節という閉鎖腔にカメラを挿入するため皮膚を切開する必要があり，そのため純粋な検査手段としては侵襲が大きく，現在では単なる検査目的では使われなくなってきている．消化管内視鏡が今日において治療ツールとして進化し大変有用となったのと同様，関節鏡も各種デバイスの進歩により治療ツールとしての意味が強くなり，おもに関節鏡手術として行われることが多い．

DON'Ts

- ☐ 関節穿刺は無菌的に行う必要あり．新たな感染源とならぬように不潔操作になってはいけない
- ☐ 関節液の性状から種々の疾患の鑑別が可能であり，異常な所見を決して見過ごしてはならない

東京女子医科大学附属膠原病リウマチ痛風センター整形外科　**中山政憲，桃原茂樹**

F 追加・特殊検査

2 眼科的検査(角膜，眼底検査，Schirmer試験を含む)

DOs

- 角結膜上皮障害の検査では，生体染色後に細隙灯顕微鏡で観察しよう
- ドライアイの診断のために，Schirmer試験の方法をマスターしよう
- 眼底の広範囲の検査には，散瞳後の倒像鏡による検査をしよう

膠原病に伴いやすい眼合併症は眼球の様々な部分に起こる．その特徴を理解し，適切な検査を行うことが早期発見につながる．

1 細隙灯顕微鏡検査

眼球の多くの部分は，透明な組織でできているため，光をあてただけでは観察が困難である．細隙灯顕微鏡は光の幅を調節できる光源(照明系)と生体顕微鏡(観察系)からなる．細い光を斜めからあて，正面から拡大して観察することで透明な角膜，水晶体，結膜など，おもに前眼部の観察に用いる．観察したい部位によって，光の幅や方向を変えることで病巣の部位，深さ，範囲など詳細な情報を得ることができる．

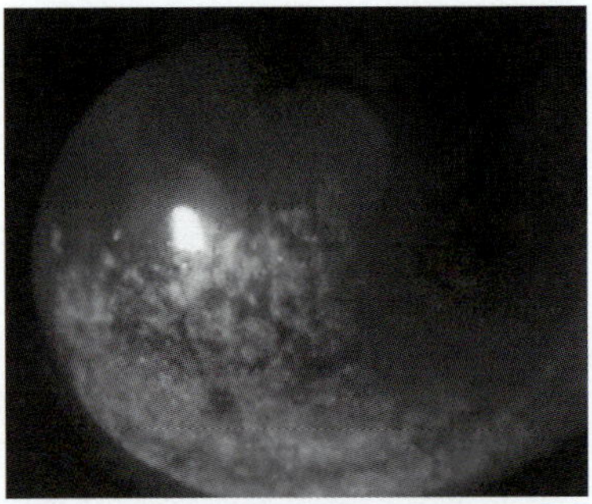

生体染色を行うことで，眼表面の異常を容易に観察できる．フルオレセインは角結膜表層上皮のバリア機構が破綻している部位を染色する．フルオレセイン試験紙に生理食塩水を滴下し，水滴を払ったのち，下眼瞼に軽く接触させて染色する．コバルト励起ブルーフィルターを通した青色光を光源に用いると，障害部位が励起された緑色の蛍光発色として観察できる．角膜潰瘍や角膜びらんでは角膜上皮の欠損部が蛍光緑色に明瞭に観察できる．ドライアイでは，乾燥により剥離した上皮障害のある部位が点状の染色として観察される(図1)．ソフトコンタクトレンズ装用眼にフルオレセインを滴下すると，レンズが染色されるため，生体染色検査の前にレンズ装用の有無を確認しておく必要がある．

2 ドライアイの検査
—Sjögren症候群の診断—

Sjögren症候群の診断基準(1999年厚生省改訂)では，Schirmer試験と生体染色を用いた細隙灯顕微鏡検査による角結膜上皮障害の程度によりドライアイを評価する．

a Schirmer試験

涙液の分泌量を簡便に測定する検査法で，試験紙は幅5 mm，長さ35 mmの短冊状のWhatman No.41の濾紙とされている．座位で正面視した状態で行う．濾紙の先端5 mmを折り曲げ，耳側1/3の下眼瞼結膜にこの部分をはさむ．5分後に濾紙の折り

図1 ドライアイの細隙灯顕微鏡所見(フルオレセイン染色)
コバルト励起ブルーフィルターを通した青色光で観察すると，角膜上皮障害のある部分がフルオレセインに染色され点状の緑色にみえる．
(カラー口絵No.3参照)

目を0mmとして，涙で濡れたところまでの長さをミリ単位で表す．正常人のSchirmer値は10mm以上，ドライアイの診断基準では，5mm以下を異常と判定し，Sjögren症候群の診断基準でも同様な判定を用いている．測定値が種々の要因によりばらつき，再現性に乏しいなど問題もあるが，手技が簡便でありドライアイのスクリーニング検査として有用である．

b 角結膜上皮障害の評価：ローズベンガル染色と蛍光色素試験

ローズベンガル染色は角結膜上皮の異常を評価する方法で，乾燥した上皮が点状に赤紫色に染色される．ローズベンガル試験紙または，1％ローズベンガル液による染色を行う．角結膜上皮障害の半定量的評価には，van Bijsterveld scoreに準じた評価法が用いられている．すなわち，角結膜を鼻側球結膜，角膜，耳側球結膜の3か所について，それぞれの部位のローズベンガル染色の程度を無染色(0点)，軽度：その部位の約1/3(1点)，中等度：その部位の約2/3(2点)，全面(3点)として3点満点で評価し，3か所の合計を9点満点で評価する．ローズベンガルはフルオレセインと異なり，点眼時の刺激が強く，検査後，結膜が赤紫色になるなどの問題もある．最近では，緑色光を選択的に透過させるブルーフリーフィルターを用いて観察することで，フルオレセイン染色でも結膜上皮障害が容易に観察でき，ローズベンガル染色と同様な評価が可能となっている．蛍光色素試験としてのフルオレセイン染色は角膜障害の評価に用いられている．

3 眼底検査

瞳孔を通して直像鏡，倒像鏡を用いる方法，細隙灯顕微鏡と前置レンズを併用する方法，いずれかで，網膜，脈絡膜，硝子体

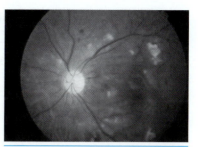

図2　全身性エリテマトーデスの眼底所見
綿花様白斑，網膜出血など網膜血管炎による循環障害の所見がみられる．
（カラー口絵 No.4 参照）

の状態を観察する検査法である．直像鏡は倍率が15倍と高く，視神経乳頭や血管を拡大して観察できるため詳細な観察ができるが，一度に観察できる範囲が狭く，眼底の全体像を観察するのには向いていない．倒像鏡は眼底周辺部を含む眼底の広い範囲が観察でき，出血や白斑など異常所見を見つけやすい(図2)．片手に14～20Dの凸レンズを検査眼の約5～7cm手前に保持し，もう一方の手で倒像鏡を検者の眼の近くにあて，凸レンズを通し眼底を観察する．この検査法で観察される所見は，上下が実際の眼底とは逆にみえる．これらの検査法は片眼で観察するため立体的にはみえない．両眼で観察できる双眼倒像鏡や細隙灯顕微鏡による眼底検査では，立体的に詳細な検査が可能である．

瞳孔を拡げると眼底の観察がしやすくなるため，詳細な検査のためには副交感神経遮断薬のトロピカミド(ミドリン®P点眼薬)などの散瞳薬を点眼し散瞳することが必要である．ただし，前房が浅い場合には，散瞳後に眼圧が上昇し，急性緑内障発作を起こす危険があるため，散瞳薬を使用する前に，細隙灯顕微鏡で前房の状態を確認しておく必要がある．

DON'Ts

- [ ] ソフトコンタクトレンズ装用時にフルオレセイン染色をしてはならない
- [ ] 眼底検査のための散瞳は，前房が浅くないことを確認せずに行ってはならない

東京女子医科大学眼科　**高村悦子**

memo

F 追加・特殊検査

3 髄液検査

DOs

- 膠原病患者に伴う頭痛や発熱時にはためらわずに検査しよう
- 検査前に頭蓋内占拠性病変や抗凝固薬内服有無を確認しよう
- 後日追加検査を出せるように髄液を凍結保存しよう

1 検査の目的

①細菌性・真菌性・ウイルス性・癌性髄膜炎や，くも膜下出血との鑑別
②中枢神経ループス（neuropsychiatric syndrome of systemic lupus：NPSLE）や視神経脊髄炎の診断
③神経 Behçet の診断・活動性評価

2 検査を行うタイミング

基本的に髄膜炎を疑ったときにはすぐに行う．

 コツ

最も重要なのは体位！しっかり背中を丸めるように指示し，穿刺針と背中が垂直になるように注意する

①免疫抑制薬内服中の患者で，激しい頭痛，悪心，高熱を伴う場合
　直ちに細菌性髄膜炎を鑑別する．頭痛や悪心がなくても項部硬直などの髄膜刺激兆候を認める場合．
②全身性エリテマトーデス（systemic lupus erythematosus：SLE）・Sjögren 症候群患者
　意識障害・けいれんなど NPSLE を疑う場合，脳神経麻痺や直腸膀胱障害など脊髄炎を疑う場合．
③非ステロイド抗炎症薬（non-steroidal anti-inflammatory drugs：NSAIDs）内服患者（特に SLE 患者）
　薬剤性無菌性髄膜炎を疑う．
④ Behçet 病患者
　急性頭痛，特にカルシニューリン阻害薬を内服している場合．認知機能低下・意識障害を認める場合．

表1　疾患ごとの提出項目一覧

基本項目	
外観，細胞数，細胞分画，蛋白濃度，初圧，終圧，グルコース，IgG，アルブミン	
追加項目	
急性髄膜炎	HSV-PCR
クリプトコッカス髄膜炎	墨汁染色
結核性髄膜炎	髄液 Cl 値，抗酸菌培養・PCR，ADA
視神経炎や脊髄炎	血清アクアポリン 4 抗体，髄液ミエリン塩基性蛋白
SLE などの膠原病全般	オリゴクローナルバンド，IgG index ＝（髄液 IgG/ 血清 IgG）÷（髄液アルブミン / 血清アルブミン），ミエリン塩基性蛋白：いずれも疾患特異的ではない
Behçet 病	厚生労働省ベーチェット病研究班の「神経ベーチェット病の診療ガイドライン」では，急性型では細胞数 6.2 mm³ 以上，慢性型で IL-6 17.0 pg / mL 以上を 2 週間間隔以上あけて 2 回認めることが診断基準に含まれている

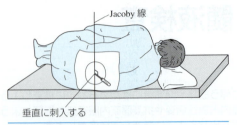

図　髄液検査の際の適切な体位

3 提出項目

当科ではルーチンでは4本(各1〜2 mL)採取している.

①一般・生化学検査用,②細菌・抗酸菌塗抹・培養用・外注など,③細胞診・外注用,④保存用.髄液検査と同時に採血しグルコース,IgG,アルブミンを提出する.

4 検査方法

①適切な体位をとる.特に患者背中が検者に対して垂直になるように注意する.
②左右の腸骨稜を結ぶ線(Jacoby線)がL4の棘突起なので,その頭側(L3〜4)または尾側(L4〜5)の骨棘と骨棘の間の陥凹部分をマジックなどでマークする.
③穿刺部分をイソジン®などで2回消毒し,穴あきドレープをかける.
④21G針または23G針で穿刺する.針先の切り口は上に向くようにする.
⑤少しずつ針を進め,ときどき内筒を抜いて髄液が流出するか確認する.
⑥先端が骨に当たったらいったん針を抜き,同じ穿刺部位からわずかに頭側に針先を向けて再穿刺する.
⑦髄液が流出してきたら,まず初圧を測定する(正常は180 mmH2O以下).
⑧髄液の流出が悪くなったらそのまま針を45〜90°頭側に回転してみる.
⑨もし穿刺に伴う血液に混入による血性髄液の場合は,最初の髄液は培養に提出し,一番後の透明に近くなった髄液を細胞カウントに用いる.

　補正：髄液細胞数－末梢血白血球数/末梢血赤血球数×髄液中赤血球数

⑩検査後は30〜60分くらい頭を水平にして安静にすると髄液検査後の頭痛が軽減される.数日間頭痛が遷延する場合がある.

DON'Ts

以下の場合は髄液検査を行ってはいけない
- ☐ 頭蓋内占拠性病変がある
- ☐ 抗凝固薬内服などによる出血傾向
- ☐ 穿刺部の感染症や病変(血管腫など)

横浜市立大学附属病院リウマチ血液感染症内科　**桐野洋平**

F 追加・特殊検査

4 気管支鏡検査

DOs

- 気管支鏡検査は，気管・気管支内腔の観察，気道や肺の検体採取を行う検査である
- 膠原病に合併する肺疾患に対する気管支鏡検査の目的，手技を理解する
- 気管支肺胞洗浄（BAL）は，性状や細胞分画などの検討により，疾患の鑑別に有用である

1 基本的な考え方

　膠原病に合併する肺病変は，間質性肺炎をはじめ，肺胞出血，器質化肺炎，細気管支炎，胸膜炎，血管炎，肺癌，悪性リンパ腫など，多岐にわたり，これらはときに併存する場合がある．また，原疾患による肺病変以外にも抗リウマチ薬や生物学的製剤による薬剤性肺障害の合併，さらに，ステロイド・免疫抑制薬・生物製剤の使用により結核や日和見感染などの感染症を合併することもあり，膠原病患者における肺病変は多彩かつ複雑である．喀痰検査や血液検査，CTなどの画像検査のみで確定診断が得られない場合は，侵襲的な検査が必要となる．

　気管支鏡検査は直径約4～6mmの軟性鏡（ファイバースコープ）を口または鼻腔から気管，気管支内に挿入し，内腔の観察とともに，分泌物や洗浄液などの気道内の検体採取，気道や肺の細胞や組織の採取を行う検査である．本項では，膠原病患者に合併する肺病変の鑑別に有用な気管支肺胞洗浄（bronchoalveolar lavage：BAL），経気管支肺生検（transbronchial lung biopsy：TBLB）を中心に検査の概要を述べる．

2 適応・禁忌

　前述のように気管支鏡検査の適応となる病態は広い．しかし，多くは直視下に病変を確認することは困難であり，その診断率は必ずしも高くなく，血清学的検査や喀痰検査などとあわせて評価することが必要である．また，得られる検体量が少ないため，CTガイド下肺生検や外科的肺生検などと侵襲性や有益性を比較して，適応を検討する．

　気管支鏡検査の絶対的禁忌はない．相対的禁忌として，発症後5週間以内の急性心筋梗塞，重篤な不整脈などの循環動態が不安定な状態や，血液凝固異常で出血コントロールができない状態があげられる．呼吸不全症例では，検査後に一過性に呼吸不全が悪化することが多い．検査で得られる利益と不利益を検討し，鼻カニュラやハイフローネーザルカニュラ（high-flow nasal cannulae：HFNC）などを用いた十分な呼吸管理とともに，呼吸数や意識レベル，SpO_2のモニタリングを行いながら検査を行う．1秒量が1L未満の症例や慢性閉塞性肺疾患（chronic obstructive pulmonary disease：COPD）症例では，CO_2貯留を伴いやすいため，非侵襲的陽圧換気を併用して，検査を行うこともある．気胸症例では，検査中の咳嗽で気胸が悪化することがあるので注意する．気管支喘息例では，喘息発作が誘発されることがあるので，前処置として短時間作用型気管支拡張薬の吸入を行うとよい．

3　事前に確認すること

　気管支鏡検査を行う前には，CTによる病変部位の同定が必須である．局在性の病巣や結節性病変における責任気管支の同定には，CTの多断面再構成やバーチャル気管支鏡ナビゲーションも有用である．

　また，呼吸不全の有無や肺予備能を評価するため，動脈血液ガス分析や呼吸機能検査を行う．検査時の低酸素血症は不整脈や心筋虚血を引き起こす可能性があり，心電図や，必要に応じて心臓超音波検査などで心疾患の有無を確認する．生検する際には，血小板数や凝固能に異常がないかを確認する．抗血小板薬や抗凝固薬を服用している症例では，休薬期間を設けるか，一時的なヘパリン置換を行う．

4　検査の手技・実際，合併症・その対策

　気管支鏡検査を安全に行うためには十分な前処置が必要である．吐物誤嚥をさけるため，検査前は禁飲食とする．非麻薬性または麻薬性鎮痛薬や抗不安薬で苦痛を除去し，必要に応じて静脈麻酔薬を併用して鎮静を行う．気管支鏡挿入時に咳嗽反射が残っていると，被験者にとって大きな苦痛となり，検査の進行にも支障を生じるため，局所麻酔薬により咽頭・喉頭に適切な麻酔を行う．

a　気管支肺胞洗浄

1）検査方法

　器質化肺炎，肺胞出血，感染症などでは，画像検査で異常影が存在する部位でBALを行う必要があるが，間質性肺炎などのびまん性病変では高い回収率が期待できる中葉もしくは舌区で洗浄する．気管支鏡先端を目的気管支に楔入し，37℃の生理食塩水50 mLを注入した後に，注射器で陰圧をかけて回収する方法を計3回150 mLで行う．平均的な回収率は50〜70％程度であるが，回収率が25％以下の検体では評価が困難である．回収されたBAL液（BAL fluid：BALF）は，一部を細菌の培養やPCR用に滅菌スピッツに分注し，残りを解析に提出する．

2）BALF所見

　非喫煙健常者のBALF細胞分画では，マクロファージが80％以上，リンパ球は15％以下，好中球は3％以下，好酸球は0.5％以下である．喫煙者の場合には，非喫煙者と比較してBALF回収率の低下，回収細胞数の増加，マクロファージ分画の増加と相対的リンパ球分画の低下，CD4/CD8比の低下がみられる．

　BALFの細胞分画に基づく鑑別診断，BALFによる病原体検出が診断に有用な疾患を表1に示す．BALFの特徴的な外観のみで肺胞出血，肺胞蛋白症は診断可能である．肺胞出血では，細胞診によるヘモジデリン含有マクロファージの検出も診断に有用である．膠原病関連間質性肺炎では，リンパ球分画の増加，ときに軽度の好中球分画の増加を認めることが多いが，治療薬による薬剤性肺障害でも同様の所見を呈することが多く，BALFのみでの鑑別は困難である．好中球分画の上昇は細菌感染を示唆するが，間質性肺炎急性増悪，急性間質性肺炎でも上昇するため，注意が必要である．

3）合併症とその対策

　発熱や肺浸潤影の出現があげられるが，多くは一過性である．間質性肺炎ではBAL後の急性増悪が報告されており，特に呼吸機能が低下した症例では，検査後の呼吸状態の悪化に注意する．呼吸不全がみられた場合には，適切な呼吸管理とステロイド，免疫抑制薬での治療が必要となる．BAL後の肺炎の報告は極めてまれで，脾摘出や人工弁患者，感染性心内膜炎の既往があるなど，敗血症のリスクが問題となる症例以外では，抗菌薬の予防投与は行わない．

表1　BALF所見による鑑別疾患

感染性疾患	BALFの細胞分画による鑑別診断
BALFからの病原体検出により診断可能な疾患	リンパ球分画の増加
ニューモシスチス，サイトメガロウイルス，一般細菌，レジオネラ，結核，非結核性抗酸菌，アスペルギルス，クリプトコッカス など	CD4/CD8比の上昇 サルコイドーシス，肺結核，薬剤性肺障害の一部，リンパ増殖性肺疾患・悪性リンパ腫の一部，農夫肺，慢性鳥関連過敏性肺臓炎 など
非感染性疾患	CD4/CD8比の低下
BALFの外観から診断可能な疾患	膠原病関連間質性肺炎，過敏性肺臓炎の多く，NSIP，特発性器質化肺炎，薬剤性肺障害の一部 など
肺胞蛋白症，肺胞出血	
BALF細胞の細胞診で診断可能な疾患	好中球分画の増加
悪性腫瘍；癌性リンパ管症，血液系悪性腫瘍の肺浸潤，サイトメガロウイルス感染の核内封入体巨細胞，肺胞出血のヘモジデリン含有マクロファージ，石綿肺・珪肺・ベリリウム肺 など	細菌性肺炎，膠原病関連間質性肺炎の一部，急性間質性肺炎，ARDS，多発血管炎性肉芽腫症 など
	好酸球分画の増加
	薬剤性肺障害の一部，好酸球性肺炎，気管支喘息，アレルギー性気管支肺アスペルギルス症，好酸球性多発血管炎性肉芽腫症，寄生虫感染 など

b　経気管支肺生検
1）検査方法
　間質性肺炎では病態の主座は肺胞レベルにあるので，胸膜直下で生検を行う．透視下で気管支鏡に生検鉗子を挿入し，患者に呼吸を静止させ，胸膜より1〜2cm中枢側で検体を採取する．過度の咳嗽や低酸素血症のために呼吸静止ができない場合には，TBLBは困難である．採取された組織片は鉗子操作により圧挫されるため，無菌生理食塩水とともに注射器筒内にいれ，十分に陰圧をかけて膨らませた後に，ホルマリンで固定することが重要である．

2）TBLBの結果解釈
　TBLBで得られる検体は1〜3mmと小さいため，間質性肺炎の病理組織パターンは，原則としてTBLBのみでは確定すべきではない．しかし，TBLBでポリープ型の腔内線維化巣がみられた場合には，器質化肺炎の診断に有用である．また，悪性腫瘍や抗酸菌・真菌・サイトメガロウイルスなどの感染症，好酸球性肺炎，薬剤性肺炎の一部，アミロイドーシスなどは，TBLB所見で診断確定が可能な場合もある．

3）合併症とその対策
　TBLB時に鉗子が臓側胸膜に達し胸膜を損傷すると気胸が生じる．鉗子の位置を確認し，胸膜にあたっていないことを確認する．また，鉗子が胸膜に触れると患者は疼痛を訴えるので，疼痛を感じた際には手で合図するように説明しておく．気胸が生じた際には，程度によって酸素投与下での安静や胸腔ドレナージなど，適切な処置を行う．透視下では生検部位を直接目視することができないため，出血の原因となる比較的太い肺動静脈枝を意図的に避けることはできない．出血した場合には，責任気管支に気管支鏡を楔入し，生理食塩水で希釈したアドレナリン注射液や止血剤の散布で止血を行う．大量出血により呼吸状態が悪化する場合には，適切な気道確保を行い，気管支動脈塞栓術での止血処置を行う．

5 まとめ

 膠原病では，原疾患によるもの以外にも合併症による肺病変もみられ，複雑な病態を呈する．気管支鏡検査には限界があるが，診断における役割は非常に大きく，適切な手技，結果判断により病態の解明に役立つ．

DON'Ts

- ☐ 合併疾患，呼吸循環動態や血液凝固異常の把握をせずに気管支鏡検査は行わない
- ☐ 通常，BAL や TBLB の所見のみで，膠原病関連間質性肺炎の病理組織パターンを確定しない

鹿児島大学大学院医歯学総合研究科呼吸器内科学　**内田章文**，井上博雅

F 追加・特殊検査

5 呼気ガス分析
呼気中一酸化窒素濃度(FeNO)測定

DOs

- 気道炎症と一酸化窒素(NO)とのかかわりを知ろう
- 呼気NO測定時の注意点を覚えよう
- 測定結果の臨床応用,解釈を考えてみよう

1 気道炎症と一酸化窒素(NO)とのかかわりについて

一酸化窒素(NO)は人間の体内で産生され,血管拡張,気管拡張,神経伝達,炎症に重要な関わりがある.1990年代に海外で,喘息患者は健康な人に比べ,呼気中のNO濃度が上昇することが報告され,気道炎症の指標として呼気中のNOが注目されるようになった.

気道に炎症が起きると,気道粘膜上皮細胞で誘導型一酸化窒素合成酵素(iNOS)によりNOが産生される.喘息では好酸球性炎症やTh2型炎症性サイトカイン等によりiNOSが強く発現し,NOの産生が亢進することで健常者よりも高濃度のNOが検出される.そのため,呼気中のNO濃度を測定することで,結果的に気道の好酸球性炎症が評価でき,喘息の補助診断,従来の評価方法に加え気道炎症に対する抗炎症効果の指標として検討されてきた.現時点での呼気中一酸化窒素濃度(FeNO)測定の位置付けとしては,下気道における好酸球性炎症を非侵襲的に捕捉することである.

2 測定方法

現在,わが国で利用可能なFeNO測定器には,化学発光法による据置型の測定器(Sievers NOA280i®:GE Analytical Instrumrnts社,NA623N®:チェスト社)と,イオン電極法による携帯型の測定器(NIOX MINO®/NIOX VERO®:チェスト社,NO breath®:Bedfont社)がある(図1,図2).最近,携帯型のFeNO測定器(NIOX MINO®)が保険適用され,操作が簡便で比較的安価であるため,繰り返しの測定が容易である.高度の気流閉塞があり

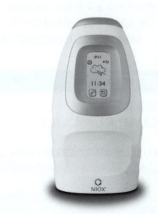

図1 携帯型FeNO測定器(NIOX MINO®)
※現在は販売終了

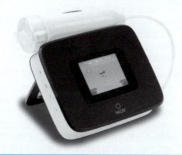

図2 携帯型FeNO測定器(NIOX VERO®)

他検査が不可能な場合でも比較的測定が容易である．

測定時の注意点として，呼気NO濃度は呼気流速，呼出時の肺気量位の影響を受け，また鼻腔由来の高濃度NOを分離するため，口腔内圧をある程度保ち，軟口蓋を閉鎖することで鼻腔からの混入を避ける必要がある．

具体的には，まず①最大呼出を行った後，フィルタを通して最大吸気を行い，②呼気流速50 ± 5 mL/sec程度，口腔内圧を5 ～ 15 cmH2Oに保ちながら，③約10秒ほど呼出を続けプラトーになったNO値を下気道由来の呼気NO濃度として測定する．

携帯型のNIOX MINO®では，測定時には画面にアニメーションが表示され指示に従うことで呼気流量の調整を簡単に行うことができ，小児においても比較的簡便に使用できる．

3 臨床応用

a 喘息の補助診断

18歳以上の日本人の成人健常者(男性131名，女性109名)の呼気NO濃度の平均値は15.4 ppb，正常上限値は36.8 ppbと報告されている[1]．また，健常者と未治療喘息患者を鑑別するFeNO値(日本人の成人喘息患者の補助診断におけるFeNOカットオフ値)は，22 ppbが最も感度(90.8％)，特異度(83.9％)とも優れていた[2]．

喘息は多くの場合，好酸球性気道炎症により起こるが喘息にはいくつかの炎症の表現型があり，FeNOが低値でも喘息は否定できない．また，FeNOはアトピー性皮膚炎，アレルギー性鼻炎，好酸球性副鼻腔炎などでは喘息の合併がなくても高値となることや，喫煙者，ステロイド薬の使用などで低値を示す傾向があるため，鼻炎や喫煙の有無によって18 ～ 28 ppb程度がカットオフ値として有用と思われる．

さらに，FeNO値50 ppb(小児では35 ppb)を超える場合は好酸球性気道炎症の存在やステロイド薬に反応する可能性が高く，FeNO値25 ppb(小児では20 ppb)未満は好酸球性気道炎症やステロイド薬に反応する可能性が低い．FeNO値が25 ～ 50 ppb

表1 アメリカ胸部疾患学会臨床ガイドラインによる臨床応用に向けたFeNOの解釈における記載

① FeNO測定値の臨床応用において強く推奨される事項
・好酸球性の気道炎症の診断に有用である
・気道炎症が慢性的な呼吸器症状の原因として疑わしい患者においてステロイド薬が反応する可能性を判定するのに有用である
・12歳以下の小児においては年齢が測定値に影響する
・FeNO測定値が25 ppb未満(小児であれば20 ppb未満)の場合，好酸球性の気道炎症が存在することやステロイド薬に反応する可能性が低い
・FeNO測定値が50 ppbを超える(小児であれば35 ppbを超える)場合，好酸球性の気道炎症が存在することやステロイド薬に反応する可能性が高い
・FeNO測定値が25 ppbから50 ppbの間(小児であれば20 ppbから35 ppbの間)である場合には，臨床的な状況を参考にしながら慎重に解釈する
・持続的で強いアレルゲンへの曝露は，FeNOが高値となることに関連する
・喘息患者において気道炎症のモニタリングに有用である
② FeNO測定値の臨床応用において弱いながらも推奨される事項
・客観的な根拠が必要な状況において喘息の診断を補助する
・FeNO測定値を解釈する際には基準値よりもカットオフ値を参照する
・連続した2回のFeNOの測定において，前値が50 ppb以上の患者の測定値が20％以上，前値が50 ppb未満の患者の測定値が10 ppb以上増加した場合に，測定値が有意に上昇したと解釈する
・連続した2回のFeNOの測定において，前値が50 ppb以上の患者の測定値が20％以上，前値が50 ppb未満の患者の測定値が10 ppb以上減少した場合に，抗炎症治療に対し有意な反応を示したと解釈する

〔An official ATS clinical practice guideline：Am J Respir Crit Care Med 2011；**184**：602-615を参考に作成〕

（小児では 20 〜 35 ppb）の間では，臨床的な状況を参考にしながら慎重に解釈する必要がある[3]．

b 喘息の気道炎症モニタリングとして

FeNO 値は好酸球性気道炎症を反映する指標であり，さらにステロイド反応性の予測に有用である．また，ステロイド治療によりFeNO 値の低下，閉塞性換気障害，気道過敏性の改善の程度が相関し，FeNO測定が喘息治療経過のモニタリングに有用である可能性が示唆されている．

4 おわりに

アメリカ胸部疾患学会臨床ガイドラインによる臨床応用に向けた FeNO の解釈における記載を表1に示す．

今後，FeNO 測定は非侵襲的，簡便に繰り返し測定することができ，外来診療に普及していくものと思われ，十分な知識をもって臨床に活かしていきたい．

> **DON'Ts**
> - FeNO 測定は呼気流速を一定に保てない患者では測定できない
> - FeNO 値が低値であっても喘息を否定すべきではない

文献

1) Matsunaga K, et al.：Allergol Int 2010；**59**：363-367
2) Matsunaga K, et al.：Allergol Int 2011；**60**：331-337
3) An official ATS clinical practice guideline：Am J Respir Crit Care Med 2011；**184**：602-615

岩手医科大学呼吸器・アレルギー・膠原病内科　**内海　裕，山内広平**

F 追加・特殊検査

6 喀痰検査

> **DOs**
> - 呼吸器感染症が疑われるとき,「痰が出る」「痰が絡む」などの症状があるとき,喘息が疑われるとき,入院して全身精査を行うときなどに,喀痰検査が勧められる
> - 喀痰検査が必要であるにもかかわらず,患者が痰を自力で出せない場合は,誘発喀痰を採取する
> - 喀痰中の真菌の有無や好酸球の有無を知りたいときは,その旨を明記して細胞診を依頼する

1 いつ,何を検査するのか

喀痰は,呼吸器系の各部分より排泄される気道分泌液・滲出液・漏出液に,塵埃,ウイルス,細菌,アレルゲン,血液成分,腫瘍細胞などを不定の割合で含有したもので,気道の病変をよく反映する[1]。

膠原病・リウマチ・アレルギーの診療において,喀痰検査は,呼吸器感染症の原因菌を調べたり,上下気道癌や肺癌の合併を検索したり,喘息などのアレルギー性呼吸器疾患の気道炎症を形成する細胞を調べたりすることに有用である.

呼吸器感染症が疑われるとき,「痰が出る」「痰が絡む」などの症状があるとき,喘息が疑われるとき,入院して全身精査を行うときなどには,少なくとも1回は喀痰検査を行うことが勧められる.

喀痰検査は,大まかに,抗酸菌検査,一般細菌検査,細胞診の3つに分類されるが,可能であれば3つとも行うことが望ましい.

2 誘発喀痰

a 誘発喀痰とは

喀痰は,採取法の違いにより,自発喀痰,誘発喀痰,吸引痰に分類される.患者自身の力で喀出すれば自発喀痰,何らかの刺激を与えて誘発して採取すれば誘発喀痰,鼻や口から管を入れて吸引して採取すれば吸引痰である.

喘息などの気道炎症性疾患で炎症を構成する細胞を厳密に評価する場合を除き,一般的には自発喀痰が採取できればそれを検査に提出する.自発喀痰が得られない場合でも,喀痰検査を諦めてしまわずに,誘発喀痰や吸引痰を採取して検査に提出することが望ましい.

b 何を用いて喀痰を誘発するか

0.9%食塩水である生理食塩水よりも濃い高張食塩水をネブライザー吸入させることが一般的である.何%の高張食塩水の吸入がよいのかについては,定まったものはない.

呼吸器感染症の原因菌を調べることが目的であれば,日本結核病学会編集の「非結核性抗酸菌症診療マニュアル」に「3%食塩水を20mL程度超音波ネブライザーで吸入する.使用する水が非結核性抗酸菌に汚染されていることがあるので,注射用水を使用し,水道水は使用しない」と書かれていることが参考になる[2].喘息などで気道炎症細胞を調べることが目的であれば,3～5%の食塩水をネブライザー吸入することが多いと思われる.

喘息患者に対して誘発喀痰検査を行う場

合，3％食塩水の吸入よりも 5％食塩水の吸入，5％食塩水の吸入よりも 10％食塩水の吸入のほうが，喀痰誘発率が高かったとの報告がある．その報告では，10％食塩水吸入で，喘息発作は 1 例もなかったが，吸入終了 5 分後に一時的に呼吸機能が低下した症例があったことから，未治療または有症状の喘息患者には 5％食塩水吸入を，3 か月以上無症状の安定期喘息患者には 10％食塩水吸入を推奨している[3]．

また，日本小児アレルギー学会の喘息ガイドライン委員会は，誘発喀痰の採取方法として，表 1 に示した手順（筆者一部改変）を提案している[1]．

筆者の場合は，簡便のため，10％食塩水 2.5 mL と注射用水 2.5 mL を混ぜた 5％食塩水 5 mL をネブライザー吸入させている．

一方，蒸留水だけのネブライザー吸入は，水蒸気や湯気などの低張性エアロゾル吸入と同様に，喘息患者では発作が誘発される危険がある．そのため，喘息の可能性が否定できない患者では，蒸留水のネブライザー吸入は行うべきではない．

3 細菌検査

a 塗抹鏡検と培養

手技上の理由と保険診療上の理由から，検査オーダーの画面（または用紙）において，一般細菌検査と抗酸菌検査の項目は分かれていることが多い．当然，どちらか一方だけのオーダーでは，もう一方は検査されない．そのため，一般細菌だけで検査オーダーが終了してしまい，肺結核かどうかの鑑別が全くなされていない症例をよくみかける．感染力が強く，通常の抗菌薬では治療できない肺結核の鑑別が，喀痰細菌検査では最も重要である．抗酸菌検査を忘れてはいけない．一般細菌であればグラム染色と培養の両方を，抗酸菌であれば塗抹検査と培養の両方をオーダーする．

b 保険診療上の注意

喀痰細菌検査を行う場合，「肺結核の疑い」や「肺炎の疑い」などの病名を付けることが必要である．

表 1　誘発喀痰の採取方法（日本小児アレルギー学会の喘息ガイドライン委員会案）

1. 胸部聴診，肺機能測定
2. 適量の β_2 刺激薬を吸入する
   生理食塩水 2 mL（or インタール®吸入液 2 mL）＋ベネトリン®（or メプチン®）吸入液 0.2〜0.4 mL
3. 鼻汁の混入を防ぐために左右の鼻を数回よくかむ
4. 唾液の混入を防ぐために 5 回うがいをする
5. 胸部聴診をする（途中，適宜繰り返して確認する）
6. 超音波ネブライザーで 4.5％食塩水を 10 分間吸入する
   使用説明書に従って，本体水槽部に水，薬液槽に 4.5％食塩水を入れる
   超音波ネブライザーの霧化量と風量の設定は最弱とする
   吸入途中で痰が出てきたときには吸入を中断して排痰（7. 参照）させる
7. 患者に意識的に咳をさせて痰をシャーレに吐き出すように指示する
   コンコンと咳をして，ペッと吐き出す動作をみせて真似をさせる
8. 痰が出なければ 5 分間ずつ 4.5％食塩水の吸入を繰り返し，そのつど排痰を試みる
9. 30 分間の吸入で排痰がない場合は中止する

以上の手順の途中で，被験者が苦痛を訴える場合や喘鳴が聴取される場合には，吸入や喀痰採取を中止し，肺機能を測定して 1 秒量や最大呼気流量が 20％以上低下している場合は，β_2 刺激薬吸入などの処置を行う．

〔吉原重美：小児科診療　2010；**73**：1753-1758 より，一部改変〕

4 細胞診

a 真菌の検索

喀痰細胞診のおもな目的は，気道や肺に発生したがんを見つけ出すことであるが，Grocott染色などを行うことによって真菌を観察することもできる．ただし「真菌症の鑑別のためGrocott染色をお願いします」などと明記してオーダーしないと，通常はPapanicolaou染色によるがん細胞のスクリーニングしか行われない．

b 好酸球の検索

喀痰中の好酸球の有無を知りたい場合は，喀痰細胞診で「好酸球は認められますか？」などと明記してオーダーする必要がある．院内の病理検査室の臨床検査技師や病理医に細胞診を依頼した場合，「喀痰中の好酸球の比率は○○％」という定量的な報告をしてもらえる場合は少なく，（−），（1＋），（2＋）などの定性的な回答であることが多いと思われる．

もしも「喀痰中の好酸球の比率は○○％」などの定量的な評価をしたい場合は，自分たちで検体の処理をする必要がある．その具体的な方法は日常臨床よりも臨床研究にやや近い手技であるため，本書では割愛する．

c 保険診療上の注意

細胞診の場合，真菌や好酸球の検索などが主目的であった場合でも，臨床検査技師や病理医はがん細胞の検索も行うことが多い．そのため保険診療上，「肺癌の疑い」などの病名を付けることが必要になる．

DON'Ts

- 喘息の可能性がある患者では，蒸留水だけのネブライザー吸入は行わない
- 喀痰細菌検査では，抗酸菌の塗抹と培養を忘れてはいけない

文献

1) 吉原重美：小児科診療 2010；**73**：1753-1758
2) 御手洗聡．細菌検査．非結核性抗酸菌症診療マニュアル．日本結核病学会（編），医学書院，2015：16-33
3) 大林浩幸，他：アレルギー 2008；**57**：1000-1011

市立旭川病院呼吸器内科　**福居嘉信**
北海道大学病院内科I　**今野　哲**

F 追加・特殊検査

7 皮膚検査

DOs

- [ ] アレルギー性接触皮膚炎を疑った際には積極的にパッチテストをしよう
- [ ] 食物アレルギーなどの即時型アレルギーではプリック・スクラッチテストをしよう
- [ ] 結果が得られたら現在の症状との関連性を確認しよう

1 パッチテスト

パッチテスト(patch test:PT)はアレルギー性接触皮膚炎の診断に最も有用な検査である．PTにより原因となる接触アレルゲンを明らかにすることにより，難治性・再発性のアレルギー性接触皮膚炎の根治が可能となり，患者のQOLを著しく向上させることができる．

a 貼布方法

アレルゲンをPTユニット(アルミの皿などを絆創膏の上に付けたもの)にのせ，それを背部(傍脊柱領域)の皮膚病変がない正常な皮膚に48時間閉鎖貼布する．貼布部位は上背部や上腕外側が推奨されており，下背部や前腕に貼布した場合は偽陰性を生じる可能性があるため避ける．PTユニットがはがれそうな場合は絆創膏で補強する．貼布後はシャワーや入浴，スポーツ，発汗の多い労働を控える．貼布期間内に強い痒みや痛みが生じた場合は受診するように指示をしておくとよい．PT施行時にはプレドニゾロン(prednisolone:PSL)20 mg/day以上の内服，貼布前3日間は貼布部位へのステロイドの外用は禁止する．

b アレルゲン

PT施行時には，原因と疑った製品のほかに，日常生活で接し，感作頻度の高い物質を同時に検査することが推奨されている．ジャパニーズスタンダードアレルゲン(Japanese standard allergen:JSA)(表1)[1]には感作頻度の高いアレルゲンが含まれており，それを貼布するとよい．2015年にはJSA 25種類中21種類のアレルゲンを含むパッチテストパネル®(S)(佐藤製薬)が発売された．これはPTユニットにあらかじめアレルゲンが付着されているものであり，より簡便にPTを実施することができる．

c 判定方法

PTの判定は複数回実施することが推奨されている．

貼布した48時間後にPTユニットを除去し，テープ除去に伴う刺激反応が消退する約1時間30分〜2時間後に1回目の判定を行い，その後72時間後または96時間後，そして1週間後に判定を行う．複数判定を行う理由としては，金属抗原は刺激反応が出現しやすいこと，硫酸フラジオマイシンなどの分子量の大きい抗生物質やステロイド外用薬など抗炎症作用のある物質は陽性反応が4日，もしくはそれ以上遅れて誘発されること，などがあげられる．

アレルギー反応の判定基準としては国際接触皮膚炎研究班(International Contact Dermatitis Research Group:ICDRG)基準を用いる．アレルギー反応はパッチ除去後も反応が長く続き，刺激反応は時間とともに反応が弱まっていく傾向がある．

d 結果の解釈

判定結果と臨床症状の関連性を確認する．陽性反応が得られた場合は，接触または使用歴を確認し，現在の皮膚炎の原因か増悪

表1 ジャパニーズスタンダードアレルゲン

	Test materials	Con/veh		用途	入手先
1	cobalt chloride	1% pet.	金属	セメント, 合金, 毛染剤, 陶磁器, 色素, 絵具, エナメルなど	Brial
2	PPD black rubber mix	0.6% pet.	ゴム老化防止剤	工業用黒ゴム製品, タイヤの黒ゴム	Brial
3	gold sodium thiosulfate	0.5% pet.	金属	ピアスなどの装身具, 歯科金属, リウマチ治療薬	Brial
4	thiuram mix	1.25% pet.	ゴム製品の加硫促進剤		Brial
5	nickel sulfate	2.5% pet.	金属	ニッケルメッキ, ニッケル合金, 歯科用合金, 陶磁器, 塗料, 媒染剤, オフセット印刷, ガラス, エナメル	Brial
6	mercapto mix	2% pet	ゴム硬化剤	ゴム製品の加硫促進剤	Brial
7	dithiocarbamate mix	2% pet	ゴム硬化剤	ゴム製品の加硫促進剤	Brial
8	caine mix	7% pet.	局所麻酔剤	局所麻酔剤	Brial
9	fradiomycin sulfate (Neomycin sulfate)	20% pet.	抗生物質	外用剤	Brial
10	balsam of Peru	25% pet.	樹脂	医薬外用剤, 坐薬, ヘアトニック, 化粧品, 香料, 歯科用材料, 陶器用塗料, 油絵具など	Brial
11	rosin (Colophony)	20% pet.	樹脂	塗料, 接着剤, 滑り止め	Brial
12	fragrance mix	8% pet.	香料	香料	Brial
13	paraben mix	15% pet.	防腐剤	化粧品, 薬品, 食品など	Brial
14	p-phenylenediamine	1% pet.	染料	毛染め剤, 毛皮/皮革の染料	(注)
15	lanolin alcohols (Wool wax alcohols)	30% pet.	油脂	化粧品, 外用剤, 家具のつや出しなど	Brial
16	p-tert-buthylphenol formaldehyde resin	1% pet.	樹脂	靴, テーピングテープ, スニーカー, 膝装具, マーカーペン, ウエットスーツなどの接着剤	Brial
17	epoxy resin	1% pet.	樹脂	接着剤, 塗料	Brial
18	primin	0.01% pet.	植物	サクラソウに含まれる	Brial
19	urushiol	0.002% pet.	植物	漆製の植物に含まれる, 漆製品	トリイ
20	sesquiterpene lactone mix	0.1% pet.	植物	菊に含まれる, 菊の香料としても使用される	Brial
21	potassium dichromate	0.5% pet.	金属	クロムメッキ, 皮革製品, セメント, 塗料	トリイ
22	thimerosal	0.05% aq.	水銀化合物	保存剤, 防腐剤	トリイ
23	formaldehyde	1% aq.	防腐剤	フェノール・尿素・メラミン樹脂, タンニン加工, 医薬品(ホルマリン), 衣料品仕上げ剤, 家具, 化粧品(日本製には含有されない)	Brial
24	kathon CG	0.01% aq.	防腐剤	化粧品やトイレタリー製品の防腐剤	Brial
25	mercuric chloride	0.05% aq.	消毒液, 防腐剤	外用殺菌消毒薬, 歯科金属, 水銀血圧計, 水銀体温計	トリイ
	distilled water	as is			
	petrolatum	as is			

因子かを明らかにする．一方，PTが陰性であっても即座にアレルギー反応ではないと判断せず，アレルゲンを正しい濃度で適切に貼布したかなどを検証することが必要である．

2 プリック・スクラッチテスト

即時型アレルギーを検索する検査であり，15分で判定ができる比較的簡便かつ安全な検査方法である．

a 検査の方法（図1）

前腕屈側にアレルゲンを乗せて，その上を細い針（バイファケイティッドニードル，27G針）で刺し，膨疹を形成するかどうかを判断する．果物などの新鮮な材料を検査に用いる場合は，材料を針で刺しそのまま前腕屈側を刺すprick-prick testを行う．

プリックテストが陰性の場合はスクラッチテストを行う．上記の細い針で出血しない程度に5mmの線状の傷をつける．

検査施行時は3日前から抗ヒスタミン作用のある薬剤の内服は中止する．

b 判定方法

15分後にプリックテストは膨疹の直径mm（最長経とその中点に垂直な径の平均値）を，スクラッチテストはスクラッチした線と垂直な幅の膨疹径を測定する．対照液は陽性コントロールとして二塩酸ヒスタミン10mg/mL（和光純薬），陰性コントロールとして生理食塩水を用いる．陽性コントロールの2倍を4＋，同等を3＋，1/2を2＋，1/2より小さく陰性コントロールより大きいものを1＋，生理食塩水と同等を陰性と（－）と判定する．判定結果2＋以上を陽性とする．

c 結果の解釈

刺激反応による偽陽性やアレルゲンの抽出不足や不安定性により偽陰性となることがあることに注意し，判定結果と臨床症状の関連性を確認する．まれなアレルゲンで陽性反応が出た場合は，健常者3名に患者と同様の検査を行い陰性であることを確認する．

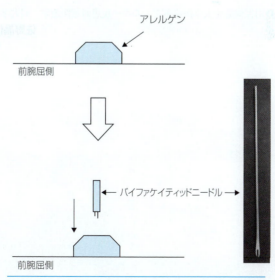

図1 プリックテストの方法

3 皮内テスト

a 検査方法

ハウスダスト，花粉類，食品類，真菌類などは皮内テスト用アレルゲンが市販されている（おもに鳥居薬品）．その他，注射薬も皮内テストを施行する場合がある．アレルゲン液 0.02 mL を前腕屈側の皮内に注射する．対照液として生理食塩水を用いる．

b 判定方法

15 分後に膨疹と発赤の長径と短径を測定し，膨疹（長径×短径）/発赤（長径×短径）として記載する．発赤径 10 mm 以下を陰性，発赤径 11〜20 mm を±，発赤径 21 mm 以上，膨疹径 9 mm 以下を+，発赤径 21〜40 mm，膨疹径 10〜14 mm を++，発赤径 41 mm 以上，膨疹径 15 mm 以上および明らかな偽足を示すものを+++とする．即時型アレルギーでも数時間から翌日にかけて遅発性の紅斑反応を生じることがあるため，24 時間後にも判定を行うことが望ましい．

c 注意点

皮内テストを行うことで感作させてしまう危険性があることを念頭におき，濃度には十分注意する必要がある．

DON'Ts

- 抗ヒスタミン薬内服下でのプリックテスト，ステロイド（PSL 20mg/day 以上）内服下でのパッチテストは行わない
- 皮内テストは感作の危険性を熟慮し，安易に行うべきではない

文献

1) 日本皮膚アレルギー・接触皮膚炎学会ホームページ http://www.jsdacd.org/html/allergen.html

藤田保健衛生大学医学部アレルギー疾患対策医療学，同大学医学部皮膚科学
佐野晶代，松永佳世子

F 追加・特殊検査

8 気道過敏性検査

DOs

- 気道過敏性検査は，通常はメサコリン，ヒスタミンなどを低濃度から順次吸入させ，気道閉塞がどの程度生じやすいかを評価する肺機能検査である．保険点数はないものの喘息の診断や長期管理に重要な検査である
- アストグラフを用いて，メサコリンを連続吸入負荷し，呼吸抵抗の変動を指標とする方法と，通常のネブライザーを用いてヒスタミンもしくはアセチルコリン/メサコリンを負荷するアレルギー学会標準法の2種が一般的である
- 吸入ステロイド（ICS）を長期に使用することにより，気道過敏性は正常化するため，診断目的に用いる場合は可能な限り，ICS未使用の状態で測定する

1 気道過敏性とは

気道過敏性（airway hyper-responsiveness：AHR）とは，健常者では反応しない各種（冷気，煙，過換気など）下気道刺激に対し，容易に気道収縮を生じる性質をいい，一般的には気管支喘息の特徴的な病態を指す．気管支喘息は，典型的症状，気道可逆性，（好酸球性）気道炎症，気道過敏性で定義づけられるが，なかでも最も基本的かつ特徴的な病態が気道過敏性である．図1に喘息診断の標準的な方法における気道過敏性の位置づけを示す．

気道過敏性の程度は，極めて軽微な健常人に近いレベルの患者もいれば，喘息の重症不安定例においては，ヒスタミンやアセチルコリン（またはメサコリン）刺激濃度の指標でみた場合，軽症例の1/100程度の非特異的刺激でも反応することもあり，喘息患者間でもその程度は大きな開きがある．臨床的には，気道過敏性は喘息診断に有用なだけでなく，その強い亢進は重症喘息を意味し，重症度判定や予後推定にも極めて有用な指標である．従来は，気道過敏性は治療しても正常化しないと考えられていたが，近年の有効なICS（inhaled corticosteroid：吸入ステロイド薬）の登場により，その長期治療後の気道過敏性正常化例が頻繁に認められ，それとともに喘息症状が顕著に改善している．よって予後や治療薬減量の指標としても優れている．

2 気道過敏性検査の意義

気道過敏性検査は，①喘息と非喘息の鑑別が難しいケース，②長引く咳嗽の診断，③咳喘息とアトピー咳嗽（≒好酸球性気管支炎）の鑑別，には重要となる検査である．また喘息において，重症度判定，長期管理の指標や予後判定にも有用である．肺機能や臨床症状を指標とするよりも，気道過敏性を指標にした長期管理方法が，より喘息増悪が少ないことも報告されている．ただし，気道過敏性検査は健常者の10%強に無症候性の軽度の過敏性があること，特にアトピー素因を有する者や喫煙者，高齢者で過敏性が陽性化しやすいこと，COPD（慢性閉塞性肺疾患）ではその重症度に応じて軽度から中等度の亢進を認めること，慢性気道感染や心不全，サルコイドーシスなどでも軽度過敏性を伴いやすいこと，などからこの検査結果のみで喘息の診断は確定できない．一方，明らかな喘息であっても，気道過敏性を示さない症例も少数だが存在する．以上のように気道過敏性検査は，喘

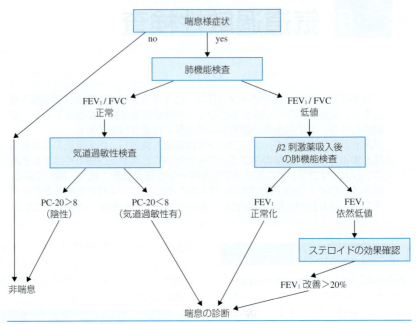

図1 気管支喘息の診断手順

息診断の強力な手段であるが，それが陽性だけで喘息診断の十分条件とはいえない．むしろ喘息の長期管理指標として，あるいは重症度や中長期的予後の判定に，有用性の高い検査といえる．

3 気道過敏性検査の実際

a 気道過敏性測定のための負荷刺激の選択

下気道過敏性の測定に用いる（吸入）刺激には，特異的な刺激と非特異的な刺激がある（表1）．一般的に気道過敏性という場合は，非特異的刺激に対する過敏性を意味する．特異的刺激としては，アレルゲンやNSAIDsがある．また非特異的刺激としては，直接受容体を刺激するヒスタミンやメサコリン，アセチルコリンが代表的である．また間接的な刺激としては，運動，過呼吸，浸透圧刺激（蒸留水など），冷気などの生理的な刺激と，さらにマンニトール，β 遮断薬，アデノシンなどの薬剤による刺激がある．

メサコリン（アセチルコリン）とヒスタミンは，中長期的な気道炎症やリモデリングを反映すると考えられており，短期間の抗炎症療法では大きく変動せず，その成立には遺伝的な背景も推定されている．またその過敏性閾値の分布は広く，喘息患者と健常人との弁別性に優れる．このような特徴から，このメサコリンとヒスタミン刺激は，「喘息と非喘息の鑑別」，「喘息重症度や予後判定」に最も有用と考えられている．

b 気道過敏性検査の適応

肺機能検査手技に問題なく，安定した測定値が得られる被験者はすべて適応となる．ただし，1秒量が1,000 mL以下の低肺機能のケースでは，負荷刺激で強い気道閉塞を招くリスクがある．さらにFEV1が200 mL低下するだけで反応陽性と判断されるため，評価が不正確となる．そのため，

表1　ヒト気道過敏性検査に用いられる各種刺激

非特異的気道過敏性	特異的気道過敏性
直接刺激 　・ヒスタミン* 　・メサコリン*，アセチルコリン 　・プロスタグランディン 　・ロイコトリエン 間接刺激 　・運動* 　・過換気 　・冷気 　・浸透圧刺激(蒸留水吸入*，マンニトールなど) 　・アデノシン(AMP) 　・β遮断薬(プロプラノロール)	免疫学的 　・環境アレルゲン 　・職業性アレルゲン 　・低分子感作物質(TDIなど) 非免疫学的 　・NSAIDs(アスピリンなど)* 　・オゾン 　・SOx 　・添加物 　・その他

(研究目的も含む)*は臨床的によく用いられる負荷刺激

このようなケースでは適応となりにくい．

c　測定方法の種類

測定方法には，大きく分けて3つある．①米国免疫アレルギー学会により示されたdosimeter法，②安静換気により段階的に吸入濃度を上げていくtidal breathing法，③日本で開発されたアストグラフ法の3つである(詳細は成書を参照)[1]．

d　結果の判定

吸入後のFEV1が基準値の20％以上低下したときの薬剤濃度を閾値とする．またFEV1を20％低下させるのに要する薬剤濃度をPC20とよび，それまでの薬剤の累積量をPD20とよぶ．

DON'Ts

- 健常者の10％強に軽度の気道過敏性亢進を認め，一方，少数だが気道過敏性が正常な喘息患者も存在するので気道過敏性亢進＝喘息ではない
- 1秒量が1,000 mL以下の低肺機能の症例には，気道過敏性検査は行わない

文献

1) Cockcroft DW：Bronchial Challenge Testing. In：Adkinson NF, Bochner BS Busse WW et al.（eds）. Middleton's Allergy Principles and Practice, 7th Ed. Philadelphia：Mosby Elsevier, 2014：1042-1055

国立病院機構相模原病院臨床研究センター　谷口正実

第4章

症候・検査所見から診断に迫る

A　膠原病・リウマチの症候

1 全身症状（発熱を中心に）

> **DOs**
> - 感染症や悪性腫瘍が否定的な不明熱の患者では，膠原病を鑑別疾患に含める
> - 高熱で，膠原病が疑われる場合には，皮膚・血液・肺・腎症状などの随伴症状に着目して適切な検査を行う
> - 血管炎症候群が疑われる場合には，年齢，抗好中球細胞質抗体の有無，罹患血管のサイズにより疾患を絞り精査する

1 不明熱とは

不明熱（fever of unknown origin：FUO）は Petersdorf ら[1]の定義が現在でも広く知られている．①しばしば 38.3℃を超える発熱で，②同じ病態が 3 週間以上持続し，③1 週間の入院精査でも原因が不明である場合を FUO としているが，このような患者の場合，膠原病のみならず感染症や悪性腫瘍を含め，鑑別診断を行うことが大切である．FUO の原因として重要な疾患を表 1 に示す．

2 リウマチ・膠原病患者における発熱の特徴

膠原病はしばしば FUO の原因となる一方で，すべての膠原病で高熱がみられるわけでない．関節リウマチや強皮症のみで 38℃以上の高熱が認められることはまずないが，37.5℃程度の微熱が認められることはある．これらの疾患で高熱があった場合には血管炎の合併を疑う．発熱に加えて手指硬化があれば混合性結合組織病を疑ってみる．全身性エリテマトーデスでは全身倦怠感や食欲不振とともに高熱が認められることが多いが，特異的な臨床・検査所見を認めることが多いため，FUO の原因にはなりにくい．多発性筋炎／皮膚筋炎では発熱を認めにくいが，抗アミノアシル tRNA 合成酵素抗体陽性の場合には高熱を示す患者も散見される．Sjögren 症候群で発熱を認めた場合には悪性リンパ腫，リウマチ性多発筋痛症で発熱を認めた場合には巨細胞性動脈炎合併を考慮する．

なお，発熱は大きく以下のパターンに分けられる．

① 間欠熱
1 日のうちで 37℃以下になることもあるが間欠的に高熱が出現する．

② 弛張熱
一時的に 37℃台の微熱になることもあるが，高熱が繰り返し出現する．

③ 稽留熱
解熱するときがなく，絶えず高熱が持続する．

成人 Still 病（adult Still disease：ASD）では高熱（弛張熱）が必発であるが，そのほか

表 1　不明熱の原因となる疾患

感染症	結核（粟粒結核，肺外結核など） 腹腔・骨盤腔内膿瘍 伝染性単核球症 感染性心内膜炎 サイトメガロウイルス感染症
悪性腫瘍	悪性リンパ腫 原発性・転移性肝細胞癌 腎細胞癌
全身性リウマチ性疾患（膠原病）	成人 Still 病 巨細胞性動脈炎 Behçet 病
その他	自己炎症性疾患 薬剤熱 詐熱

表2 不明熱と判断された患者における成人 Still 病の診断指針

項目	定義	ポイント
関節炎	滑膜炎の存在	10
咽頭炎	発症早期に認める	7
皮疹	発熱に随伴するサーモンピンク疹 通常かゆみを伴わない	5
脾腫	臨床的に認めるか，画像上長径が 11cm 以上	5
好中球増多	9,500/mm^3 以上	18

45 ポイント中，30 ポイント以上で，成人 Still 病と診断（特異度 98%）
〔Crispin JC, et al.：Medicine（Baltimore）2005；**84**：331-337 より引用改変〕

表3 高熱を認める膠原病の特徴

	注意すべき臨床所見	参考となる検査所見
全身性エリテマトーデス	Raynaud 現象，紅斑，凍瘡様皮疹 日光過敏症，漿膜炎	血球減少 抗 DNA 抗体，抗 Sm 抗体
多発性筋炎/皮膚筋炎	Raynaud 現象，爪周囲紅斑，機械工の手 筋肉痛・筋力低下，間質性肺炎	抗アミノアシル tRNA 合成酵素抗体陽性 抗 MDA5 抗体陽性（筋症状の乏しい皮膚筋炎）
混合性結合組織病	Raynaud 現象，手指・手背の腫脹，手指 硬化，筋肉痛，肺高血圧症	抗 U1RNP 抗体陽性
血管炎を伴う関節リウマチ	紫斑 関節外症状（腎機能障害など）	リウマトイド因子（IgM/IgG）強陽性 抗核抗体陽性・低補体血症
巨細胞性動脈炎	新たな頭痛，浅側頭動脈の怒張，顎跛行	浅側頭動脈の血管壁に巨細胞の浸潤
高安動脈炎	通常若年女性，血圧の左右差，大動脈 弁閉鎖不全症	大動脈および大動脈起始部の血管病変
結節性多発血管炎	多発性単神経炎，腎障害	
ANCA 関連血管炎	副鼻腔炎，間質性肺炎，肺胞出血，急 速進行性糸球体腎炎，多発性単神経炎	ANCA 陽性 （わが国では，MPO-ANCA 陽性の MPA が多い）
クリオグロブリン血症性血管炎	網状皮斑	クリオグロブリン陽性，抗 HCV 抗体陽性

MDA5：melanoma differentiation-associated gene 5, ANCA：anti-neutrophill cytoplasmic antibody, MPO：myeloperoxidase, MPA：microscopic polyangiitis

の特異的症状に乏しいため FUO の原因として高頻度である．Crispin ら[2]は，FUO 患者において結果的に ASD と診断された患者の特徴を検討し，表2に示した臨床症状を評価することで，ASD の診断精度を高めることを提案した．

3 鑑別診断と必要な検査

全身性リウマチ性疾患で高熱をきたしやすい疾患とその特徴を表3に示す．随伴症状に注意して，検査を勧める．血管炎症候群を疑った場合には年齢および傷害されている血管のサイズに留意し，抗好中球細胞質抗体やクリオグロブリンをチェックする．

Pitfall

抗アミノアシル tRNA 合成酵素（aminoacyl tRNA synthetase：ARS）抗体が陽性で，発熱，Raynaud 現象，機械工の手，多関節炎，間質性肺炎，筋炎などの症状を認める症例を抗 ARS 抗体症候群とよぶ．筋炎がない症例も存在するが，一般に間質性肺炎の再燃が高頻度である．

DON'Ts

- ☐ 不明熱の場合，他疾患の除外を行わずして ASD と診断したり，安易に副腎皮質ステロイドを使用しない
- ☐ 専門医に紹介する際はできる限り早期に行い，かつ紹介前に副腎皮質ステロイドを導入しない

文献

1) Petersdorf RG, et al.：Medicine（Baltimore）1961；**40**：1-30
2) Crispin JC, et al.：Medicine（Baltimore）2005；**84**：331-337

和歌山県立医科大学医学部リウマチ・膠原病科学講座　**藤井隆夫**

memo

A 膠原病・リウマチの症候

2 関節・関節周囲組織症状

DOs
- ☐ 関節炎は急性（acute）か，慢性（chronic）かに分類しよう
- ☐ 単発性（monoarticular）か，多発性（polyarticular）を区別しよう
- ☐ 鑑別診断に有用である特徴的な関節の変形を覚えておこう

1 急性単関節炎

急性の単関節炎をきたす疾患（図1）で最も緊急度が高く重要な疾患は細菌性の化膿性関節炎である．起炎菌は黄色ブドウ球菌や溶連菌であることが多いが，抗菌薬での治療が遅れると急速に関節の破壊が進行するばかりか，敗血症性ショックを合併し致命的となる場合があるため，原因不明の単関節炎の場合，必ず関節穿刺を行い細菌培養に提出し除外を行う必要がある．

痛風や偽痛風などの結晶誘発性関節炎も急性単関節炎をきたす頻度の高い疾患であるが，両疾患においても関節穿刺が診断に有用である．また関節エコーにおいて痛風ではdouble contour sign といった特徴的な

コツ

上記の分類に加え，発症年齢や罹患部位といった情報も重要である．たとえばRAであれば手指や手関節に所見を認めることが多い．膝関節の単関節炎では偽痛風や化膿性関節炎を，足母趾であれば痛風を考える．また，高齢であればOAや偽痛風，PMRの頻度が高くなる．

所見を認めることがあり診断に有用である．

2 慢性単関節炎

慢性に単関節に炎症をきたす疾患（図1）で最も頻度が高いのは高齢者の変形性関節症（osteoarthritis：OA）である．結核性関節炎や真菌性関節炎などは比較的慢性の経過

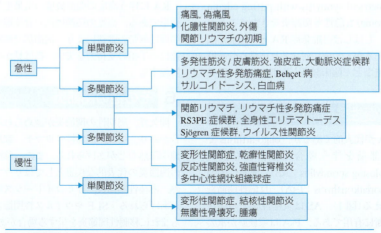

図1 関節炎の分類による鑑別診断

> **⚠ Pitfall**
>
> RAは左右対称性の多関節炎が典型的とされているが，初期は急性の単関節炎や非対称性の多関節炎を呈することがある．特に高齢者においては偽痛風様の単関節炎で発症する場合があり，RAはどのような関節炎においても常に鑑別に入れるべきである．

を取ることが多く関節の腫脹が主体となる．これらに関しても関節穿刺，場合によっては生検による診断が有用であり，慢性単関節炎においても感染症の除外が重要になる場合がある．

3 急性多関節炎

関節リウマチ(rheumatoid arthritis：RA)，全身性エリテマトーデス(systemic lupus erythematosus：SLE)をはじめとした各種の古典的結合組織病，血管炎，ウイルス性関節炎が重要である(図1)．RAは関節炎が持続するのに対し，その他の急性多関節炎では自然寛解する例が多く，経過が鑑別に有用である．またリウマチ性多発筋痛症(polymyalgia rheumatica：PMR)やRS3PE症候群(remitting seronegative symmetrical synovitis with pitting edema syndrome)も急性多関節炎をきたすことがあり，しばしば高齢発症RAとの鑑別が困難であるが，治療に対する反応性や骨破壊の進展など，臨床経過が鑑別において重要である．

4 慢性多関節炎

RAが代表的であるが，oligo-arthritisで付着部炎を伴う場合は強直性脊椎炎(ankylosing spondylitis：AS)，乾癬性関節炎(psoriatic arthritis：PsA)，反応性関節炎を考える(図1)．ASは炎症性腰痛の存在が診断に有用である．PsAは家族歴が重要であり，特徴的な変形や爪の所見があれば皮疹がなくても診断可能である．SLEやSjögren症候群における慢性多関節炎は骨破壊を伴わず炎症所見に乏しい．

5 代表的な関節変形

a Heberden結節，Bouchard結節

いずれもOAにみられる所見であり，Heberden結節は遠位指節間関節(distal interphalangeal joint：DIP)に，Bouchard結節は近位指節間関節(proximal interphalangeal joint：PIP)に生じる結節である．

Bouchard結節は骨硬化が強く骨棘を伴うため関節の硬化が強い一方，RAにおけるPIP関節腫脹は紡錘状に腫大し硬化がなく弾力があるため鑑別可能である．

b スワンネック変形，ボタン穴変形

スワンネック変形はPIP関節の屈側にある掌側板の弛緩もしくは断裂によって生じる変形であり，ボタン穴変形は指の伸筋腱が，PIP関節で断裂し生じる変形である．いずれもRAに特徴的な変形であるが，外傷による腱の断裂でも生じうる．

c ムチランス変形(オペラグラス変形)

RAに伴う高度の関節破壊の結果生じる変形である．高度の関節周囲の骨萎縮と関節周囲靱帯の弛緩により，関節部で離断し遠位の手指の支持力を失い，指は見かけ上短縮する．

6 その他の関節炎

間欠性，周期性の関節炎が認められる場合があり，痛風，回帰性リウマチ，家族性地中海熱などがあげられる．また，移動性の関節炎の代表的な疾患としてはリウマチ熱，淋菌性関節炎，サルコイドーシスなどがあげられる．SLEやウイルス性関節炎でもまれに移動性関節炎を呈する場合がある．

DON'Ts

- [ ] 著明な炎症反応を伴う単関節炎に対し，関節穿刺をせずに安易に偽痛風と診断しない
- [ ] 非対称性の関節炎や単関節炎というだけで RA を除外してはいけない

文献

1) El-Gabalawy HS, et al.：JAMA 2000；**284**：2368
2) 上野征夫：リウマチ病診療ビジュアルテキスト．第 2 版，医学書院, 2008：6-10

長崎大学大学院医歯薬総合研究科展開医療科学講座(第一内科)
古賀智裕，川上　純

memo

A 膠原病・リウマチの症候

3 皮膚症状

DOs

- 膠原病・リウマチ性疾患を疑う患者の問診では，現在や過去の皮疹の有無を確認しよう
- 膠原病・リウマチ性疾患を疑う患者では，皮膚症状がないかどうかを念頭において全身の診察を行おう
- 特徴的な皮疹を認める患者では，常に膠原病・リウマチ疾患を鑑別に入れて診察しよう

1 基本的な考え方

膠原病・リウマチ性疾患では全身に多彩な皮膚症状が現れ，それぞれの皮膚症状が各疾患の診断の手がかりとなる．膠原病・リウマチ性疾患を疑う患者を診察する際には，常に全身の皮膚所見を確認し，特徴的な皮膚症状がないかどうかを検索する必要がある．

2 特徴的な皮疹と膠原病・リウマチ性疾患

以下に膠原病・リウマチ性疾患でみられる代表的な皮疹についてまとめる．それぞれの皮膚症状とそれらから考えられる疾患については表1に示すとおりである．

a Raynaud現象

寒冷曝露あるいは，ときに精神的ストレスなどによって，指先が色調変化をきたすことである．手指以外にも足趾や耳介，鼻部にも出現することがある．血管の攣縮による白色，血流のうっ滞による紫色，そして回復期に起こる反応性の血管拡張による赤色の3相の変化をきたす．Raynaud現象をきたす疾患で圧倒的に多いのは膠原病・リウマチ性疾患である．強皮症では95％以上の患者に認められ，そのほか，全身性エリテマトーデス(systemic lupus erythematosus：SLE)や混合性結合組織病(mixed connective tissue disease：MCTD)，Sjögren症候群でも20〜30％に認められる．

b 蝶形紅斑

SLEに最も特徴的な皮疹で，SLEの約50％に認められる．鼻背を中心に両頬部に左右対称性に広がる浮腫性紅斑で，蝶が羽を広げたような形を呈する．一般的には鼻唇溝を越えない．境界は比較的明瞭で，紅斑消退後は瘢痕を残さない．

c 円板状紅斑(discoid lupus erythematodes：DLE)

SLEの約10〜30％に認める．顔面や頭部，口唇，耳介部などの日光露光部に生じる境界明瞭な円板状紅斑である．経過中に鱗屑や痂皮が形成されることが多い．日光曝露によって増悪し，中心部に瘢痕と色素脱失を残して治癒する．

d 手掌紅斑

びまん性紅斑が手掌，特に母指球部，小指球部に生じる．角化性で鱗屑を伴うことも多い．SLEや関節リウマチで認められる．

e 結節性紅斑

有痛性で境界不鮮明な発赤の1〜5cm程度の結節であり，皮下脂肪組織における非特異的な炎症で起こる．下腿前面が好発部位であり，2〜8週で色素沈着を残して治癒する．

表1 皮膚症状とそれらから考えられる疾患について

皮膚症状	考えられる疾患
Raynaud 現象	全身性エリテマトーデス(SLE), Sjögren 症候群, 強皮症, MCTD, 皮膚筋炎, 関節リウマチ(RA), 血管炎など
蝶形紅斑	SLE
円板状紅斑(DLE)	SLE
手掌紅斑	SLE, RA
結節性紅斑	Behçet 病, サルコイドーシス, 潰瘍性大腸炎, 結核, SLE など
サーモンピンク疹	成人発症 Still 病, 若年性関節リウマチ
紫斑	血管炎, クリオグロブリン血症など
ヘリオトロープ疹	皮膚筋炎, SLE
Gottron 徴候	皮膚筋炎, SLE
脱毛	SLE
皮膚硬化	強皮症
皮下結節	RA, 痛風
網状皮斑	血管炎, 抗リン脂質抗体症候群, SLE

f サーモンピンク疹

発熱と並行してサーモンピンクの皮疹が体幹, 四肢などに一過性に出現することが特徴的である. 皮疹の大きさは大小さまざまであり, 瘙痒は通常ない.

g 紫斑

真皮ないし皮下組織への出血により, 赤紫色の皮膚変化をきたしたものである. その原因として, ①血管の異常(血管炎, 機械的損傷), ②血流の異常(クリオグロブリン血症など), ③血小板の減少や機能異常, ④凝固因子の異常などがあげられる. 血管炎に伴う紫斑の場合, 血小板減少による紫斑とは異なり, 皮膚血管の炎症によって起こってくるため膨隆を触知する. palpable purpura と称され, おもに下腿に出現する.

h ヘリオトロープ疹(図1a)

顔面, 特に眼瞼, 眼瞼周囲にみられる浮腫性紫紅色斑で, 皮膚筋炎に現れる. 皮膚筋炎以外には, SLE でもみられることがある.

i Gottron 徴候(図1b)

手指関節背面の角質増殖や皮膚萎縮を伴う紫紅色紅斑で, 皮膚筋炎に特徴的である. SLE でもみられることがあり, まれに正常人でも観察されることがある.

j 脱毛

SLE でみられることが多く, 急速かつ, びまん性に進行する. SLE の脱毛は著明であり, ほとんど禿頭に至る例から一部に限局する例まで様々である.

k 皮膚硬化

強皮症では, 初期には両手に浮腫を認めるようになる. その後, 皮膚硬化が手指より上行して, 前腕あるいは上腕, ときに体幹にもおよぶ. 皮下組織には萎縮が起こり, 皮膚は硬く, 色素沈着で赤黒くなる.

l 皮下結節

関節リウマチの約 10% にみられるリウマチ結節は, 大きさ 0.5～数 cm の無痛性の弾性硬の皮下結節である. 圧迫を受けやすい部位(肘, 膝, 臀部, アキレス腱部, 後頭部など)に好発し, 長期に持続する. 特

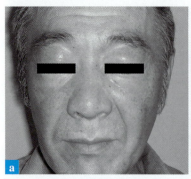
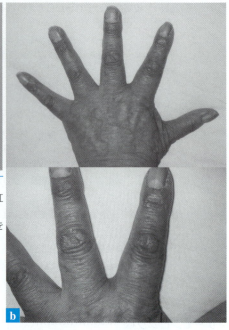

図1 皮膚筋炎に特徴的な皮膚症状
a：ヘリオトロープ疹，眼瞼周囲に浮腫性紫紅色斑を認める．
b：Gottron 徴候，手指関節背面に紫紅色斑を認める．
（カラー口絵 No.5 参照）

に，自潰や二次感染を起こす．

m 網状皮斑

下腿を中心に現れることが多い，赤紫色の網目状の皮疹である．血管炎や抗リン脂質抗体症候群，SLE などにみられる．重症のものは潰瘍を残すことがある．

> **DON'Ts**
> ☐ 膠原病・リウマチ性疾患を疑う患者では，現在や過去の皮疹の有無を見逃さない
> ☐ 特徴的な皮疹を有する患者では，膠原病・リウマチ性疾患の鑑別を忘れない

香川大学医学部血液・免疫・呼吸器内科　**泉川美晴，島田裕美，土橋浩章**

A 膠原病・リウマチの症候

4 筋症状

DOs

- 易疲労感や倦怠感があるときに，筋力低下がないかどうかを検索しよう
- 筋痛，筋力低下を疑ったときは，必ず，筋原性逸脱酵素を臨床検査にて確認しよう
- 筋炎では，膠原病の重複がみられることがあり，その基礎疾患の検索のため，できる限りの自己抗体の検索が必要である

1 筋症状を呈する病態

筋症状には，筋痛および筋力低下が含まれる．病態としては，筋炎，横紋筋融解，筋萎縮性疾患，神経疾患により様々である．もちろん，筋炎や末梢神経疾患の治療後にも筋萎縮を伴うこともあり，病態としては，単独であることや複合的であることもしばしば臨床ではみうけられる．表1にそれぞれの病因と関連する代表的な膠原病類縁疾患を記載する．筋炎とは病理学的に筋線維の大小不同を呈し，変性，壊死があり，リンパ球の浸潤がみられる．代表的な膠原病として，多発性筋炎や皮膚筋炎という炎症性筋疾患があげられる．それ以外には，ウイルス感染が関連する封入体筋炎，壊死性筋症も炎症性筋疾患に分類される．結節性多発動脈炎などの中小動脈の血管炎を主症状とする膠原病においては，筋線維を栄養する血管に壊死性血管炎を起こし，その結果，筋痛や筋力低下を引き起こす．全身性エリテマトーデス，全身性強皮症，混合性結合組織病においても筋炎による筋痛，筋力低下はしばしばみられる．また，リウマチ性多発筋痛症は，65歳以上の高齢者にみられる原因不明の炎症性疾患で，両肩，骨盤部，頸部の筋痛を主症状とする．自己抗体が陰性で筋原性逸脱酵素の上昇がないことが特徴であり，疑わなければ診断できない疾患である．横紋筋融解症は，外傷や薬剤により骨格筋が障害を受ける疾患の総称である．薬剤として留意する必要があるのが，高コレステロール血症の治療に用いられるスタチン（HMGCoA還元酵素阻害薬）である．この薬剤性の横紋筋融解症では，いくつかの遺伝子多型が関連していること

表1 筋痛あるいは筋力低下を呈する膠原病類縁疾患

病名	特徴的な臨床所見	病態
多発性筋炎	CKなどの筋原性逸脱酵素の高値	自己免疫性筋炎
皮膚筋炎	CKなどの筋原性逸脱酵素の高値，特徴的な皮疹	自己免疫性筋炎
血管炎	炎症反応の高値，全身の血管炎症状，発熱	筋組織における血管炎
リウマチ性多発筋痛症	炎症反応の高値，肢体筋の筋痛，高齢者	不明
全身性エリテマトーデス	筋炎の合併，中枢神経障害および末梢神経障害による筋力低下	筋炎，末梢神経の血管炎
全身性強皮症	CKなどの筋原性逸脱酵素の高値	筋炎
混合性結合組織病	CKなどの筋原性逸脱酵素の高値	筋炎

がすでに報告されている(*CYPs, SLCO1B1*).

筋萎縮にかかわる重要な因子は，副腎皮質ステロイド治療である．膠原病の治療としては，現在でも副腎皮質ステロイドが高頻度に用いられている．ステロイド性筋萎縮は，患者の quality of life(QOL)に関連する重要な副作用である．また，高用量の副腎皮質ステロイドにて治療を行う場合に，長期の入院が必要となる．その場合にも廃用性の筋萎縮が問題となる．

2 留意する各種疾患

a 炎症性筋疾患

膠原病として Klemperer が提唱した疾患の中に含まれていた多発性筋炎や皮膚筋炎が代表的な膠原病性筋疾患である．症状は，体幹や四肢近位筋の筋力低下や筋痛である．徒手筋試験による筋力低下の症状を評価する．代表的な 0 ～ 5 点で評価する方法を表2に示す．確定診断のためには，筋電図，MRI，さらに筋生検を行う．また，骨格筋や心筋の障害がみられるため，筋原性逸脱酵素の上昇(クレアチンキナーゼ〈creatine kinase：CK〉，アルドラーゼ，ミオグロビン，乳酸脱水素酵素〈lactic dehydrogenase：LDH〉など)がみられる．また，特異的な自己抗体が認められる．抗核抗体の陽性率は，ほかの膠原病に比較し低い．しかしながら，抗細胞質抗体の陽性率は高く，種々の特異的抗体が同定されてきた．詳細は，多発性筋炎 / 皮膚筋炎の項(p.324)を参照とする．皮膚筋炎では，典型的な皮膚症状が認められる．

b 血管炎

結節性多発動脈炎では，骨格筋の栄養血管に壊死性血管炎を呈することがしばしばある．結節性多発動脈炎は，中小動脈に壊死性血管炎を呈する膠原病である．原因不明の発熱，炎症反応の上昇，末梢神経障害，紅斑や紫斑を伴う皮疹が高頻度にみられ，全身のすべての臓器の血管に炎症を起こすため，肝障害，腎障害，膵炎，虚血性腸炎など種々の症状がみられる．その中でも，筋痛を伴う筋症状を呈することは代表的な臨床症状である．血管炎では，血清学的な有用な指標がなく，病理組織学的検査による壊死性血管炎の証明が確定診断となる．つまり，血管炎を疑って侵襲的な検査である筋生検を行うことを決断する必要がある．

c 副腎皮質ステロイド療法による筋萎縮

膠原病の治療においては，副腎皮質ステロイドは基本的な治療薬の1つである．ステロイド筋症とよばれるこの病態は，副腎皮質ステロイドの投与量に依存すると考えられているが，抗炎症作用を有する薬理量の投与では，ほぼ必発である．筋炎とは異なり筋力の低下はあるが，CK，アルドラーゼ，ミオグロビンの筋原性逸脱酵素の上昇はみられない．LDH の上昇が一部の症例でみられる．最も重要な指標は，尿中クレアチン排泄量の増加である．筋病理学的検査では，筋の IIb 線維に特異的に萎縮がみられる．筋萎縮の機序は不明であるが，近年，蛋白の同化と異化のバランスが崩れることが発症にかかわっていることが示されてきた．筋組織の維持には，蛋白の同化，合成が重要である．分子鎖アミノ酸などによる骨格筋における良好な蛋白の合成にか

表2 徒手筋力テスト(manual muscle testing：MMT)

0	筋肉の収縮が観察できない
1	筋肉の収縮は観察できるが関節運動ができない
2	運動可能であるが重力に抗した動きはできない
3	重力に抗した運動が可能だが極めて弱い
4	3と5の中間，重力に抗した運動が可能で中等度の筋力低下
5	正常筋力

かわるシグナル伝達分子として，*mTORC1* (mammalian target of rapamycin complex 1)の活性化が重要である．副腎皮質ステロイドは，骨格筋内のグルココルチコイド受容体を介して，最終的に mTORC1 を抑制する．その結果，蛋白の異化が亢進し，筋萎縮を引き起こすことになる．副腎皮質ステロイドの早期減量，離脱と，リハビリテーションが重要である．

> **DON'Ts**
> - ☐ 高齢者の筋痛であっても，膠原病類縁疾患を否定してはいけない．リウマチ性多発筋痛症を考慮する
> - ☐ 皮膚筋炎に特徴的な皮疹を認めたときには，筋原性逸脱酵素が正常範囲であっても臨床的無筋症候性皮膚筋炎は否定できない
> - ☐ 膠原病の治療中では，薬剤性を否定してはいけない

東京女子医科大学リウマチ科　　川口鎮司

A 膠原病・リウマチの症候

5 呼吸器症状

DOs

- 膠原病は，皮膚，関節，骨，筋肉，血管などの結合組織に病変を生じるが，肺にも変化を生じることがある
- 膠原病特有の病変，感染症，薬剤性の鑑別が重要となる
- 疾患ごとに障害されやすい部位や病変の特徴がある

1 概要

膠原病は，結合組織疾患で皮膚，関節，骨，筋肉，血管などに病変を生じるが，肺にも変化を生じることがあり，予後を規定する臓器病変の1つである．膠原病でみられる病変には，図1のようなものがある．注意すべきは，すべてが膠原病特有の病変

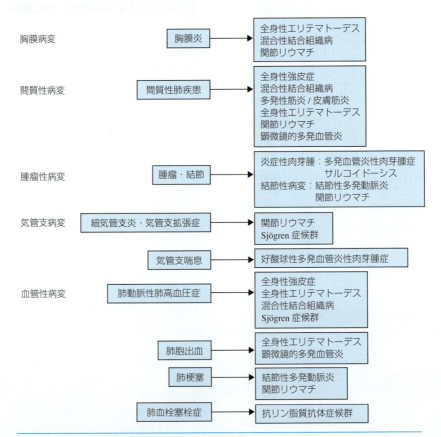

図1 肺病変と考えられる膠原病およびその類縁疾患

ではなく，感染症や薬剤性の肺障害の可能性がある点で，常に念頭においておかなくてはならない．膠原病関連の肺病変の中では，間質性肺疾患の頻度が高く，特に注意が必要である．そのほかにも胸膜炎，血管炎，細気管支炎など多彩である．特筆すべき点は，疾患ごとに障害される部位が異なり，病変の特徴があることから，診断に苦慮する際の手がかりとなる可能性がある点である（図1）．臓器病変の出現順序は皮膚，関節などの変化が生じてから肺の変化が後に出てくることもあれば，その逆もありうる．肺病変が重症になった場合は呼吸困難などの症状が出現したり入院が必要となる場合がある．

2 症状

軽症の場合，症状がないこともしばしばあるが，ある程度進行すると咳嗽，息切れ，呼吸困難を自覚するようになる．またこれらの症状に加えて臓器病変に比較的特徴的な症状を伴うことがある．胸膜炎であれば胸壁痛，肺胞出血であれば，喀血や血痰を生じる症例もある．一方で膠原病は全身疾患であることから，呼吸器以外の症状として発熱，倦怠感，体重減少などの全身症状や，関節炎などそれぞれの膠原病に特有の理学所見を認めるケースがほとんどで，当然ではあるがこれらがしばしば呼吸器疾患と膠原病との鑑別の手がかりとなる．しかし，呼吸器症状が初発症状となるケースもあり，診断が難しいケースもある．それぞれの膠原病に特有の症状および診察所見は後述の各疾患の項を参照されたい．

3 検査・診断

膠原病に伴う肺病変には，膠原病自体による肺の変化以外にも，感染症や薬剤の副作用（薬剤性肺障害）による変化の可能性もあり，区別する必要がある．2週前後続く咳嗽の場合，初期診療として病歴聴取に加え，胸部X線を撮影することが多い．X線所見によっては胸部CTを撮影することもある．この中で病歴では発熱，呼吸困難，血痰，胸痛，体重減少などに注意し，薬剤服用歴も重要である．また血液検査の炎症反応，SpO_2 なども参考にするが，肺炎，肺癌，肺結核，間質性肺疾患，気管支喘息，心不全，薬剤性肺障害など重篤化しうる疾患を慎重に除外することが必要となる[1]．この中で膠原病関連の肺病変，たとえば胸膜炎，間質性肺疾患，細気管支炎，肺動脈性肺高血圧症，肺胞出血の存在などの手がかりをつかむことができることが多い．さらに喀痰培養，呼吸機能検査，胸水穿刺，気管支鏡検査などを用い，確定診断を進めていくことになる．画像診断で明らかとならない咳嗽は，咳嗽ガイドラインでは，3週未満の急性咳嗽，3週以上8週未満の遷延性咳嗽，8週以上の慢性咳嗽に分類して鑑別を進めていく[2]．8週以上続く慢性咳嗽の鑑別の中にも膠原病による肺病変の可能性があり，たとえば副鼻腔気管支症候群に含まれる気管支拡張症は関節リウマチ（rheumatoid arthritis：RA）の気道病変としてみられることもあるし，胃食道逆流による咳嗽では強皮症の食道病変によるものであることもある．鑑別のアルゴリズムを図2に示す．

4 治療

進行した場合には薬物療法が行われる．肺病変の種類による．ステロイド薬や免疫抑制薬が投与されるケースもあるが，詳細は各疾患の項を参照されたい．投与中は薬剤の副作用に注意が必要である．進行した場合は在宅酸素療法が必要となることもある．膠原病では肺を含めた全身の臓器をみていく必要があり，膠原病専門医と呼吸器専門医との連携が重要である．

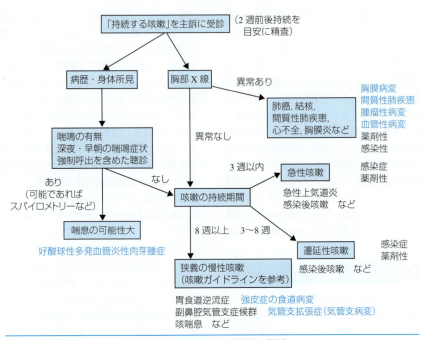

図2 「持続する咳嗽」から考える膠原病に関連する肺病変の鑑別
赤字は膠原病に関連する肺病変を示す.

DON'Ts

- 膠原病患者に起きる呼吸器症状といっても必ずしも膠原病に伴う肺病変,呼吸器症状と決めてかからず,可能性の高いものから鑑別を進める.特に感染症,薬剤性の鑑別は忘れないこと
- 呼吸器症状が先行する症例もあり,膠原病を鑑別にあげることを忘れない

文献

1) 新実彰男:総合診療 2015:**25**:422-426
2) 日本呼吸器病学会「咳嗽に関するガイドライン」作成委員会(編):咳嗽に関するガイドライン 第2版.メディカルレビュー社,2012:1-104

慶應義塾大学医学部リウマチ内科　**安岡秀剛**

A 膠原病・リウマチの症候

6 消化器症状

DOs

- 局所だけでなく，全身を広く観察，評価する
- 病態が治療（ステロイドなど）により可逆的なものか見極める

内科一般診療において，消化器症状で受診することは多い．同様に，膠原病リウマチ性疾患の患者においても様々な症状の1つに消化器症状が含まれることがある．本項では，様々な消化器症状と関連性の高い膠原病リウマチ性疾患の関係性や，診断方法，特徴的な画像，治療法を述べる．

1 各消化器疾患と膠原病リウマチ性疾患の関係

口腔から肛門まで，順に列挙すると表1のような消化器症状がある．

表1 各消化器疾患と膠原病リウマチ性疾患の関係

	症状	膠原病リウマチ性疾患	特徴	検査
1	口腔粘膜乾燥	Sjögren 症候群	口腔内乾燥，びらん，嚥下障害，う歯などをきたす	ガム試験，Saxon 試験，シンチグラフィー，口唇生検
2	口内炎，口腔内アフタ性潰瘍	SLE，Behçet 病	SLE は口・鼻咽腔に多く，無痛であることが多い．Behçet 病の場合は円形で深く疼痛を伴うことが多い	視診
3	逆流性食道炎	SSc	食道蠕動低下に伴う，胸やけをきたす	上部消化管内視鏡検査
4	食道拡張，狭窄	SSc	下部食道に多い．アカラシアとの鑑別が必要．炎症を繰り返すと狭窄をきたす	上部消化管内視鏡検査，食道透視
5	カンジダ性食道炎	SLE など，ステロイド・免疫抑制薬内服	粟粒大の連続した白色苔状．無症状が多いが，嚥下困難，胸骨部の痛みを伴うことも	上部消化管内視鏡検査
6	消化管潰瘍（食道・胃・十二指腸・小腸・大腸）	RA，SSc，Behçet 病，SLE	Behçet 病は回盲部が好発であるが，食道から直腸までありうる．RA や SLE では胃の NSAIDs 潰瘍が多い	上部・下部消化管内視鏡検査
7	腸閉塞・腹膜炎	SLE，SSc	漿膜側の炎症が強く，腹水を認めることがある．粘膜側は浮腫状	X 線，CT
8	腸管拡張（偽性腸管閉塞），囊胞状腸気腫症	SSc	腸管蠕動低下に伴いどこにでも起きる（小腸・結腸）	X 線，CT
9	蛋白漏出性胃腸症	SSc，SLE，Sjögren 症候群	浮腫，胸・腹水の出現，下痢	α_1-アンチトリプシンクリアランス試験やシンチグラフィ
10	肝炎（自己免疫性肝炎・原発性胆汁性肝硬変）	Sjögren 症候群，SLE，RA，SSc	倦怠感，黄疸	生化学検査，肝生検
11	膵炎（急性・慢性膵炎，自己免疫性膵炎）	SLE，Sjögren 症候群	SLE では急性膵炎，Sjogren 症候群では慢性膵炎が多い	生化学検査，CT
12	悪性消化器疾患	多発性筋炎/皮膚筋炎	乳癌，肺癌が多いが，消化器では胃癌・大腸癌が多い	上部・下部消化管内視鏡検査，CT

SLE：systemic lupus erythematosus，SSc：systemic sclerosis，RA：rheumatoid athritis．

2 各論

消化器症状別に関連のある膠原病リウマチ性疾患と，疾患の特徴や診断方法，典型画像，治療法などを以下に述べる．

a 口腔粘膜乾燥

唾液分泌減少に伴い乾燥感のみならず，びらん，嚥下障害，う歯などを認める．Sjögren症候群の特徴的な症状の1つである．ガム試験やSaxon試験で直接唾液量を測定する簡便な検査から，口唇生検，唾液腺シンチグラフィーなどにて検索する．うがい，歯磨きなど対症療法が基本であるが，人工唾液スプレー(salivaht：サリベート®)，ピロカルピン塩酸塩(サラジェン®，エボザック®)にて効果を認めることがある．

b 口内炎，口腔内アフタ性潰瘍

全身性エリテマトーデス(systemic lupus erythematosus：SLE)やBehçet病で認めることが多い．SLEは口・鼻咽腔，特に硬口蓋に多く無痛であることが多い．Behçet病の場合は多発(5個以上)する白く周囲が赤い円形を呈し，口唇裏などに好発する．潰瘍底が深く疼痛を伴うことが多い．トリアムシノロンアセトニド(ケナログ®，アフタッチ®)などの局所療法が基本で，摂食障害を伴う重度のものは短期のステロイド内服を考慮する．

c 逆流性食道炎

全身性強皮症(systemic sclerosis, scleroderma：SSc)で認めることが多い．食道蠕動低下が要因の1つで，胸やけを伴うことが多い．上部消化管内視鏡検査で評価する(図1)．プロトンポンプ阻害薬(proton pump inhibitor：PPI)が効果的である．

d 食道拡張・狭窄

SScで認める．食道の蠕動が低下し，下部食道をおもに拡張するが，炎症の治癒再発を繰り返すと食道狭窄をきたす．食道透視・上部消化管内視鏡検査で評価する．狭窄をきたした際には，内視鏡的拡張術を行う．

e カンジダ食道炎

SLEなどで認める．またプレドニンや免疫抑制薬の内服中の患者や糖尿病を合併しているcompromised hostに多い．多発性の粟粒大の連続した白色の苔状であり，通常は無症状であるが，嚥下困難，胸骨部の痛みを伴うこともある．上部消化管内視鏡検査で観察され，ミコナゾール(フロリード®)内服にて治療する．

f 消化管潰瘍(食道・胃十二指腸・小腸・大腸)

Behçet病，SLE，関節リウマチ，SScで認める．Behçet病は回盲部が好発部位であるが食道から直腸でも認める．潰瘍は深く境界明瞭な形態をとり(図2)，時に穿孔することがある．難治性であり，食事指導はもとより，ステロイド治療，TNFα抑制治療，白血球除去治療が必要な場合もある．関節リウマチやSLEでは胃の非ステロイド抗炎症薬(nonsteroidal anti-inflammatory drugs：NSAIDs)潰瘍が多い．上部・下部消化管内視鏡検査で評価する．NSAIDs潰瘍はPPIが効果的である．

g 腸閉塞，腹膜炎

SLE，SScで認める．漿膜側の炎症が強く，腹水を認めることがある．粘膜側は浮

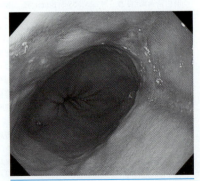

図1 57歳，SScに伴う逆流性食道炎(LA grade B)
(カラー口絵No.6参照)

第4章　症候・検査所見から診断に迫る

腫状になることがある(図3)．X線，CTにて評価する．絶食，輸液，ステロイド治療にて加療する．

h 腸管拡張(偽性腸閉塞)，囊胞状腸気腫症

SSc，SLE で認める．偽性腸管閉塞は，特発性や SSc の腸管壁肥厚，SLE の漿膜炎などにより，閉塞がないのに腸閉塞のような状態になることである．腸管蠕動低下に伴い，どこにでも起きる(小腸・結腸)．X 線，CT にて評価する(図4)．小腸ガス像などは自然消退することがあり，経過観察することがある．またはメトクロプラミド(プリンペラン®)，腸蠕動改善薬を使用することもある．逆に下痢，吸収不良を認めることもある．SLE は局所腸管の炎症の他，膀胱炎に起因することもある．

i 蛋白漏出性胃腸症

SSc，SLE，Sjögren 症候群で認める．低栄養，浮腫，胸・腹水の出現，下痢を認める．$α_1$-アンチトリプシンクリアランス試験やシンチグラフィにて評価する(図5)．ステロイド治療にて治療する．

j 肝炎(自己免疫性肝炎・原発性胆汁性肝硬変)

薬物性肝障害や原病に伴う肝障害のほかに，Sjögren 症候群，SLE，RA，SSc で自己免疫性肝炎や原発性胆汁性肝硬変の合併を認めることがある．倦怠感や黄疸を認めることがあり，生化学検査や肝生検にて評価する．また，原疾患に対する免疫抑制薬の使用時には，de novo B 型肝炎に留意する必要がある．

k 膵炎(急性・慢性膵炎，自己免疫性膵炎)

SLE，Sjögren 症候群で認めるころがある．SLE では急性膵炎，Sjögren 症候群では慢性膵炎が多い．生化学検査にて評価する．急性膵炎は，絶食，輸液，蛋白分解酵素阻害薬にて治療する．自己免疫性膵炎の合併はまれであるが IgG4 値が参考になる．

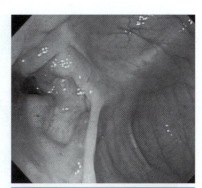

図2　57歳，Behçet 病に伴う回盲部の潰瘍
(カラー口絵 No.7 参照)

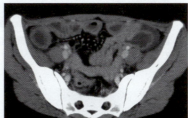

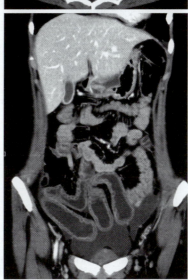

図3　20歳，ループス腸炎
小腸壁の浮腫，腹水を認める．

A　膠原病・リウマチの症候

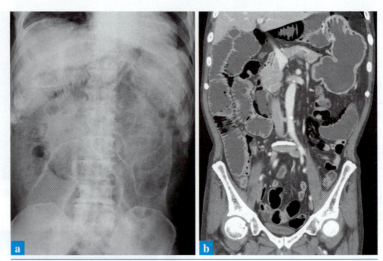

図4 68歳,SScに伴う囊胞状腸気腫症
a:腹部単純X線,b:腹部CT(冠状断).

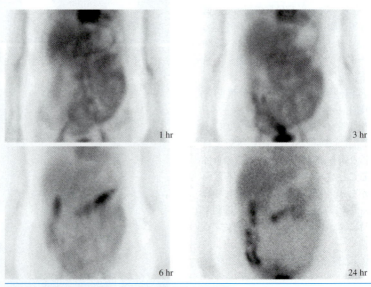

図5 71歳,Sjögren症候群に伴う蛋白漏出性胃腸症
Tcシンチ:1〜3時間で上部消化管,6時間移行で下部消化管が描出.

I 悪性消化管疾患

多発性筋炎/皮膚筋炎に認めることが多い。臓器別では，乳癌，肺癌が多い．消化器では胃癌・大腸癌が多いとされる（図6）．上部・下部内視鏡検査，CT検査にて評価を行う．

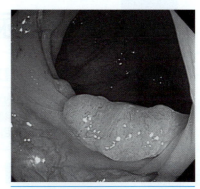

図6 57歳，多発性筋炎
S状結腸癌を認める．
（カラー口絵 No.8 参照）

> ### DON'Ts
> ☐ 腸管蠕動低下を病態とした腹痛が多いため安易なブチルスコポラミン（ブスコパン®）投与をしない
> ☐ 悪性疾患の検索を忘れない

福島県立医科大学消化器・リウマチ膠原病内科学講座
高木忠之，大平弘正

A 膠原病・リウマチの症候

7 腎・泌尿器症状

DOs
- [ ] 基本症候・検査所見から臨床病型を把握しよう
- [ ] 自己抗体や画像検査を絞り込み診断に活用しよう
- [ ] 組織診断は治療反応性や予後判定にも利用する

1 基本的な考え方

腎・泌尿器は膠原病・リウマチ性疾患の主要な標的臓器であり，その臨床像は多彩である．まずは，基本的な臨床症候と検査所見から臨床病型を把握し鑑別診断を進める．臨床病型は障害部位別に整理すると理解しやすい（図1）．

2 糸球体障害型

基本症候は蛋白尿・血尿・円柱などの尿異常である．蛋白尿はアルブミン尿が主体である．尿中赤血球の多彩な変形は糸球体性血尿を示唆する．蛋白尿の程度と腎機能の経過より，ネフローゼ症候群や急速進行性糸球体腎炎症候群などに分類される．ループス腎炎やアミロイド腎症ではネフローゼ症候群を，Goodpasture症候群や抗好中球細胞質抗体（anti-neutrophil cytoplasmic antibody：ANCA）関連血管炎では急速進行性腎炎症候群を高頻度に呈する．各種自己抗体，血清補体価，血清アミロイドA蛋白

<臨床病型と主要症候>	<考えられる疾患>
糸球体障害型 ・蛋白尿（アルブミン尿），糸球体性血尿，円柱 ・ネフローゼ症候群 ・急性糸球体腎炎症候群 ・急速進行性糸球体腎炎症候群 ・慢性腎炎症候群	免疫複合体型腎炎[*1] 　全身性エリテマトーデス（ループス腎炎），混合性結合組織病，Sjögren症候群 　IgA血管炎（紫斑病性腎症），Goodpasture症候群，クリオグロブリン血管炎 　低補体血症性蕁麻疹様血管炎，関節リウマチ，金製剤・ブシラミンなどの薬剤性腎症 pauci-immune型腎炎[*2] 　ANCA関連血管炎（顕微鏡的多発血管炎，多発血管炎性肉芽腫症，好酸球性多発血管炎性肉芽腫症），ANCA関連腎炎（強皮症，関節リウマチなど） アミロイド腎症（関節リウマチ，成人Still病，脊椎関節症，Behçet病など）
大型・中型血管障害型 ・高血圧・腎機能障害，軽微な尿所見 ・側腹部痛，肉眼的血尿 ・画像所見（腎動脈狭窄，腎梗塞，動脈瘤）	高安動脈炎（腎血管性高血圧） 結節性多発動脈炎（高血圧，腎不全，腎梗塞，多発小動脈瘤） 抗リン脂質抗体症候群（腎梗塞，腎静脈血栓症） 血管Behçet病（腎梗塞，腎動脈瘤）
細小血管障害型 ・高血圧緊急症 ・腎機能障害・溶血性貧血（破砕赤血球）・血小板減少	強皮症（腎クリーゼ） 血栓性微小血管障害症（TTP型，非TTP型） 　全身性エリテマトーデス，強皮症，関節リウマチ，多発性筋炎/皮膚筋炎 　抗リン脂質抗体症候群 薬剤（カルシニューリン阻害薬）
尿細管間質障害型 ・希釈尿・多尿・夜間尿・腎機能障害 ・尿細管性蛋白尿 ・電解質・酸塩基異常，Fanconi症候群	Sjögren症候群，全身性エリテマトーデス 多発性筋炎/皮膚筋炎（ミオグロビン尿症による急性尿細管壊死） 痛風（痛風腎），サルコイドーシス，IgG4関連腎症 薬剤（カルシニューリン阻害薬，NSAIDs，活性型ビタミンD_3製剤[*3]）
下部尿路障害型 ・頻尿，残尿，排尿痛，肉眼的血尿 ・水腎症，尿路結石	全身性エリテマトーデス（ループス膀胱炎） Sjögren症候群，痛風（尿路結石） 薬剤（シクロホスファミドによる出血性膀胱炎）

図1　臨床病型の分類と考えられる疾患
[*1]：免疫グロブリンや補体の糸球体沈着を認める腎炎，[*2]：免疫グロブリンや補体の糸球体沈着を認めない腎炎，[*3]：骨粗鬆症に使用され，高カルシウム血症による急性腎不全を起こす

などの測定で診断を絞り込む．禁忌がなければ生検で組織診断を行う．免疫組織学的に，免疫複合体型腎炎とpauci-immune型腎炎に大きく分けられる(図1注釈)．前者の代表がループス腎炎であり，糸球体係蹄壁やメサンギウムにC1qや免疫グロブリンの顆粒状沈着を認め，メサンギウム増殖，巣状またはびまん性の管内増殖，膜性腎症などの多彩な組織像を呈する．IgA血管炎ではメサンギウムにIgAの顆粒状沈着を認め，メサンギウム増殖性腎炎や半月体形成性腎炎を呈する．Goodpasture症候群では係蹄壁にIgGの線状沈着を認め，半月体形成性腎炎を示す．ブシラミン腎症ではIgGが係蹄壁に顆粒状沈着する膜性腎症を示すことが多い．ANCA関連血管炎では半月体を伴うpauci-immune型壊死性腎炎を呈する．わが国ではミエロペルオキシダーゼ(myeloperoxidase：MPO)-ANCAがプロテイナーゼ3(proteinase3：PR3)-ANCAより多く，腎予後は不良である．強皮症や関節リウマチでもANCA関連腎炎の報告がある．コントロール不良のリウマチ性疾患ではアミロイド腎症の合併も疑い，生検組織でアミロイド沈着を検索する．

3 大型・中型血管障害型

腎動脈から小葉間動脈レベルの血管が障害される．細動脈や糸球体に病変が及ばなければ尿所見は軽微であり，ネフローゼ症候群を示すことはない．高レニン性高血圧や虚血性腎機能障害をきたす．腎梗塞や腎静脈血栓症では側腹部痛や肉眼的血尿が認められる．抗核抗体やANCAは原則陰性で，血管造影，CT/MRI，腎シンチグラフィーなどの画像検査が診断に役立つ．高安動脈炎では腎動脈狭窄から腎血管性高血圧をきたす．結節性多発動脈炎の半数以上に腎障害が合併し，多発小動脈瘤の画像所見やフィブリノイド壊死血管炎の病理所見が診断の決め手となる．抗リン脂質抗体症候群は腎梗塞や腎静脈血栓症の原因となる．まれではあるが，血管Behçet病の腎動脈病変が報告されている．

4 細小血管障害型

高血圧緊急症と血栓性微小血管障害症(thrombotic microangiopathy：TMA)の2病態がある．強皮症の数％で経過中に高血圧緊急症を発症する(腎クリーゼ)．腎の細小動脈の内膜増殖と内腔狭小化が原因で，高血圧性脳症や視力低下を伴い腎機能が進行性に悪化する．抗RNAポリメラーゼⅢ抗体陽性やステロイド治療(>15mg/day)の既往が発症の危険因子である．TMAは細小動脈の血栓形成が本体であり，破砕赤血球を伴う溶血性貧血と血小板減少が診断の糸口である．動揺する精神神経症状が前景に立つこともある．全身性エリテマトーデス(systemic lupus erythematosus：SLE)，強皮症，関節リウマチ，抗リン脂質抗体症候群やカルシニューリン阻害薬使用時に発症する．ADAMTS13活性の著減(10％以下)とADAMTS13阻害因子(自己抗体)が検出される血栓性血小板減少性紫斑病(thrombotic thrombocytopenic purpura：TTP)型と，検出されない非TTP型とがある．

5 尿細管間質障害型

β_2ミクログロブリンやN-アセチル-β-D-グルコシダーゼ(N-acetyl-β-D-glucosidase：NAG)などの尿細管性蛋白尿が増加し，アルブミン尿の程度は軽い．尿の濃縮力障害が早期から認められ，進行すると血清クレアチニンが上昇する．電解質・酸塩基異常を認めることがある．Sjögren症候群の間質性腎炎や尿細管アシドーシス，サルコイドーシスの肉芽腫性間質性腎炎や高カルシウム血症性急性腎不全などがある．IgG4関連腎症では血清IgG4高値，IgG4陽性形質細胞の間質浸潤，特

徴的な造影CT所見(多発性造影不良)を示す．極めてまれではあるが，ミオグロビン尿症による急性尿細管壊死が筋炎で認められる．カルシニューリン阻害薬の長期連用では尿細管萎縮や間質線維化に注意する．

6 下部尿路障害型

頻尿・残尿・排尿痛などの下部尿路症状，血尿，尿路結石，水腎症などが基本症候である．SLEではまれに間質性膀胱炎(ループス膀胱炎)を合併し，頻尿・排尿痛や水腎症をきたす．尿所見には異常なく，腸炎や腹膜炎などの消化器症状を伴うことが多い．Sjögren症候群や痛風では尿路結石をしばしば認める．大量のシクロホスファミドは出血性膀胱炎をきたす．

DON'Ts

- 薬剤副作用を見逃さない
- 急速進行性糸球体腎炎症候群，高血圧緊急症，TMAでは診断(＝治療)の時期を逸しない

群馬大学医学部附属病院腎臓リウマチ内科　**野島美久**

A 膠原病・リウマチの症候

8 精神・神経症状

DOs

- 全身性エリテマトーデスにおける精神症状の鑑別にあたっては，髄液中の IL-6 や IL-8 の測定を行おう
- RA に伴う環軸関節の亜脱臼に伴う脊髄の圧迫に注意しよう
- 血管炎症候群では多発性単神経炎の頻度が高いことを覚えよう
- 神経 Behçet 病には急性型と慢性進行型があることを覚えよう

1 各疾患でみられる精神症状・神経障害部位の分布のパターン

膠原病および膠原病類縁疾患においては，多彩な中枢神経病変の合併がみられる．各疾患によって精神症状の出現や神経の障害部位の分布に特徴がある(表1)．この特徴を知ることで，それぞれの症状が原病に起因するのか他の原因によるものであるのかを類推することができる．精神症状は，全身性エリテマトーデス(systemic lupus erythematosus：SLE)で最も多く，Sjögren 症候群や Behçet 病でもよくみられる．また大脳半球を中心とした脳血管障害は抗リン脂質抗体陽性の SLE や血管炎症候群でみられる．大脳半球(特に内包と基底核)小脳・脳幹部の局所性炎症性病変は急性型 Behçet 病で好発する．脊髄の障害は関節リウマチ(rheumatoid arthritis：RA)の頸椎病変に起因するものが最も多い．末梢神経障害は，膠原病でみられる神経病変の中では最も一般的なもので，大多数が血管炎に基づく vasculitic neuropathy の形をとり，多発性単神経炎の臨床像を呈する．これは RA・Sjögren 症候群・血管炎症候群などでよくみられる．また，血管炎症候群の中で多発血管炎性肉芽腫症では脳神経の障害が比較的多くみられる．

膠原病および膠原病類縁疾患において，以上に述べたような中枢神経病変を生じる病態生理は単一なものではない．以下主要な疾患について解説する．

2 全身性エリテマトーデス(SLE)

SLE においては多彩な中枢神経症状がみられる．このなかで特に頻度の高いものが，高次脳機能の異常(広義の精神症状)とけいれんである．1999 年に米国リウマチ学会

表1 各疾患でみられる精神症状・神経障害部位

	SLE	RA	Sjögren 症候群	MCTD	Behçet 病	血管炎症候群
精神症状	◎		○		○	
髄膜炎	△		○		◎	
大脳半球	○		△		◎	○
小脳・脳幹	△				◎	△
脊髄	△	◎	△			△
末梢神経	△	◎	◎	○		◎
脳神経	△		△	△	△	○

◎：よくみられる，○：ときどきみられる，△：まれにみられる

(American College of Rheumatology：ACR)によって，SLEの精神神経症状についての新しい分類案が提唱された．この分類では中枢神経病変を，局所病変を主としたneurologic syndromesと，高次脳機能異常を主としたdiffuse psychiatric/neuropsychological syndromesの2つに分け，さらに後者をacute confusional state, anxiety disorder, cognitive dysfunction, mood disorder, psychosisの5項目に細分化している．これらはループス精神病とよばれることが多い．

SLEでは，副腎皮質ステロイドを増量した後に精神症状が出現・増悪することがしばしば経験されるが，これは潜在的に進行していたループス精神病が一気に顕在化したと考えたほうが理解しやすい．ループス精神病の診断には髄液のインターロイキン-6(interleukin-6：IL-6)が有用である(髄液IL-6値4.3 pg/mLをカットオフ値とした場合，感度87.5%，特異度92.3%でループス精神病と診断できる)．ただし，新たに発生した脳血管障害や感染性脳脊髄膜炎を除外する必要がある．ループス精神病では髄液中の抗神経細胞抗体の上昇がみられるが，この抗神経細胞抗体には，抗リボソームP抗体・抗グルタミン酸レセプター(N-メチル-D-アスパラギン酸〈N-methyl-D-asparate：NMDA〉レセプター)抗体・抗Sm抗体[1]が含まれる．

3 関節リウマチ(RA)

RAに伴う神経病変は，大きく中枢神経病変と末梢神経病変に大別される．中枢神経病変では頭蓋内病変は極めてまれで，ほとんどが脊髄病変を示す．最も多いのが環軸関節の亜脱臼に伴う脊髄の圧迫である．頸椎単純X線では，前屈位で水平脱臼が顕在化するが，歯突起の頭蓋底への陥入の有無にも留意する．

末梢神経病変は，その病態により絞扼性神経障害(entrapment neuropathy)と血管炎による神経障害(vasculitic neuropathy)に大別される．RAのなかで，特に血管炎に起因する関節外症状が前景に立ったものを悪性関節リウマチと称しており，神経栄養血管の血管炎により末梢神経障害をきたす．

4 Sjögren症候群

Sjögren症候群でみられる精神神経病変のほとんどが末梢神経障害であり，多くの場合多発性単神経炎の形をとる．一方，Sjögren症候群には全身倦怠感やうつ状態・認知機能の障害などの精神症状がみられることが多い．こうした症状は従来心因性の反応や内因性の性格によると考えられてきたが，近年，抗NMDAレセプター抗体が病態形成に関与していることが明らかにされた[2]．

5 混合性結合組織病(MCTD)

混合性結合組織病(mixed connective tissue disease：MCTD)では無菌性髄膜炎(頭痛)や三叉神経障害(顔面の痛みやしびれ)が合併することがある．無菌性髄膜炎は非ステロイド炎症薬の内服と関連してみられることが多い．また，三叉神経障害は強皮症でもみられることがある．

6 Behçet病(神経Behçet病)

神経Behçet病は急性型と慢性進行型の2つに分類される．急性型は急性ないし亜急性に発症した髄膜脳炎の形をとり，髄液の細胞数の著明な上昇を伴い，ときにMRIのフレア画像で高信号域を認める．障害部位は，大脳(内包・基底核)，脳幹，小脳が

> ⚠️ **Pitfall**
> ループス精神病とステロイド精神病の両者は決して二律背反の関係でなく，両者が並存することも多い．

多い．シクロスポリンを投与している患者の約20%に急性型神経Behçet病を発症する．慢性進行型では，認知症様の精神神経症状や失調性歩行が徐々に進行し，患者はついには"寝たきり"になってしまう．この病型では，髄液中のIL-6が持続的に異常高値(20 pg/mL以上，ときに1,000 pg/mLにもおよぶ)を示すとともにMRIでは脳幹部の萎縮を認めるのが大きな特徴である．

7 血管炎症候群

古典的結節性多発動脈炎(polyarteritis nodosa：PN)では，末梢神経障害では多発性単神経炎，中枢神経病変では脳実質の小梗塞がみられる．また，頭蓋内に多発性の動脈瘤の形成をまれに認める．顕微鏡的多発血管炎(microscopic polyangiitis：MPA)でも多発性単神経炎，脳梗塞や脳出血がみられる．多発血管炎性肉芽腫症(granulomatosis with polyangiitis：GPA)では，多発性単神経炎をはじめとして，頭蓋内でも脳神経や脳実質に多彩な病変を呈するが，ミエロペルオキシダーゼ(myeloperoxidase：MPO)-ANCAが陽性の肥厚性硬膜炎のGPAでの合併が注目されている．好酸球性多発血管炎性肉芽腫症(eosinophilic granulomatosis with polyangiitis：EGPA)は，血管炎症状の大多数は多発性単神経炎であり，中枢神経病変は極めてまれである．

DON'Ts

- □ SLEでステロイド開始後に精神症状が出現しても，決して急にステロイドを中止してはいけない
- □ 慢性進行型神経Behçet病では，まずメトトレキサートによる治療を行うべきであり，効果不十分な場合は，なるべく早くインフリキシマブの追加併用を行うが，ステロイドの大量療法やアザチオプリン/シクロホスファミドは無効であり，引きずってはいけない．

文献

1) Hirohata S, et al.：Arthritis Res Ther 2014；**16**：450
2) Lauvsnes MB, et al.：Arthritis Rheum 2013；**65**：3209-3217

北里大学医学部膠原病・感染内科学　廣畑俊成

A 膠原病・リウマチの症候

9 循環器症状

DOs
- 初診時には心雑音や頸部・腹部などの血管雑音の有無を必ず確認しよう
- 心病変をきたすリウマチ性疾患では精査時に心エコー検査施行を考慮しよう
- 各疾患でどのような循環器症状をきたしうるか知ろう

1 基本的な考え方

　循環器症状，兆候は全身性血管炎を診断のきっかけとなることがあるほか，いくつかの全身性結合組織病の初発時や経過中に認められ，後述する様々な病態を呈する可能性がある．さらに，ステロイド長期投与によるほかに，関節リウマチや全身性エリテマトーデス（systemic lupus erythematosus：SLE）は疾患自体が心血管イベントのリスクとなることが知られている．膠原病・リウマチ性疾患の診断時およびその経過中には心病変の有無に留意するとともに，動脈硬化性病変，感染性心内膜炎や心嚢炎，ウイルス性心筋炎などの鑑別を十分に行って治療にあたる必要がある．

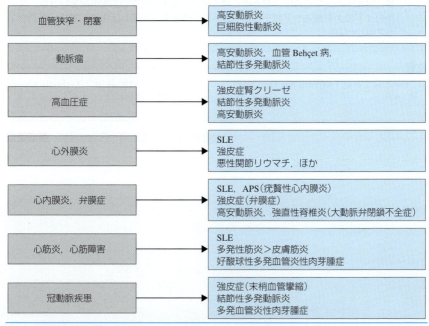

図1　循環器関連の病変と原因となりうる疾患

2 診察所見から考えられること（図1）

a 血圧，脈拍の異常
1）血圧の左右差と脈拍欠損
大型血管炎では鎖骨下動脈以下の狭窄・閉塞により，上肢血圧の左右差（15 mmHgを超えると異常）や脈拍微弱・欠損がみられる．若年女性であれば高安動脈炎を疑う．高齢者に発症する巨細胞性動脈炎でも大動脈とその分枝部の病変が約20%に認められ，鎖骨下・腋下動脈の病変もしばしばみられるため，動脈硬化性病変との鑑別が必要である．

2）高血圧
強皮症腎クリーゼでは高血圧緊急症，腎機能障害がみられ，血管内膜肥厚による腎血管狭窄による虚血に加えて微小血管障害が関与する．また，結節性多発動脈炎や高安動脈炎による腎動脈狭窄も腎血管性高血圧の原因となる．血漿レニン活性を測定する．血管炎が疑われる場合には画像検査にて腎動脈病変の有無を確認する．

b 心雑音，血管雑音
1）心雑音
高安動脈炎ではしばしば大動脈弁閉鎖不全症をきたし，拡張期逆流性雑音が聴取される．強直性脊椎炎も大動脈閉鎖不全症を合併することがある．強皮症では大動脈弁や僧帽弁の閉鎖不全症などの弁膜症がみられることがあるが多くは軽症である．後述する疣贅性心内膜炎では弁の破壊により心雑音が認められる．急性心膜炎で心嚢液貯留がない場合に心膜摩擦音が聴取されるが，膠原病では急性の心膜炎は少ない．膠原病の経過中，あるいは膠原病が疑われ心雑音が聴取されたら，心エコー検査を行うことが重要である．

2）血管雑音
頸部や腹部における血管雑音は，高安動脈炎，巨細胞性動脈炎や血管狭窄をきたすほかの血管炎の診断に重要である．

3 リウマチ性疾患でみられる心血管病変（図1）

a 血管病変
前述の血管狭窄・閉塞に加えて，高安動脈炎では血管拡張や動脈瘤，血管Behçet病では様々なサイズの血管の動脈瘤や深部静脈血栓症などが，結節性多発動脈炎では腎動脈や腹腔動脈の分枝以下の小動脈瘤がみられる．抗リン脂質抗体症候群では深部静脈血栓症や脳梗塞が多く，冠動脈病変は少ない．

b 心外膜炎
SLE，強皮症，悪性関節リウマチなどでみられる．胸痛を訴えることもあるが，胸部X線での心拡大から気づかれることも多く，しばしば胸膜炎を伴う．心エコー検査で心嚢液貯留を確認する．心電図ではテント状T波，ST上昇がみられる．SLEでは発熱時でも血清C反応蛋白（C-reactive protein：CRP）はほとんど上昇しないことが多いが，漿膜炎はSLEにおけるCRP上昇の原因のひとつである．

c 心内膜炎
無菌性の疣贅性心内膜炎はSLEでみられLibman-Sacks型心内膜炎といわれる．循環血液中の免疫複合体により脆弱な血小板とフィブリンが弁尖の閉鎖部分に沿って沈着することにより疣贅が形成される．いずれの弁にもみられ，心房や心室内にみられることもあるが，臨床上問題となることは少ない．抗リン脂質抗体症候群では，無菌性の疣贅がみられ，弁の破壊や全身性の塞栓症の原因となることがある．

d 心筋炎，心筋障害
心筋炎をきたすと頻脈，不整脈がみられ，様々な程度の心不全症状を伴う．心エコーで壁運動異常や左室機能低下が認められる．SLEでみられるが無症状のことも多い．炎症性筋炎でも心筋炎がみられ，多発性筋炎でより多いとされる．強皮症では心機能が

正常であっても，びまん性の心筋線維化が多くの症例でみられる．また，好酸球性多発血管炎性肉芽腫症では，心筋症や急性および慢性心筋炎がみられることがあり，心不全や不整脈を呈する場合がある．これは抗好中球細胞質抗体(anti-neutrophil cytoplasmic antibody：ANCA)陰性症例に多く，冠動脈の血管炎による心筋虚血や好酸球による心筋障害が発症機序として考えられている．心筋炎や心筋障害では，CK（MB型），心筋トロポニンT，BNP，NT-pro BNPなどの血液検査が有用で，画像検査では心エコー検査に加えて，MRI，心筋血流シンチグラフィーなどを行う．

DON'Ts

- 血圧，脈拍，聴診での異常を放置すべきではない
- 感染症を否定せずに安易に原疾患の治療を強化すべきではない

順天堂大学医学部膠原病内科　田村直人

A 膠原病・リウマチの症候

10 造血器症状

DOs
- ☐ 血球異常をみたら骨髄疾患と自己免疫性疾患の鑑別をしよう
- ☐ 骨髄異形成症候群などの骨髄障害では膠原病も念頭におこう
- ☐ ITP や AIHA から膠原病への移行に注意しよう

1 基本的な考え方

膠原病においてはしばしば血球異常が出現し，その多くが血球減少症である．自己抗体による骨髄障害や血球破壊以外にも，慢性炎症に伴う貧血などが出現し複雑な病態を示す．また，骨髄異形成症候群（myelodysplastic syndrome：MDS）においても自己抗体や関節痛などの膠原病様症状が出現し鑑別が必要となる[1)]．

2 血球減少の考え方

自己免疫性疾患における血球減少症は，その成因により骨髄における産生障害と，骨髄機能は正常であるが血球の破壊や消費などが生じる2つの病態が主体となる．それぞれの機序と疾患を表1に記載し，概要を下記に示す．

a 骨髄機能障害

1) 骨髄造血幹細胞を含む前駆細胞障害

造血幹細胞および赤血球系前駆細胞に対する自己抗体による障害は再生不良性貧血（aplastic anemia：AA），および赤芽球癆（pure red cell alpasia：PRA）の病態を生じる．また，トロンボエチン受容体であるc-Mplに対する自己抗体による骨髄巨核球障害が，全身性エリテマトーデス（systemic lupus erythematosus：SLE）において証明さ

表1 膠原病における血球減少の機序

骨髄機能障害	造血幹細胞を含む前駆細胞障害		全身性エリテマトーデス，Sjögren症候群，関節リウマチ，MCTD，薬剤性，感染症など
	因子障害	鉄（慢性炎症，鉄欠乏性貧血）	関節リウマチ，全身性エリテマトーデス，Sjögren症候群，血管炎症候群など
		ビタミンB12	全身性エリテマトーデス，Sjögren症候群，関節リウマチなど
		腎性貧血	全身性エリテマトーデス，血管炎症候群など
骨髄機能正常	白血球減少	自己抗体，補体など	全身性エリテマトーデス，Sjögren症候群，Felty症候群，MCTD，薬剤性など
	赤血球減少	溶血性貧血，HUSなど	全身性エリテマトーデス，Sjögren症候群，関節リウマチ，MCTD，薬剤性など
	血小板減少	ITP，TTP，DICなど	全身性エリテマトーデス，血管炎，自己免疫性血小板減少性紫斑病，抗リン脂質抗体症候群など
	その他		感染症，血球貪食症候群，リンパ増殖性腫瘍，脾腫など

MCTD：mixed connective tissue disease, HUS：hemolytic uremic syndrome, ITP：idiopathic thrombocytopenic purpura, TTP：thrombotic thrombocytopenic purpura, DIC：disseminated intravascular coagulation.

れている．一方，MDSにおいては，その成因に自己免疫性機序の関与も示唆されており，約20％に血管炎，関節炎などの膠原病様症状，および抗核抗体，リウマチ因子などの自己抗体を認め，免疫抑制薬の有効性も確認されていることから，鑑別の際には留意すべきである．

2) 因子障害

膠原病における血球異常では貧血の比率が最も高い．慢性炎症に伴う鉄代謝異常(anemia of chronic disease：ACD)と鉄欠乏性貧血(ion deficiency anemia：IDA)が主たる原因である．ACDでは，抗菌活性と鉄代謝抑制作用を有するヘプチジンの過剰発現，血清エリスロポエチン(erythropoietin：EPO)産生低下およびEPOに対する赤芽球系細胞の反応性低下，赤血球寿命の短縮などによる鉄代謝異常が基盤となる．一方，IDAでは消化管からの吸収障害や出血が主原因となり，小球性を呈する点でACDとの鑑別が必要である(表2)．鉄以外の貧血では，腎臓からの内因性EPOの産生が低下し赤血球寿命の短縮する腎性貧血がある．

b 骨髄機能正常：血球破壊，障害 …

1) 白血球減少

補体などを介した白血球のアポトーシスに伴う障害が主体であり，特にSLEに好発し，90％以上の患者が相対的リンパ球減少を示す．

2) 赤血球減少

赤血球破壊では溶血性貧血(autoimmune hemolytic anemia：AIHA)の比率が最も高い．特発性と続発性に分類されるが，膠原病はリンパ増殖性腫瘍に次いで頻度が高い続発性の基礎疾患であり，その中でもSLEはその診断基準にAIHAを含む．AIHAの病型としては，温式AIHA，寒冷凝集素症，発作性寒冷ヘモグロビン尿症，発作性夜間ヘモグロビン尿症(paroxysmal nocturnal hemoglobinuria：PNH)などがある．血液データでは直接Coombs試験は陽性となり，網赤血球，血清間接ビリルビン，尿中・便中ウロビリンが増加し，血清ハプトグロビン値が低下する．また特発性血小板減少性紫斑病(idiopathic thrombocytopenic purpura：ITP)と合併した病態はEvens症候群とよばれる．なお，SLEに合併したAIHAの半数の症例はその後AAやPNHなどの病像移行するため，厳重な注意が必要である．

3) 血小板減少

SLEで以外にも，抗リン脂質抗体症候群(anti phospholipid antibody syndrome：APS)や強皮症，多発性筋炎/皮膚筋炎などで出現する．注意すべきは当初ITPと診断さ

表2 慢性炎症性貧血と鉄欠乏性貧血の鑑別

項目	慢性炎症性貧血	鉄欠乏性貧血
血清フェリチン	ー 〜 ↑	↓
血清鉄	↓	↓
MCV	ー 〜 ↓	↓
TIBC	ー 〜 ↓	↑
UIBC	ー 〜 ↓	↑
トランスフェリン飽和度	↓	↓
可溶型トランスフェリン受容体	ー 〜 ↑	↑↑↑

MCV：mean corpuscular volume, TIBC：total iron binding capacity, UIBC：unsaturated iron binding capacity.

れた症例に膠原病が含まれることであり，3〜15%がSLEに病態移行し，その中でも抗SS-A抗体や抗ds-DNA抗体陽性例がSLEに移行しやすいことが報告されている．

c その他

血球破壊や障害には，その他感染症，血球貪食症候群，リンパ増殖性腫瘍，脾腫などがあり，様々なパターンの血球低下を生じる．

3 おもな膠原病における治療

a 全身性エリテマトーデス（SLE）[2]

上記のように血球異常症を呈する頻度が最も高い．半数程度の患者に血球異常症が出現する．SLEの血球減少に対する治療では，一般的なITP，AIHAなどに対するプレドニゾロン（prednisolone：PSL）などの免疫抑制薬に加え，積極的に他剤の併用療法を行う傾向にある．血球異常のターゲットポイントは好中球数1,000/mm^3，血小板値5万/mm^{3}とされ，1 mg/kg/dayのPSL投与が推奨されている．最近積極的に検討されているのが抗CD20抗体であるが，その評価は現時点では一定ではない．そのほか，抗B lymphocyte stimulator（BlyS）抗体であるベリムマブの有用性に注目が集まっている．

b Sjögren症候群（SS）

抗SS-A/SS-B抗体が出現，外分泌腺の慢性炎症を特徴とするが，その病因としてRbAp蛋白の異常やEBウイルスの関与などが指摘されている．原発性と二次性に分類され，5〜30%程度の患者に血球異常が出現する．治療適応となる臓器障害を伴うことはまれであるが，SLEなどの合併による臓器障害を呈した場合にはその疾患に準じて治療を行うのが原則である．また，抗CD20抗体も検討されており，血球障害の改善を認めた症例も報告されている．

c 抗リン脂質抗体症候群（APS）[3]

リン脂質に対する自己抗体（antiphospholipid antibodies：aPL）を有する自己免疫性疾患であり，血栓症や妊娠合併症，神経や皮膚疾患，腎障害などを併発する．単発性と続発性が存在し，後者の大多数がSLEとの合併である．しばしば血小板減少症を併発しITPとの鑑別が重要となるが，血栓などの症状が出現しない限り両者の鑑別は困難である．また，反対に，aPL陽性ITP患者では長期観察にて血栓が高率に生じることも報告されている．血小板低下が存在する血栓を併発した単独aPL陽性抗リン脂質抗体症候群（antiphospholipid syndrome：APS）症例をどのように治療するのか，現時点では明確な指標は存在せず，血栓の状況，出血の状況に合わせて柔軟な対応が必要と考えられる．免疫抑制薬，抗凝固療法以外に抗CD20抗体などの治療法も検討されている．

4 おわりに

血球減少を呈する膠原病の考え方，鑑別疾患，治療について概要を記載した．AA，AIHA，ITP，MDSなどの血液疾患との鑑別が重要であり，経過により病態も変化することもまれではないことから，必要に応じて血液内科医との総合的な判断を随時行うことが肝要である．

DON'Ts

- ☐ 血球異常では白血球分画をチェックせずに診断しない
- ☐ 小球性貧血では慢性炎症を鑑別することなく鉄剤を投与しない
- ☐ 様々な自己抗体が陽性になる血液疾患が存在することを失念しない

文献

1) Al Ustwani O, et al：Leuk Res 2013；**37**：894-899
2) Fong KY, et al：Br J Rheumatol 1992；**31**：453-455
3) 古川 真, 他：日臨免誌 2003；**26**：267-273

埼玉医科大学総合医療センター血液内科　**得平道英**

memo

A 膠原病・リウマチの症候

11 眼科領域症状

DOs
- [ ] 特徴的な眼症候・眼所見を把握する
- [ ] 眼所見のみではなく，全身の診察による病勢の評価が大切である
- [ ] 視力障害，強い眼痛（目を開け続けられない），羞明（光を避けてうつむく）を認める場合は速やかに眼科専門医にコンサルトする

1 基本的な考え方

「目は口ほどに物を言う」と言われるように，眼には膠原病・リウマチ疾患をはじめ，全身の疾病が反映されることが多い（表1）．また眼は簡単な診察にて膠原病で侵されやすい小血管を観察できる唯一の臓器である．QOL や予後に直結するため早期診断・早期治療が大切である．

2 病態

眼内には抗原が侵入したときに細胞免疫

表1 膠原病リウマチ疾患における特徴的な眼症状と眼所見

特徴的な眼症候	疾患名	特徴的な眼所見	特徴的な全身所見
視力低下，失明など	巨細胞性動脈炎	cherry red spot	頭痛，顎跛行，側頭動脈圧痛，頭皮圧痛
発赤，眼痛，眼異物感など	関節リウマチ	強膜炎，上強膜炎	関節の腫脹，圧痛
眼痛，複視など	多発血管炎性肉芽腫症	強膜炎，眼窩炎症	膿性鼻漏，鞍鼻，血痰
眼痛，発赤，羞明など	再発性多発軟骨炎	強膜炎，上強膜炎，ぶどう膜炎	耳介変形，感音性難聴，気道狭窄，胸腹部動脈瘤
眼痛，発赤，羞明など	Cogan 症候群	角膜実質炎，結膜炎，強膜炎，ぶどう膜炎	嘔吐，めまい，難聴
前房蓄膿，視力障害など	Behçet 病	汎ぶどう膜炎	口腔内潰瘍，毛嚢炎，陰部潰瘍
眼痛，発赤，羞明など	脊椎関節炎	急性前部ぶどう膜炎	体軸関節炎，腱付着部炎
霧視など	サルコイドーシス	ぶどう膜炎	肺門部リンパ節腫大
視力障害など	全身性エリテマトーデス	cotton-wool spots（綿花状白斑），後部ぶどう膜炎（網膜炎）	蝶形紅斑，硬口蓋無痛性潰瘍，脱毛，日光過敏，関節炎，皮疹
視力障害	視神経脊髄炎	視神経炎	脊髄炎
眼乾燥感など	Sjögren 症候群	眼球乾燥，乾燥性角膜炎	口腔乾燥，関節炎，皮疹
上眼瞼部の紅斑など	皮膚筋炎	ヘリオトロープ疹	筋力低下
中心暗点，小視症，変視症	中心性漿液性脈絡網膜症（ステロイドの副作用）	網膜剥離	糖尿病，ムーンフェイス，中心性肥満

(Gary S. Firestein, et al.：Kelley's Textbook of Rheumatology. Ninth Edition. Saunders, 2012：618 Table 44-1 を参考に作成)

反応が抑制される前房関連免疫偏位(anterior chamber-associated immune deviation immune privilege), 房水中の免疫抑制物質(transforming growth factor-β, α-melanocyte stimulating hormone など)の存在, 細胞のアポトーシスを誘導するTRAIL(tumor necrosis factor-related apoptosis-inducing ligand)やFasリガンドの発現など, もともとは免疫寛容の状態にあるが, 閾値を越える炎症でこういった防御機構が破綻する. 強膜炎や網膜炎は血管炎による病変であり, 浮腫, 細胞浸潤, 血管閉塞などを認める. ぶどう膜炎はT helper 17(Th17)細胞や腫瘍壊死因子(tumor necrosis factorα:TNFα)が関与する. 肉芽腫性病変も血管炎でみられる病変の1つであり, マクロファージなどの炎症細胞の集合をリンパ球や線維組織などが囲む巣状病変である. 抗好中球細胞質抗体(antineutrophil cytoplasmic antibody:ANCA)などが関与している. 視神経炎はその一部に抗アクアポリン4抗体の関与が明らかになってきた.

3 臨床症状

自覚症状のない眼の発赤から重度の眼痛や視力障害などまで様々である. 図1に眼の構造を示す.

前部ぶどう膜(虹彩や毛様体)炎は発赤, 羞明, 霧視などを認め, 痛みも伴う. 後部ぶどう膜(網膜や脈絡膜)炎は痛みが少なく, 視力障害や飛蚊症がおもな症状である. ぶどう膜炎のおよそ40%は全身性自己免疫疾患を伴っており[1], わが国ではサルコイドーシス, Behçet病, Vogt-小柳-原田病が多い. 欧米ではHLA-B27と関連したぶどう膜炎が多くみられる[2]. Behçet病のぶどう膜炎は通常両側性で再発性であり, 汎ぶどう膜炎を呈しやすく, 自然経過での視力予後は不良である.

強膜炎のおもな症状は突き刺すような疼痛であり顔面や眼窩に放散し, 持続的であり長期間続くこともある. 強膜炎の約50%が全身性疾患に伴うとされ[3,4]最も多い原疾患は関節リウマチ(rheumatoid arthritis:RA)である. 多発血管炎性肉芽腫症(granulomatosis with polyangiitis:GPA), 再発性多発軟骨炎, 巨細胞性動脈炎, 強直性脊椎炎, 全身性エリテマトーデス(systemic lupus erythematosus:SLE)などでもみられる. 上強膜炎は強い疼痛よりも眼の刺激感を認めることが多く, 特にRAに多い.

GPAは眼窩を侵し, 著しい疼痛, 複視, 視力低下をきたすことがある. 場合により確定診断に先んじて治療を行う必要がある.

巨細胞性動脈炎は突然の視力低下をきたすことがある. 炎症が眼動脈の分枝である後毛様体動脈におよんだことによる前部虚血性視神経症は放置した場合に非可逆的となる. 通常は片側だが, 両側の失明をきたす場合もある. また巨細胞性動脈炎は網膜中心動脈も侵し, こちらも失明の原因となりうる.

膠原病・リウマチ疾患の治療薬である副腎皮質ステロイドの長期投与による中心性漿液性脈絡網膜症, 白内障, 緑内障の頻度も高い.

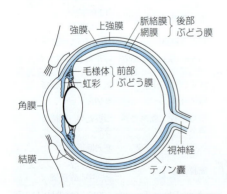

図1 眼の構造

4 検査所見

ぶどう膜炎では細隙灯顕微鏡検査で前房内に炎症細胞の浮遊を認め，眼底検査で硝子体混濁などを認める場合，炎症が後部にまで広がっていることを意味する．強膜炎の場合，結節やびらんは視診でわかる場合があり，また細隙灯顕微鏡で強膜血管叢の深在性血管の充血を確認できる．眼窩疾患では頭部造影 MRI で炎症の部位と肉芽腫を確認する．虚血性視神経症は眼底検査で cherry red spot（黄斑部が赤く，まわりは浮腫で乳白色）がみられ，頭部造影 MRI で視神経および周囲の炎症を認める．

5 治療

局所療法はステロイド薬点眼，非ステロイド抗炎症薬(nonsteroidal anti-inflammatory drugs：NSAIDs)点眼，散瞳薬点眼，ステロイド局所注射(結膜下注射，テノン嚢下注射)などが行われる．全身療法としては NSAIDs，ステロイド薬，免疫抑制薬，生物学的製剤(抗 TNFα 薬)などが用いられる．前部ぶどう膜炎の症例では局所治療で対応可能な場合が多く，炎症が眼底(硝子体，網膜，視神経)までおよぶ場合はステロイド薬のテノン嚢下注射やステロイド薬内服など全身治療が必要である[5]．NSAIDs の経口投与に反応しない強膜炎に対してステロイド経口投与，それでも改善しない場合は代謝拮抗薬を併用する．ANCA 陽性であればシクロホスファミドも考慮される[1]．視力に直結する GPA による眼窩浸潤や巨細胞性動脈炎による虚血性視神経症に対してステロイドパルス療法が行われる．また GPA の眼窩疾患は治療抵抗性であり，リツキシマブが有効であるとの報告がある[6]．Behçet 病のぶどう膜炎に対しては抗 TNFα 薬が有効である．

 Pitfall

Behçet 病のぶどう膜炎は通常両側性で再発性であり，自然経過での視力予後は不良である．
GPA による眼窩疾患は難治性であり，視力障害をきたすことがある．
巨細胞性動脈炎による視力障害は片側性に限らず，両側性の場合もある．

 コツ

重篤な症状（視力障害，強い眼痛，強い羞明）を早期に察知し，放置することなく眼科専門医にコンサルトする．

DON'Ts

- ☐ 深刻な結果に至ることもあるため，膠原病・リウマチ疾患に伴う眼疾患を決して軽視しない
- ☐ 早期診断・早期治療のためには多科の連携が必須であり，コンサルテーションの時期を逸しない

文献

1) Gary S. Firestein, et al.：Kelley's Textbook of Rheumatology. Ninth Edition. Saunders, 2012：617-624
2) Pan J, et al.：Curr Allergy Asthma Rep 2014；**14**：409
3) Okhravi N, et al.：Surv Ophthalmol 2005；**50**：351-363
4) Akpek EK, et al.：Ophthalmology 2004；**111**：501-506
5) 蕪城俊克：Medical Practice 2015；**32**：1143-1146
6) Keogh KA, et al.：Arthritis Rheum 2005；**52**：262-268

東京大学医学部アレルギー・リウマチ内科　**夏本文輝，藤尾圭志**

A 膠原病・リウマチの症候

12 膠原病における耳鼻科領域症状

DOs

- 膠原病患者が耳鼻科領域症状を訴えた場合,膠原病に関連した病態(血管炎など)の可能性を考えよう
- 同時に,膠原病とは関連のない一般的な病態(耳鼻科領域の感染症や腫瘍など)も必ず考え,適宜耳鼻科医にコンサルトしよう

1 耳鼻科領域症状をきたしやすい膠原病

膠原病にみられる耳鼻科領域症状と関連する膠原病基礎疾患の一覧を表1に示す.

耳鼻科領域を侵す膠原病として,特に注目すべき基礎疾患は,再発性多発軟骨炎と血管炎症候群である.

再発性多発軟骨炎は,全身の軟骨を系統的に侵す原因不明の炎症性疾患で,耳介軟骨と鼻軟骨の炎症が初発症状となることが多い.炎症が続くと,耳介および鼻軟骨の破壊によって耳介の変形や鞍鼻(saddle nose)とよばれる特徴的な鼻の変形が起こる(図1).

さらに聴覚前庭系の障害を併発すると難聴,めまい,耳鳴りなどがある.その他,喉頭・気管軟骨の傷害による喉頭や気管の狭窄により,嗄声,喘鳴,呼吸困難が起こったり,関節軟骨炎による多関節痛がみられる.

耳鼻科症状をきたす膠原病として血管炎症候群も重要である.血管炎症候群には多くの疾患が含まれるが,特に多発血管炎性

表1 膠原病に起因する耳鼻科領域症状

症状	病態	おもな膠原病
耳科領域		
難聴	1)内耳の炎症 2)乳突蜂巣炎	ANCA 関連血管炎 ANCA 関連血管炎
耳鳴・めまい	1)前庭神経炎 2)蝸牛の血管炎	結節性多発動脈炎 Cogan 症候群 ANCA 関連血管炎
鼻科領域		
鼻閉	副鼻腔炎	ANCA 関連血管炎
鼻出血	血小板減少 副鼻腔炎	全身性エリテマトーデス ANCA 関連血管炎
鞍鼻	鼻軟骨破壊	多発血管炎性肉芽腫症 再発性多発軟骨炎
咽喉科領域		
嗄声 嚥下困難	喉頭軟骨炎 咽頭筋障害	再発性多発軟骨炎 多発性筋炎/皮膚筋炎

第4章 症候・検査所見から診断に迫る

A 膠原病・リウマチの症候

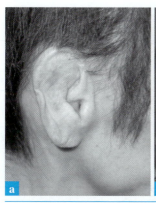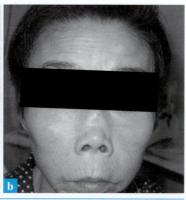

図1 再発性多発軟骨炎による耳介および鼻の変形（鞍鼻）
（カラー口絵 No.9 参照）

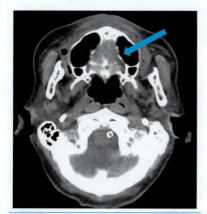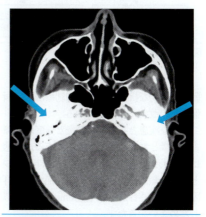

図2 多発血管炎性肉芽腫症による副鼻腔炎

図3 顕微鏡的多発血管炎患者における難聴の原因となった乳突蜂巣炎

肉芽腫症（granulomatosis with polyangiitis：GPA〈旧 Wegener 肉芽腫症〉）は初発症状として，副鼻腔炎（鼻の腫脹，発赤，疼痛）がしばしばみられる．進行すると再発性多発軟骨炎と類似の鼻の変形（鞍鼻）をきたす．副鼻腔の CT では副鼻腔に充満した肉芽腫性病変がみられ（図2），適切な治療後には改善・消失する．

好酸球性多発血管炎性肉芽腫症（eosinophilic granulomatosis with polyangiitis：EGPA〈旧 Churg Strauss 症候群〉）は，

背景にアレルギー性疾患が存在し，好酸球増多を伴う血管炎症状が出現する，という経過をたどる．アレルギー性疾患の大多数は気管支喘息であるがアレルギー性鼻炎を背景に出現することもあり注意が必要である．血管炎症状として最も多いのは多発性単神経炎であるが，副鼻腔炎も頻度が高い．

顕微鏡的多発血管炎（microscopic polyangiitis：MPA）や結節性多発動脈炎でも内耳の炎症や乳突蜂巣炎による難聴，耳鳴，耳の疼痛などをきたすことがある（図3）．難

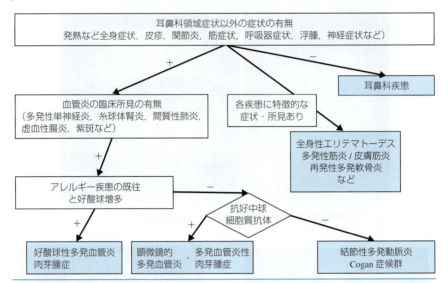

図4 耳鼻科的症状の鑑別診断

聴は,適切な抗炎症・免疫抑制療法後に画像所見の改善に伴い改善する.

特殊な疾患として,角膜炎と前庭聴力障害を主徴とするCogan症候群がある.病態は血管炎と考えられ,血管炎症候群の1つとして分類されている.突然発症する内耳障害により感音性難聴やMénière病に類似しためまいをきたす.

2 耳鼻科症状から膠原病を診断する

耳鼻科領域症状が主訴の場合,膠原病を疑う第一歩は耳鼻科領域症状以外の症状に注目することである.図4におおまかな鑑別診断の流れを示す.発熱など全身症状の持続,関節炎や筋症状,皮膚症状の有無,アレルギー性疾患(特に喘息)の既往の有無を問診で確認し,呼吸器症状や浮腫などに注意して,胸部X線検査や尿検査で肺疾患や腎疾患の有無を確認する.これらの所見があれば,血管炎を疑い,血液検査では抗好中球細胞質抗体(anti-neutrophil cytoplasmic antibody:ANCA)を測定し,MPAやGPAの診断を確認する.しかし,中耳炎などの耳鼻科的感染症や耳鼻科領域の腫瘍などの一般的な耳鼻科疾患の鑑別は必須であり,耳鼻科医による診察が欠かせないのはいうまでもない.

DON'Ts

☐ 安易に膠原病による症状と判断し,一般的な耳鼻科疾患の鑑別を十分に行わずに,ステロイド療法の開始・増量や免疫抑制療法の追加などは慎むべき

埼玉医科大学総合医療センターリウマチ・膠原病内科 **天野宏一**

A 膠原病・リウマチの症候

13 腰痛(炎症性腰痛を含む)

DOs

- まず危険信号のある鑑別診断から考えよう
- 非特異的腰痛は心理社会的要因も考慮しよう
- 発症年齢45歳以下で3か月以上続く慢性腰痛は炎症性腰痛を考えよう

1 症状・身体診察・病歴から鑑別診断

　腰痛はよくみられる症状で生涯罹患率は60～90％といわれており，日常診療でよく遭遇する症状である．この中で危険な腰痛として見逃してはいけない原因を鑑別することが重要である．腹部・後腹膜臓器由来の腰痛は腹痛を伴うことが多いが，腰痛全体の約2％を占め，緊急性が多いため，十分な問診と身体診察のうえ，時間的経過を判断に加えることが重要である．重篤な脊椎疾患の合併を疑うべき危険信号をレッドフラッグとして腰痛診療ガイドラインに明記されている(図1)[1, 2]．これらの危険な腰痛を鑑別することが重要である．図1に示したように，「危険信号あり」「発熱」なしで「安静」で軽快し，「神経症状」が伴わない場合と根性状を伴う場合がある疾患が全体の23％を占め，椎間板ヘルニア，腰部脊柱管狭窄症，腰椎圧迫骨折などがある．
　この中で危険信号はあるが，「発熱」はなく「安静」で軽快しないで「運動」で軽快する「炎症性腰痛」は，腰痛の0.3％，慢性腰痛症の5％を占める．これらの鑑別診断は後述する．また，危険信号がなく，腰痛の約70％を占める非特異的腰痛は心因的要素も深くかかわっている．

2 非特異的腰痛

　腰痛の原因の中で最も頻度の高いのは非特異的腰痛である．非特異的腰痛とは，身体組織に明確な異常が見当たらないにもかかわらず疼痛が誘発される病態を指す．非特異的腰痛の診断は，疼痛発症機序が解明されれば減少するが画像診断の精度は低い．また，慢性腰痛，休職，長期の活動性低下へ移行する可能性がある徴候，特に心理社会的因子がある症例もあり，腰痛が心理的な問題と密接に関係していることが多く報告されている．うつ病，体調の低下，病気に対するおそれが引き金となって腰痛を惹起し，また，それが腰痛を増悪させてしまう．
　予後良好な非特異的腰痛であれば，心理社会的の因子がないかどうかを留意しながら治療を行う．①適切な医療情報の提供と患者教育，②疼痛管理，が基本となる．長期臥床や過度の安静はむしろ有害である認識をもたせ，早期に家事や就労などといった生産的活動に復帰させることが重要とされている．症状の慢性化予防にもつながる．

3 炎症性腰痛

　重篤な脊椎疾患の合併を疑う危険信号には，年齢は20歳未満または55歳以上となっている．しかしながら，炎症性腰痛の定義は40歳未満である(表1)[3]．つまり，慢性腰痛の5％にみられる炎症性腰背部痛は症状の出現が10歳代後半からみられ，30歳で80％が出現するが，一方，診断が20歳ではほとんどつかず，25歳で20％，45歳頃で80％と診断が遅れることが多い．
　そこで，ASAS(Assessment of Spondylo-

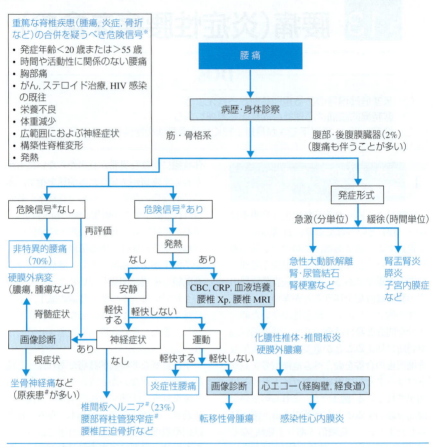

図1 腰痛の鑑別診断のためのアルゴリズム
* 重篤な脊椎疾患の合併を疑うべき背景と徴候を危険信号としてまとめている
\# 神経症状のない特に頻度の高い疾患(23%)
〔日本整形外科学会診療ガイドライン委員会・腰痛診療ガイドライン策定委員会:腰痛診療ガイドライン2012. 南江堂, 2012:26-36および東　光久:臨床研修プラクティス. Medical Online 2007:**4**:64-65 を参考に作成〕

arthritis international Society)の炎症性腰背部痛の診断基準(**表1**)をスクリーニングに用いるとよい. 急性腰痛は無治療でもその90%が6週から3か月以内に, 特に約50%が1週間以内に軽快する. つまり, 3か月以上続く慢性腰痛では, 器質的腰痛だけを考えずに, 脊椎関節炎を念頭に置いて, ASASの炎症性腰背部痛の診断基準を用いてスクリーニングすべきである.

表1 ASASの炎症性腰背部痛の診断基準

- 発症年齢40歳未満
- 緩徐に発症
- 運動で改善
- 安静では改善しない
- 夜間疼痛(起きると改善する)

5項目中4項目当てはまれば炎症性腰背部痛

〔Sieper J, et al.: Ann Rheum Dis 2009; **68**: 784-788を参考に作成〕

4 脊椎関節炎

脊椎関節炎(spondyloarthritis：SpA)の診断において日本人はHLA-B27陽性率が低いため，わが国では欧米の診断基準を日常診療にすぐに当てはめることはできなかった．2009年にASASによりSpAの新しい分類基準が提唱された．この基準ではMRIの有用性が確立され，体軸性(図2)および末梢関節性(図3)にそれぞれ分けられている．末梢性関節炎がある患者でも背部痛がある場合は体軸性SpAの基準を使用することが推奨されている．体軸性SpAは強直性脊椎炎が代表的である．また，末梢関節性SpAの原因には炎症性腸疾患(inflammatory bowel disease：IBD)関連関節炎，乾癬性関節炎，反応性関節炎，急性前部ぶどう膜炎，若年性脊椎関節炎，未分類型脊椎関節炎などがある(p.376~399を参照)．

```
┌─────────────────────────┐       ┌─────────────────────────┐
│  仙腸関節炎の画像所見*   │       │       HLA-B27           │
│          +              │  or   │          +              │
│    ≧1 SpA 所見**         │       │  ≧2 その他の SpA 所見**  │
└─────────────────────────┘       └─────────────────────────┘
```

仙腸関節炎の画像所見*
- MRIにてSpAに関連する仙腸関節炎を強く疑う活動性(急性)炎症の所見 STIRで強信号 1 signalなら2 sliceまたは，2 signal / slice
- ニューヨーク基準(改訂)によるX線診断基準を満たす仙腸関節炎

SpA所見**
- 炎症性腰痛
- 関節炎
- 付着部炎(踵)
- ぶどう膜炎
- 指趾炎(医師の診断)
- 乾癬
- 炎症性腸疾患(Crohn病・潰瘍性大腸炎)
- NSAIDsへの反応性良好
- SpAの家族歴
- HLA-B27陽性
- CRP上昇

図2 ASASによる体軸性SpAの分類基準
〔Vander Heijde D, et al.：Ann Rheum Dis 2011；**70**：905-908を参考に作成〕

```
┌─────────┐     ┌─────────┐     ┌─────────┐
│  関節炎  │ or │ 付着部炎 │ or │  指趾炎  │   医師の診断
└─────────┘     └─────────┘     └─────────┘
                       +
```

≧1 SpA 特徴
- ぶどう膜炎
- 乾癬
- 炎症性腸疾患(Crohn病・潰瘍性大腸炎)
- 先行感染症(発症1か月以内の尿道炎，子宮頸管炎あるいは下痢)
- HLA-B27陽性
- 仙腸関節炎の画像所見(X線 or MRI)

or

≧2 その他のSpA所見(既往でも可)
- 関節炎
- 付着部炎(部位を問わず)
- 指趾炎
- 炎症性腰痛(過去も含む)
- SpAの家族歴(2親等以内にAS，乾癬，急性ぶどう膜炎，ReA，IBDがないか)
- ぶどう膜炎

図3 ASASによる末梢関節性SpAの分類基準
〔Vander Heijde D, et al.：Ann Rheum Dis 2011；**70**：905-908を参考に作成〕

5 おわりに

わが国では強直性脊椎炎は諸外国より少ないが，非特異的腰痛として見逃されていることも多い．3か月以上続く慢性腰痛では，病歴聴取の際，炎症性腰痛の有無に注目し，発症年齢が45歳以下で安静で改善せず，運動で改善する腰痛であれば，炎症反応をチェックし，MRIを含めた画像検査を行うことでSpAの早期診断が可能となる．さらに，わが国では，乾癬性関節炎は決してまれな疾患でなく，数十％で体軸性関節病変が認められるので念頭においておく必要がある．

DON'Ts

- 腰痛に腹痛が伴う場合，腹部・後腹膜臓器由来の原因を見落としてはいけない
- 非特異的腰痛では，長期臥床や過度の安静をさせてはならない
- 炎症性腰痛に伴う皮疹は見落としてはいけない

文献

1) 日本整形外科学会診療ガイドライン委員会・腰痛診療ガイドライン策定委員会：腰痛診療ガイドライン2012．南江堂，2012：26-36
2) 東 光久：臨床研修プラクティス．Medical Online 2007；4：64-65
3) Sieper J, et al.：Ann Rheum Dis 2009；**68**：784-788
4) Vander Heijde D, et al.：Ann Rheum Dis 2011；**70**：905-908

兵庫医科大学内科学講座リウマチ・膠原病科　**松井　聖，佐野　統**

B アレルギーの症候

1 ショック症状，アナフィラキシー

DOs

- アナフィラキシーは即時型の全身性アレルギー反応であり，ショックをきたしうるので迅速に診断，治療を行おう
- アナフィラキシーは，食物，薬剤，ハチ毒，ラテックス，運動など様々な原因で起こることを念頭におこう
- 再度起こりうるアナフィラキシーの予防や患者の QOL 向上のためにも，原因となるアレルゲンの確定をしよう

1 ショック，アナフィラキシーの病態

アナフィラキシーは，食物，薬剤，ハチ毒，ラテックスなどのアレルゲンに曝露された後，急速に複数臓器に症状が現れる即時型アレルギー反応である．アレルゲン曝露後，数分から数時間以内に図1の少なくとも2つ以上の臓器に症状を満たすか血圧低下をきたす場合にアナフィラキシーと診断することが多い．

血圧低下，意識障害をきたしている場合，アナフィラキシーショックとよぶ．ショックとは全身に十分な酸素や栄養が供給できない状態である．ショックは，①低容量性，②心原性，③血液分布異常性の3つに分類され，アナフィラキシーショックは③に分類される．アナフィラキシーショックでは，免疫反応による各種メディエーター(ヒスタミン，ロイコトリエンなど)の放出が起きている．これらのメディエーターは，血管透過性を亢進させ，膨疹や粘膜の浮腫，分泌物の増加を亢進させる．このため，上・下気道の狭窄症状が出現する．また，心拍出量は血管拡張により増加しているが，

Pitfall

アナフィラキシーショックは，皮膚，呼吸器，消化器，循環器症状など種々の臓器による症状が急速かつ，ほぼ同時に出現することが多い．しかし皮膚症状がないからといってアナフィラキシーを否定できない．

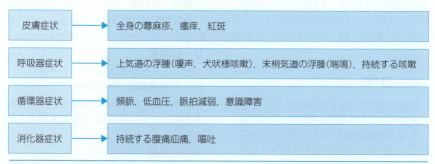

皮膚症状	→	全身の蕁麻疹，瘙痒，紅斑
呼吸器症状	→	上気道の浮腫(嗄声，犬吠様咳嗽)，末梢気道の浮腫(喘鳴)，持続する咳嗽
循環器症状	→	頻脈，低血圧，脈拍減弱，意識障害
消化器症状	→	持続する腹痛疝痛，嘔吐

図1 アナフィラキシーでみられる主症状

表1 アナフィラキシーの臨床的重症度

grade	皮膚	消化器	呼吸器	循環器	神経
1	《限局性》 ・瘙痒感，発赤，蕁麻疹，血管性浮腫	・口腔の瘙痒感，違和感 ・口唇腫脹	・咽頭の瘙痒感，違和感	ー	ー
2	《全身性》 ・瘙痒感，発赤，蕁麻疹，血管性浮腫	・嘔気 ・1～2回の嘔吐，下痢 ・一過性の腹痛	・軽度の鼻閉，鼻汁 ・1～2回のくしゃみ ・単発的な咳	ー	・活動性の低下
3	上記症状	・繰り返す嘔吐，下痢 ・持続する腹痛	・著明の鼻閉，鼻汁 ・繰り返すくしゃみ ・持続する咳 ・喉頭瘙痒感	・頻脈(15回/min以上の増加)	・不安感
4	上記症状	上記症状	・喉頭絞扼感，喘鳴 ・嗄声　・呼吸困難 ・犬吠様咳嗽・チアノーゼ ・嚥下困難	・不整脈 ・血圧低下	・不穏 ・死の恐怖
5	上記症状	上記症状	・呼吸停止	・重篤な徐脈 ・血圧低下著明 ・心停止	・意識消失

すべての症状が必須ではない．症状のグレードは最もgradeの高い臓器症状に基づいて判定する．grade1はアナフィラキシーとはしない．

〔Sampson H：Pediatrics 2003：**111**；1601-1608を参考に作成〕

進行すると血管透過性の亢進や血管外への血漿成分漏出により循環血液量が低下してくる．アナフィラキシーショックは敗血症性ショックと比較すると，複数臓器でのアレルギー反応が同時に起きる点が特徴的である．

2 臨床症状

アナフィラキシーの臨床的重症度を(表1)に示す．アナフィラキシーは，典型例では抗原曝露後30分～1時間以内に起きる．致死的反応における呼吸や心停止までの中央値は，薬物5分，ハチ15分，食物30分という報告がある．症状の発現は，二相性となることもある．また，アナフィラキシーの遅発反応で複数回アドレナリン投与が必要な場合もあり，いったん症状が落ち着いても外来観察，または入院加療を検討する必要がある．収縮期血圧低下は，平常時血圧の70％未満を目安にする．

3 アナフィラキシーの原因

a 食物

鶏卵，乳製品，小麦が多い．年齢とともに甲殻類やそばが上昇してくる．

b 薬剤

1) 抗菌薬

β-ラクタム系抗菌薬が最多である．

2) 解熱鎮痛薬(NSAIDs)

アスピリンなどのNSAIDsは，1剤で起きる場合と複数薬剤のいずれでも起きる場合がある．

3) 造影剤

近年使用される非イオン性，低浸透圧造

 コツ

血圧低下など循環器症状がなくてもgrade 3以上で呼吸器症状が強くなってきたら(喉頭絞扼感，嗄声，犬吠様咳嗽など)，アドレナリン筋注を一刻も早く行う．

影剤の重症副反応の割合は0.04%とされる．

4）輸血など

アナフィラキシーショックの頻度は，血小板製剤1/8,500，血漿製剤1/14,000，赤血球製剤1/87,000とされる．

c ラテックス（ゴム手袋，ゴム風船など）

医療従事者，アトピー性皮膚炎，医療処置を繰り返す患者はハイリスクとなる．ラテックスアレルギーの30～50%は，バナナ，アボカド，キウイなどを摂取した際に，アナフィラキシー症状を起こすことがある．

d ハチ毒

林業，ハチ駆除業者，養蜂業従事者に多い．山林伐採による都市部へのハチの進出なども影響している．

e 食物依存性運動誘発アナフィラキシー

好発初年齢は思春期以降で，発症は食後2時間以内の運動時が大部分である．原因食物は小麦，甲殻類が多い．特定の食物摂取後の運動によってアナフィラキシーが誘発される，食物摂取単独あるいは運動負荷単独では症状が発現しない，などの特徴がある．

コツ

アナフィラキシーの原因検索は，直前に何に曝露されたかが重要である．初期治療後，患者や家族に念入りに聴取し，原因を検索することを常に心がけよう．

4 検査

原因確定のために各種検査を行うこともあるが，検査によってはアナフィラキシー誘発の危険もあるので注意が必要である．

a 皮膚プリックテスト

プリック針により，皮膚表層に微小な傷をつけ，市販のアレルゲンエキスや抗原そのものをごく少量経皮吸収させる．穿刺後の膨疹径の大きさで診断．感度が高いが，偽陽性も多い．皮内テストは偽陽性が多く，アナフィラキシー誘発の危険性が高いので行わない．

b 特異的IgE抗体

項目によって感度・特異度が異なる．また，数値は必ずしも臨床の重症度を反映しないことがあり注意が必要である．

c ヒスタミン遊離試験

検査項目が食物に限られる．

d 負荷試験

原因が明確な場合は，原則負荷試験は行わず，除去継続，あるいはアレルギー専門医に紹介する．

e 食物依存性運動誘発アナフィラキシー誘発試験

被疑食品摂取30分後にトレッドミルで運動負荷を行い，運動後の即時型アレルギー症状を観察する．アスピリン内服を併用することで症状が誘発されることもある．

5 治療

アナフィラキシーを発症した場合，直ちにアドレナリンを大腿部中央前外側部に筋注する．心停止の場合以外は不整脈を起こす危険があるため静注はしない．アドレナリンは，筋注後10分で血中濃度が最高になり，40分で半減する．

DON'Ts

- [ ] アナフィラキシーは，二相性に症状が出現することがある．最低 4 時間は症状がないからといって帰宅させてはならない
- [ ] アナフィラキシーを疑ったら，アドレナリン筋注を迷わず行う．心停止以外は静注を行ってはならない

文献

1) Sampson H：Pediatrics 2003；**111**；1601-8

国立成育医療研究センターアレルギー科　**稲垣真一郎，大矢幸弘**

memo

B　アレルギーの症候

2　アレルギー性結膜炎

DOs

- [ ] 花粉飛散時期にかゆみを伴う比較的軽症の結膜炎は季節性アレルギー性結膜炎を疑う
- [ ] 顔面のアトピー性皮膚炎を伴う結膜炎ではアトピー性角結膜炎を疑う
- [ ] 比較的重症で異物感，羞明が強い場合，上眼瞼結膜に巨大乳頭ができていないか必ず眼瞼を翻転して確認する

1　アレルギー性結膜炎の分類

　アレルギー性結膜疾患には症状の軽いアレルギー性結膜炎から重症の春季カタルまで幅広く存在し，臨床所見から図1のように分類される[1]．アレルギー性結膜炎に特異的な所見はなく，自覚症状，他覚所見から100%の診断に至ることはできない．しかし自覚所見，他覚所見，両者を総合的に検討することである程度診断に結びつけることはできる．しかし常に感染性結膜炎（特にウイルス性）の可能性を考えておく必要がある．

2　自覚所見

　最も高頻度にみられるのは瘙痒感（かゆみ）である．ただし，かゆみは常にあるわけではなく，波状的にかゆみが発現することが多い．次に眼脂，充血などが多く，重症になるにつれて異物感，羞明などが加わ

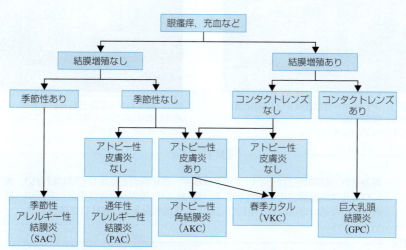

図1　アレルギー性結膜疾患の診断フローチャート
〔日本眼科学会アレルギー性結膜疾患診療ガイドライン作成委員会（編）：日眼会誌 2010；114：832-870 より引用改変〕

SAC：seasonal allergic conjunctivitis, PAC：perennial allergic conjunctivitis, AKC：atopic keratoconjunctivitis, VKC：vernal keratoconjunctivitis, GPC：giant papillary conjunctivitis

る．疼痛を伴うことは少なく，重症型の春季カタルでも疼痛は少ない．抗原が直接結膜嚢に入る（手指などを介して）と急性結膜水腫となり球結膜がぶよぶよ（ゼリー状）になったと訴えることがある．

3 他覚的所見

細隙灯顕微鏡を用いて前眼部（角膜，球結膜，瞼結膜）を観察する（図2）．通年性アレルギー性結膜炎も季節性アレルギー性結膜炎もほぼ同じ所見を呈する．球結膜充血はあっても軽度であり，みられないことも多い．I型アレルギーによる結膜水腫は半透明な球結膜下に透明な液体貯留がみられるもので，たいてい数時間で消失する．眼瞼結膜は微細な結膜乳頭が増殖してみられるのが特徴的である．重症になると癒合して結膜乳頭一つひとつが大きくなり，直径が1mm以上になると巨大乳頭という．このような結膜乳頭の増殖は下眼瞼よりも上眼瞼に顕著にみられるため，上眼瞼を翻転して上眼瞼結膜を観察することが重要である．結膜濾胞を伴うことは少なく，結膜濾胞が目立つ場合には感染性結膜炎（ウイルス性，細菌性，クラミジアなど）を疑わなければならない．眼脂は漿液性，やや粘性であり，膿性ではない．

結膜輪部や眼瞼結膜に増殖性変化を伴う重症なアレルギー性結膜疾患を春季カタル（図3）という．結膜輪部には小隆起（Trantas斑）や堤防状隆起が形成され，眼瞼結膜には巨大乳頭がみられる．角膜上皮障害を合併しシールド潰瘍を形成することもある．春季カタルは男児に多くみられるが，顔面のアトピー性皮膚炎に伴う春季カタルは年齢，性別に関係なくみられる．

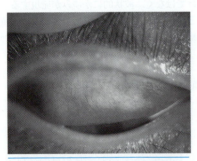

図2 アレルギー性結膜炎の上眼瞼結膜
細かい結膜乳頭の増殖と充血がみられる．
（カラー口絵 No.10 参照）

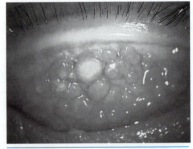

図3 春季カタルにみられる巨大乳頭
癒合し増殖した巨大乳頭が隆起している．
（カラー口絵 No.11 参照）

DON'Ts

- 痒みを伴う結膜炎だからといってアレルギー性結膜炎と断定してはいけない．常にウイルス性結膜炎の可能性を考え，疑わしい患者の診察後は手洗いを行い，患者の触れた部分の拭き取りを行うことで，院内感染を避けなければならない

文献

1) 日本眼科学会アレルギー性結膜疾患診療ガイドライン作成委員会（編）：日眼会誌 2010；114：829-870

B アレルギーの症候

3 鼻炎

DOs

- アレルギー性鼻炎は鼻粘膜のⅠ型アレルギー性疾患で，発作性反復性のくしゃみ，水様性鼻漏，鼻閉を3主徴とする
- 原因抗原によって通年性と季節性に分けられ，通年性で有症率の高い抗原はハウスダストとダニであり，季節性ではスギなどの花粉である
- 診断は，問診，鼻鏡検査，鼻汁好酸球検査でアレルギーの関与を判断し，皮膚テスト，誘発試験，血清IgE抗体の定量により抗原検索を行う

1 基本的な考え方

鼻炎は鼻腔粘膜全般に起こる組織炎症の総称であり，微生物やアレルゲンの侵入だけでなく，喫煙などの非特異的刺激，さらには内因性の要因による鼻の反応と考えられている．そのうち，アレルギー性鼻炎は鼻粘膜のⅠ型アレルギー性疾患で，発作性反復性のくしゃみ，水様性鼻漏，鼻閉を3主徴とし，詳細な問診とアレルギー検査によってほかの鼻炎と鑑別する．今後，舌下免疫療法の普及によって，アレルゲン免疫療法が治療の中心となることが想定され，アレルゲンの同定の重要性が増している．

2 病態

Ⅰ型アレルギーを呈するほかの疾患と同様に遺伝的素因が重要であるが，感作発症素因は多因子的で十分解明されていない．感作陽性者の鼻粘膜表層に分布する，吸入された抗原は，マスト細胞表面でIgEと結合し，抗原抗体反応によってヒスタミン，ロイコトリエン (leukotrienes：LTs) などの化学伝達物質が放出される．即時相反応として，これらの化学伝達物質が鼻粘膜の知覚神経終末や血管に作用し，くしゃみ，水様性鼻漏，鼻粘膜腫脹を引き起こす．その後に浸潤してきた好酸球から産生されたLTsによる，抗原曝露後6〜10時間後の鼻粘膜腫脹を遅発相反応という．

1960年代からアレルギー性鼻炎患者は増加傾向にあるが，そのおもな要因としては，住環境の変化によるダニの増加やスギ植林事業の推進によるスギ花粉の増加による抗原量の問題と，乳幼児期における感染機会の減少による体質の変化（環境衛生仮説[1]）が有力視されている．そのほか大気汚染の悪化，食生活の変化，ストレスの増加など様々な因子が推測されている．

3 臨床症状

臨床症状としては，発作性反復性のくしゃみ，水様性鼻漏，鼻閉を3主徴とする．原因抗原によって通年性と季節性に分けられる．通年性で有症率の高い抗原はハウスダスト（室内塵）とダニであり，季節性ではスギやヒノキの花粉である．ハウスダスト（室内塵）とダニによる通年性アレルギー性鼻炎は，10歳代の男児に多くみられ，症状は発作性反復性のくしゃみ，鼻内瘙痒感，水様性鼻漏，鼻閉であるが眼症状は少ない．ほかのアレルギー疾患の合併が多く，アトピー性皮膚炎や気管支喘息をすでに発症していることも多い．それに対し，スギやヒノキ花粉による季節性アレルギー性鼻炎は30〜40歳代に多くみられ，通年性に比べて眼症状が強いが，気管支喘息などの下気道疾患の合併は少ない．

4 診 断

アレルギー性鼻炎の診断は,まず前述した典型的な3主徴がみられるかなどの十分な問診が必要である.乳幼児では鼻内瘙痒感のため,鼻を掻くことで鼻出血を繰り返したりすることもある.次に鼻鏡検査を行い,鼻漏の有無や性状,鼻粘膜腫脹の有無や色調を確認する.その後に,Hansel染色による鼻汁好酸球検査を行うことによりア

> ⚠️ **Pitfall**
>
> スギ花粉症では,花粉の飛散時期がインフルエンザウイルスなどによる感染症の流行時期と重なるため,急性鼻炎との鑑別に苦慮することが多い.眼症状や鼻汁好酸球検査,あるいは咽頭痛や発熱の有無を参考にして判断するが,両者を併発していることもあるので注意が必要である.

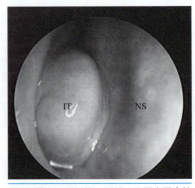

図1 蒼白で浮腫状に腫脹する下鼻甲介粘膜と水様性鼻漏(右鼻腔)
IT:腫脹した下鼻甲介粘膜,NS:鼻中隔
(カラー口絵 No.12 参照)

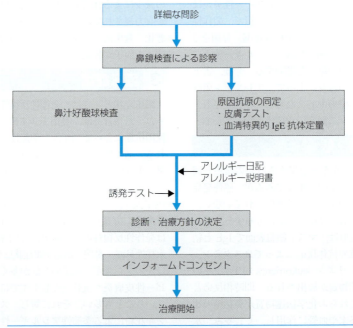

図2 アレルギー性鼻炎の診断における検査の流れ
〔鼻アレルギー診療ガイドライン作成委員会(編):鼻アレルギー診療ガイドライン―通年性鼻炎と花粉症―2016年版(改訂第8版).ライフ・サイエンス,2016より,一部改変〕

レルギーの関与の有無を判断し，抗原検索のために皮膚テスト，誘発試験，血清IgE抗体の定量を行う．この際，副鼻腔炎の合併が疑われる場合は，鑑別のため副鼻腔X線検査（Waters法，Caldwell法など）やCT検査を行うとよい．鼻鏡検査では，通年性アレルギー性鼻炎の典型例では，下鼻甲介粘膜が蒼白で浮腫状に腫脹するが（図1），花粉症の初期では大量の抗原を吸入することにより下鼻甲介粘膜の発赤がみられることがある．アレルギー性鼻炎の診断に至るまでの標準的な検査の流れを図2に示す．有症者で，鼻汁好酸球検査，皮膚テスト（または血清特異的IgE抗体検査），誘発テストのうち2つ以上陽性ならば確定診断となる．

> **コツ**
> 花粉症では，花粉の飛散時期に症状の出現が一致するので，その地域特有の花粉飛散時期を把握しておくと有用である．

DON'Ts

- [ ] 鼻閉が長引く場合は，副鼻腔炎，鼻茸，鼻中隔彎曲症，腫瘍などが合併している可能性もあるので，耳鼻咽喉科専門医への紹介を考慮し，漫然と診療しない

文献
1) Strachan DP：BMJ 1989；**299**：1259-1260
2) 鼻アレルギー診療ガイドライン作成委員会（編）：鼻アレルギー診療ガイドライン―通年性鼻炎と花粉症―2016年版（改訂第8版）．ライフ・サイエンス，2016

東邦大学医療センター大橋病院耳鼻咽喉科学講座　**吉川　衛**

B　アレルギーの症候

4 咳，喘息発作

DOs

- 持続期間によって咳嗽を急性，遷延性，慢性に分類しよう
- 急性咳嗽の原因はおもに感染症であるが，持続期間が長くなるにつれて感染症以外の原因が多くなることを知ろう
- 詳細な医療面接によって咳の原因疾患のおおよその見当をつけられるようになろう
- 1～2週間以上持続する咳嗽患者ではまず胸部X線写真を撮影しよう

1 症候と疾患の対応

a 生体防御反応としての咳嗽と病的な咳嗽[1]

咳嗽は気道内に貯留した過剰な分泌物，異物，刺激性ガスなどを気道外に排除する生体防御反応であるが，気道の炎症や咳感受性亢進，気道平滑筋収縮などでは病的な咳嗽が引き起こされる．

b 喘息発作のメカニズム[2]

喘息では慢性気道炎症に基づいて気道過敏性が亢進している．そこに病因アレルゲンの曝露や種々の刺激因子が加わると，気道平滑筋が収縮して喘息発作が起こる．

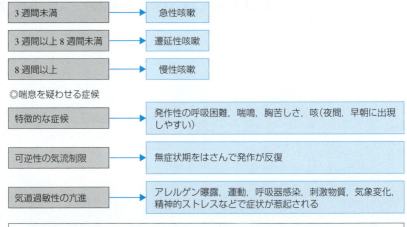

◎持続期間による咳の種類

3週間未満	急性咳嗽
3週間以上8週間未満	遷延性咳嗽
8週間以上	慢性咳嗽

◎喘息を疑わせる症候

特徴的な症候	発作性の呼吸困難，喘鳴，胸苦しさ，咳（夜間，早朝に出現しやすい）
可逆性の気流制限	無症状期をはさんで発作が反復
気道過敏性の亢進	アレルゲン曝露，運動，呼吸器感染，刺激物質，気象変化，精神的ストレスなどで症状が惹起される

- 咳嗽の持続期間（急性，遷延性，慢性）
- 痰の有無（湿性咳嗽，乾性咳嗽）とその性状（漿液性，粘液性，膿性，血性）
- 随伴症状（呼吸困難，喘鳴，胸痛，発熱，胸焼け，後鼻漏など）
- 喫煙歴
- アレルギー性疾患の既往歴・家族歴
- ACE阻害薬服用の有無

図1　医療面接のポイント
詳細な医療面接が診断の鍵になる．

表1 持続期間の違いによる咳嗽のおもな原因疾患

急性咳嗽 3週間未満	・感染性咳嗽 ・既存肺疾患の急性増悪(例：喘息) ・急性の環境因子曝露 ・急性肺疾患・心疾患
遷延性咳嗽 3週間以上 8週間未満	・感染後咳嗽 ・百日咳 ・既存肺疾患の増悪(例：喘息，COPD，気管支拡張症)
慢性咳嗽 8週間以上	・ACE阻害薬投与 ・喫煙/慢性気管支炎(COPD) ・既存肺疾患 ・副鼻腔気管支症候群 ・喘息/咳喘息 ・アトピー咳嗽 ・GERD

表2 咳嗽に伴う痰の性状と原因疾患

漿液性痰	大量の痰が認められるときには，浸潤性粘液性腺癌(旧：細気管支肺胞上皮癌)を疑う．
粘液性痰	喘息，COPD，副鼻腔気管支症候群など
膿性痰	細菌性肺炎，びまん性汎細気管支炎，慢性気管支炎，気管支拡張症，肺アスペルギルス症，副鼻腔気管支症候群，肺膿瘍，アレルギー性気管支肺アスペルギルス症など
血痰	原発性肺癌，肺結核，びまん性汎細気管支炎，気管支拡張症，血管炎症候群の肺病変，肺アスペルギルス症など

c 咳，喘息発作を呈する患者に対する診断へのアプローチ [1]

1) 医療面接のポイント(表1, 2)

咳嗽は持続期間により，急性，遷延性，慢性に分類される．急性咳嗽の原因はおもに感染症によるものだが，持続期間が長くなるにつれて感染症以外の原因が多くなってくる．

喀痰の有無によって，湿性咳嗽と乾性咳嗽に分類されるが，前者の場合は痰の性状の観察が必要である．痰の性状からみたおもな原因疾患を表2にまとめる．

咳嗽に伴う症状を把握することも大切である．呼吸困難〔喘息，慢性閉塞性肺疾患(chronic obstructive pulmonary disease：COPD)，間質性肺炎，びまん性汎細気管支炎などの慢性呼吸器疾患〕，胸痛(胸膜炎)，後鼻漏・鼻汁(慢性副鼻腔炎；欧米では上気道由来の咳嗽を upper airway cough syndrome：UACS とよぶ)，胸焼け(gastroesophageal reflex disease：GERD)など．

2) 症状からみた喘息診断の目安

①特徴的な症状(発作性の呼吸困難，喘鳴，胸苦しさの反復)
②可逆性の気流制限を示唆する症状(無症状期をはさんで発作が反復)
③気道過敏性亢進を示唆する症状(アレルゲン曝露，運動，呼吸器感染，刺激物質，気象変化，精神的ストレスなどで症状惹起)
などである．

d 検査についてのポイント

1〜2週間以上持続する咳嗽患者ではまず胸部X線写真を撮影することが必要である．一般臨床では，ほとんどすべての呼吸

器疾患が咳嗽の原因になりうるが，特に胸部X線写真で異常を認めず，かつ喘鳴の出現しない乾性の遷延性〜慢性咳嗽の鑑別が日常臨床では問題となることが多いと思われる．このような疾患を診断するためには，呼吸機能検査や血液検査(炎症所見やIgE抗体，微生物学的血清検査など)も必要である．

DON'Ts

- □ 1〜2週間以上持続する咳嗽患者では，胸部X線撮影を欠かしてはならない
- □ 遷延性〜慢性咳嗽の鑑別診断では胸部X線撮影に加えて，呼吸機能検査，血液検査などを欠かしてはならない

文献

1) 咳嗽に関するガイドライン第2版：咳嗽に関するガイドライン第2版作成委員会(編)，日本呼吸器学会，2012

2) 喘息予防・管理ガイドライン 2015：日本アレルギー学会喘息ガイドライン専門部会(監修)喘息予防・管理ガイドライン 2015 作成委員(作成)，協和企画，2015

近畿大学医学部内科学教室呼吸器・アレルギー内科部門　**岩永賢司，東田有智**

B　アレルギーの症候

5　皮疹（蕁麻疹），皮膚炎

DOs
- [ ] 皮疹の性状や分布を知るために，全身の皮膚を観察するよう心掛ける
- [ ] 受診時に皮疹が消失していることもあり，問診が大切である
- [ ] 皮膚表面の性状や圧痛の有無を確認するために，触診も重要である
- [ ] かゆみを伴う，淡紅色でわずかに扁平隆起する浮腫性の局面→蕁麻疹
- [ ] かゆみを伴う，紅斑，丘疹など多種の皮疹が混在する局面→湿疹・皮膚炎

1　かゆみとは

「掻きたいという欲望を生じる感覚」のことで，蕁麻疹や湿疹・皮膚炎などのアレルギー性皮膚疾患では，多くの患者がかゆみを訴える．しかし，かゆみの感じ方には個人差があり，同様の皮疹を呈する患者でも，「激しいかゆみのため眠れない」「かゆみはほとんど感じない」「痛がゆい」「ムズムズする」など，その訴えは様々である．また，薬剤アレルギーによる薬疹ではかゆみを訴えないこともある．

2　皮　疹

アレルギーの皮膚症状としては，おもに膨疹や紅斑，丘疹などがみられる．

a　膨　疹

淡紅色でわずかに扁平隆起する浮腫性の局面で，蕁麻疹の主症状である．擦過に伴い線状を呈することもある．膨疹は通常24時間以内に消退するため，受診時には皮疹が消失していることも多い．「ミミズ腫れ」「蚊に刺されたような」などと患者が表現するときは蕁麻疹の可能性を考える．患者が撮影した皮疹の写真が診断に役立つこともある．

b　紅斑，丘疹

紅斑は真皮の浅層の血管拡張や充血により生じる紅色の斑で，硝子板で圧迫すると紅色調が消える．丘疹は，直径1 cm以下の限局性隆起性変化である．湿疹・皮膚炎や薬疹でみられる．

c　小水疱，水疱

中に漿液などの液体を含む限局性隆起性変化．直径5 mm以上のものを水疱，これ以下のものを小水疱とよぶ．急性の接触皮膚炎などでみられる．

　コツ

「湿疹」とは，①点状状態：小さい点状の要素が集まって局面を形成，②多様性：紅斑，丘疹，鱗屑，痂皮など多種の皮疹が混在，③かゆみ，の3つの徴候がみられる皮膚の状態（図1）の呼称である．臨床的に湿疹を呈する病変部では表皮と真皮浅層で皮膚の炎症dermatitis（＝皮膚炎）が生じており，湿疹と皮膚炎は同義で使用される．また，湿疹・皮膚炎と併称されることも多い．

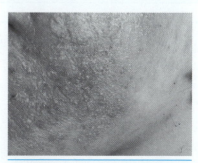

図1　湿疹
（カラー口絵 No.13 参照）

Pitfall

紫斑は，赤血球の血管外漏出によって生じる紫から紅色を呈する斑(図2)で，硝子圧診で消退しないことで紅斑と鑑別する．血管炎や止血・凝固機能の異常などを疑うサインになる．

Pitfall

結節性紅斑は，下腿伸側を中心に，両側性に皮下硬結を伴う胡桃大程度の紅斑が1～数個出現し，圧痛と熱感を伴う(図3)．発熱や全身倦怠感，足関節などの関節痛を伴うことがある．成人女性に多い．

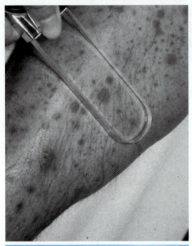

図2 紫斑
(カラー口絵 No.14 参照)

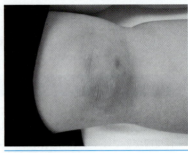

図3 結節性紅斑
(カラー口絵 No.15 参照)

DON'Ts

- かゆみの訴えは患者ごとに様々であり，かゆみがほとんどなくてもアレルギーによる皮疹を否定してはいけない
- 蕁麻疹は，受診時には皮疹が消退していることも多いため，皮疹がみられなくても否定してはいけない

京都府立医科大学大学院医学研究科皮膚科学　**加藤則人**

第5章

治療薬を使いこなす

A 膠原病・リウマチ治療薬

1 副腎皮質ステロイド

DOs
- ステロイドの作用や副作用を熟知する
- 的確に適応を決定する
- 十分な初期量を一定期間投与する
- 効果と副作用のモニタリングを行う
- 減量する努力を怠らない

1 ステロイドの使い方

a 基本的な考え方

ステロイド療法の本質は、「レセプターであるグルココルチコイドレセプター（glucocorticoid receptor：GR）を分子標的とした遺伝情報の発現を薬理学的に変える方法」であり、遺伝子発現の合目的的制御とはほど遠く、現時点で作用と副作用の分離は困難である。ステロイドは急性毒性が極めて少なく、適切に使用された場合には確実に効果を示し、多少の個人差はあるものの、その薬効はほぼ用量に依存する。臨床に用いられる用量は生理量に近いmgオーダーからその1,000倍のgオーダーと極めて幅広い。疾患ごとにステロイドの標的となる免疫異常が極めて多彩であることが推定され、ステロイドの免疫抑制作用や抗炎症作用を単純なモデルで説明することは必ずしも現実的ではなく、臨床的判断・経験の重要性が再認識される。

b 使い方のポイント

ステロイドの特徴を理解したうえで各疾患や病態ごとに適切に用いる。下記に使い方の要点をまとめた。疾患ごとの詳細は本書中の他項や成書を参照されたい[1,2]。以下の各項目を日常臨床におけるステロイド使用時のチェックポイントとして活用されたい。

c 使うか使わないか

- ステロイドを使う根拠を明確にする：診断・病態に基づいて的確に適応を決定する。
- あくまで相対的適応である（＝根本的治療ではない）ことに留意する。
- 投与前に患者の背景因子を考慮する（重篤な活動性感染症、出血性胃潰瘍が存在するときは原則的に禁忌、重症の骨粗鬆症合併患者では投与を控える努力をする、など。
- 結核などの感染症合併が強く疑われる場合も可能な限りステロイドの使用は避ける。
- 患者にステロイド治療の功罪を十分に説明し、理解してもらう。

d 使用にあたって

- 各製剤の作用時間や特徴を理解し適切なステロイド製剤を選択する。
- 治療対象となる病態、臓器、効果判定方法を明確にする。
- 投与の基本は、適応ありと判断したら躊躇せずにはじめから疾患治療に十分な量を投与する（少量から漸増してはならない）。
- 疾患によりおおよその1日投与量が設定されており、分割投与が基本である。
- 全身性炎症性疾患などにおいては、疾患活動性の高い急性期には原則的に連日投与する。

e　使ってからは

- 投与後は定期的に治療効果と副作用をモニターする．
- 有効な場合は初期投与量を一定期間投与後徐々に減量し（2～4週間投与後に10%減量など），疾患治療に必要な最低限の量（維持量）を投与するよう努める．
- 急激な中断や減量は副腎不全を引き起こすことがある．
- 効果不十分の場合，増量する（たとえば，前値の50%増）．
- 特に重篤な病態では，パルス療法，免疫抑制薬，アフェレーシス（apheresis）などを考慮する．
- ステロイドの作用を弱める薬剤があることに留意する．

f　その他

- 喘息などのアレルギーを引き起こすステロイド注射薬がある．
- 手術，抜歯，出産などのストレス負荷時には一時的にステロイド増量を必要とすることがある．

2　経口薬

生理的なステロイドであるコルチゾールをもとに，様々な合成ステロイドがわが国で利用可能である．ステロイド骨格の修飾により，GRとの結合，ステロイドの代謝が影響を受ける．作用時間の違いから，便宜的に，短時間，中時間，長時間作用型の3種類に分ける．それと同順でGRとの親和性も高くなり作用が強くなる．ステロイドの作用には糖質コルチコイド作用と電解質貯留作用などの鉱質コルチコイド作用があり，各種合成ステロイドは鉱質コルチコイド作用の有無によっても特徴づけられる．おもなステロイドに関して，その特徴を表1，2にまとめた．徐放製剤，選択的GR作動薬なども開発中である．

3　注射薬（パルス療法を含む静脈注射と関節腔内注射）

- ショック，喘息重積発作，経口摂取不能状態の患者やパルス療法など大量のステロイド投与を必要とする場合に静注が考慮される．経口薬と比較して10%程度増量することが勧められる．
- パルス療法は超大量の水溶性ステロイド（メチルプレドニゾロン400～1,000 mgなど）を原則的に3日間点滴静注することを1クールとして，数週ごとに数クール反復する治療法である．高齢者，心血管系疾患を有する患者に用いる場合は，水電解質貯留作用などの副作用に注意する必要がある．
- 関節腔内注射にはトリアムシノロンアセトニドなどの難溶性のステロイドエステルを用いることが多い．同一関節に注入する間隔は4週間以上，同一日の注入関節は3か所以内，が望ましい．特有の副

表1　合成ステロイドの特徴

	ステロイド薬	糖質コルチコイド作用	鉱質コルチコイド作用	1錠中の量(mg)	血漿消失半減期(時間)	生物学的半減期(時間)
短時間作用型	コルチゾール	1	1	10	1.2	8～12
	コルチゾン	0.7	0.7	25	1.2	8～12
中時間作用型	プレドニゾロン	4	0.8	1.5	2.5	12～36
	プレドニゾン	4	0.8	5	3.3	12～36
	メチルプレドニゾロン	5	0	4	2.8	12～36
	トリアムシノロン	5	0	4	3	24～48
長時間作用型	パラメタゾン	10	0	2	3.5	36～54
	デキサメタゾン	25	0	0.5	3.5	36～54
	ベタメタゾン	25	0	0.5	3.5	36～54

〔田中廣壽，他（編）：1冊できわめるステロイド診療ガイド．文光堂，2015を参考に作成〕

表2 おもなステロイド経口薬の種類と特徴

一般名	代表的商品名	組成など	特徴
コルチゾール（ヒドロコルチゾン）	コートリル®	錠：10 mg	・内因性ステロイド ・副腎不全の補充療法，ショックなど
コルチゾン酢酸エステル	コートン®	錠：25 mg	・体内でコルチゾールに転換 ・用量はコートリルの倍量
プレドニゾロン	プレドニン®	錠：5 mg	・わが国で汎用 ・多くのジェネリック医薬品（2.5 mg 錠もある）
プレドニゾロン	プレドニゾロン®	錠：5 mg，1 mg 散：1%	
メチルプレドニゾロン	メドロール®	錠：4 mg，2 mg	・電解質コルチコイド作用が弱い
トリアムシノロン	レダコート®	錠：4 mg	・電解質コルチコイド作用が弱い
デキサメタゾン	デカドロン®	錠：0.5 mg	・下垂体-副腎機能検査 ・胎児移行性が高い ・CYP3A4 による代謝を受けやすい
デキサメタゾン	デカドロンエリキシル®	エリキシル：0.01%（0.1 mg/mL）	・小児に使用されている
ベタメタゾン	リンデロン®	錠：0.5 mg 散：0.1% シロップ 0.01%（0.1 mg/mL）	・デキサメタゾン異性体
ベタメタゾン	セレスタミン®	配合錠：0.25 mg	・d-クロルフェニラミンマレイン酸塩 2 mg との配合錠

作用として，結晶誘発性関節炎，感染性関節炎などがある．全身性の副作用，離脱症候群が出現することもある．

4 経皮吸収薬

適応疾患などとともに，投与局所の皮膚の状況によって剤形を考慮する．部位ごとに吸収量が異なる点に留意する[1]．全身性の副作用はまれだが，長期間，吸収のいい場所への使用，密封療法などにより副腎抑制が起きやすくなる．局所の副作用として，皮膚萎縮，毛細血管拡張，紫斑，多毛，色素脱失，ステロイド痤瘡，酒皶様皮膚炎，感染症の誘発・増悪などがある．

5 その他の特徴を有する薬剤の使い方

機序は不明な点が多いが，デキサメタゾン，ベタメタゾンは抗悪性腫瘍薬に伴う消化器症状や脳浮腫，緩和ケア領域における悪性腫瘍に伴う各種症状に対して用いられる．食欲増進作用も強い．

6 副作用と薬物相互作用

ステロイドの薬理量の慢性投与では副作用が問題となるばかりか，急激な中断や減量は副腎不全を引き起こす．重篤な副作用としては，感染症，骨粗鬆症，無菌性骨壊死，動脈硬化，下垂体・副腎皮質機能不全，消化性潰瘍，糖尿病，精神障害がある．満月様顔貌などの軽症の副作用の多くは可逆性でありステロイドの減量とともに軽快するが，緑内障などでは早期に適切な対応が必要である．ステロイドによる筋萎縮は高齢者では「運動器不全症」の一因となることもあり留意する．ステロイドのおも

表3 ステロイドの副作用とその発現時期

数時間から 大量以上（> 40 mg/日）	数日から 中等量以上（20〜40 mg/日）	1〜2か月 中等量以上（20〜40 mg/日）	3か月以上 少量でも（< 20 mg/日）
高血糖 不整脈	高血圧 不整脈 高血糖 精神障害 浮腫	感染症 骨壊死 骨粗鬆症 満月様顔貌 高脂血症 精神障害 緑内障 ステロイド筋症 消化性潰瘍 高血糖	感染症 骨粗鬆症 満月様顔貌 副腎不全 高脂血症・動脈硬化 精神障害 白内障・緑内障 ステロイド筋症 消化性潰瘍 高血糖

表4 ステロイドとの相互作用に注意が必要な薬剤

相互作用	薬剤	臨床
作用増強（免疫抑制） 　　　（電解質作用）	免疫抑制薬 サイアザイド系利尿薬 フロセミド 甘草 エタクリン酸 アムホテリシンB	易感染性 低カリウム血症
（胃粘膜血流低下）	非ステロイド抗炎症薬	消化性潰瘍
作用拮抗	経口糖尿病薬 抗凝固薬 ワクチン	高血糖 血栓症 弱毒ワクチンによる全身感染
吸収阻害	経口カルシウム ケイ酸アルミニウム	
血中結合蛋白増加	経口避妊薬	ステロイド作用減弱
薬物代謝酵素誘導	フェノバルビタール フェニトイン カルバマゼピン リファンピシン	CYP3A4発現亢進によるこれらの薬剤の薬効低下
レセプター結合に拮抗	イミダゾール系抗真菌薬	ステロイド作用減弱

な副作用とその発現時期，薬物相互作用を表にまとめた（表3, 4）．

DON'Ts

- ☐ 見切り「発車（＝投与開始）」は禁物．ステロイドの適応は診断確定後！
- ☐ 急激な減量・中断は禁忌

文献

1) 田中廣壽，他（編）：1冊できわめるステロイド診療ガイド．文光堂，2015
2) 三村俊英（編）：日内会誌 2015：**104**：2107-2162

東京大学医科学研究所附属病院抗体・ワクチンセンター免疫病治療学分野
田中廣壽

A 膠原病・リウマチ治療薬

2 非ステロイド性抗炎症薬（NSAIDs）

DOs
以下を理解しておこう
- [ ] NSAIDsはリウマチ性疾患において補助的治療薬に位置する
- [ ] COX-2阻害薬は従来のNSAIDsと効果は同等だが胃腸障害の発症は少ない

1 リウマチ性疾患におけるNSAIDsの有効性と位置づけ

非ステロイド性抗炎症薬（nonsteroidal anti-inflammatory drugs：NSAIDs）はリウマチ性疾患患者の炎症症状を軽減し，QOL（quality of life）を改善する．しかし，たとえば関節リウマチでは急性期反応の明らかな減少や関節破壊の進行を抑制することはできず，炎症症状に対する有効性は抗リウマチ薬に比べるとかなり劣る．また，NSAIDsには多くの副作用があり，できるだけ少量・短期間の使用にすることが望ましく，リウマチ性疾患の治療におけるNSAIDsは補助的治療薬に位置づけられる．具体的には，診断が確定するまでの使用や，抗リウマチ薬が効いて疾患活動性が改善するまでの使用などに限定することが大切である．なお，わが国の関節リウマチ診療ガイドライン[1]では強い推奨とされているが，治療を含めた多くの臨床試験で症状改善効果のエビデンスが確立していることが理由である．すなわち，積極的使用の推奨を意味するものではない．

2 作用機序

NSAIDsの抗炎症作用は，シクロオキシゲナーゼ（cyclooxygenase：COX）を阻害することによるプロスタグランジン合成阻害である[2]．COXのアイソザイムであるCOX-2は，炎症性サイトカインなどの刺激により単球・滑膜細胞などの炎症関連細胞を中心に発現している．一方，COX-1は血小板凝集作用のほか，胃粘液分泌を促進させて胃粘膜保護に働く．現在，炎症部位で強く誘導されるCOX-2をより選択的に阻害するほうが副作用も少ないと考えられている．

3 分類

臨床の場ではNSAIDsの化学構造による分類を図1に引用した[3]．さらに，血中半減期による分類も有用である．COX-2阻害薬は従来のNSAIDsと同等の効果を有し，消化管障害が有意に少ないことが報告されている．また，血中半減期の短いNSAIDsは服用量の調節が容易であり，自覚症状に合わせて服用量を調節する場合には好都合である．一方，長半減期のNSAIDsは服薬コンプライアンスの向上と血中濃度の安定という利点がある半面，肝障害や腎障害がある患者，高齢者では特に副作用が発現しやすくなる欠点がある．

4 副作用

NSAIDsの副作用を表1に示した[3]．以下，各々の特徴を示す．

a 胃腸障害

最も頻度が高く，3～15％に認められ，NSAIDs非服用者と比べ5倍の合併率といわれている．消化管障害の既往を有する患者の場合にはプロドラッグやプロピオン酸系，COX-2阻害薬，坐剤，経皮吸収剤などの使用が望ましい．ヒスタミンH$_2$受容

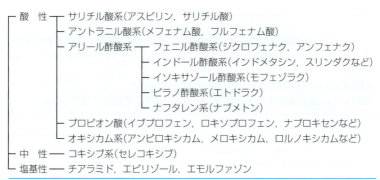

図1 化学構造による NSAIDs の分類
〔浦部晶夫,他(編):今日の治療薬 2016. 南江堂,2016;269 を参考に作成〕

表1　NSAIDs のおもな副作用

- 過敏症,発疹・ショック,虚脱,過度の体温下降,四肢冷却
- 消化性潰瘍・穿孔,胃腸出血,直腸・肛門出血(坐剤),悪心,嘔吐,下痢,口内炎
- 浮腫,尿量減少,高血圧,腎障害,心不全
- 肝障害,膵炎
- 出血傾向,骨髄障害(再生不良性貧血,血小板減少症,白血球減少症),溶血性貧血
- 眠気,めまい,耳鳴り,中毒症状(大量),無菌性髄膜炎,インフルエンザ脳症増悪
- 動脈管閉鎖による胎児死亡(妊娠後期)
- アスピリン喘息(アスピリンに限らず)
- 心血管系障害(アスピリンを除く)

〔浦部晶夫,他(編):今日の治療薬 2016. 南江堂,2016;271 を参考に作成〕

体拮抗薬,プロトンポンプ阻害薬などの併用により胃腸障害を減少させるというエビデンスがある.

b　腎障害

腎血流量低下からの腎機能障害やナトリウム貯留作用による浮腫,高血圧が認められる.

c　心血管系障害

一時期,COX-2 阻害薬の心血管障害が注目されたが,現在では従来薬の NSAIDs でも同様のリスクがあると考えられる.

d　その他

アスピリン喘息は,すべての NSAIDs に共通の副作用だが,COX-2 阻害薬ではやや少ない傾向が報告されている.高齢者ではニューキノロン系抗菌薬との併用でけいれんの報告があり,注意が必要である.

5　妊婦,小児への投与時の注意

妊婦に対しては,児への催奇形性の指摘は特にないが,妊娠後期に使用すると胎児動脈管の早期閉塞が生じて胎児死亡に至る例がある.小児のインフルエンザ脳症に NSAIDs を使用すると,脳症を増悪させることがある.

DON'Ts

- [ ] NSAIDsの消化管障害は高齢者，抗凝固薬・ステロイド併用，高用量または複数のNSAIDs併用，消化性潰瘍の既往が危険因子であり，これらを有する患者には使用しない
- [ ] 腎障害を有する患者では悪化させるため使用しない
- [ ] 既存に心血管系障害を有する患者にはNSAIDsをできるだけ使用しない

文献

1) 日本リウマチ学会(編)：関節リウマチ診療ガイドライン2014．メディカルビュー社，2014；65
2) Kawai S, et al.：Allergol Int 2005；**54**：209-215
3) 浦部晶夫，他(編)：今日の治療薬2016．南江堂，2016；269-271

東邦大学医学部内科学講座膠原病学分野(医療センター大森病院)　**鹿野孝太郎，川合眞一**

A 膠原病・リウマチ治療薬

3 抗リウマチ薬

DOs

- 関節リウマチ治療では，基本的な治療薬である抗リウマチ薬を使いこなせる知識をもつことが求められる
- 抗リウマチ薬の効果は，各薬剤によっても個人によっても異なることを念頭に置く
- 各抗リウマチ薬の特徴的な副作用を知り，その発現の観察を怠らないようにする

1 抗リウマチ薬の種類

抗リウマチ薬は，疾患修飾抗リウマチ薬（disease-modifying antirheumatic drugs：DMARDs）ともよばれ，合成抗リウマチ薬（synthetic DMARDs：sDMARDs）と生物学的抗リウマチ薬（biologic DMARDs：bDMARDs）の大きく2つに分類される．sDMARDsは，最近，従来型合成抗リウマチ薬（conventional synthetic DMARDs：csDMARDs）と標的化合成抗リウマチ薬（targeted synthetic DMARDs：tsDMARDs）に分けて考えられるようになってきている[1]．また，csDMARDsは，さらに免疫調節薬と免疫抑制薬の2つに分けられる．本項では，csDMARDsの中の免疫調節薬とtsDMARDsについて解説する（本書の構成上，免疫抑制薬は次項参照）．

2 csDMARDの基本的知識と使用法

生物学的製剤の有用性は高いが，すべての患者がコストや合併症で使用できないことや，寛解後の生物学的製剤の減量や中止を考慮する場合の後治療としてもcsDMARDは関節リウマチ（rheumatoid arthritis：RA）治療に必要な薬剤である．日本リウマチ学会の関節リウマチ診療ガイドラインでも示されているように，RAの治療の基本は，早期診断後にメトトレキサートを中心としたcsDMARD単独療法から開始し，効果不十分な場合はほかのcsDMARDを併用していく．

csDMARDは，歴史的（経験的）に使用されてきた抗リウマチ薬で，明確な作用機序は不明な部分が多い．その特徴は，効果発現まで平均で2～3か月程度の時間がかかり，各薬剤によっても個人によっても効果発現時間が異なる．また，効果のある患者（responder）とそうでない患者（non-responder）が存在し，長期使用で効果が減弱するエスケープ現象がある．また，副作用の頻度は30%前後と高く，皮疹，消化管障害が多いことは共通で，各薬剤で特徴的な副作用があるため，その発現には患者に注意喚起し，特に投与初期に定期的な血液・尿検査などを行う．

a 各薬剤の効果・副作用（表1）

1）注射金製剤（シオゾール®）

疾患活動性改善や画像的関節破壊抑制に有効性が認められているが，効果発現が遅く早期に寛解をめざす現在のRA治療戦略に合致する薬剤ではないため，使用頻度は減少している．しかし，もともと感染性心内膜炎や抗結核薬として開発使用されており，感染症の合併症のある患者には依然として選択肢の1つとなりうる．

表1 抗リウマチ薬(免疫調節薬)の種類と特徴

csDMARDs (免疫調節薬)	効果	特徴的な副作用
金チオリンゴ酸ナトリウム	骨破壊抑制効果はメトトレキサートと同等とされ、軽症～中疾患活動性の症例がよい適応。効果発現は遅いが、感染症合併例にも使用しやすい。	皮疹、口内炎、蛋白尿、血球減少など。
サラゾスルファピリジン	比較的早期で低～中疾患活動性の症例がよい適応。日本での承認用量は1 g/dayと海外と比較し低用量であるため、効果はさほど高くない。おもに肝臓で代謝。	
ブシラミン	比較的早期で低～中疾患活動性の症例がよい適応。副作用の関係で100～200 mg以下での使用されることが多い。	蛋白尿、肝障害、血球減少、黄色爪、味覚障害など。
イグラチモド	近年承認された薬剤で、サラゾスルファピリジンと同等の効果があり、メトトレキサートとの併用効果のエビデンスがある。おもに肝臓で代謝。	肝機能障害、リンパ球減少など。ワルファリンの併用で出血傾向の増強に注意。

tsDMARDs	効果	特徴的な副作用[*]
トファシチニブ	生物学的製剤と効果はほぼ同等で、効果発現がcsDMARDsと比較して早い。	生物学的製剤と同様に感染症対策が必要。特にヘルペス感染の頻度が高く、悪性腫瘍の発現についてもデータの蓄積が必要。

[*]抗リウマチ薬の一般的な共通の副作用として、皮疹、消化管障害がある。発現頻度の差はあるが、間質性肺炎の出現にはどの薬剤も注意が必要である。

2) サラゾスルファピリジン(アザルフィジン EN®)

海外での承認用量(2～3 g/day)では、臨床的有用性のエビデンスは豊富であるが、わが国での承認用量は1 g/dayと低用量でその効果は強いとはいえない。副作用として肝機能障害のほか、口内炎、消化管障害が多いが、サルファ剤であるため感染症のリスクは高くない。

3) ブシラミン(リマチル®)

わが国で開発された独自のSH基製剤で、メトトレキサートとの併用療法での有効性がある。300 mg/dayまで使用可能だが、副作用の発現率が高いため、100～200 mg/day以下で使用されることが多い。副作用として、血球異常、間質性肺炎も生じるが、蛋白尿、黄色爪や味覚障害などの特徴的な副作用もまれに生じる。

4) イグラチモド(ケアラム®、コルベット®)

わが国で開発された新規csDMARDsで、サラゾスルファピリジンに対する非劣性、メトトレキサートとの併用における有効性は存在する。副作用として肝機能障害のほか、相互作用によると重篤な出血のためワルファリンの併用は禁忌となっている。

b csDMARDの併用療法

メトトレキサートにサラゾスルファピリジン、ヒドロキシクロロキンの3剤併用療法が生物製剤治療と同等ではないがそれに近い有用性があるとされるが、わが国ではヒドロキシクロロキンのRAでの使用が承認されていないため、ブシラミンを代用し

て有効性が高いとする報告がある[2]．2剤の併用療法では，メトトレキサートにブシラミンやイグラチモド，タクロリムスの少量を併用することが多い．

3 tsDMARDsの基本的知識と使用法(表1)

　tsDMARDsは，RAの病因にかかわる明確なターゲット分子を干渉する低分子化合物であるのが名前の由来である．トファシチニブ(ゼルヤンツ®)は，炎症性サイトカインの細胞内シグナル伝達にかかわるキナーゼである経口のJAK3の阻害薬で，tsDMARDsに分類される．トファシチニブのJAK3の選択性は高いが，実際にはほかのJAKファミリーの酵素阻害作用も存在する．効果発現は速やかで，投与1～2週で効果発現がみられる[3]．その有用性はbDMARDsとほぼ同等の効果があり，わが国のガイドラインでは治療アルゴリズムのなかでの位置づけは確定していないが，メトトレキサートやbDMARDsが効果不十分な場合に考慮すべき薬剤である．現時点ではほかの生物学的製剤と比較しても悪性腫瘍の発症率に差はなく，感染症として帯状疱疹の発症率が高い．安全性は市販後調査などのエビデンスの蓄積が急務であり，リスク・ベネフィットを考慮して，投与の適応を慎重に判断する．

DON'Ts

- ☐ 高齢者での抗リウマチ薬の投与量は，肝腎機能を考慮せずに決定してはいけない
- ☐ 抗リウマチの併用療法は有効性が高くなるが，副作用を考慮せずに投与してはならない

文献

1) Smolen JS, et al.：Ann Rheum Dis 2014；73：3-15
2) Matsuno H, et al.：Mod Rheumatol 2015 in press
3) 川人　豊：日本病院薬剤師会雑誌 2014；50：783-787

京都府立医科大学大学院医学研究科免疫内科学

川人　豊

A 膠原病・リウマチ治療薬

4 免疫抑制薬

DOs

- 免疫抑制薬は膠原病リウマチ性疾患において寛解導入，維持療法として非常に重要な薬剤であり上手に使いこなせるようになろう
- 製剤の副作用などに注意して安全に使いこなせるようになろう
- 禁忌，要注意事項，保険適用などを理解して適正使用を心がけよう

1 膠原病リウマチ性疾患治療における免疫抑制薬の位置づけ

膠原病リウマチ疾患の薬物療法は，病態の根本にある自己免疫の是正を目的とした免疫抑制による根本療法が重要である．発熱，関節痛などの炎症を速やかに軽快させる対症療法は非ステロイド抗炎症薬（non-steroidal anti-inflammatory drugs：NSAIDs）により行われるが，これらの治療は根本療法ではない．リウマチ以外の臓器障害が顕著に認められる自己免疫病態の初期治療にはステロイドの大量療法が行われるが，疾患活動性の高い状況では免疫抑制薬の併用が不可欠である．また，疾患活動性が改善したのちにも長期にステロイド大量療法を行うことは，感染症，骨粗鬆化，消化管潰瘍，動脈硬化などの点から避けなければならない．維持療法としての免疫抑制薬の併用を行いステロイドを減量することが必要となる．

2 免疫抑制薬各論

a　メトトレキサート（methotrexate：MTX）

関節リウマチ（rheumatoid arthritis：RA）治療開始薬に関しては，現存するすべての抗リウマチ薬の中で，疾患制御効果，継続率，骨破壊抑制，生命予後改善などにおいてMTXを超える低分子化合物はない．MTXは，高い臨床的有効性（比較的効果発現が早く，用量依存性の臨床効果）があり，また，半減期が短く，特異的な拮抗物質（フォリアミン®，ロイコボリン®などの葉酸）が存在する．国際的にはRA薬物治療のアンカードラッグとして位置づけられ，第一選択薬である．一方，ステロイド不応性（抵抗性）多発性筋炎，皮膚筋炎におけるMTXの有効性が報告されている．副作用は，用量依存性のある肝障害，口内炎，胃部不快感に対しては，フォリアミン® 5 mg投与で改善しうる．また，必要ならば，活性型葉酸（ロイコボリン®）による救済療法，入院治療を行う．一方，用量非依存的な副作用として100〜200人に1人程度MTXによる間質性肺炎を認めるが，基本的にMTX中止にて改善する．詳細は日本リウマチ学会ガイドラインに準拠した使用が奨められる．

b　タクロリムス（tacrolimus）

カルシニューリンを活性化阻害して，転写因子NFATの核移行を阻害することによりリンパ球のinterleukin（IL）-2産生などを抑制する代表的な免疫抑制薬である．RAの場合，臨床症状改善までに通常4〜12週を要する．作用機序がMTXなどのような核酸代謝阻害と異なり，MTX効果不十分症例に対しても有効で，MTXへの追加併用効果が確認されている．RAでは，通常，成人にはタクロリムスとして3 mgを1日1回夕食後に経口投与する．なお，高齢者には1.5 mgを1日1回夕食後経口投

与から開始し，症状により1日1回3mgまで増量できる．後発品が使用可能である．ループス腎炎の場合，通常，成人にはタクロリムスとして3mgを1日1回夕食後に経口投与する．多発性筋炎/皮膚筋炎に合併する間質性肺炎の場合は通常，成人には，初期にはタクロリムスとして1回0.0375 mg/kgを1日2回朝食後および夕食後に経口投与する．以後，目標血中トラフ濃度を5〜10 ng/mLとし，血中トラフ濃度をモニタリングしながら投与量を調節する．主たる副作用は上部消化管障害，腎障害などである．過敏症，シクロスポリン，ボセンタン，カリウム保持性利尿薬投与中，妊婦などにおいては禁忌である．

c レフルノミド(leflunomide)

ピリミジン代謝(デヒドロオロト酸デヒドロゲナーゼ)拮抗薬である．T細胞，滑膜細胞の増殖(G1/S期への進行)を抑制し，RAにおいてMTXとほぼ同等の効果が認められる．アラバ®20(または10)mg内服が維持量であるが，最初の3日間は100 mgでローディングすることが可能で，この場合の臨床症状改善は4〜6週とほかの抗リウマチ薬より早い．半減期が非常に長い(15〜18日)．副作用は肝障害，下痢，脱毛などであるが，腸管循環することより急速に薬剤を体内から除去する必要のあるときには，コレスチラミンによる吸着が必要である．また，わが国では薬剤性間質性肺炎がかなりの症例で報告され，死亡者も出たことより疾患制御効果の高い薬剤であるにもかかわらず，十分に普及していない．

d ミゾリビン(mizoribine)

八丈島の土壌由来の糸嚢菌より単離されたイミダゾールヌクレオチドで核酸のプリン合成の阻害する代謝拮抗薬である．リンパ球の増殖阻害，液性，細胞性免疫ともに抑制する．膠原病に保険適用がある免疫抑制薬で，RAと全身性エリテマトーデス

 コツ

疾患活動性の高い場合には早期より導入することにより良好な結果が得られる．漫然とステロイドを投与するよりも，十分有害事象を理解したうえで免疫抑制薬を併用してステロイドを維持量へ減量するほうが，有効性，有害事象の点で有利である．正しい診断，各疾患ごとの治療アルゴリズムを考慮した治療選択が需要である．

(systemic lupus erythematosus：SLE)，ループス腎炎では持続的蛋白尿，ネフローゼ症候群，腎機能障害例でステロイドのみで治療困難な症例に使われる．通常，成人1回ミゾリビンとして50 mgを1日3回経口投与する．ただし，腎機能の程度により減量などを考慮すること．RAに対しては通常，成人1回ミゾリビンとして50 mgを1日3回経口投与する．なお，症状により適宜増減する．ただし，腎機能の程度により減量などを考慮すること．

e シクロスポリン(cyclosporine)

真菌が産生するアミノ酸11個からなる環状ペプチドで，T細胞においてカルシニューリン阻害によりIL-2の産生を抑制する．比較的T細胞に選択的に作用し細胞増殖抑制作用や細胞毒性がない．代謝部位は，主として肝臓，一部小腸でチトクロームP450酵素系で代謝され，主として胆汁を介して糞中に排泄される．副作用として腎障害，多毛，歯肉腫脹，胃腸障害などがある．

Behçet病(眼症状のある場合)で視力低下のおそれのある場合．尋常性乾癬(皮疹が全身の30％以上に及ぶもの，あるいは難治性の場合)，膿疱性乾癬，乾癬性紅皮症，関節症性乾癬，ネフローゼ症候群(頻回再発型あるいはステロイドに抵抗性を示す場合)が保険適用である．ただし，神経Behçet病症状の悪化が報告されていること

より，神経Behçet病には原則投与禁忌である．通常，シクロスポリンとして1日量5 mg/kgを1日2回に分けて経口投与を開始し，以後1か月ごとに1日1〜2 mg/kgずつ減量または増量する．維持量は1日量3〜5 mg/kgを標準とするが，症状により適宜増減する．副作用の発現を防ぐため，1か月に1回を目安に血中濃度を測定し，投与量を調節することが望ましい．

f アザチオプリン（azathioprine）

イミダゾール基をもつ6-MP誘導体（6-メルカプトプリン誘導体）核酸類似物質である．6-MPが核酸に取り込まれる際にプリン体と競合して阻害する．SLE，RA，多発性筋炎，全身性血管炎が対象疾患である．比較的発がん性が低く，欧米ではRAに対してメトトレキサートとともに認可されている．副作用として骨髄抑制で血小板，赤血球よりも白血球減少の頻度が高い．その他，胃腸障害，肝障害がある．アロプリノールとの併用でアザチオプリンの代謝が抑制され細胞毒性が増強する．全身性血管炎（顕微鏡的多発血管炎，多発血管炎性肉芽腫症，結節性多発動脈炎，アレルギー性肉芽腫性血管炎，大動脈炎症候群など），SLE，多発性筋炎／皮膚筋炎，強皮症，混合性結合組織病，および難治性リウマチ性疾患の場合に保険適用されており，通常，成人および小児には，1日量として1〜2 mg/kg相当量を経口投与する．なお，症状により適宜増減可能であるが1日量として3 mg/kgを超えないこと．

g シクロホスファミド（cyclophosphamide：CY）

アルキル化薬で2本のアルキル基によりDNAのグアニンが架橋結合することにより核酸合成を阻害する．アルキル基は蛋白にも作用するのでX線照射と同様の効果をもつ．CYは主としてBリンパ球の機能抑制作用を有し，免疫グロブリン産生抑制作用をもつが，細胞性免疫の抑制作用もある．

> **Pitfall**
> ステロイドと免疫抑制薬あるいは複数の免疫抑制薬の併用では骨髄障害，感染症の有害事象が増えるので，十分な経過観察が必要である．

肝チトクロームP450による活性化を受け腎で排泄されるために腎不全では中毒を起こしやすい．エンドキサン®パルス療法（IVCY）は，ステロイド抵抗性腎障害，中枢神経性ループス，急性間質性肺炎，血管炎に有効である．500 mg点滴静注 隔週計6回，または0.5〜1.0 g/m^2 毎月計6回投与する．

骨髄抑制は容量依存性で長期連用では蓄積的に働く．経口連日投与では，白血球数3,000〜3,500（好中球1,000〜1,500以下）にならないように投与量を調節する．大量点滴静注療法の場合，好中球のボトムは10〜14日，21〜28日で回復する．そのほか，出血性膀胱炎，悪性腫瘍，性腺機能障害，催奇形性，発がん性，易感染性，胃腸障害，脱毛，肝障害などの副作用がある．

h ミコフェノール酸モフェチル（mycophenolate mofetil：MMF）

ミコフェノール酸モフェチル（mycophenolate mofetil：MMF，セルセプト®）は，生体内で速やかにミコフェノール酸（mycophenolic acid：MPA）に加水分解される．MPAは，プリン生合成の de novo 経路の律速酵素であるイノシンモノホスフェイト脱水素酵素を特異的に阻害し，リンパ球の増殖を選択的に抑制することにより免疫抑制作用を発揮する．ループス腎炎の寛解導入療法におけるMMFのエンドキサン静注との比較試験において，有効性に有意な差は認められず，同等であることが示された．さらに維持期試験では，有効性につき，MMFがアザチオプリンに対して有意である結果が得られている[3]．

表1 膠原病リウマチ疾患における免疫抑制薬

	一般名	商品名	対象疾患	おもな副作用
プリン拮抗薬	アザチオプリン	イムラン®, アザニン®	治療抵抗性の下記リウマチ性疾患 全身性血管炎(顕微鏡的多発血管炎, 多発血管炎性肉芽腫症, 結節性多発動脈炎, アレルギー性肉芽腫性血管炎, 大動脈症症候群等), 全身性エリテマトーデス, 多発性筋炎/皮膚筋炎, 強皮症, 混合性結合組織病, 難治性リウマチ性疾患	骨髄抑制 発がん性
アルキル化薬	シクロホスファミド	エンドキサン®	治療抵抗性の下記リウマチ性疾患 全身性エリテマトーデス, 全身性血管炎(顕微鏡的多発血管炎, 多発血管炎性肉芽腫症, 結節性多発動脈炎, Churg-Strauss症候群, 大動脈症症候群など), 多発性筋炎/皮膚筋炎, 強皮症, 混合性結合組織病, 血管炎を伴う難治性リウマチ性疾患	骨髄抑制 出血性膀胱炎 脱毛 催奇形性 発がん性
葉酸拮抗薬	メトトレキサート	メソトレキセート®	関節リウマチ 乾癬性関節炎 多発血管炎性肉芽腫症 多発性筋炎/皮膚筋炎	骨髄抑制 間質性肺炎 肝障害 脱毛 催奇形性
カルシニューリン阻害薬	シクロスポリン	サンディミュン®, ネオーラル®	Behçet病(眼症状のある場合)および, その他の非感染性ぶどう膜炎(既存治療で効果不十分であり, 視力低下のおそれのある活動性の中間部または後部の非感染性ぶどう膜炎に限る), 尋常性乾癬(皮疹が全身の30%以上に及ぶものあるいは難治性の場合), 膿疱性乾癬, 乾癬性紅皮症, 関節症性乾癬, ネフローゼ症候群(頻回再発型あるいはステロイドに抵抗性を示す場合)	腎障害, 肝障害, 肝不全, 神経Behçet病症状
	タクロリムス	プログラフ®, タクロリムス®	関節リウマチ, 多発性筋炎/皮膚筋炎に合併する間質性肺炎	上部消化管障害, 腎障害
代謝拮抗薬	ミゾリビン	ブレディニン®	ループス腎炎 関節リウマチ	骨髄機能抑制, 感染症, 間質性肺炎
	ミコフェノール酸モフェチル	セルセプト®	ループス腎炎	消化器症状, 易感染性, 汎血球減少, 消化性潰瘍, リンパ増殖性疾患

わが国でも, 2015年7月にループス腎炎に認可された. 疾患活動性の高い症例には, セルセプト®2〜3gを6か月間継続(1 g/dayで開始, 速やかに増量)する. 維持療法には, セルセプト®1〜2 g/dayを使用する. 副作用は, 下痢などの消化器症状, 易感染性, 汎血球減少, 消化性潰瘍, リンパ増殖性疾患などがある. 妊婦は禁忌である[4].

DON'Ts

- ☐ 同様の機序，副作用をもつ免疫抑制薬の併用は禁忌である(例：アザチオプリンとシクロホスファミド，ミゾリビンとミコフェノール酸モフェチル)
- ☐ 末梢血血球，肝障害などのモニタリングをせずに漫然と投与しない

文献

1) 日本リウマチ学会MTX診療ガイドライン策定小委員会：関節リウマチ治療におけるメトトレキサート(MTX)診療ガイドライン. 2010 (http://www.ryumachi-jp.com/info/guideline_MTX.pdf)
2) 厚生労働省科学研究費補助金 難治性疾患克服研究事業：ANCA関連血管炎の診療ガイドライン. 2011(http://minds.jcqhc.or.jp/n/med/4/med0094/G0000332/0001)
3) Dooley MA, et al.：N Engl J Med 2011；**365**：1886-1895
4) 厚生労働科学研究費補助金・難治性疾患等政策研究事業(難治性疾患政策研究事業)・自己免疫疾患に関する調査研究班：ループス腎炎に対するミコフェノール酸モフェチル使用に関するステートメント. 日本リウマチ学会，日本腎臓学会，日本小児リウマチ学会，日本小児腎臓病学会，2015(http://www.ryumachi-jp.com/info/news150223.pdf)

産業医科大学医学部第一内科学講座　**齋藤和義**

A 膠原病・リウマチ治療薬

5 生物学的製剤

DOs
- 合成抗リウマチ薬で効果不十分の場合に使用するのが原則である
- 生物学的製剤開始前に感染症のスクリーニングを必ず行おう

1 生物学的製剤とは

　生物学的製剤とは,化学的に合成したものではなく,生物から産生される物質を利用した薬剤であり,予防接種に用いられるワクチン類,精製ヒト免疫グロブリンやヒト血清アルブミンなど種々の血液製剤,インターフェロンやエリスロポエチン,顆粒球コロニー刺激因子などのサイトカイン,治療用モノクローナル抗体,可溶性受容体が含まれる.その中で,治療用モノクローナル抗体は,特定の抗原エピトープを特異的に認識する利点を有することから,免疫疾患の病態形成にかかわる分子に対する分子標的治療の主役をなしている.治療用モノクローナル抗体を主とする生物学的製剤の導入により,代表的な自己免疫疾患である関節リウマチ(rheumatoid arthritis：RA)は,臨床的寛解のみならず,関節破壊の進行阻止すなわち構造的寛解の達成率が向上し,患者の予後は著しく改善した.本項では,膠原病・リウマチ性疾患,特にRAに対する生物学的製剤を解説する.

2 関節リウマチに対する生物学的製剤

　現在,わが国でRAに対して承認されている生物学的製剤は,腫瘍壊死因子(tumor necrosis factor：TNF)阻害薬6剤と,インターロイキン(interleukin：IL)-6阻害薬のトシリズマブ(tocilizumab：TCZ),T細胞の共刺激を阻害するアバタセプト(abatacept：ABA)である.TNF阻害薬は,インフリキシマブ(infliximab：IFX),エタネルセプト(etanercept：ETN),アダリムマブ(adalimumab：ADA),ゴリムマブ(golimumab：GLM),セルトリズマブ・ペゴル(certolizumab pegol：CTZ),そして,インフリキシマブBS(infliximab biosimilar 1)である.

　欧州リウマチ学会(European League Against Rheumatic Diseases：EULAR)および米国リウマチ学会(American College of Rheumatology：ACR)の推奨する治療のガイドラインでは,これらの生物学的製剤は,合成抗リウマチ薬で効果不十分の場合に使用することが推奨されている.合成抗リウマチ薬の第一選択薬は,メトトレキサート(methotrexate：MTX)である.MTXはRA治療の基本となる薬でアンカードラッグとよばれている.MTXを併用することにより生物学的製剤の治療効果が増強するのみならず,これらの生物学的製剤に対する中和抗体やIgE抗体の出現を抑制する効果がある.前述の生物学的製剤のうち,わが国では,ADAとCTZは合成抗リウマチ薬未使用の重症RA患者に対しても適応があるが,それらの患者の多くはMTX単剤使用でも有効である可能性があり,どのような患者が生物学的製剤を当初から必要とするかに関しては,明らかでない.

　生物学的製剤は分子構造にも特徴がある.IFXはマウス抗体の定常領域をヒトIgG1に置き換えたキメラ化抗体である.CTZとTCZは抗原認識部位の相補性決定領域のみをヒト免疫グロブリンに挿入して作製され

表1 関節リウマチに対する生物学的製剤

一般名	infliximab：IFX	etanercept：ETN	adalimumab：ADA	golimumab：GLM	certolizumab pegol：CZP	tocilizumab：TCZ	abatacept：ABA
商品名	レミケード® レミケードBS®	エンブレル®	ヒュミラ®	シンポニー®	シムジア®	アクテムラ®	オレンシア®
分子構造	キメラ型 抗TNFα Mab	TNFR2-IgGFc 融合蛋白	ヒト型 抗TNFα Mab	ヒト型 抗TNFα Mab	ペグ化ヒト化 抗TNFα Mab Fab 断片	ヒト化 抗IL-6受容体 Mab	CTLA4-Ig 融合蛋白
標的	TNFα					IL-6	CD80/86
投与経路	点滴静注	皮下注	皮下注	皮下注	皮下注	点滴静注 皮下注	点滴静注 皮下注
用量	3〜10 mg/kg	10〜50 mg/body	40 mg/body	50〜100 mg/body	200〜400 mg/body	8 mg/kg iv 162 mg/body sc	60 kg未満 500 mg iv 60〜100 kg 750 mg iv 100 kg超 1 g iv 125 mg/body sc
投与間隔	初回, 2週, 6週以後8週間隔（4週間隔まで短縮可）	1〜2回/1週間	1回/2週間	1回/4週間	初回, 2週, 4週, 以後2週間隔	1回/4週間 iv 1回/2週間 sc	初回, 2週, 4週以後 4週間隔 iv 1回/1週間 sc
MTX併用	必須	無でも可能	無でも可能	無でも可能	無でも可能	無でも可能	無でも可能
開発	外国	外国	外国	外国	外国	日本	外国
全例調査における安全性解析対象例数	7,522例	13,894例	7,740例	5,137例	1,251例（中間結果，継続中）	7,901例	3,985例
副作用（%）	24.59%	26.73%	24.0%	15.03%	14.4%（中間結果）	38.0%	15.4%
重篤な感染症（%）	NA	2.4%	2.4%	2.3%	NA	3.6%	1.0%

たヒト化抗体である．ADA と GML はマウスの蛋白は一切含まない完全ヒト型抗体である．ETN と ABA はヒト免疫グロブリンの融合蛋白である．投与経路も皮下注と点滴静注の違いがあるが，TCZ と ABA は点滴と皮下注の選択が可能である．それぞれの生物学的製剤の分子構造や，標的分子，用法・用量の詳細は表1にまとめたので参照していただきたい．

3 ほかのリウマチ性疾患に対する生物学的製剤

上記の薬剤のうち IFX は，強直性脊椎炎，尋常性乾癬，関節症性乾癬，膿疱性乾癬，乾癬性紅皮症炎，潰瘍性大腸炎，Crohn 病，腸管型 Behçet 病，神経型 Behçet 病，血管型 Behçet 病，Behçet 病による難治性網膜ぶどう膜炎にも承認されている．ADA は多関節に活動性を有する若年性特発性関節炎（polyarticular juvenile idiopathic arthritis：pJIA），強直性脊椎炎，尋常性乾癬，関節症性乾癬，潰瘍性大腸炎，Crohn 病，腸管型 Behçet 病にも承認されている．

ETN は pJIA に適応がある．TCZ は pJIA 加えて全身型若年性特発性関節炎（systemic juvenile idiopathic arthritis：sJIA）ならびに Castleman 病に対して承認されている．また，公知申請により抗 CD20 抗体であるリツキシマブが抗好中球細胞質抗体（anti-neutrophil cytoplasmic antibody：ANCA）関連血管炎に対して承認された．また，完全ヒト型抗 IL12/23p40 抗体であるウステキヌマブと完全ヒト型抗 IL-17A 抗体であるセクキヌマブが尋常性乾癬と関節症性乾癬にわが国で承認されている．

これらはいずれも難治性の病態を示す疾患であるが，生物学的製剤により予後が大きく改善した．これら以外にも様々な生物学的製剤が免疫難病に対して臨床試験が行われている．

4 生物学的製剤の問題点

どの生物学的製剤にも重篤な有害事象として感染症が報告されている．生物学的製剤は感染に伴う炎症症状や検査異常をマスクする可能性があり，感染の予防，早期発見・早期治療に努めねばならない．

もう1つの大きな問題として医療費の増大がある．現在，長期の費用対効果ならびに寛解達成後に生物学的製剤からの離脱が可能か否かの検討が行われている．また，バイオシミラーの開発により医療費の削減が期待できる．

DON'Ts

☐ 感染症のあるときは使用禁止

東京医科大学医学総合研究所難病分子制御学部門／大阪リウマチ・膠原病クリニック

村上美帆，西本憲弘

A 膠原病・リウマチ治療薬

6 肺高血圧症治療薬

DOs
- 3系統の肺高血圧症治療薬の作用機序と種類を理解しよう
- 内服薬と持続静注薬の特徴と注意点を整理しよう

1 プロスタグランジン I₂（prostaglandin I₂：PGI₂）製剤

PGI₂ 製剤は，サイクリック AMP を増加させて肺血管を拡張させる作用がある．

a ベラプロストナトリウム（プロサイリン®，ベラサス®LA，ケアロード®LA）

PGI₂ 製剤のうち，内服で投与できる製剤である．わが国で行われた臨床試験の報告では肺高血圧症患者の予後改善効果が得られているが，欧米では，投与12週後の運動耐容能は改善するものの，1年後には改善効果に有意差がみられないとの報告があり，使用しているのはわが国を含めたいくつかの国に限られている．しかし肺高血圧症のうち比較的軽症例には有効であることが多い．また，ベラサス®LA やケアロード®LA という内服薬は，成分はプロサイリン®と同じベラプロストナトリウムだが，徐放性製剤であり，血中濃度をより安定して持続させる効果がある．欧米での使用がないことからガイドライン上のエビデンスレベルは確立されてはいない．わが国での実臨床では，内服薬として比較的軽症の肺高血圧症に対して投与する傾向にある．

1回1錠（主成分として 20μg）を1日3回（ベラサス®LA やケアロード®LA では1日2回）食後に服用し始め，症状をみながら徐々に増量していく．1日最高用量9錠（180μg）を目安に増量する．

b エポプロステノールナトリウム（フローラン®，エポプロステノール®ACT）

肺高血圧症に対する治療薬として最もエビデンスレベルが高い治療薬である．半減期が数分と短いために，持続静脈投与が必要となる．在宅での持続静脈投与を可能とするために，ヒックマンカテーテルを鎖骨下静脈から上大静脈の右房開口部の直上まで留置し，さらに感染を避ける目的で鎖骨下静脈挿入部から 5～10 cm ほど皮下トンネルを作成してヒックマンカテーテルを留置する．少量より開始して，ゆっくりと増量する．特に増量中は心不全増悪するリスクがあるため注意を要する．

世界保健機関（World Health Organization：WHO）クラス分類のⅢ度およびⅣ度の患者に適応となるが，さらに，内服加療のみでは改善に乏しい症例や進行が早い症例において積極的に考慮される．具体

 コツ

副作用としては，発疹・顔面紅潮・顎関節痛・下痢・悪心・頭痛・足底部痛などがあげられる．特に，発疹や下痢は高率に認められるが，治療の必要性を十分に患者に説明し，ある程度の発疹や下痢には対症療法にて対応する．また，血小板凝集抑制作用により出血傾向を認めることがあり，注意を要する．特にワルファリンを併用している患者では，高率に肺胞出血を合併することも報告されている．また，血小板減少を合併することが多く出血傾向を助長することがあり，血小板数の定期的なフォローアップを行う必要がある．甲状腺機能亢進症の合併も少なくないため定期的に甲状腺機能をチェックすることが望ましい．

⚠ Pitfall

エポプロステノールナトリウムは30分以上の持続静注中断により血行動態を急変させる可能性がある．予期せぬヒックマンカテーテル抜去やポンプシステムのトラブルにより持続投与が不可能となる場合には，なるべく早急に近医を受診し，末梢点滴ラインを確保して投与再開できるように，患者への指導を徹底する．また，急速投与するとショックとなる場合があるため，投与を一時的に中断して再開する場合や，ライン交換の場合などには，基本的には急速フラッシュを避けて，持続維持量での投与を開始することが望ましい．

には，内服加療によっても平均肺動脈圧40 mmHgまたは肺血管抵抗10 Wood単位以下を達成できない場合や，重症で右心不全状態にある場合などに導入が検討される．導入にあたっては，手遅れにならないよう，重症度が増さないうちに導入することが生命予後改善に有効であることが報告されており，症例ごとに総合的な判断のうえで，導入時期を遅らせることなく適切なタイミングで開始することが重要である．

c トレプロスチニル（トレプロスト®）

腹部皮下への皮下投与にて投与が可能であり，わが国では2014年から発売開始となった．皮下投与であるため，ヒックマンカテーテル植え込みは不要であるが，皮下の局所的な痛みを伴う場合も多いとされる．また，エポプロステノールナトリウムを使用中に血小板減少を合併した場合には，トレプロスチニルを代替薬として持続静注で使用することにより，血小板数が改善してエポプロステノールナトリウムと同等の治療効果を得られる場合もある．

2 エンドセリン受容体拮抗薬

エンドセリンは強力な内因性血管収縮物質で，この作用を阻害することで，血管拡張作用を有する．

a ボセンタン（トラクリア®）

血管平滑筋に存在するETA受容体，ならびに脳，内皮および平滑筋細胞に存在するETB受容体の両方に結合する．エンドセリン濃度は，肺高血圧症患者の血中および肺組織で上昇しており，肺循環でのエンドセリンの作用に拮抗することで，肺血管抵抗は低下し，肺血管のリモデリング改善と右室負荷の軽減をもたらす．WHOクラス分類のⅡ度以上の患者に適応となる．

用量は患者の症状，忍容性などに応じ適宜増減するが，最大1日4錠（250 mg）まで可能である．

コツ

肝機能障害の副作用があり，肝機能障害のある患者では投与は慎重に行う．また，内服開始後に肝機能値が悪化する場合は，いったん減量して経過を追うなどの対応が必要である．肝機能検査を必ず投与前に行い，投与中においても，少なくとも1か月に1回実施することが推奨される．なお投与開始3か月間は2週に1回の検査が望ましい．

b アンブリセンタン（ヴォリブリス®）

エンドセリンが作用する受容体には，ETA受容体とETB受容体の2つのタイプがあることが知られ，なかでもETA受容体は肺高血圧症の病態により深く関与しているとされる．アンブリセンタンは，肺血管に存在するETA受容体を選択的に阻害することで，エンドセリン上昇にともなう血管収縮や細胞増殖・肥大化などの有害作用を抑制することで肺高血圧症への改善効果をもたらす．類似薬のボセンタン（トラクリア®：ETA受容体とETB受容体の両阻害薬）に比べて，肝機能障害を合併するリスクが低く，ボセンタンで禁忌の中等度の肝障害においても慎重投与で使用可能である．

ただし，アンブリセンタンは，ボセンタンと比較して肝機能障害・血球減少の頻度は少ないとされるが全くないわけではない．また，浮腫を認めることがあり，注意を要する．

アンブリセンタンは1日1回，2錠(2.5 mg)から開始して2～4週後に4錠に増量する．服用回数が1日1回で済み，また飲み合わせによる相互作用が少ないことが利点である．

c マシテンタン(オプスミット®)

ET_A受容体ET_B受容体の双方に作用するデュアルエンドセリン受容体拮抗薬であり，ボセンタンの化学構造をさらに改良して製造された．1日1錠(10 mg)の内服でよいために患者への利便性が高く，また，肝機能障害や浮腫など，ボセンタンやアンブリセンタンで認められやすい副作用の頻度がかなり低く抑えられる．2015年にわが国で発売開始となったばかりの新薬である．

3 ホスホジエステラーゼ5型(phosphodiesterase-5：PDE-5)阻害薬

血管内皮から分泌された一酸化窒素は血管平滑筋のサイクリックGMPを増加させて血管拡張作用を発揮するが，サイクリックGMPはPDE-5により分解される．PDE-5は主に血管平滑筋に存在しており，PDE-5阻害薬はこのPDE-5の分解を阻害してサイクリックGMPを増加させ血管拡張作用を生じる．

a シルデナフィルクエン酸塩(レバチオ®)

当初，シルデナフィルクエン酸塩はバイアグラ®の商品名にて，男性の勃起障害治療薬として発売されたが，ターゲットとなるPDE-5は肺動脈にも多く分布しており，肺高血圧症に対しても有用であることが証明され，シルデナフィル(レバチオ®)としてわが国では2008年より使用が可能となった．WHOクラス分類のⅡ度以上の患者に適応となる．

おもな副作用は，最も多い頻度のものが血圧低下や頭痛で2～4割と報告されている．ほかには，消化不良，潮紅が1～2割程度，さらに，悪心，下痢，鼻出血，眩暈が1割以下程度の頻度である．

1回20 mgを1日3回経口服用するのが通常量だが，まずは1/3または1/2量から開始して，血圧低下などの副作用がないことを確認しながら，適宜漸増する．

b タダラフィル(アドシルカ®)

シルデナフィル(レバチオ®)と類似の作用機序であるが，有効血中濃度がより長時間持続するため1日1回投与が可能であり，また，食事の影響を受けないため，服薬コンプライアンスの向上が図れる．WHOクラス分類のⅡ度以上の患者に適応となる．

血管拡張作用に基づく頭痛やほてり，潮紅，めまいなどが比較的多く認められる．消化不良や吐き気，下痢や腹痛などの胃腸症状も認めることがある．また，視覚異常が出現することがあり，まぶしさや目のかすみ，全体が青色にみえる，などの症状を訴える場合がある．

1日1回40 mgを経口投与する．また，1日1回40 mgの経口投与では頭痛などの症状が出現する場合には，1日40 mgを2回に分けて経口投与する場合もある．

第5章　治療薬を使いこなす

DON'Ts

- ☐ 3系統の内服加療を積極的に投与してなるべく早期からの肺高血圧の改善を図るべきであるが，副作用の出現する可能性を忘れてはならない
- ☐ 静注 PGI$_2$ 製剤導入の適切なタイミングの判断を誤ってはいけない（判断に困る場合には，肺高血圧症専門医へのコンサルトを積極的に行う）

慶應義塾大学医学部循環器内科　**片岡雅晴**

memo

A 膠原病・リウマチ治療薬

7 高尿酸血症・痛風治療薬

DOs

- 痛風関節炎（痛風発作）に対しては，非ステロイド抗炎症薬（nonsteroidal anti-inflammatory drugs：NSAIDs）または副腎皮質ステロイド薬を使用し，コルヒチンは発作の予感のあるときに予防目的で1日1錠のみ使用する
- 尿酸降下薬は，痛風発作が消退した後に少量から開始し血清尿酸値を 6.0 mg/dL 以下に保つ
- 痛風発作を生じていない高尿酸血症（無症候性高尿酸血症）では，腎障害，尿路結石を合併する場合または血清尿酸値が 9.0 mg/dL 以上の場合には尿酸降下薬を開始する

1 基本的な考え方[1]

　高尿酸血症は，血清尿酸値が血漿における溶解度である 7.0 mg/dL を超えた場合と定義される．30歳以上の男性では高尿酸血症の頻度は30%に達する．高尿酸血症の持続（数年以上）によって痛風関節炎（痛風発作）が生じる．痛風発作は，関節内に形成された尿酸塩結晶を好中球が貪食することにより生じる．痛風発作は無治療でも1週間〜10日で消退するが，激痛を生じるため NSAIDs や副腎皮質ステロイドによる治療が必要となる．血清尿酸値をコントロールしなければ発作は再発し，当初は6か月〜2年程度であった間隔が次第に短くなり最終的には持続するようになる．高尿酸血症は，腎障害や尿路結石の原因ともなる．血清尿酸値を 6.0 mg/dL 以下に保つことにより，痛風発作や腎障害，尿路結石の発生を抑制できる．

2 痛風発作の治療

　痛風発作は単関節炎であり，初発部位としては第1中足趾節関節（足の親指の付け根）が最も多く，足背や足関節，アキレス腱付着部にみられる．上肢の関節に初発することはまずない．また，女性特に閉経前での痛風発症はまれである．痛風発作中は血清尿酸値が低下傾向となり，正常範囲を示す場合もあるので発作消退後に再測定する．

　痛風発作には NSAIDs 投与が基本であるが，保険適用されているのはナプロキセンなど4剤のみである．ナプロキセン（100 mg）では2錠を疼痛に応じて1日3回程度まで許容し，症状がなくなれば中止とする．激烈な疼痛を訴える場合には1回あたり3錠使用してもよい．腎障害を有する場合や胃粘膜障害の既往がある場合，およびワルファリンカリウム内服中は，副腎皮質ステロイドを用いる．プレドニゾロン 5 mg を疼痛に応じて1日3回程度まで許容し，症状がなくなれば中止する．これらの薬剤により痛風発作は通常3日程度でほぼ消退する．コルヒチンは発作の極期には無効であり，前兆期（発作の予感）に1錠のみ使用し無効であれば NSAIDs またはステロイドによる治療に切り替える．

3 高尿酸血症の治療

　痛風発作が消退した後に尿酸降下薬を開始する．発作中の尿酸降下薬開始は，発作の遷延をきたすため禁忌である．血清尿酸値の急激な低下は発作の再発をもたらすた

表1 尿酸降下薬の投与開始用量

尿酸生成抑制薬（キサンチンオキシダーゼ阻害薬）	
フェブキソスタット	10 mg
アロプリノール	100 mg または 50 mg
トピロキソスタット	40 mg（朝夕分服）
尿酸排泄促進薬	
ベンズブロマロン	12.5 mg（25 mg 錠の 1/2）
プロベネシド	250 mg
ブコローム	300 mg

め，尿酸降下薬は最少量から開始する（表1）．血清尿酸値を測定しながら少なくとも1か月の間隔で徐々に増量し，治療目標を血清尿酸値6.0 mg/dL以下とする．少量からの開始でも発作を繰り返す場合，コルヒチン1錠の併用（コルヒチンカバー）を行ってもよい．

フェブキソスタットは，肝臓から約50％が排泄されるため腎障害を有する例でも使用しやすい．また，1日1回投与である．この薬剤はわが国で開発された．アロプリノールは歴史の長い薬剤であり，代謝産物が腎排泄のため腎障害例では投与量を調整する必要がある．やはり国産のトピロキソスタットとともに，これらの薬剤は尿酸産生酵素であるキサンチンオキシダーゼを阻害する．尿酸排泄促進薬としてはベンズブロマロンが代表的であり，ほかにプロベネシド，ブコロームがあるが，これらの薬剤使用時には尿中尿酸濃度が少なくとも一時的に上昇するので，尿路結石予防のため尿アルカリ化薬（クエン酸カリウム・クエン酸ナトリウム配合剤）を併用し，尿pHを6.0〜7.0の範囲に保つ．尿路結石既往者には用いない．ベンズブロマロンは肝障害スクリーニングのため，投与開始6か月間は月に1回肝機能検査を行う．

痛風発作を生じていない無症候性高尿酸血症に対しては，腎機能障害や尿路結石既往がある場合，尿酸降下薬による治療の対象となる．また，血清尿酸値が9.0 mg/dL以上の場合には，痛風発作のリスクが高いため治療の対象となる．

4 生活指導

高尿酸血症・痛風では，尿酸降下薬による治療を行う際にも生活指導を必ず行う．肥満はインスリン抵抗性を介して血清尿酸値を上昇させるため，体重コントロールを指導する．肉類の摂取は血清尿酸値を上昇させるためできるだけ避ける．アルコールもできるだけ避け，エタノール量として1日30 mL程度までとし，連日飲酒を避ける（プリン体フリーでも）．魚は血清尿酸値を上昇させるが，高尿酸血症・痛風に伴いやすい動脈硬化のリスクを下げることから摂取を勧める．野菜はプリン体を比較的多く含む場合でも痛風リスクを上げないとされており，動脈硬化リスクを下げることから積極的な摂取を勧める．果物も動脈硬化リスクを下げることから，ジュースでなければ摂取を勧める．豆類にはプリン体を比較的多く含むものもあるが，痛風リスクを上げるという報告はなく動脈硬化リスクを下げることから摂取は勧められる．牛乳，ヨーグルトは特に低脂肪の場合，尿酸低下作用が報告されている．またコーヒー（カフェイン有無にかかわらず）やビタミンCにも尿酸低下作用が報告されている．

DON'Ts

- ☐ 痛風発作中に尿酸降下薬を開始してはならない
- ☐ 尿酸降下薬をいきなり常用量（維持量）とされる量から開始してはならない

文献

1) 日本痛風・核酸代謝学会ガイドライン改定委員会：高尿酸血症・痛風の治療ガイドライン第2版．メディカルレビュー社，2010

安田女子大学家政学部管理栄養学科　**箱田雅之**

☑ 学位 vs. 専門医

「学位と専門医，どちらが重要ですか？」と2年目の研修医A君に質問された．

私は，「学位や専門医という有形なものより，ある時期，研究に没頭したという経験の方がはるかに大切だと思う」と偉そうに答えた．

さらに「大学院に入り基礎研究を行うと一時的には臨床能力が低下するかもしれない．でも，そんなのは長い医師人生からすると些細なことです．一定期間集中して研究すること，未解決の問題の解明に挑戦することは，臨床医として成長するためにも極めて重要です．自分にプレッシャーをかけ，世界と競争し，時には敗れ悲しみ，時には勝利し喜びを味わう，臨床だけしているとなかなか経験できないことです．留学し，日本を外から見てみることも日本の弱点やすばらしさを認識するよい機会だと思います．一度の人生ですので，もっと挑戦すべきだと思います」と続けた．

酔っ払った私の空気を読まない発言に，A君はさぞかしまずい酒を飲んだかと思い，翌朝気分が暗くなったのはいうまでもない．

（千葉大学大学院医学研究院アレルギー・臨床免疫学　中島裕史）

A 膠原病・リウマチ治療薬

8 骨粗鬆症治療薬

DOs

- [ ] 70歳以上の患者に対しては大腿骨近位部骨折抑制効果を有する薬剤を処方する
- [ ] 70歳未満の患者に対しては椎体骨折抑制効果を有する薬剤を処方する
- [ ] ステロイド性骨粗鬆症に対しては年齢と関係なく第一選択薬を処方する

1 骨粗鬆症治療薬の分類

現在わが国で保険適用の薬剤を表1[1)]に示す．骨吸収抑制薬として女性ホルモン薬，ビスホスホネート薬，選択的エストロゲン受容体調節薬（selective estrogen receptor

表1 骨粗鬆症治療薬の有効性の評価一覧

分類	薬物名	骨密度	椎体骨折	非椎体骨折	大腿骨近位部骨折
カルシウム薬	L-アスパラギン酸カルシウム	B	B	B	C
	リン酸水素カルシウム				
女性ホルモン薬	エストリオール	C	C	C	C
	結合型エストロゲン[#1]	A	A	A	A
	エストラジオール	A	B	B	C
活性型ビタミンD_3薬	アルファカルシドール	B	B	B	C
	カルシトリオール	B	B	B	C
	エルデカルシトール	A	A	B	C
ビタミンK_2薬	メナテトレノン	B	B	B	C
ビスホスホネート薬	エチドロン酸	A	B	C	C
	アレンドロン酸	A	A	A	A
	リセドロン酸	A	A	A	A
	ミノドロン酸	A	A	C	C
	イバンドロン酸	A	A	B	C
SERM	ラロキシフェン	A	A	B	C
	バゼドキシフェン	A	A	B	C
カルシトニン薬[#2]	エルカトニン	B	B	C	C
	サケカルシトニン	B	B	C	C
副甲状腺ホルモン薬	テリパラチド（遺伝子組換え）	A	A	A	C
	テリパラチド酢酸塩	A	A	C	C
抗RANKL抗体薬	デノスマブ	A	A	A	A
その他	イプリフラボン	C	C	C	C
	ナンドロロン	C	C	C	C

#1：骨粗鬆症は適用外　#2：疼痛に関して鎮痛作用を有し，疼痛を改善する（A）
薬剤に関する「有効性の評価（A，B，C）」
骨密度上昇効果 A：上昇効果がある B：上昇するとの報告がある C：上昇するとの報告はない，骨折発生抑制効果（椎体，非椎体，大腿骨近位部それぞれについて）A：抑制する B：抑制するとの報告がある C：抑制するとの報告はない
〔骨粗鬆症の予防と治療ガイドライン作成委員会：骨粗鬆症の予防と治療ガイドライン2015年版．ライフサイエンス出版，2015を参考に作成〕

表2 ステロイド性骨粗鬆症に対する薬物療法の推奨度

分類	薬剤名	推奨度*	剤型・用量
ビスホスホネート製剤	アレンドロネート	A	5 mg/day, 35 mg/week 経口, 900 μg/4 week 点滴
	リセドロネート	A	2.5 mg/day, 17.5 mg/week, 75 mg/month 経口
	エチドロネート	C	200 mg, 400 mg, 2 week/3 month, 間欠経口
	ミノドロン酸	C	1 mg/day, 50 mg/week 経口
	イバンドロネート	B	1 mg/month 静注
活性型ビタミン D₃ 製剤	アルファカルシドール	B	0.25 μg, 0.5 μg, 1 μg/day 経口
	カルシトリオール	B	0.25 μg, 0.5 μg/day 経口
	エルデカルシトール	C	0.5 μg, 0.75 μg/day 経口
副甲状腺ホルモン製剤	テリパラチド遺伝子組換え	B	20 μg/day 皮下注
	テリパラチド酢酸塩	C	56.5 μg/week 皮下注
ビタミン K₂ 製剤	メナテトレノン	C	45 mg/day 経口
SERM	ラロキシフェン	C	60 mg/day 経口
	バゼドキシフェン	C	20 mg/day 経口
抗 RANKL 抗体	デノスマブ	C	60 mg/6 month 皮下注

推奨度* A：第一選択薬として推奨する薬剤
B：第一選択薬が禁忌などで使用できない，早期不耐用である，あるいは第一選択薬の効果が不十分であるときの代替薬として使用する
C：現在のところ推奨するだけの有効性に関するデータが不足している

〔Suzuki Y, et al.：J Bone Miner Metab 2014；**32**：337-350 を参考に作成〕

modulater：SERM），カルシトニン薬，抗 RANKL 抗体薬などがあげられるが，強力な骨吸収抑制薬であるビスホスホネートおよび抗 RANKL 抗体薬は骨吸収とともに骨形成も抑制し，共通の長期の有害事象としてまれではあるものの顎骨壊死と非定型大腿骨骨折がある．骨形成促進薬は副甲状腺ホルモン薬のみであるが，遺伝子組換えテリパラチドの場合は骨形成とともに骨吸収も促進する．

2 原発性骨粗鬆症に対する薬剤選択[1]

骨粗鬆症に伴う脆弱性骨折のうち，全年齢で最も頻度が高いのは椎体骨折である．一方，大腿骨近位部骨折は 70 歳以降に発生が増加する．これらの骨折は一旦発生すると次の骨折リスク増加が大きいのみでなく，ADL，QOL 障害とともに生命予後も悪化させる重要な骨折である．このことより，70 歳以上の患者に対しては大腿骨近位部骨折抑制効果が確認されているアレンドロン酸，リセドロン酸，抗 RANKL 抗体薬の選択が望ましい．一方，70 歳未満では椎体骨折を予防すべきであり，ビスホスホネートと抗 RANKL 抗体薬にもその効果が確認されているが，長期の有害事象を考慮すれば，その心配のない SERM やエルデカルシトールを選択すべきと考えられる．併用療法のエビデンスは確立していない．

3 関節リウマチに対する薬剤選択

関節リウマチに対して椎体骨折抑制効果が確認されているのは，アレンドロン酸とリセドロン酸のみであるが，抗 RANKL 抗体は骨密度増加とともに骨粗鬆症使用用

 コツ

薬剤の効果判定は骨吸収抑制薬なら骨吸収マーカー，骨形成促進薬なら骨形成マーカーを 1～3 か月後に測定する．

⚠️ Pitfall

強力な骨吸収抑制薬を投与する場合に，ビタミン D 不足例では単独投与による効果は期待できず，併用が必要．

量での骨破壊抑制効果が確認されている．

4 ステロイド性骨粗鬆症に対する薬剤選択[2]

ステロイド性骨粗鬆症に対しては，わが国の管理と治療ガイドラインによって**表2**に示す薬剤の推奨度が示されている．第一選択薬はアレンドロン酸とリセドロン酸である．これらが禁忌，早期不耐用，効果が不十分の場合のみ代替薬を使用する．

DON'Ts

- ☐ 長期臥床例など深部静脈血栓のリスクを有する例にはSERMは使用しない
- ☐ テリパラチド（遺伝子組換え）は24か月，テリパラチド酢酸塩は18か月を超えて使用できない

文献

1) 骨粗鬆症の予防と治療ガイドライン作成委員会：骨粗鬆症の予防と治療ガイドライン 2015年版．ライフサイエンス出版，2015

2) Suzuki Y, et al.：J Bone Miner Metab 2014；**32**：337-350

近畿大学医学部奈良病院整形外科・リウマチ科　宗圓　聰

A 膠原病・リウマチ治療薬

9 免疫グロブリン静注療法

DOs

- 免疫グロブリン製剤は低・無γグロブリン血症，感染症，炎症性／自己免疫性疾患に使用する
- 好酸球性多発血管炎性肉芽腫症や多発性筋炎／皮膚筋炎などで副腎皮質ステロイドや免疫抑制薬などの既存治療抵抗例に限り投与を検討する
- 副作用としてアナフィラキシーショック（特に初回投与開始から1時間以内）や血栓塞栓症に注意する

1 免疫グロブリン製剤とは

健康成人の血漿から免疫グロブリンG（immunoglobulin G：IgG）を分離精製した製剤である．各製剤によって精製方法の違いがあり，体内にあるIgGそのままの形の完全分子型とFc部分が切断されている不完全分子型に分けられる．完全分子型は半減期やオプソニン効果などにおいて生体内のIgGとほぼ同等であるが，不完全分子型は半減期が短く，Fc部分をもたないことよりその部位の機能が発揮できない．現在は完全分子型がおもに使われている．

当初は低・無γグロブリン血症患者への補充療法として開発されたが，重症感染症（細菌・ウイルス）への補助療法として使用され，さらに特発性血小板減少性紫斑病（idiopathic thrombocytopenic purpura：ITP）での免疫グロブリン大量静注療法（intravenous immunoglobulin：IVIG）の効果が報告されて以降，種々の難治性の炎症性／自己免疫性疾患の治療にIVIGが施行されている．

2 作用機序

感染防御に対しては，毒素・ウイルスに対する抗体による中和作用，オプソニン効果（食作用促進効果），補体による溶菌作用，抗体依存性細胞障害作用などの機序が知られている．しかし炎症性／自己免疫性疾患に対する作用機序は不明な部分も多く，複数の機序が関連していると考えられる．抗イディオタイプ抗体活性による自己抗体（病原性抗体）の中和やクリアランスの促進，補体依存性・抗体依存性の細胞障害作用による自己抗体，炎症性サイトカイン，細胞接着分子などの産生抑制など多くの機序が報告されている．

3 対象疾患

現在，国内での保険適用は表1の疾患，病態で認められている．中でも川崎病，慢性炎症性脱髄性多発根神経炎（chronic inflammatory demyelinating polyneuropathy：CIDP）／多巣性運動ニューロパチー（multifocal motor neuropathy：MMN），Guillain-Barré症候群（Guillain-Barré syndrome：GBS）では第一選択薬となっている．そのほかの疾患では副腎皮質ステロイド／免疫抑制薬を第一選択として使用し，それらの治療が効果不十分な場合に使用する．以下に膠原病・リウマチ領域の疾患について概説する．

a 好酸球性多発血管炎性肉芽腫症（eosinophilic granulomatosis with polyangiitis：EGPA）

気管支喘息などが先行し，好酸球増多を伴った壊死性肉芽腫性血管炎である．おも

表1 国内における静注免疫グロブリン製剤の適応

構造		一般名	製品名	ITP	川崎病	CIDP/MMN	GBS	天疱瘡	EGPA	PM/DM	MG	SJS/TEN
完全型	非修飾	ポリエチレングリコール処理ヒト免疫グロブリン	献血ヴェノグロブリン®IH	○	○	○			○		○	○	
		乾燥ポリエチレングリコール処理ヒト免疫グロブリン	献血グロベニン®I	○	○	○	○					○
		pH4処理酸性ヒト免疫グロブリン	日赤ポリグロビン®N	○	○							
		乾燥pH4処理ヒト免疫グロブリン	サングロポール®	○								
		乾燥イオン交換樹脂処理ヒト免疫グロブリン	ガンマガード®									
	化学修飾	乾燥スルホ化ヒト免疫グロブリン	献血ベニロン®I	○	○		○			○		
不完全型		ペプシン処理ヒト免疫グロブリン	献血グロブリン®									

全製剤とも低・無γグロブリン血症と重症感染症への適用あり．MG：重症筋無力症，SJS：Stevens-Johnson症候群，TEN：中毒性表皮壊死症

に小血管に病変を認め，副腎皮質ステロイドやシクロホスファミドが治療の第一選択となるが，これらの治療に対して抵抗性の神経障害を認めた場合，IVIGが保険適用となっている．また心障害に対する有効性も示唆されている．

b 多発性筋炎／皮膚筋炎(polymyositis/dermatomyositis：PM/DM)

骨格筋の炎症を主病態とした自己免疫性疾患である．皮膚筋炎は，典型的な皮疹を伴っている．副腎皮質ステロイドや免疫抑制薬がおもな治療法となるが，治療抵抗性の筋病変に対してIVIGが保険適用となっている．重要な合併症である間質性肺炎に対しての効果はまだ定まっていない．

c 川崎病

おもに乳幼児に多く発症し，発熱や特徴的な舌・皮膚症状をきたす中小動脈血管炎である．一般的に自己寛解性の疾患であるが，アスピリンのみの治療の場合には1/4程度に冠動脈瘤が発生することが知られている．IVIGは早期の解熱と冠動脈瘤合併の予防につながることが知られており，第一選択薬として使用されている．

d 免疫抑制療法下の補助療法

副腎皮質ステロイドやシクロホスファミドをはじめとした各種免疫抑制薬の使用は，しばしば免疫グロブリンの低下を引き起こし，易感染性の要因となることがある．また経過中，重症感染症と遭遇する機会も多く，必要に応じた補充や重症感染症時の併用療法として上手く使っていく必要がある．補充の場合は血清IgG 500 mg/dL以上が目標となる．

4 投与方法

IVIGは1回につき(200～)400 mg/kgを5日間投与．川崎病に関しては2,000 mg/kgを1回点滴静注の有効性が認められている．低・無γグロブリン血症には1回200～600 mg/kgを3～4週間隔，重症感染症には抗菌薬と併用して1回2,500～5,000 mgを投与する．

5 使用上の注意

　免疫グロブリン製剤に対するアナフィラキシー反応は少ないが認められている．初回投与開始1時間までは特に注意が必要である．ショックの既往があれば禁忌であり，IgA欠損症の場合，抗IgA抗体保有の可能性があるため慎重投与となっている．また脳・心血管障害の患者など血栓塞栓症リスクの高い患者は，大量投与による血液粘稠度増加により血栓塞栓症を起こす危険性がある．

　大量投与を行った場合，中和反応により生ワクチンの効果が減弱する可能性があるため，非経口生ワクチンの投与は6か月以上（麻疹感染のリスクが少ないようであれば麻疹ワクチンは11か月以上）あける．不活化ワクチンは影響が少ないと考えられており特に規定はない．

　副腎皮質ステロイドや免疫抑制薬などと比べ，易感染性を引き起こすことなく安全性は高い治療法と考えられるが，基本的にはヒト血液から作られた製剤であることを念頭におきながら使用すべきである（厳重な感染症対策が施されているが，理論上ヒトパルボウイルスB19やCreutzfeldt-Jakob病，その他未知の感染症伝播の可能性は否定できない）．

 Pitfall

疾患によって使用できる製剤（保険適用）が違うため，十分確認する．

DON'Ts

- [ ] 安全性の高い治療法ではあるが，血液製剤であることを認識し不要な治療はすべきではない

東邦大学医療センター大橋病院膠原病リウマチ科　**小倉剛久**

B　アレルギー疾患治療薬

1　抗ヒスタミン薬

DOs

- かゆみには抗ヒスタミン薬が効くかゆみと効きにくいかゆみがあることを知っておこう
- 疾患ごとに異なるかゆみのメカニズムを理解して，適切な抗ヒスタミン薬を選択しよう
- 学生や労働者(特にドライバー)には非鎮静性抗ヒスタミン薬を処方しよう

1　基本的な考え方

ヒスタミンは皮膚や粘膜に浮腫をもたらし，かゆみやアレルギー性鼻炎などを惹起する．一般的に，抗ヒスタミン薬はヒスタミン H_1 受容体(H_1-receptor：H_1R)にヒスタミンが結合することを阻害する薬剤である．近年，H_1R は活性型と不活性型の2種類が存在すること，それらは動的平衡状態にあることが明らかにされている．抗ヒスタミン薬は H_1R の活性化を妨げることで不活性型 H_1R の量を増やし，ヒスタミンの作用を阻害する．抗ヒスタミン薬は開発の経緯から第1世代と第2世代に分類されるが，国際的には鎮静性の有無で分類することが一般的である(表1)．

表1　抗ヒスタミン薬の分類

	鎮静性分類	特徴	一般名(商品名)
第1世代	鎮静性	抗コリン作用，中枢神経抑制作用があり，口渇や眠気がみられる．抗コリン薬との併用禁忌．	アリメマジン酒石酸塩(アリメジン®)
			クレマスチンフマル酸塩(タベジール®)
			d-クロルフェニラミンマレイン酸塩(ポララミン®)
			ジフェンヒドラミン塩酸塩(レスタミンコーワ®，ベナ®)
			シプロヘプタジン塩酸塩水和物(ペリアクチン®)
			ヒドロキシジン塩酸塩(アタラックス®)
第2世代		抗コリン作用が減弱．併用禁忌薬なし．抗アレルギー作用あり．	アゼラスチン塩酸塩(アゼプチン®)
			エメダスチンフマル酸塩(ダレン®，レミカット®)
			オキサトミド(セルテクト®)
			ケトチフェンフマル酸塩(ザジテン®)
	非鎮静性	強力かつ選択性の高い H_1 受容体拮抗作用．抗コリン作用や眠気が減弱．抗アレルギー作用あり．	エバスチン(エバステル®)
			エピナスチン塩酸塩(アレジオン®)
			オロパタジン塩酸塩(アレロック®)
			セチリジン塩酸塩(ジルテック®)
			フェキソフェナジン塩酸塩(アレグラ®)
			ベポタスチンベシル酸塩(タリオン®)
			レボセチリジン塩酸塩(ザイザル®)
			ロラタジン(クラリチン®)

2 第1世代抗ヒスタミン薬

　第1世代の抗ヒスタミン薬は血液脳関門を通過しやすく，脳内 H_1R に結合するとその鎮静作用によって眠気，めまい，倦怠感，認知機能の低下などの副作用が高頻度に発現する．投与中は自動車の運転などの危険を伴う機械の操作に従事させないよう十分な注意が必要である．加えて，第1世代抗ヒスタミン薬の多くは抗コリン作用を有するため口渇，尿閉，頻脈などの副作用を起こすことがあり，緑内障や前立腺肥大など禁忌となる疾患がある．

3 第2世代抗ヒスタミン薬

　第2世代の抗ヒスタミン薬は，抗ヒスタミン作用に加えて，マスト細胞からのケミカルメディエーター遊離抑制作用などの抗アレルギー作用を有する(表2)．初期に開発された第2世代抗ヒスタミン薬の一部は眠気などの鎮静作用が高率に認められるが，近年では，血液脳関門を通過しにくくして，鎮静作用を軽減した薬が多数開発されている．近年開発されている非鎮静性の第2世代抗ヒスタミン薬は血中半減期も長いため，1日1～2回の投与で効果が期待できる．また，効果不十分なときには2倍程度まで増量することが可能である．

4 抗ヒスタミン薬によるかゆみ治療

　皮膚疾患に伴うかゆみには抗ヒスタミン薬が奏効するかゆみと奏効しにくいかゆみがある．前者の場合はヒスタミンが主たるメディエーターとして作用している場合で，肥満細胞由来のヒスタミンが病態形成に関与する蕁麻疹が例にあげられる．後者はヒスタミン以外のケミカルメディエーターによってかゆみが惹起されている場合や，オピオイド系のような中枢性かゆみ惹起メカニズムが作動している場合で，アトピー性皮膚炎や乾癬に加えて，糖尿病，胆汁うっ滞，透析に伴うかゆみなどが例にあげられる．しかし近年，アトピー性皮膚炎のかゆみに対する抗ヒスタミン薬の効果は蕁麻疹より劣るものの，長期間持続的に投与することにより，かゆみが有意に抑制されるとの報告がある．乾癬のかゆみに対しても保険適用があるエピナスチン塩酸塩とオロパタジン塩酸塩は半数以上の症例で有効性が報告されている．一方，重症の透析患者や糖尿病や胆汁うっ滞に伴うかゆみには抗ヒスタミン薬は奏効し難いことが多い．したがって，疾患に応じたかゆみのメカニズム

Pitfall

実際には，単純に眠気がない薬を選択すればよいわけではない．鎮静効果により就寝中の搔破を抑制できるという考え方もある．

コツ

1種類の抗ヒスタミン薬で効果が得られなかった場合，他剤への変更や増量を考慮する．

表2　第2世代抗ヒスタミン薬の薬理作用

1. 抗ヒスタミン作用
2. 抗アレルギー作用
   第2世代の抗ヒスタミン薬は，薬剤の種類により種々の抗アレルギー作用を発揮する．
   - ケミカルメディエーター遊離抑制
   - サブスタンスP遊離抑制
   - サイトカイン産生・遊離抑制
   - 接着分子発現抑制
   - 好酸球に対する作用
     * 接着・遊走阻害
     * 活性酸素，組織障害性蛋白(major basic protein：MBP, eosinophil cationic protein：ECPなど)の遊離抑制　など

を理解し,それに応じた抗ヒスタミン薬を使用することが必要である.

DON'Ts
- ☐ 第1世代抗ヒスタミン薬は緑内障や前立腺肥大の患者には投与しない
- ☐ 自動車の運転や機械の操作を行う患者には鎮静性の抗ヒスタミン薬を処方しない

順天堂大学大学院医学研究科環境医学研究所,同大学医学部附属浦安病院皮膚科
鎌田弥生,髙森建二

memo

B アレルギー疾患治療薬

2 喘息治療薬

DOs
- 喘息治療薬は，長期管理のために継続的に使用する長期管理薬（コントローラー）と，喘息発作時に使用される発作治療薬（リリーバー）に区別しよう
- 喘息薬は投与経路により，吸入薬，内服薬，注射薬（点滴静注，皮下注，筋注），貼付薬があることを覚えよう
- 喘息吸入薬の種類を理解しよう

薬の種類を長期管理薬（コントローラー）と発作治療薬（リリーバー）に分けて解説する．

1 長期管理薬

長期管理薬は，喘息症状の改善および呼吸機能の正常化と，それらの維持を目的とした薬物で，抗炎症作用をもつ薬剤と長時間作用性の気管支拡張作用をもつ薬剤，両者の作用をもつ薬剤がある．長期管理薬として表1に分類される[1]．

a 副腎皮質ステロイド薬

抗炎症薬として代表的な薬物は副腎皮質ステロイド薬（以下，ステロイド薬）であり，最も効果的である．剤形には静注，筋注薬，経口薬，吸入薬があるが，副作用の面からも長期管理薬としては吸入薬が基本となっている．

吸入ステロイド薬（inhaled corticosteroid：ICS）は喘息症状の軽減，QOLの改善，気道過敏性の軽減，気道炎症の制御，気道のリモデリングの抑制，急性増悪の予防や喘息死の減少など多くの効果が証明されている．

わが国においてはすべての喘息患者に対する長期管理薬の第一選択薬となっている．

ICSの有効性は，比較的低用量で得られるが，吸入薬を増量しても量に比例した効果が得られるとは限らず，副作用のリスクが高くなる．喘息のコントロールは，ICSを増量するよりもほかの長期管理薬を追加したほうが治療成績はよいとされている．

ICSの全身性の副作用は，バイオアベイラビリティ（吸収されて血流中に残り，全身に分布する量）が低い薬剤が用いられるため，全身性の副作用（高血圧，肥満，骨粗鬆症，身長の伸びの抑制など）は他剤形の薬と比較して非常に少ない．

口腔・咽頭カンジタ症，嗄声などの局所的な副作用が問題になることがあるため，吸入後は必ずうがいを心がける．一方，ICSが結核を含め呼吸器感染症の危険率を上げるという証拠もなく，抗結核薬投与中であれば活動性結核においても禁忌ではない．

吸入器の種類としては，ガスとして噴霧される薬剤を受動的に吸入する定量噴霧吸入器（pressurized metered-dose inhalers：pMDI）と粉末状の薬剤を自己の吸気によって能動的に吸入するドライパウダー吸入器（dry powder inhaler：DPI）が存在する．またドライパウダー製剤・ガス噴霧製剤などが上手に吸入できない小児などのために，ネブライザーで吸入できる吸入液がある．pMDI，DPI，ネブライザーについての長所，短所を表2に示す．

b 長時間作用性β_2刺激薬

β_2刺激薬は強力な気管支拡張薬で，気管平滑筋のβ_2受容体に作用し，気管支平滑筋の拡張させ，線毛運動による気道分泌液の排泄を促す．短時間作用性β_2刺激薬（short

第5章　治療薬を使いこなす

表1　喘息長期管理薬の種類と薬剤

1. 副腎皮質ステロイド薬
    1) 吸入ステロイド薬
        (1) ベクロメタゾンプロピオン酸エステル
        (2) フルチカゾンプロピオン酸エステル
        (3) ブデソニド
        (4) シクレソニド
        (5) モメタゾンフランカルボン酸エステル
    2) 経口ステロイド薬
2. 長時間作用性β_2刺激薬
    1) 吸入薬　サルメテロールキシナホ酸塩
    2) 貼付薬　ツロブテロール
    3) 経口薬　プロカテロール塩酸塩，クレンブテロール塩酸塩，ホルモテロールフマル酸塩，ツロブテロール塩酸塩，マブテロール塩酸塩
3. 吸入ステロイド薬／吸入長時間作用性β_2刺激薬配合剤
    (1) フルチカゾンプロピオン酸エステル／サルメテロールキシナホ酸塩配合剤
    (2) ブデソニド／ホルモテロールフマル酸塩配合剤
    (3) フルチカゾンプロピオン酸エステル／ホルモテロールフマル酸塩配合剤
    (4) フルチカゾンフランカルボン酸エステル／ビランテロールトリフェニル酢酸塩
4. ロイコトリエン受容体拮抗薬
    (1) プランルカスト水和物
    (2) ザフィルルカスト
    (3) モンテルカストナトリウム
5. テオフィリン徐放製剤
6. 長時間作用性抗コリン薬　チオトロピウム臭化物水和物
7. 抗IgE抗体　オマリズマブ
8. ロイコトリエン受容体拮抗薬以外の抗アレルギー薬
    1) メディエーター遊離抑制薬
        クロモグリク酸ナトリウム，トラニラスト，アンレキサノクス，レピリナスト，イブジラスト，タザノラスト，ペミロラストカリウム
    2) ヒスタミンH_1受容体拮抗薬
        ケトチフェンフマル酸塩，アゼラスチン塩酸塩，オキサトミド，メキタジン，エピナスチン塩酸塩
    3) トロンボキサン阻害薬
        (1) トロンボキサンA_2合成阻害薬　オザグレル塩酸塩
        (2) トロンボキサンA_2受容体拮抗薬　セラトロダスト
    4) Th2サイトカイン阻害薬　スプラタストトシル酸塩
9. その他の薬剤・療法（漢方薬，特異的免疫療法，非特異的免疫療法）

〔日本アレルギー学会喘息ガイドライン専門部会：喘息予防・管理ガイドライン2015. 協和企画，2015；118を参考に作成〕

B　アレルギー疾患治療薬

acting inhaled beta 2 agonist：SABA）は発作時にリリーバーとして用いられ，長時間作用性β_2刺激薬（long acting inhaled beta 2 agonist：LABA）はコントローラーとして用いられる．

長期管理薬としてのβ_2刺激薬は長時間作用性の薬剤のみであり，吸入，貼付，経口などで投与される．これらの薬剤を長期管理薬として用いるときは，ICSと併用することが必須である．ICSとLABAを併用することで，相互の作用を増強させ，喘息のコントロールが良好となる症例が増加し，非常に有効であることが明らかにされている．

表2 吸入器の特徴

	薬とは別に販売	噴霧装置と薬が一体	
	ネブライザー	pMDI	DPI
種類			
噴霧方式	液状の薬をネブライザーにて霧状にし，吸入する	フロンガスなどを瞬時に吸い込む	薬(粉)を瞬時に吸い込む
噴霧時間	約3〜10分	0.3秒未満	個人の1吸気時間
長所	・誰でも通常の呼吸状態で吸入できる ・薬の混合液も吸入が可能	・軽量，小型，携帯性がよい ・即時吸入が可能	・軽量，小型，携帯性がよい ・吸気との同調がいらない
短所	・携帯性が悪い ・吸入時間が長い	・吸気と噴霧の同調が難しい ・年少児では使用が困難	・吸気速度(それなりの吸入力)が必要 ・年少児では使用が困難
おもな対象者	幼児，高齢者，重症患者	児童，成人，軽症患者	

いずれの剤形も安全性は高いが，副作用としては振戦・動悸・頻脈などがみられることがある．重大な副作用としては低カリウム血症がある．虚血性心疾患や甲状腺機能亢進症，糖尿病のある症例には注意する必要がある．

c ICS/LABA配合剤

ICS/LABA配合剤は，ICSとLABAを個々に吸入するよりも有効性が高いことは証明されている．配合剤の利点としてアドヒアランスの改善やLABAの単独使用を予防できることがあげられる．

d ロイコトリエン受容体拮抗薬

ロイコトリエン受容体拮抗薬(leukotriene receptor antagonist:LTRA)は気管支拡張作用と気道炎症作用を有している．

軽症例においては，ICSとほぼ同等の効果が得られており，中等症〜重症ではICSとの併用薬として使用される．リモデリング予防・改善効果があり，運動誘発性喘息，アスピリン喘息，鼻閉を伴うアレルギー性鼻炎や子宮内膜症の合併などでは使用を推奨されている．効果発現は薬剤によって異なるが，使用開始後1〜2週間後で確認されることが多い．

副作用は発疹，下痢や腹痛，肝障害などであるが，一般的には安全性が高い．

e テオフィリン徐放製剤

吸入拡張効果はβ刺激薬のほうが，また抗炎症効果はICSのほうが優れているが，テオフィリン除放製剤は，そのほかの治療にて効果不十分のときに追加使用することが推奨されている．

テオフィリン製剤は，かつては気管支喘息の中心となる薬物であったが，有効安全域が狭く，薬物相互作用などで血中濃度が変動するために，副作用の回避に血中濃度モニタリングが必要であるであるなど不便な面も多い．

副作用の観点から徐放製剤が使用されているが，副作用としては悪心・嘔吐などの消化器症状，さらに血中濃度が上昇すると頻脈，不整脈などがある．

f 長時間作用性抗コリン薬

喘息における長期管理薬として，長時間作用性抗コリン薬(long acting muscarinic antagonist:LAMA)であるチオトロピウムが使用可能となった．長期管理薬としてはICSを併用することが必須である．

副作用としては口渇が認められるが，抗コリン薬は体内への吸収率が低く，常用量であれば全身性の副作用はほとんど問題にならないが，注意すべき副作用として閉塞隅角緑内障や前立腺肥大がある．

g　抗IgE抗体

IgEに対するヒト化モノクローナル抗体として注射薬のオマリズマブがある．わが国では，高用量のICSに加えて複数の抗喘息薬を併用しても症状が安定せず，通年性の吸入抗原に対して陽性を示し，体重および初回投与前血清中総IgE濃度が投与量換算表で定義される基準を満たす場合に，その使用が可能となる．

抗IgE抗体追加にて，増悪予防，QOL改善，入院および救急受診回数の減少やステロイド薬の減量などを認める．

重篤な副作用としてアナフィラキシー反応が報告されている．投与2時間以内の出現が多いが，24時間を超える遅延性の反応も報告されている．悪性腫瘍の発症に関しては否定的である．

h　抗アレルギー薬

抗アレルギー薬は，I型アレルギー反応に関与する薬剤であり，メディエーター遊離抑制薬，ヒスタミンH_1拮抗薬，トロンボキサンA_2阻害・拮抗薬，Th2サイトカイン阻害薬がある．アトピー型喘息の30〜40％に効果があるとされる．

ケミカルメディエーター遊離抑制薬のクロモグリク酸吸入液は，非アトピー性が多い成人の喘息では用いる機会はかなり少ないものの，アトピー性が多い小児喘息では比較的効果があり有害な副作用がないということもあり小児科では非常に好まれる薬物である．

i　そのほかの薬剤

去痰薬や14員環マクロライド，漢方薬などがある．有効である報告は多いがエビデンスとしては確立されていない．

2　長期管理における発作治療薬

SABAは，喘息発作治療の第一選択薬である．高用量を単回使用するよりも少量を一定時間ごとに反復投与するほうが治療効果が優れている．著明な振戦や動悸などの副作用が出現する場合は中止とする．

a　ステロイド薬

気管支拡張効果が失われた症例，中等度以上の発作例，あるいはすでにステロイド薬を投与している例やハイリスクグループ（表3）など[1]，入院が必要な症例にステロイドの全身投与を使用する．

初回量はヒドロコルチゾン200〜500 mg，またはメチルプレドニゾロン40〜125 mgとし，以後ヒドロコルチゾン100〜200 mgまたはメチルプレドニゾロン40〜80 mgを必要に応じて4〜6時間ごとに点滴静注する．プレドニゾロン0.5 mg/kgの経口または点滴静注でもよい．

これらはコハク酸エステル型の注射用ステロイド薬であり，アスピリン喘息などで

表3　喘息治療におけるハイリスクグループ

ハイリスクグループとは，以下のいずれかがあてはまるものである．
①ステロイド薬の全身投与中あるいは中止したばかりである．
②過去の1年間に喘息発作による入院の既往がある．
③過去の1年間に喘息発作により救急外来を受診している．
④喘息発作で気管挿管をされたことがある．
⑤精神障害を合併している．
⑥喘息の治療計画に従わない．
⑦現在吸入ステロイド薬を使用していない．
⑧短時間作用性$β_2$刺激薬の過度依存がある．

〔日本アレルギー学会喘息ガイドライン専門部会：喘息予防・管理ガイドライン2015．協和企画，2015；151を参考に作成〕

は喘息発作が誘発されることがある．コハク酸エステル型注射用ステロイドの使用歴が不詳でアスピリン喘息が疑われる症例に対しては，リン酸エステル型注射用ステロイドであるベタメタゾン注 4 〜 6 mg やデキサメタゾン注 6 mg を使用したほうが安全である．

b テオフィリン薬

アミノフィリン 6 mg/kg の静脈内投与は気管支拡張効果があり，喘息発作の急性期の治療として有効であるエビデンスあるが，副作用出現が多く，欧米では使用されない傾向にある．

c 吸入抗コリン薬

発作時には，SABA に短時間作用性吸入抗コリン薬（short acting muscarinic antagonist：SAMA）を加えると β 刺激薬単独よりも気管支拡張効果が増強される報告があり，SABA で効果が不十分なときは，SAMA の追加投与を検討する．

d アドレナリン 0.1％ 皮下注射

β 刺激薬の吸入でも十分な効果を得られないような緊急の場合には，カテコラミン製剤を不整脈，心停止などに注意しながら，慎重に皮下注する．

アドレナリン（0.1％）の 0.1 〜 0.3 mL の皮下注射は，20 〜 30 分おきに反復投与が可能であるが，原則として脈拍を 130/min 以下に保つようにする．

DON'Ts

- 喘息管理で LABA や LAMA は ICS と併用しないで単剤で使用すべきではない
- アスピリン喘息の患者に過去の使用歴が明らかでない場合，コハク酸エステル型の注射用ステロイドは使用すべきではない

文献

1) 日本アレルギー学会喘息ガイドライン専門部会：喘息予防・管理ガイドライン 2015．協和企画，2015；118, 151

東邦大学医療センター大橋病院呼吸器内科　**小高倫生，松瀬厚人**

B　アレルギー疾患治療薬

3　点鼻薬

DOs

- ☐ 各種点鼻薬の特徴と有効性を理解し，ときには経口抗アレルギー薬と併用するなど，適切に使い分け，また処方の際にはていねいに使用法を指導しよう
- ☐ 鼻噴霧用ステロイド薬は鼻漏，くしゃみ，鼻閉症状のコントローラーとして用いよう

アレルギー性鼻炎の治療に用いられる点鼻用薬としては，ステロイド薬，抗ヒスタミン薬，ケミカルメディエーター遊離抑制薬，血管収縮薬がある．それぞれの特徴を理解し，適切に使い分けることが重要である．小児への適応は表1に示したとおりであるが，年齢制限については添付文書に明記されておらず，参考年齢を（　）内に示した．以下，各種薬剤について解説する．

1　鼻噴霧用ステロイド薬

1〜2日で効果が発現し，長期連用により改善率が上昇する．鼻漏，くしゃみ，鼻閉の3症状すべてに有効で，薬剤によっては眼症状の抑制効果も報告されている．特に1日1回使用タイプの鼻噴霧ステロイド薬はバイオアベイラビリティー（体内への吸収）が低く，単剤でも有効性が高い．一方で，ベクロメタゾンプロピオン酸エステルはバイオアベイラビリティーが40〜50％と高いため，連用には注意が必要となる．鼻アレルギー診療ガイドライン[1]において，通年性鼻アレルギーでは軽症〜重症で，花粉症では初期療法も含め，軽症〜重症・最重症まで幅広く推奨されている．小児にも使用可能な薬剤もあるが，ステロイドであるから，漫然と長期に使用することは控えるべきである．また，一般的にアドヒアランスが悪いことが指摘されており，確実な有効性を得るためには患者への啓発と指導が重要である．

2　ケミカルメディエーター遊離抑制薬

眠気や口渇といった副作用がなく，安全性は高いが，効果はマイルドで，症例によっては効果発現までに1〜2週間かかり，連用によって有効性が高まる．通年性アレルギー性鼻炎の軽症例や寛解時の維持療法，花粉症の初期療法がよい適応だと思われる．低年齢児にも比較的安全に用いられる．

3　抗ヒスタミン薬

点鼻用抗ヒスタミン薬にはケトチフェンフマル酸塩とレボカバスチン塩酸塩がある．くしゃみ，鼻漏に有効であり，鼻閉に対する有効性も経口抗ヒスタミン薬と比較して高く，全身的副作用が軽減できると考えられるが，一部の症例では眠気が出現する．また，鼻刺激感や咽頭違和感など局所の副作用が出現する可能性がある．

4　血管収縮薬

交感神経$α_1$および$α_2$受容体と結合し鼻粘膜を短時間で収縮させる．しかし，連用によりかえって鼻閉の原因となる（薬剤性鼻炎）ため，その使用は1〜2週間以内に留めるべきである．すなわち，鼻閉に対するレスキュー薬としての位置づけが妥当である．ステロイド鼻噴霧薬使用の際，鼻閉が強ければあらかじめ数分〜30分前に血管収縮薬を併用するとよい．薬剤性鼻炎が

表1 点鼻薬一覧

種類	一般名	商品名	禁忌(薬剤自体への過敏症を除く)	重大な副作用	適応	用法・用量：成人	用法・用量：小児	妊婦への安全性(FDA基準)
副腎皮質ステロイド薬	モメタゾンフランカルボン酸エステル水和物	ナゾネックス®	有効な抗菌薬の存在しない感染症、全身真菌症	アナフィラキシー様症状	AR	各鼻腔2噴霧1日1回	12歳未満(3歳以上)：各鼻腔1噴霧1日1回	C
	フルチカゾンフランカルボン酸エステル	アラミスト®	有効な抗菌薬の存在しない感染症、深在性真菌症	アナフィラキシー反応	AR	各鼻腔2噴霧1日1回	12歳未満(2歳以上)：各鼻腔1噴霧1日1回	C
	デキサメタゾンシペシル酸エステル	エリザス®(カプセル外用)エリザス®(点鼻粉末)	有効な抗菌薬の存在しない感染症、全身真菌症	アナフィラキシー様症状	AR	1回1カプセル1日1回	設定なし	C
	フルチカゾンプロピオン酸エステル	フルナーゼ®(50μg)フルナーゼ®小児用(25μg)	有効な抗菌薬の存在しない感染症、全身真菌症	アナフィラキシー様症状	AR, VR	各鼻腔1噴霧1日2回最大8噴霧	設定なし 15歳未満(5歳以上)各鼻腔1噴霧1日2回	C
	ベクロメタゾンプロピオン酸エステル	リノコート®(カプセル鼻用)リノコート®(パウダースプレー)	同上	眼圧亢進、緑内障	AR, VR	1回1カプセル1日2回 各鼻腔1噴霧1日2回	(6歳以上) (6歳以上)	C
抗ヒスタミン薬	ケトチフェンフマル酸塩	ザジテン®		アナフィラキシー様症状	AR	各鼻腔に1噴霧1日4回	3歳 1日2回、7～12歳 1日1回2～3回	C
	レボカバスチン塩酸塩	リボスチン®			AR	各鼻腔に2噴霧1日4回	3歳 1日2回、7～12歳 1日1回2～3回	C
ケミカルメディエーター遊離抑制薬	クロモグリク酸ナトリウム	インタール®		アナフィラキシー様症状	AR	各鼻腔1噴霧1日6回	年齢制限なし	B
血管収縮薬	ナファゾリン硝酸塩	プリビナ®	2歳未満の乳幼児・MAO阻害薬投与中			1回2～4滴、1日数回点鼻	本文に解説	C
	塩酸オキシメタゾリン	ナシビン®	同上			1回2～3滴、1日1～4回	本文に解説	C
	トラマゾリン塩酸塩	トラマゾリン®	同上			1回2～3滴、1日数回点鼻または噴霧	本文に解説	C
	塩酸テトラヒドロゾリン・プレドニゾロン配合	コールタイジン®	同上＋鼻に結核またははウイルス性疾患のある患者			3～5時間ごとに2～3回鼻腔内噴霧、または2～4滴点鼻	本文に解説	C

AR：アレルギー性鼻炎　VR：血管運動性鼻炎

発現した際には，その使用を中止する．そのほかの副作用として，$α_2$受容体刺激を刺激して起こる急性抑制反応（嗜眠，呼吸抑制，循環虚脱）が知られており[2]，2歳未満への使用は禁忌であり，また6歳未満にもできるだけ使用をさけ，必要な場合には生理食塩液で希釈して必要最小限の使用とする．モノアミン酸化酵素（monoamine oxidase：MAO）阻害薬との併用はドパミンの濃度異常による悪性症候群を引き起こす可能性があり禁忌である．

 コツ

- 点鼻薬を使用する前に，鼻をよくかんで鼻腔のとおりをよくしておく．
- 滴下式容器の場合は頭を後ろに傾け点鼻する．定量噴霧式は頭をうつむき加減にし，片側に鼻孔を指で軽く押さえて，片側ずつ噴霧吸入する．ノズル先端はやや外側へ向ける（鼻中隔にあたると鼻出血・鼻中隔穿孔の原因となる）．
- 点鼻後は薬剤が鼻の奥までいきわたるように頭をやや後方へ傾け，静かに鼻から数秒間息を吸う．
- 点鼻後の容器はノズル先端をきれいに拭いて保管する．

⚠️ **Pitfall**

鼻噴霧ステロイド薬ジェネリック医薬品の中には添加物として，アスピリン喘息症状を誘因する安息香酸エステルが含まれている薬剤がある[3]ので，選択する際には添付文書を確認する．

DON'Ts

- ☐ 一般的にステロイド鼻噴霧薬の有効性・安全性は高いが，ステロイドであることを認識し，特に小児では漫然と長期間使用してはいけない
- ☐ 点鼻用血管収縮薬の連用は薬剤性鼻炎を引き起こし，かえって鼻閉の原因となるため，長期間・頻回に使用してはいけない

文献

1) 鼻アレルギー診療ガイドライン作成委員会（編）：鼻アレルギー診療ガイドライン―通年性鼻炎と花粉症―2016年版（改訂第8版）．ライフ・サイエンス，2015
2) 市村恵一：小児科臨床 2007；**60**：2515-2519
3) 渡邉直人，他：アレルギー 2013；**62**：986-988

埼玉医科大学医学部耳鼻咽喉科／アレルギーセンター　**上條　篤**

B　アレルギー疾患治療薬

4　外用薬

DOs

- アレルギー疾患治療薬として使用される外用薬は抗炎症薬である
- ステロイド外用薬は使用部位により，適した薬剤を選択する
- タクロリムス水和物軟膏は刺激感を抑える工夫が必要である

1 副腎皮質ステロイド外用薬

アレルギー疾患治療薬としておもに使用される外用薬は抗炎症薬である．副腎皮質ステロイド外用薬の適応はアレルギー性の湿疹皮膚炎群，痒疹群，アレルギー性薬疹，虫刺症などとなる．以下に実際に使用する際の注意点を述べる．

a 強さ

最も重要なポイントはその強さを知ることである．武田の分類を改変したランク表を示す（表1）．個々の皮疹の状態に見合ったランクの薬剤を選択し使用するが，通常使用するのはベリーストロングクラスからミディアムクラスまでの4段階である．成人では顔にミディアム，ほかの部位にストロング，乳幼児・小児では，1ランク低いクラスを選択する．

b 剤形

基本は軟膏を選択する．乾燥が基盤になる場合には軟膏，夏期など軟膏の使用感が気になる場合にはクリーム，頭にはローション，慢性の限局性病変にはテープ剤を選択する．

c 外用方法

第2指の先端から第1関節部まで口径5 mmのチューブから押し出された量（約0.5 g）が英国成人の手掌で2枚分に適量であることが示されている（finger tip unit）．日本人でもこの finger tip unit を目安として外用する．

外用回数は急性期には1日2回（朝，夕，特に入浴後）を原則とする．炎症が落ち着いてきたら1日1回に減らしていく．

さらに，いつまで外用するかについての指示が重要である．急性炎症性疾患では炎症症状の鎮静後，目安としては紅斑が消失し，軽い色素沈着となった場合に中止する．アトピー性皮膚炎など慢性疾患では急激に

表1　ステロイド外用薬のランク

ストロンゲスト	
0.05%	クロベタゾールプロピオン酸エステル
0.05%	ジフロラゾン酢酸エステル
ベリーストロング	
0.1%	モメタゾンフランカルボン酸エステル
0.05%	酪酸プロピオン酸ベタメタゾン
0.05%	フルオシノニド
0.064%	ベタメタゾンジプロピオン酸エステル
0.05%	ジフルプレドナート
0.1%	アムシノニド
0.1%	吉草酸ジフルコルトロン
0.1%	酪酸プロピオン酸ヒドロコルチゾン
ストロング	
0.3%	デプロドンプロピオン酸エステル
0.1%	プロピオン酸デキサメタゾン
0.12%	デキサメタゾン吉草酸エステル
0.12%	ベタメタゾン吉草酸エステル
0.025%	フルオシノロンアセトニド
ミディアム	
0.3%	吉草酸酢酸プレドニゾロン
0.1%	トリアムシノロンアセトニド
0.1%	アルクロメタゾンプロピオン酸エステル
0.05%	クロベタゾン酪酸エステル
0.1%	ヒドロコルチゾン酪酸エステル
0.1%	デキサメタゾン
ウィーク	
0.5%	プレドニゾロン

（2015年10月現在，武田の分類を一部改変）

中止することなく，漸減あるいは間欠投与とし，終了していく．プロアクティブ療法は，再燃をよく繰り返す皮疹に対して，急性期の治療によって寛解導入した後に，保湿外用薬によるスキンケアに加え，ステロイド外用薬やタクロリムス軟膏を定期的に（週2回など）塗布し，寛解状態を維持する治療法である．

d 部位に関する注意

顔，頸部，陰嚢などは高い薬剤吸収率をもつ部位へは長期間連用しないように注意する．以前，ステロイド皮膚症が出現したのは顔から頸部にかけてであり，長期外用によるものである．顔では1週間程度に留めたほうがよいが，ほかの部位では炎症がしっかり治まるまで外用して通常問題はない．

e 副作用

適切に使用すれば，副腎機能抑制などの全身的な副作用は少ない．局所的副作用については，皮膚萎縮，毛細血管拡張，ステロイド痤瘡，ステロイド潮紅，多毛，皮膚感染症の悪化などがときに生じうるが，中止あるいは適切な処置により軽快する．

ステロイド外用薬治療中の症状が再燃した際に，ステロイド外用薬の長期使用に伴う急速な効果の減弱（タキフィラキシー）が生じたといわれることがあるが，タキフィラキシーの結果ではなく，アドヒアランス低下が原因と考えられている．

2 タクロリムス水和物軟膏

タクロリムスは細胞内のカルシニューリンを阻害することにより炎症を抑制する．0.1％成人用と0.03％小児用があり，アトピー性皮膚炎が適応症である．2歳未満の小児，妊婦や授乳中の婦人には使用できない．体幹，四肢を対象とした成人用0.1％軟膏の有効性はストロングクラスのステロイド外用薬とほぼ同等である．

a 外用方法

しばしば塗布部位に一過性の灼熱感，ほてり感などの刺激症状が現れる．これらの症状は使用開始時に現れ，皮疹の改善に伴い消失することが多いので，あらかじめそのことを患者に説明しておく．

炎症所見が強い状態でタクロリムス軟膏を外用しだすと，刺激感は非常に強い．ベリーストロングクラス以上の副腎皮質ステロイド外用薬を3日間程度使用し，炎症がおさまった状態でタクロリムス軟膏の外用を部分的，小範囲から開始し，徐々に広げていくと，刺激感は少ない．

b 副作用

皮膚感染症の出現が指摘されているが，重症のことは少なく，面皰などが目立ってくる症例などが多い．皮膚萎縮は認められない．全身的な有害事象や毒性は確認されておらず，発がんのリスクについても，これまでのところ皮膚癌やリンパ腫の発症リスクを高めないというエビデンスが集積されてきている．

c タクロリムス軟膏と副腎皮質ステロイド外用薬の使い分け

ステロイド外用薬とタクロリムス軟膏の使い分けであげられるのは外用部位である．通常は，主として顔にタクロリムス軟膏，そのほかの部位にステロイド外用薬が使用されている．顔以外にも使用可能だが，急性期の重症の皮疹には，同じ程度の抗炎症作用を有しているとされるストロングクラスのステロイド外用薬と比べ，即効性では劣る．しかし，保水能，皮膚バリア維持に優れているとの報告があり，長期的な寛解維持目的の使用についてはタクロリムス軟膏も考慮に入れるべきである．

3 非ステロイド抗炎症薬・抗ヒスタミン外用薬

非ステロイド抗炎症薬（nonsteroidal anti-inflammatory drugs：NSAIDs）はステロイ

ドの基本構造をもたず，臨床的に抗炎症作用を有する外用薬で，使いやすい薬剤として小児を中心に広く使われるようになった．しかし，抗炎症作用は極めて弱く，接触皮膚炎を生じることがまれではなく，自然免疫抑制作用による病態の悪化などの指摘もあり，その適応範囲は狭い．

抗ヒスタミン外用薬は抗ヒスタミン内服薬ほどの止痒効果はない．蕁麻疹などの内服療法の補助，軽い瘙痒性アレルギー疾患において，1日何回でも外用できるという点で使用はしやすい．

DON'Ts

- ☐ ステロイド外用薬は顔では長期に使用してはいけない
- ☐ 非ステロイド抗炎症外用薬はやたらに使用すべきではない

慶應義塾大学医学部皮膚科　**海老原　全**

B アレルギー疾患治療薬

5 点眼薬

DOs

- アレルギー性結膜炎は日常臨床で非常に多く遭遇する疾患であり，眼瘙痒感を訴える患者には本疾患を疑おう
- 眼瘙痒感を訴える患者でアトピー性皮膚炎を合併している症例では，より重症であるアトピー性角結膜炎や春季カタルの可能性がある
- 春季カタルでは近年上市された免疫抑制点眼薬が有効である

1 アレルギー性結膜疾患の分類

アレルギー性疾患治療薬のうち点眼薬の適応は，おもにアレルギー性結膜疾患である．本項ではアレルギー性結膜疾患について点眼薬による治療を中心に述べる．

アレルギー性結膜疾患は「I型アレルギーが関与する結膜の炎症性疾患で，何らかの自覚症状を伴うもの」と定義される[1]．アレルギー性結膜疾患の年齢分布のピークは10代にあり，全人口の約15〜20％が罹患していると推定される．このアレルギー性結膜疾患はアレルギー性結膜炎，アトピー性角結膜炎，春季カタル，巨大乳頭結膜炎の4種類に分類される[2]（p.229の図1参照）．アレルギー性結膜炎は増殖性変化を認めず，症状の発現の時期により季節性と通年性に分けられる．季節性は花粉，通年性はハウスダスト，ダニなどが抗原となる．顔面にアトピー性皮膚炎を伴う患者に起こる慢性のアレルギー性結膜疾患がアトピー性角結膜炎である．

アレルギー性結膜疾患の中で最も重症化しやすい春季カタルでは，眼瞼結膜の乳頭増殖・増大（図1）あるいは輪部結膜の腫脹や堤防状隆起といった増殖性変化を認める．春季カタルではシールド潰瘍や角膜プラークといった角膜病変を呈することも特徴である．一般的に春季カタルは小児に多く，加齢に伴い鎮静化していく場合が多い，コンタクトレンズ，義眼，手術用縫合糸などの異物の刺激によって上眼瞼結膜に増殖性変化を伴う結膜炎を巨大乳頭結膜炎という．

2 症状

アレルギー性結膜疾患を疑わせる特異的な症状としては眼瘙痒感がある．目がかゆいという患者を診たらアレルギー性結膜疾患を疑う必要がある．また，「子どもの白目が風船のように腫れている」という急患の問い合わせがあればアレルギー性結膜炎で起こる結膜浮腫の可能性がある．これはI型アレルギーにより血管から血漿成分が漏出した結果，白目が水っぽく腫れて結膜浮腫をきたしている病態である．

3 治療

アレルギー性結膜疾患の治療の中心は点眼薬（表1）である．アレルギー性結膜炎ではおもに抗アレルギー点眼薬を用いる．抗アレルギー点眼薬にはメディエーター遊離抑制薬とヒスタミン H_1 受容体拮抗薬がある．前者は肥満細胞の脱顆粒を阻害し，ヒスタミン，ロイコトリエン，トロンボキサン A_2 などの遊離を抑制する．また炎症細胞の結膜局所浸潤を抑制する．通年性で第一選択となる．後者はヒスタミンの H_1 受容体をブロックすることで充血や眼瘙痒感を抑制し，即効性がある．季節性で第一選

表1 アレルギー性結膜疾患で用いられる点眼薬の分類

	一般名	商品名	特徴
メディエーター遊離抑制薬	クロモグリク酸ナトリウム	インタール®	
	アンレキサノクス	エリックス®	
	ペミロラストカリウム	アレギザール®	結膜滞留性が良好であり1日2回の点眼でよい
	トラニラスト	リザベン®	
	イブジラスト	アイビナール®	
	アシタザノラスト	ゼペリン®	
ヒスタミンH₁拮抗薬	ケトチフェンフマル酸塩	ザジテン®	
	レボカバスチン塩酸塩	リボスチン®	
	オロパタジン塩酸塩	パタノール®	
	エピナスチン塩酸塩	アレジオン®	
免疫抑制薬	シクロスポリン	パピロックミニ®	適応は春季カタル(抗アレルギー薬が効果不十分な場合)
	タクロリムス水和物(FK506)	タリムス®	適応は春季カタル(抗アレルギー薬が効果不十分な場合)、非常に有効である
ステロイド	フルオロメトロン	フルメトロン®	
	リン酸ベタメタゾンナトリウム	リンデロン®	効果は強いが、眼圧上昇などの副作用に留意が必要

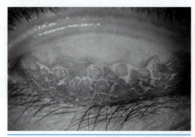

図1 フルオレセイン染色で染めた春季カタルの巨大乳頭
春季カタルの症例では上眼瞼を翻転すると巨大乳頭が観察される。
(カラー口絵 No.16 参照)

択となる。また、季節性では花粉飛散開始の2週間前からの投与が有効である。抗アレルギー点眼薬のみで効果不十分な場合にはステロイド点眼薬を用いるが、眼圧の上昇に留意する必要があり、定期的に眼圧測定をする必要がある。

アトピー性皮膚炎がある症例ではアトピー性皮膚炎の管理も重要であり、皮膚科への通院の有無を確認し、皮膚科と連携して加療すべきである。春季カタルに対しては抗アレルギー点眼薬の投与を行うが、これのみでは不十分なことが多い。以前はステロイド点眼を併用することが多かったが、最近では免疫抑制点眼薬がこれに取って代わっている。特にタクロリムス点眼はステロイド点眼に抵抗性の重症例に対しても有効なことを臨床的によく経験する。免疫抑制点眼薬では点眼時の刺激が強いことや、ヘルペスなどの感染に留意が必要である。これらの治療でも無効な症例には、短期間のステロイド内服が有効な場合もある。さらに、外科的治療としては巨大乳頭を切除する瞼結膜切除術を行う場合もある。

> **Pitfall**
> ステロイド点眼による続発緑内障では，点眼中止後も眼圧下降が得られずに，最終的に緑内障の手術まで必要になる症例もあるので注意が必要である．

> **コツ**
> 春季カタルの症例であらゆる点眼が無効な場合には，ステロイドの内服が有効なことがある．

DON'Ts

- ☐ ステロイド点眼を処方した場合，1週間後を目安に眼圧上昇や感染の有無を確認する必要があるため，診察の間隔を空けすぎてはいけない
- ☐ 結膜炎の原因はアレルギー性だけでなく感染性の場合も多いので，鑑別を十分に行わないまま抗アレルギー点眼薬やステロイド点眼薬を処方してはいけない

文献

1) 日本眼科医会アレルギー眼疾患調査研究班：アレルギー性結膜疾患の診断と治療のガイドライン．大野重昭（編）．日本眼科医会アレルギー眼疾患調査研究班業績集．日本眼科医会，1995：9-11
2) アレルギー性結膜疾患診療ガイドライン編集委員会：アレルギー性結膜疾患診療ガイドライン（第2版）．日眼会誌 2010；**114**：848

山口大学医学部眼科学教室　**山田直之**
九州大学医学部眼科学教室　**園田康平**

☑ **目が開かない子供**

　近医より難治性の春季カタルのお子さんが紹介されたときのことです．前医ですでに免疫抑制点眼薬やステロイド点眼薬を処方されていました．角膜病変のため眼痛が強く診察も難しいほどでした．外科的治療が必要と考え巨大乳頭の切除を行いましたが，症状はあまり改善しません．点眼薬についても「点眼後に痛みが続く」と嫌がっていたため，入院管理のうえ点眼を確実に行いましたが所見の改善は得られず，治療方針に困っていました．試しに1週間ステロイドを内服させたところ，結膜の増殖性変化は著明に軽減し，角膜病変にいたっては完全に消失しました．おかげで診察時でも目はパッチリ開くまでに改善し，初めて笑顔をみることができました．我々眼科医は，とかく点眼薬のみの治療に陥りがちですが，疾患によっては全身投与も必要であり，そのバランスの重要性をあらためて考えさせられた症例でした．
　　　　　　　　　　　　　　　　　　　　　　　　　　　　　　　（山田直之）

第6章

膠原病・リウマチ・アレルギー疾患を診療する

1-① 膠原病・リウマチの治療総論
リウマチ・膠原病の治療方針

> **DOs**
> - 徹底した病歴や臨床症候の把握に努め，検査成績，画像所見を総合的に駆使して早期診断に努めよう
> - 診断，疾患活動性や臓器障害の評価に基づき，治療適応，治療方針を決定しよう
> - 目標に向けて速やかな治療導入，安全な維持治療，合併症・副作用の管理と治療に努めよう

1 疾患概要

膠原病は多臓器障害を特徴とする全身性自己免疫疾患の総称であり，関節リウマチ（rheumatoid arthritis：RA）や全身性エリテマトーデス（systemic lupus erythematosus：SLE）などに代表される．免疫寛容の破綻に伴う自己反応性T細胞の活性化やB細胞から産生された自己抗体が介在して，皮膚，関節，心，腎，漿膜，神経，血管などの多臓器が障害される．膠原病・リウマチ性疾患の治療目標は，このような免疫異常を是正することによる疾患制御と臓器障害の進展抑制であり，副腎皮質ステロイドや免疫抑制薬が使用される．これらの非特異的な治療に加え，最近では生物学的製剤が登場し，RAなどで画期的な治療効果を呈している．一方，原疾患や治療薬に伴う臓器障害や併発症の管理と治療を徹底する必要がある．

2 検査・診断

膠原病はいずれの疾患も，病歴，臨床症候を徹底的に把握し，検査成績や画像所見をあわせて総合的に評価して，早期診断に努める．診断には，各疾患に対して公表された分類基準や診断基準などが有用である．また，疾患活動性，臓器障害，重症度，病型，併発症や合併疾患などを同時に評価する必要がある．

3 治療の考え方と実際

早期診断，早期治療に努め，理論や根拠に基づく診療を心がける．いずれの膠原病・リウマチ性疾患でも，疾患活動性，機能障害，構造障害，臓器障害などを評価したうえで，速やかに治療適応の可否を判断し，治療が必要な際には薬剤や使用量を決定する．治療目標は，全身症状や臓器障害のない寛解導入，関節などの臓器障害や機能障害の回避・進行抑止，寛解維持・再燃回避が現実的な治療ゴールで，さらに，生命予後の改善やドラッグホリデー（治癒）を目指した長期的観点から治療計画をたてる．

治療は一般的に，原疾患に対する免疫抑制療法，および臓器障害に対する対症療法に分けられる．また，発症時や再燃時の導入療法と寛解維持療法は，薬剤の種類や用量が異なる．さらに，臓器障害の有無や疾患活動性によっても治療選択が異なる．治療薬の開始時には，適応疾患，禁忌，警告，要注意事項などに留意し，添付文書，

治療指針，ガイドラインなどに準拠してスクリーニングを行う．治療開始後には定期的にモニターし，治療反応性，臓器障害，併発症や有害事象などを評価，管理し，副作用の発現時には早急に対処する．

たとえば，RA と診断すれば，禁忌がなければ代表的な合成抗リウマチ薬であるメトトレキサートで治療を開始するのが標準的治療である．治療の目標は寛解を達成することであり，寛解が達成されるまで治療を 3 ～ 6 か月ごとに見直す．寛解は，DAS28，SDAI，CDAI などの客観的総合的指標で評価する．メトトレキサートにて効果が不十分であれば，ほかの合成抗リウマチ薬やバイオ抗リウマチ薬との併用が推奨される．寛解達成が困難な進行例では，低疾患活動性が代替目標となる．1 剤目のバイオ抗リウマチ薬で効果不十分な症例には，ほかのバイオ抗リウマチ薬にスイッチする．

また，代表的な膠原病である SLE の治療は，診断したうえで，重症臓器病変を有し，疾患活動性が高ければ，大量ステロイド薬と免疫抑制薬の併用療法を速やかに開始する．免疫抑制薬として，シクロホスファミドパルス療法またはミコフェノール酸モフェチル（ループス腎炎）を併用し，6 か月間継続しても改善がなければ，免疫抑制薬をスイッチする．初期治療に反応性を認めた際は，臨床症候や検査成績を参照に，ステロイドを減量して維持療法に移行する．維持療法は少なくとも 3 年間維持し，薬剤の中止を目指す．また，ヒドロキシクロロキンは欧米では標準薬として治療開始時から併用することが多い．一方，重症臓器病変がなければ，対症療法や無治療にて経過観察可能とする．皮膚症状，倦怠感，発熱などの症状がある際には，ヒドロキシクロロキンまたは少量のステロイド薬が推奨される．

ほかの膠原病諸疾患においても，RA や SLE の治療法がほぼ同様に応用される．いずれかの膠原病と診断されても，短絡的にステロイド薬を使用すべきではなく，臨床症候がなく，検査値が安定している患者には，治療は推奨されない．実際，RA，血清反応陰性脊椎関節症，臓器障害のない強皮症や Sjögren 症候群など，多くの疾患において基本的にステロイド薬は推奨されない．SLE でも 1/3 の症例ではステロイドは不要とされ，適応を見極める必要がある．一方，肺高血圧症に対するプロスタグランジン誘導体，エンドセリン受容体拮抗薬，ホスホジエステラーゼ-5 阻害薬をはじめ，皮膚潰瘍，逆流性食道炎，強皮症腎，乾燥性角結膜炎などの臓器・組織障害に対する対症的治療も飛躍的に進歩している．いずれの疾患においても，治療目標は全身症状や臓器障害のない寛解であり，再燃や臓器障害の回避が現実的な治療ゴールである．

4 予　後

治療の進歩に伴い，膠原病・リウマチ性疾患の機能的予後，生命予後はいずれも顕著に改善したといわれる．しかし，原疾患に伴う臓器障害，治療に伴う有害事象などのため，生物学的製剤が普及した RA でも平均年齢は依然として一般人口よりも 10 歳以上短い．また，SLE の予後は 10 年生存率 70 ～ 90%，20 年生存率 50 ～ 70% とされるが，発症年齢が 20 ～ 30 歳代であることを考慮すると決して高いとはいえない．多くの疾患の死因の第 1 位は感染症であり，原疾患，およびステロイド薬や免疫抑制薬などによる免疫抑制状態の十分な管理が必要である．なお，膠原病諸疾患は，重症度などに応じて特定疾患医療費受給の対象となることがある．

DON'Ts

- [ ] 検査に頼り過ぎないこと(診断がつかないときは,徹底的に病歴と臨床症候を把握しよう.膠原病に共通に診られる所見,特異性の高い所見などをみつければ,診断に容易に結びつくことが多い)
- [ ] いずれかの膠原病と診断されても,短絡的にステロイド薬を使用しない.RA,強皮症,Sjögren症候群などの多くは基本的にステロイドを使用せず,適応を見極める必要がある
- [ ] 原則として免疫抑制薬は妊婦には投与しない

産業医科大学医学部第1内科学　**田中良哉**

memo

A 膠原病・リウマチ

1-② 膠原病・リウマチの治療総論
リハビリテーション

> **DOs**
> - ☐ 関節リウマチの障害の特徴を理解しよう
> - ☐ 身体機能・構造の障害に対する理学療法の必要性を理解しよう
> - ☐ 日常活動の障害に対する作業療法の必要性を理解しよう
> - ☐ 社会参加には，リウマチ友の会の活動・情報が有用である

1 関節リウマチの障害とICF障害モデル

関節リウマチ（rheumatoid arthritis：RA）のリハビリテーション治療は，医師の指示のもと，おもに理学療法士・作業療法士らとのチーム医療で行う．1980年から広く用いられた国際障害分類（international classification of impairments, disabilities and handicaps：ICIDH）は，機能障害から能力低下，社会的不利に陥る障害を一方向でマイナス面から表現していた．WHOは2001年に，国際機能分類（international classification of functioning, disability and health：ICF）と改訂し，否定的な障害の表現をさけ，機能障害を「心身機能と身体構造」，能力低下を「日常活動」，社会的不利を「社会参加」と表し，環境・個人因子の関与も含めた（図1）．

RAの「身体構造」は，関節変形・可動域制限，疼痛，筋力低下の問題として，おもに理学療法士が運動療法と物理療法で治療に当たる（表1）．「日常活動」は，食事・整容・排泄・入浴動作の各活動を補装具など使用し作業療法士が指導する．上肢の可動域制限・筋力低下は日常生活動作訓練として作業療法士が担当することが多い．「社会参加」については，保健師・社会福祉士・ソーシャルワーカーなどが社会資源を利用したQOLの向上を目指す．

一般のリハビリテーションでは，脳卒中や心筋梗塞，術後患者など，発症時の障害

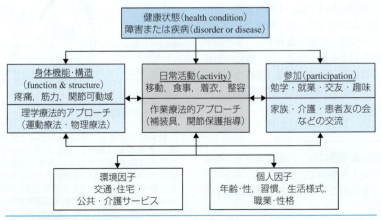

図1 国際機能分類（ICF）

表1 RAのリハビリテーションアプローチ

○機能・構造の障害への理学療法
1. 疼痛(温熱・寒冷・光線・安静)処置
2. 筋力低下に対して等尺性筋力訓練
3. 関節可動域・関節拘縮などの愛護的訓練
4. 体力の維持・増進(有酸素運動の持続)

○日常活動能力の低下への作業療法
1. 日常生活動作訓練
2. 関節保護,機能代償法の指導
3. 杖・車椅子・自助具・補助具・靴の処方と指導
4. 在宅生活指導・家屋調整の助言

○社会参加の不利へのアプローチ
1. 交流・教育(リウマチ友の会など)
2. 職場復帰の援助
3. 趣味・交友の機会の確保
4. 介護保険,身障者手帳などの利用

が最も重篤であり,急性期治療後,リハビリテーション回復期病床で行われる.しかし,RAは徐々に障害が進む特殊性があり,生活活動でも上・下肢荷重関節は破壊・変形が進み,安静では筋力低下・廃用性拘縮となり,早期からの患者教育や運動指導が必要である(表1).

2 身体機能障害へのアプローチ

a 疼痛・腫張

関節の疼痛緩和には温熱・寒冷療法などの物理療法が有効である.腫張・熱感などの関節炎には,代謝や知覚神経伝導速度を抑制するアイスパックなどの寒冷療法が適する.朝のこわばりは,夜間の安静・廃用であり,温熱療法は,腱・滑膜などの軟部組織の伸張性,疼痛を改善する.また温水浴や装具による温・冷覚,圧・触覚の知覚入力が疼痛軽減に作用する(疼痛のゲートコントロール).超音波療法や低強度レーザー照射も有効とされる.

b 変形・関節可動域制限＝可動域訓練

変形拘縮予防には,関節保護指導,疼痛のない最大可動域での能動(自動)運動の指導や,愛護的な受動(他動)可動域訓練を施行する.

c 筋力低下に対する等尺性訓練

床からの立ち上がり動作などの筋力・瞬発力は type II 白筋(解糖系無酸素運動筋)の等尺性運動である.徒手筋力試験で筋力3(重力に抗して可動)レベルの筋に対して,背臥位で股関節を約30°挙上し約5秒間保持する腸腰筋・大腿四頭筋訓練,側臥位で股関節を約30°側臥位で外転挙上し約5秒間保持する中殿筋訓練,重垂やゴムバンドを使用した等尺性筋力訓練指導を行う.神経筋電気刺激(neuromuscular electrical stimulation: NMES)は人工関節術後などで使用される.

関節破壊・変形が起こりやすい手関節・手指関節は,等尺性筋力訓練より,関節保護教育や自助具・装具を用いた代償的な日常生活活動の指導が優先される.

d 持久力低下に対する有酸素運動

有酸素運動は,type I 赤筋の持久力や心肺機能改善のため推奨される.エルゴメー

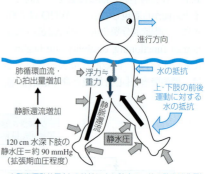

1. 有酸素運動効果(水の粘性により陸上の2倍の酸素消費量)
2. 浮力:重力のほとんどを打ち消す(関節の荷重消失)
3. 温熱によるゲートコントロール作用で疼痛緩和

図2 水中運動の利点

水中運動では,水の粘性により四肢・体幹運動に抵抗が発生する.時速3 kmの陸上歩行の酸素消費量が約3 METs,同じ時速3 kmの水中歩行では約4 METsの酸素消費量で関節荷重負荷のない効率的な有酸素運動が可能である.また,静水圧(120 cm水深で拡張期血圧に匹敵する90 mmHg)が下肢からの静脈還流量を増加し心肺機能を高め,リンパ浮腫・血栓性静脈炎の予防にも有用である.

第6章 膠原病・リウマチ・アレルギー疾患を診療する

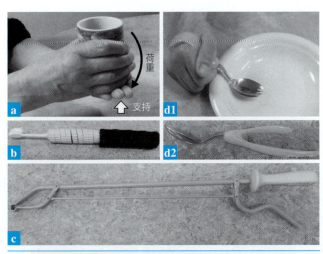

図3 関節保護法，自助具（作業療法的アプローチ）
a：関節保護法．コップなどの把持では重力方向への尺側偏位を予防するため対側手で重量物を回外位で支える指導をする．b〜d：自助具．市販の歯ブラシ(b)やスプーンなど，手関節，手指屈曲制限，把持力不足に対して，太い柄，リーチを伸ばすなど使いやすい工夫をする．リーチャー(c)は立位・坐位などで床の物を拾うなど，リーチ機能を代償するRA患者で最も使用される自助具である．60℃程度の温水で自由に変形し，常温で硬化する可塑性素材の自助具(d1, d2)で患者の手の形状や角度に合わせ調整する．

ター運動は，歩行運動の接地の衝撃や下肢関節の荷重が少なく，リウマチに推奨される．温泉療法を含めた水中運動療法(図2)は，浮力による荷重関節の免荷・保護，水の抵抗による有酸素運動，静水圧による静脈還流増加による心肺機能のフィットネス，全身皮膚への温熱・圧入力による疼痛緩和に有用である．

3 日常生活活動に対する作業療法学的アプローチ

a 関節保護と自助具(図3)

関節に負荷が少ない日常活動動作を食事・更衣・入浴動作など具体的に実践・指導する．カップなど前腕中間位で片手把持する場合，重力により手関節尺側偏位が増強するため，対側の掌で補助するよう指導する(図3a)．

自助具は，関節可動域制限を代償する道具である．柄の太い筒状の各種自助具が利用される(図3b)．リーチ障害では，リーチャー(図3c)が用いられる．熱可塑性素材で患者に合わせて修正可能な自助具(図3d)を提供する．

b 補装具療法(図4a)

手指・手関節には，上肢熱可塑性素材のスプリント（手の装具：図4a）で疼痛軽減・変形予防が使用される．

下肢関節の免荷に，杖，膝サポータ，装具・足底板を検討する．プラットホーム付杖（いわゆるリウマチ杖，図4b）は肘，前腕で荷重し，手指・手関節で把持する杖より有用であるが，重量（約1kg）と費用が欠点である．安価で軽量なT字杖（100〜200g）を使用する場合は，手指の変形に注意を要する．内側ウェッジ付足底板(図5)や靴型装具はRAに多い外反膝や，足アーチの形成，外反母趾・多重趾（内反小趾）に

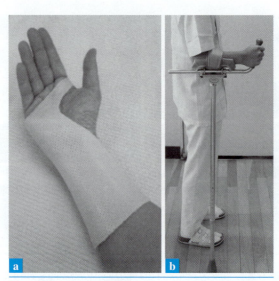

図4 関節リウマチの補装具
a：手関節固定装具（安静装具，夜間装具）．熱可塑性素材のため，患者ごとに，容易に加工・修正できる．b：プラットホーム付杖（いわゆるリウマチ杖）．手指・手関節を免荷し肘で荷重する杖．

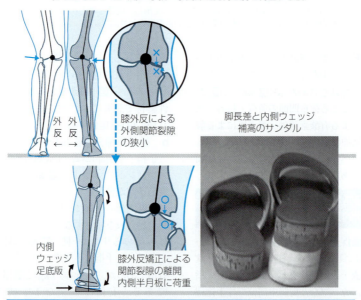

図5 膝外反（X脚）と内側ウェッジ足底板
外反膝（X脚）の多いリウマチ例に対し，内側ウェッジ足底板は，足底の内側をもち上げ，下腿骨の外反を矯正し，内側半月板に荷重し，疼痛減少，歩行機能改善を果たす（逆に，高齢者の変形性膝関節症の内反膝（O脚）には，外側ウェッジ足底板が推奨される）．膝関節のアライメントを調節する観血的脛骨骨切り術と同様の効果を，足底板の調節で得られる．

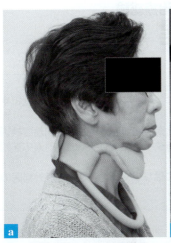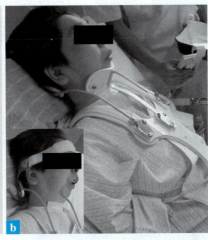

図6 頸椎カラーとSOMI型装具
a：頸椎装具（カラー）：軽量で装着が容易．b：SOMI型装具：体幹・後頸部装具を中心に顎関節を下方支持する．食事の際，前額部ベルトの併用で，顎関節支持部は除去可能（b-下）．

も有用である．

環軸椎亜脱臼は椎骨動脈血流・脳幹の重篤な障害を起こし，進行例では観血的固定術が行われる．XP所見により予防目的で頸部前屈制限のためのソフトカラー（図6a）やSOMI（sternal occipital mandibular immobilizer）型装具着用（図6b）の検討と，頸部後屈筋力訓練指導を行う．

DON'Ts

- リハビリテーションを希望する患者に必要がないと言わない

青森県立保健大学大学院理学療法学分野機能障害回復学領域　渡部一郎

A 膠原病・リウマチ

1-③ 膠原病・リウマチの治療総論
機能の再建

DOs

- 膠原病リウマチ疾患における手術療法は，可能な限りの保存療法に抵抗する疼痛および機能障害が適応となる
- 手術療法にはその目的に応じて滑膜切除術，関節形成術，人工関節置換術，関節固定術などがあるが，各関節の手術タイミングや手術の絶対適応を知っておく必要がある
- 最適な手術療法の結果を引き出すためにはリウマチ内科医/整形外科医の連携が不可欠である

1 手術適応とタイミング

関節リウマチに対する手術療法は薬物治療を中心とした保存療法に抵抗する関節痛あるいは関節破壊による機能低下により日常生活の質が保てない場合に考慮される．手術療法の目的は，保存療法に抵抗する滑膜炎を制御するための滑膜切除術と関節破壊により引き起こされた関節機能を再建する関節形成術，人工関節置換術や破壊関節を固定することで疼痛を除去する関節固定術に大別される．手術療法の目的，適応関節などによりタイミングは異なる．

2 手術の種類（表1）[1]

a 滑膜切除術

保存療法に抵抗する滑膜炎に対して施行される．近年，生物学的製剤の普及に伴い滑膜切除術の件数は激減しているが，全身的には疾患活動性のコントロールが良好でも関節局所に滑膜炎が持続しているケースや逆に強固な滑膜炎の存在のために良好な疾患活動性のコントロールが得られない場合に考慮される．滑膜炎が持続している関節は将来的に骨関節破壊が引き起こされる確率が高い．したがって滑膜切除術は罹患関節の関節破壊が引き起こされる前に考慮されるべき手術療法である．手術のタイミングを逃さないためには日常診療で検査データのみでなく罹患関節局所の診察を十分行うことが必要である．鏡視下手術の普及により低侵襲で行えることが多い．非荷重関節である肘，手関節ではある程度関節破壊が存在しても滑膜切除術が有効であることも多い．

表1 RA手術の部位と術式（推奨度）

	滑膜切除術	人工関節置換術	関節固定術	関節形成術
肩関節	B	B	C	C
肘関節	A	A	D	C
手関節	A	C	A	B
手指関節	B	A	A	B
股関節	C	A	C	C
膝関節	A	A	C	C
足関節	B	B	A	C
足趾関節	C	C	B	A
手腱鞘	腱移行 A	腱移植 A		
頸椎		固定術		

A：手術を行うよう強く勧められる．B：手術を行うよう勧められる．C：手術を行うよう勧めるだけの根拠が明確でない．D：行わないよう勧められる．
〔越智隆弘，他（編）：診断のマニュアルとEBMに基づく治療ガイドライン．日本リウマチ財団，2004：128より引用改変〕

b 関節形成術

関節形成術の代表は人工関節置換術である．破壊された関節機能を再建する有用な手術である．特に股関節，膝関節においてはその有用性は優れている．適切なタイミングで施行された股関節膝関節人工関節置換術は 20 年以上の耐用性と優れた再建関節機能が期待できる．一方，手術のタイミングを逃し，破壊関節の高度な関節変形，不安定性，拘縮や周囲の筋萎縮が生じた段階では高度な手術手技が必要とされ，耐用性，再建関節機能も期待通りにならないこともある．人工関節置換術にも再建関節機能を最大限に引き出せる手術タイミングがあることを知り，むやみに適応関節の治療を遅らせるべきではない．最近では肘，肩，足関節の治療成績も向上している．関節形成術は人工関節を用いず滑膜切除および脱臼変形を矯正する手術でおもに足趾関節で行われることが多い．特に薬物療法によりタイトコントロールが可能になった近年は関節温存を目的とした関節形成術の成績が向上している．

c 関節固定術

破壊関節を固定する手術であり，当然罹患関節の可動域は失われるが安定した疼痛除去効果が期待できる．人工関節置換術の長期成績が期待できない手関節，DIP 関節（distal interphalangeal joint），足関節やもともと可動域に少ない中足部などが対象となる．

d 腱再建術

関節リウマチでは手指伸筋腱断裂は比較的頻度が高く，また屈筋腱断裂は比較のまれである．いずれも腱断裂は保存的には修復が望めないため断裂直後の早期に手術加療が勧められる．放置すればするほど腱再建が難しくなり術後の理学療法も長期にわたることが多い．

e 頸椎手術

環軸椎間関節に生じる滑膜炎による不安定性や亜脱臼により軸椎頭蓋底陥入や脊髄の圧迫が生じる場合に考慮される．環軸椎間固定を行い不安定性による疼痛や神経症状の改善を期待する．また中下位頸椎にも病変がおよび不安定性や変形による神経症状が認められることがあり手術が考慮されることがある．また明らかな神経障害が認められる場合は絶対適応になる．

3 上肢/下肢/脊椎の手術

a 上肢の手術

関節リウマチによる手，手指変形は最も頻度の高い変形であり，日常生活への影響大きく，手術適応となる症例も多い．手術は上肢関節罹患により食事動作，衣服着脱，整容動作，排尿排便動作などに障害が生じる場合に考慮される．単関節のみでなく多関節が原因となっていることもあり複数関節の機能再建を考慮すべきケースもある．

1）手指関節

罹患関節の滑膜炎の持続により関節周囲の軟部組織の弛みと不安定性が出現し，関節変形，破壊が引き起こされる．典型的な変形は尺側偏位，スワンネック変形，ボタン穴変形などである．高度な変形に対しては人工指関節置換術が考慮される．母指 IP 関節（interphalangeal joint）の不安定性に対しては関節固定が適応となる．いずれも高い治療効果が期待できる．近年の tight control 下では骨関節破壊が生じる前に弛緩した軟部組織を修復するのみで尺側変位を矯正でき，その手術効果が維持できるようになってきた（図 1）．手術のタイミングが重要となる．

2）手関節

手関節に対しては，滑膜切除術，関節固定術，断裂腱再建術などが考慮される．疼痛，不安定性の改善が目的となることが多く，破壊関節部位によっては部分関節固定術で疼痛の除去および可動域の確保が可能な症例もあり，術前の動的評価なども含め

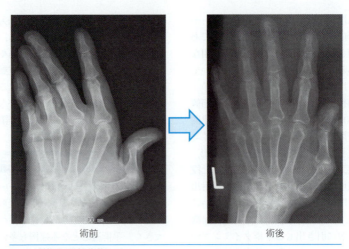

図1 軟部組織修復術
tight control 下では軟部組織修復術の治療成績も向上.

てその適応が考慮される時代である．手指伸筋腱断裂(図2)は通常小指から生じ，放置することで環指，中指へと断裂が拡大していくために手術の絶対適応である．可及的早期での手術が考慮されるべきで，陳旧例では手術手技の複雑化，術後理学療法の延長，再建機能の低下が問題となる．

3) 肘関節

肘関節の罹患により顔や口に手が届かない，排便動作に支障をきたすと手術を考慮する．下肢荷重関節と異なり，ある程度関節破壊，変形が存在する状態でも滑膜切除および関節形成術で対応できる症例もある．関節変形，不安定性により生じた尺骨神経の症状が認められる場合には手術を早期に考慮すべきである．高度変形，不安定性，拘縮が存在する症例では人工関節置換術も選択肢となる．インプラントデザイン，手術手技の改良により伸展方向への可動域の良好となり，再建関節機能や長期成績も期待できる時代になってきている．

4) 肩関節

滑膜炎症が持続し可動域制限や夜間痛が生じる場合，滑膜切除術が考慮される．関節破壊が高度に生じている症例では腱板機能も残存していないことが多く，除痛がおもな目的になり人工関節置換術，人工骨頭置換術の適応になるが，機能再建は難しかった．わが国でもリバース型人工肩関節置換術が認可になり，腱板機能が残存していない肩関節にも挙上可能となる機能再建が行える可能性が示唆されているが，肩甲骨側の高度破壊症例では人工関節の設置が困難であり，タイミングが重要である．

b 下肢の手術

1) 股関節

明らかに画像上，関節破壊が認められ疼痛は強く歩行障害を生じる場合には人工関節置換術を考慮する．関節リウマチに対する人工股関節全置換術は除痛，機能再建，長期耐用に優れた手術である[2]．高度関節変形をきたさないタイミングでの手術が勧められる．一方，関節破壊をほとんど認めない滑膜炎症による関節痛に対しての滑膜切除術の効果はエビデンスが少ないため適応になることは少なく，薬物療法の強化が選択されることが多い．

第6章 膠原病・リウマチ・アレルギー疾患を診療する

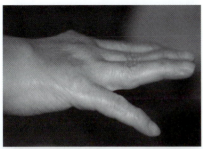
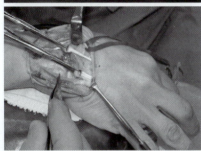
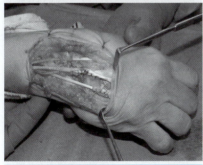

図2　手指伸筋腱断裂
(カラー口絵 No.17 参照)

2) 膝関節

膝関節は比較的頻度の高い罹患関節であり，炎症滑膜の量もほかの関節に比べて多いことから，薬物療法効果にも影響することが多い．また滑膜炎症が持続すると関節破壊が進行するため，保存療法に抵抗する滑膜炎症に対しては滑膜切除術が考慮される．鏡視下で施行されることが多い．関節軟骨損傷が生じる前に施行されると高い手術効果が得られる．一方，関節破壊が生じ疼痛，歩行障害が生じた場合は人工関節置換術が考慮される[2]．除痛効果，長期耐用性に優れた手術であるが，関節破壊の進行を放置し高度の関節不安定性，内外反変形，骨欠損，拘縮が生じた膝関節では習熟した手術手技が求められインプラントも表面置換型では対応できないケースも多々ある．これらのケースでは再建関節機能，長期耐用性の点で適切なタイミングで施行された人工膝関節置換術に比べ劣ることが多い．関節リウマチでは膝蓋骨置換も勧められる．

3) 足部

足部の関節罹患は頻度も高く手術対象となることが多い．患者が足部の疼痛，変形を訴えているときは必ず履物を脱がせ，十分に診察することが肝要である．また周辺の多関節破壊が関与しているケースが多く，疼痛の原因，変形の病態をよく理解して手術計画を考えることが必要である．前足部，中足部，後足部に大別される．

足底装具など保存療法に抵抗する場合，手術を考慮する．前足部変形による有痛性胼胝に対しては中足骨頭が脱臼して足底に突出して生じているため皮膚科での処置ではなく整形外科的加療の適応であることを知っておかねばならない．高度な変形を放置すれば局所の皮膚障害などが生じ潰瘍や感染を引き起こすため手術のタイミングを的確に判断するべきである．第2〜5趾前足部変形に対しては以前より中足骨頭切除術，切除関節形成術が施行され，良好な成績が報告されているが，近年，tight control下での中足骨短縮骨切り術と関節温存(関節形成)術も広く施行されるようになってきた．外反母趾変形が認められるケースでは関節破壊の程度により骨性の矯正および関節形成術や高度破壊例ではSwanson人工関節置換術を考慮する．

中足部は画像上関節破壊が認められ疼痛が持続する場合に関節固定術を考慮する．関節破壊の進行が著しい場合，距骨が前方

に傾斜し船底変形や後足部の変形にも影響することがあるため注意が必要である．

後足部は足関節や距骨下関節が手術対象となる．中後足部変形に対しては複数関節固定術（変形が存在する場合は矯正も含めた）が適応となる．一方，足関節に関しては長期にわたり安定した除痛効果が得られる関節固定術がゴールドスタンダードであるが，2000年代になり人工足関節置換術もインプラントデザイン，手術手技の改良により治療成績は向上しており適応を選べば除痛と可動域温存が可能な時代になってきている[3]．

c 頸椎の手術

上位頸椎，特に環軸椎間の滑膜炎による靱帯性制動機能破綻・骨破壊により環軸椎亜脱臼を高頻度に合併する．中下位頸椎においても椎間関節の関節破壊の進行に伴い亜脱臼を生じる．脊髄圧迫に伴う四肢神経障害を伴う場合には手術治療が必要となる．麻痺を認めないが中等度以上の脊髄圧迫がある場合はX線側面前後屈での不安定性なども考慮した相対的手術適応となる．後頭神経痛や頸部痛が薬物治療や頸椎カラーで効果を認めない場合にも疼痛の程度により外科治療も選択肢となる．近年画像解析技術や手術デバイスなどの進歩により，手術難度の高い高度骨破壊を伴う症例においても，手術が可能となっている．

d 多関節手術

関節リウマチは多関節罹患の疾患である．日常生活動作（activities of daily living：ADL）に障害が生じた場合，複数の関節障害が原因となっていて，単関節のみの手術ではADL改善が見込めないことも珍しくない．これは上肢，下肢ともに当てはまる．ADL障害が生じている病態を正確に把握し手術計画をたてることが求められる．一期的に複数関節手術が可能なケースや二期的に計画したほうがよいケースなど専門家に相談するべきである．歩行障害が生じている場合は下肢関節なのか脊椎由来の神経症状が原因なのか考慮すべきケースもある．

e 関節内注入療法

全身的な薬物療法に抵抗する罹患関節局所へのアプローチとして関節内注入療法がある．関節局所の炎症が急性増悪した場合にも有効である．副腎ホルモンを投与する．多数の関節に対して同時投与すると全身への影響が懸念され，また定期的な投与も勧められない．基本的には短期間限局的に考慮されるべきである．ヒアルロン酸は膝，肩関節に対して投与されることが多い．その効果については見解の分かれるところである．効果が認められるケースでは連続で4～5回投与されることが多い．

f 手術合併症

術後合併症としては創傷遷延治癒，手術部位感染，深部静脈血栓症，などがあげられる．生物学的製剤使用患者における予定手術では手術内容により，手術のタイミング，生物学的製剤の術前後の休薬を考慮する必要がある．またメトトレキサート（methotrexate：MTX）は 12.5 mg/week までの投与量であれば休薬を考慮する必要はないとされているが[4]，出血量の多い下肢人工関節置換術などでは体液量の減少によりMTXの血中濃度の上昇も考えられ個々の症例で慎重に考慮されるべきである．人工関節置換術後の合併症は関節リウマチでは変形性関節症に対して多いことが知られており，遅発性感染の頻度も高い．

DON'Ts

- ☐ 患者が関節症状を訴えている場合は必ず当該関節局所の診察を行う．決して検査データのみで済ませない
- ☐ 薬物療法の限界を知りすべての症状が薬物で改善されないことを知るべきである
- ☐ 手術療法でよい結果を引き出すためにはタイミングが重要であり，むやみに手術タイミングを引き延ばすことはしない

文献

1) 越智隆弘, 他（編）：診断のマニュアルとEBMに基づく治療ガイドライン．日本リウマチ財団, 2004：128
2) 一般社団法人 日本リウマチ学会（編）：関節リウマチ診療ガイドライン 2014
3) Tomita T, et al.：Primary and Revision Total Ankle Arthroplasty in Japan. Roukis TS（eds）. Springer, 2015：295
4) 日本リウマチ学会 MTX 診療ガイドライン策定小委員会（編）：関節リウマチ治療におけるメトトレキサート（MTX）診療ガイドライン，羊土社，2011：29

大阪大学大学院医学研究科運動器バイオマテリアル学講座　冨田哲也

A 膠原病・リウマチ

2-① 全身性結合組織病
関節リウマチ(RA)

DOs
- RA の診断は，リウマチ反応，関節所見，画像所見から総合的に行う
- RA 診断後は，抗リウマチ薬で早期から積極的に治療する

1 疾患概要

関節リウマチ(rheumatoid arthritis：RA)は慢性破壊性滑膜炎を主体とする炎症性疾患である．有病率は 0.5〜1.0％ で，4 倍程度女性に多い．関節が痛いだけの疾患ではなく，適切に治療しないと関節破壊から，変形，機能障害へと至ること，関節外症状として間質性肺炎や血管炎合併などがありうること，持続性炎症のために悪性リンパ腫や心血管イベントのリスクが高いことなど，全身性の疾患であることを認識する必要がある．疾患に関連する環境因子として，喫煙や歯周病，腸内細菌叢などが知られている．

2 検査・診断

初発症状は，起床時の手指のこわばりや手指・足趾などの小関節の疼痛が多い．ときに，間質性肺炎が先行して発症する症例もある．起床時のこわばりは，RA の場合には 15 分以上持続することが多く，1 時間以上の場合には有意と考えられる．関節炎のサインとして，腫脹，圧痛，運動痛を伴うことがあげられる．手指関節で侵されやすいのは，近位指節間関節，中手指節間関節が多く，遠位指節間関節は鑑別診断である変形性関節症で傷害されやすい．

診断は，症状，身体所見，検査所見を組み合わせて総合的に行う．2010 年米国リウマチ学会(American College of Rheumatology：ACR)/欧州リウマチ学会(European League against Rheumatic Diseases：EULAR)分類基準を参考に行われる(表 1)．本基準使用にあたっては，関節痛やこわばりのみの患者にこのスコアリングシステムにあてはめるべきではなく，少なくとも 1 つ以上の関節腫脹が認められることとほかに関節炎を説明しうる疾患がないことが前提条件である．

検査としては，血液と画像検査が主体となる．

血液検査では，rheumatoid factor(RF)と抗 CCP 抗体といった血清反応，CRP と赤血球沈降速度(erythrocyte sedimentation rate：ESR)といった炎症反応が必須である．RF は，感度は高いが関節リウマチ以外にも膠原病，ウイルス性肝炎，リンパ増殖疾患などでもしばしば陽性になる．抗 CCP 抗体は，感度・特異度ともに高く，診断の目安となる．CRP，ESR はどちらも炎症の存在を示唆し，関節炎の強さをよく相関するが，陰性が必ずしも関節炎の存在を否定するものではない．ほかに滑膜表層細胞によって産生される蛋白分解酵素である MMP-3 は，関節破壊や滑膜病変を反映するとされ，しばしば測定される．

画像検査の基本は単純 X 線写真である．関節腫脹を形態的に反映する軟部組織腫脹，骨破壊を示す傍関節領域骨粗鬆，びらん，強直や，軟骨破壊や腱の障害を示す関節裂隙狭小化が，関節リウマチの代表的変化である(図 1)．関節破壊の認めにくい初期には，単純 X 線写真よりも，造影 MRI や関節エコーで滑膜炎や微細なびらんを高感度に検出することができる．

第6章 膠原病・リウマチ・アレルギー疾患を診療する

表1 2010年 ACR/EULAR 分類基準

対象患者	
少なくとも1つの腫脹関節を有する．	
他疾患では十分説明ができない．	
Definite RA	
合計スコア≧6/10の際にRAと分類される	
罹患関節*	
1 大関節	0
2-10 大関節	1
1-3 小関節	2
4-10 小関節	3
＞10 関節，少なくとも1小関節を含む	5
血清学的因子	
RF・抗CCP抗体ともに陰性	0
少なくとも一方が低力価陽性	2
少なくとも一方が高力価陽性	3
急性相反応物質	
CRP・ESRともに正常	0
少なくとも一方が異常	1
滑膜炎期間	
＜6週	0
≧6週	1

＊小関節とは MCP，2-4PIP，1IP，2-5MTP，手首を，大関節とは肩，肘，股，膝，足関節を指す．

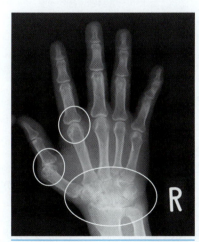

図1 関節リウマチ患者の単純X線写真
骨びらん，関節裂隙狭小化を認める．

3 鑑別診断

　関節痛をきたす疾患は鑑別する必要がある．日本リウマチ学会から発表されている，2010年分類基準を適用する際の鑑別診断リストが参考になる(表2)．

　手指関節痛，朝のこわばりを呈する変形関節症は，前述のように好発関節が異なる．

　膠原病の多くは関節痛，関節炎をきたす．抗核抗体や各自己抗体，膠原病に特徴的な症状，臓器障害が診断の一助となる．

　高齢発症関節リウマチは鑑別が難しく，特にリウマチ性多発筋痛症との鑑別が問題となるが，末梢関節炎の程度，肩関節周囲の滑液包炎の存在を目安とする．

表2 鑑別診断リスト

鑑別難易度高：頻度もスコア偽陽性になる可能性も比較的高い.
鑑別難易度中：頻度は中等または高いが，スコア偽陽性の可能性は比較的低い.
鑑別難易度低：頻度もスコア偽陽性になる可能性も低い.

鑑別難易度	疾患
高	1. ウイルス感染に伴う関節炎(パルボウイルス，風疹ウイルスなど) 2. 全身性結合組織病(Sjögren 症候群，全身性エリテマトーデス，混合性結合組織病，多発性筋炎 / 皮膚筋炎，強皮症) 3. リウマチ性多発筋痛症 4. 乾癬性関節炎
中	1. 変形性関節症 2. 関節周囲の疾患(腱鞘炎，腱付着部炎，肩関節周囲炎，滑液包炎など) 3. 結晶誘発性関節炎(痛風，偽痛風など) 4. 血清反応陰性脊椎関節炎(反応性関節炎，掌蹠膿疱症性骨関節炎，強直性脊椎炎，炎症性腸疾患関連関節炎など) 5. 全身性結合組織病(Behçet 病，血管炎症候群，成人 Still 病，結節性紅斑など) 6. その他のリウマチ性疾患(回帰性リウマチ，サルコイドーシス，RS3PE など) 7. その他の疾患(更年期障害，線維筋痛症)
低	1. 感染に伴う関節炎(細菌性関節炎，結核性関節炎など) 2. 全身性結合組織病(リウマチ熱，再発性多発軟骨炎など) 3. 悪性腫瘍(腫瘍随伴症候群) 4. その他の疾患(アミロイドーシス，感染性心内膜炎，複合性局所疼痛症候群など)

表3 疾患活動性評価法

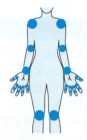

評価法	計算式	寛解	低疾患活動性	中等度疾患活動性	高疾患活動性
DAS28	$0.56 \times \sqrt{TJC28} + \sqrt{SJC28} + 0.7 \times \ln(ESR) + 0.014 \times GH$	< 2.6	≤ 3.2	≤ 5.1	> 5.1
SDAI	SJC28 + TJC28 + PhGA + PtGA + CRP	≤ 3.3	≤ 11	≤ 26	> 26
CDAI	SJC28 + TJC28 + PhGA + PtGA	≤ 2.8	≤ 10	≤ 22	> 22

診断にあたっては，関節炎の評価がきちんとできるかが大きなポイントである．普段から正しい方法で関節を触って，関節評価に習熟するよう心がけよう．

4 治療の考え方と実際

治療評価として，腫脹関節数，圧痛関節数，炎症反応，MMP-3 などが目安となる．疾患活動性の総合指標として，全身のうち 28 関節の評価を含めた DAS28，SDAI，CDAI などがある(表3)．

治療は，寛解をめざして，診断後速やかに開始し，定期的に疾患活動性を評価して，適宜治療調整を行う．高疾患活動性，RF/CCP 陽性(特に高値)，早期からの骨びらんの存在は予後不良因子とされ，強力な治療検討が必要である．

メトトレキサート(methotrexate：MTX)はアンカードラッグとされ，禁忌または慎重投与でなければ，治療は MTX で開始す

る．添付文書やMTX使用ガイドライン上は，6 mg/weekで開始することとなっているが，実際には8 mg/weekで開始することも多い．副作用予防のため，最終MTX内服から24～48時間後に葉酸5 mg/weekを内服する．高齢者，ごく軽症，合併症保有者では，ほかのDMARDsで開始することもある．MTXまたはDMARDsで効果不十分の際には，生物学的製剤使用を考慮する．生物学的製剤は，MTX効果不十分で予後不良因子(血清反応陽性，高疾患活動性，早期骨破壊)を認める際，もしくはMTXやほかのDAMRDsを追加・変更しても有効性不十分な際に選択される．生物学的製剤の臨床の疾患制御と関節破壊抑制に対する効果は非常に高いが，感染症のリスクが軽度上昇することと高価であることが欠点である．現在RAに対しては7種類認められているが，現在も多数開発段階にある．ステロイドは，抗炎症作用は高いが，長期的な副作用発現のリスクがあるため，可能な限り使用しない．現在では，挙児希望例，苦痛が非常に強い例，社会生活が困難な例など，特殊な事情を有する症例に限って使用されている．

5 予後

かつては慢性疼痛で苦しみながら徐々に関節変形する不治の病と考えられていたが，MTXや生物学的製剤など抗リウマチ薬の進歩によって，診療は劇的な変化を遂げた．早期診断し積極的に治療することで，人工関節などの手術件数は激減し，変形からの永続的機能障害をきたす患者も減ってきた．適切な診断，適切な加療が長期予後に大きく関係する．

DON'Ts

- 血清反応陽性だけでRAと決めつけてはいけない
- 診断後，漫然と鎮痛薬やステロイドを投与して患者の痛みをとることに主眼をおいてはならない

慶應義塾大学医学部リウマチ内科　**金子祐子，竹内　勤**

2-② 全身性結合組織病
若年性特発性関節炎（JIA）

A　膠原病・リウマチ

DOs

- 若年性特発性関節炎は，早期に適切な診断と治療がなされなければ，命をも脅かす可能性のある難病であることを覚えておこう
- 若年性特発性関節炎を疑うときは，まず「全身型」か「関節型」かを明確に区別してから治療方針・対処法を検討しよう
- より適切に初期診療を行うことで，健常児と変わらない集団・学校生活を目指すことができることを認識しよう

1　疾患概要

a　定義，分類基準

若年性特発性関節炎（juvenile idiopathic arthritis：JIA）は，16歳未満に発症し，少なくとも6週間以上持続する，原因不明の慢性関節炎である．国際リウマチ学会議（international league against rheumatism：ILAR）のJIA分類では，小児期において慢性に経過するすべての関節炎を以下の7つに分類する（表1)[1]．ここでは，治療面から鑑みて，便宜上「全身型」と「関節型」に大別して述べる．

表1　若年性特発性関節炎の分類基準

分類	定義
全身型	1関節以上の関節炎と2週間以上続く発熱（うち3日間は連続する）を伴い，以下の徴候を1つ以上伴う関節炎． 1)暫時の紅斑，2)全身のリンパ節腫脹，3)肝腫大または脾腫大，4) 漿膜炎
少関節炎	発症6か月以内の炎症関節が1～4か所に限局する関節炎．以下の2つの型を区別する． (a)持続型：全経過を通して4関節以下の関節炎． (b)進展型：発症6か月以降に5関節以上に関節炎がみられる．
リウマトイド因子 陰性多関節炎	発症6か月以内に5か所以上に関節炎がおよぶ型で，RFが陰性．
リウマトイド因子 陽性多関節炎	発症6か月以内に5か所以上に関節炎がおよぶ型で，RFが3か月以上の間隔で測定して2回以上陽性．
乾癬性関節炎	以下のいずれか． 1)乾癬を伴った関節炎，2)少なくとも次の2項目以上を伴う例： (a)指趾炎，(b)爪の変形（点状凹窩，爪甲剥離など），(c)親や同胞に乾癬患者
付着部炎関連関節炎	以下のいずれか． 1)関節炎と付着部炎，2)関節炎あるいは付着部炎を認め，少なくとも以下の2項目以上を伴う例： (a)現在または過去の仙腸関節の圧痛±炎症性の腰仙関節痛，(b)HLA-B27陽性，(c)親や同胞に強直性脊椎炎，付着部炎関連関節炎，炎症性腸疾患に伴う仙腸関節炎，Reiter症候群または急性前部ぶどう膜炎のいずれかの罹患歴がある，(d)しばしば眼痛，発赤，差明を伴う前部ぶどう膜炎，(e)6歳以上で関節炎を発症した男児
未分類関節炎	6週間以上持続する小児期の原因不明の関節炎で，上記の分類基準を満たさないか，または複数の基準に重複するもの．

〔Petty RE, et al：J Rheumatol 2004；**31**：390-392 および日本リウマチ学会小児リウマチ調査検討小委員会：若年性特発性関節炎 初期診療の手引き 2015．メディカルレビュー社，2015 を参考に作成〕

b 疫学

　JIAの有病率はわが国では小児人口10万人対10〜15人であり，欧米の有病率とあまり差はない．しかし，発症病型ごとの頻度には差を認める．全身型の割合は，欧米に比してわが国に多い．また，わが国では多関節炎が多く，欧米では少関節炎が多い．主要な発症病型別の性差と発症年齢のピークは，全身型（性差なし，1〜5歳），少関節炎（男女比＝1：3，1〜2歳），多関節炎（男女比＝1：4，1〜3歳と小児期後期）と，少関節炎と多関節炎は女児に多い．

c 病態生理

1）全身型

　全身型JIA（systemic JIA：sJIA）は，自然免疫の異常を背景とし，全身性の炎症を繰り返す自己炎症性疾患と考えられ，インターロイキン（interluekin：IL）-6，IL-1，IL-18などの炎症性サイトカインの過剰産生が深く病態に関与している[2]．病勢が進行し，サイトカインストームともよばれる高サイトカイン血症を呈するようになるとマクロファージ活性化症候群（macrophage activation syndrome：MAS）病態へ移行する．治療により臨床症状が消失し，炎症反応が陰性化した非活動期においても，マクロファージの活性化が潜在的に持続していることが明らかになり，炎症の制御不全も病態に深く関与していると考えられている．
　近年抗IL-1治療，抗IL-6治療に対する反応性の異なる症例が存在することが明らかになり，sJIAには，臨床像の異なる亜群が存在する可能性が示唆されている．また，亜群間あるいは病期によって，病態の中心となる炎症性サイトカインが異なる可能性も示唆されている．

2）関節型

　少関節炎および多関節炎は，獲得免疫の異常を背景とし，軟骨由来の自己抗原に対する自己免疫疾患と考えられている．抗核抗体やリウマトイド因子が陽性となり，自己抗体（抗核抗体，リウマトイド因子（rheumatoid factor：RF），抗環状シトルリン化ペプチド抗体など）陽性のパターンによって特徴的な臨床像を呈する亜群が存在することが知られている．
　関節局所では，炎症細胞の浸潤と滑膜組織の増殖による関節軟骨ならびに骨組織の破壊を認め，これらの炎症反応に，腫瘍壊死因子（tumor necrosis factor：TNF）αやIL-6などの炎症性サイトカインが関与していることが知られている．

2 検査・診断

　JIAを正確に診断する単一の検査方法は存在しない．患児の訴える症状がJIAの特徴的な所見であること，それが他の疾患と鑑別されることから総合的に診断される．また，JIAと診断した場合，各臓器所見の炎症・障害の程度や進行度を判断するために各種検査所見が有用となる．

I 全身型

a 症候

　弛張熱または間欠熱，リウマトイド疹，関節炎を主徴とする．しばしば，肝脾腫，リンパ節腫脹，胸膜炎，心膜炎を伴う．発症初期には関節症状を欠く症例も存在する．
　発熱時に生じるリウマトイド疹，関節炎の存在を明らかにすることが必須となる．
　関節炎症の詳細な把握（四肢および顎関節計70関節，頸椎関節の診察）が不可欠である．

b 検査所見

1）生体試料

　必要な検査を，表2aにまとめた．その意義については，初期診療の手引き2015年版[3]を参照していただきたい．

2）画像検査（^{18}F-FDG-PETおよびガリウムシンチグラフィー）

　JIAの鑑別診断として深部膿瘍や腫瘍性病変があげられる．これらの鑑別のため，画像検査としては^{18}F-FDG-PETやガリウ

表2a sJIAにおけるおもな検査項目

目的	検査項目
炎症の把握	CBC，CRP，ESR，血清アミロイドA，凝固線溶系（FDP-E，D-ダイマー），免疫グロブリン
関節炎の把握	MMP-3
鑑別診断	CBC，血清補体価，自己抗体，IL-6，IL-18などのサイトカインプロファイル（保険適用外），各種ウイルス抗体価，培養検査，便潜血

〔日本リウマチ学会小児リウマチ調査検討小委員会：若年性特発性関節炎初期診療の手引き2015．メディカルレビュー社，2015より引用改変〕

表2b 関節型JIAにおけるおもな検査項目

目的	検査項目
炎症の把握	CBC，CRP，血沈，血清アミロイドA，C3，免疫グロブリン
関節炎の把握	MMP-3，凝固線溶系（FDP-E，D-ダイマー），関節穿刺液（可能な場合），画像検査（X線，MRI，関節超音波検査）
自己免疫と病型	ANA，RF，ACPA：抗CCP抗体
鑑別診断	CBC（白血病が疑われれば骨髄検査も），便潜血，クレアチニンキナーゼ（CK），アルドラーゼ，抗RNP抗体，抗SS-A/Ro抗体，抗SS-B/La抗体，抗dsDNA抗体，抗Jo-1抗体，ASO，抗パルボウイルスIgM抗体（保険適用外），関節穿刺液，腹部超音波検査

〔日本リウマチ学会小児リウマチ調査検討小委員会：若年性特発性関節炎初期診療の手引き2015．メディカルレビュー社，2015より引用改変〕

ムシンチグラフィーが有用である．全身炎症の強く生じているsJIAの急性期には骨髄（脊椎，骨盤，長管骨など）や脾臓への集積が目立つことが多い[4]．

II 関節型

a 症候

関節炎の所見としては，関節の腫脹，疼痛（圧痛），熱感，発赤，可動域制限，こわばりがあげられる．関節炎が長期に及ぶと関節の変形や成長障害が出現し，患児のQOLは著しく障害される．少関節炎では下肢の関節が罹患しやすく，多関節炎では左右対称に大関節・小関節全体にみられる．成人と異なり，小児では顎関節の炎症を放置すれば成長障害から小顎症や咬合不全をきたすため注意を要する．

b 検査所見
1） 生体試料，生理検査

必要な検査を，表2bにまとめた．その意義については，初期診療の手引き2015年版[3]を参照のこと．

関節穿刺は小児科で行われることは少ないが，ほかの炎症性疾患の鑑別や関節内減圧を目的に整形外科で施行されることがある．JIAの関節液は黄色混濁，粘稠度低下，白血球数は低下～増加（多核球優位）で，ときに米粒体（増殖滑膜の破片）を含む場合がある．

2） 画像検査

早期診断のためには，X線検査で関節破壊の所見がないからといってJIAを否定したりさらなる画像検査を保留したりするようなことはあってはならない．関節の炎症を検出しうる検査法として，MRI，超音波検査があげられる．発達段階の小児の画像評価を行う際は，成人と異なり，関節軟骨の厚さや不完全骨化に多様性があるため注意して評価する．

3 鑑別診断

I 全身型

sJIAの診断には発熱と関節症状をきたすほかの疾患の除外が重要である．病初期には発熱以外の症状が乏しいことも多いため，

第6章 膠原病・リウマチ・アレルギー疾患を診療する

表3 鑑別すべき疾患

I 全身型

1) **血管炎症候群**：川崎病，高安動脈炎，結節性多発動脈炎など
2) **ほかのリウマチ性疾患**：全身性エリテマトーデス，若年性皮膚筋炎，混合性結合組織病，Sjögren症候群，Behçet病，リウマチ熱など
3) **自己炎症性疾患**：家族性地中海熱，メバロン酸キナーゼ欠乏症，TNF受容体関連周期熱症候群（TNF receptor-associated periodic syndrome：TRAPS），クリオピリン関連周期熱症候群（Cryopirin-associated periodic syndrome：CAPS），Blau症候群/若年発症サルコイドーシスなど
4) **感染症**：細菌感染症，ウイルス感染症（EBウイルス，サイトメガロウイルスなど），特殊な感染症（結核，Q熱，ツツガムシ病，猫ひっかき病，デング熱など）
5) **血球貪食性リンパ組織球症**（hemophagocytic lymphohistiocytosis：HLH）：家族性HLH，二次性HLH
6) **炎症性腸疾患**：Crohn病，潰瘍性大腸炎
7) **血液・腫瘍性疾患**：白血病，悪性リンパ腫，神経芽細胞腫，Castleman病など
8) **薬剤熱**

II 関節型

1) **感染症**：化膿性，ウイルス性，反応性関節炎
2) **ほかのリウマチ性疾患・自己炎症性疾患**：全身性エリテマトーデス，若年性皮膚筋炎，混合性結合組織病，Sjögren症候群，血管炎症候群，Behçet病，慢性再燃性多発性骨髄炎（chronic recurrent multifocal osteomyslitis：CRMO）など
3) **悪性疾患**：白血病，悪性リンパ腫，骨肉腫など
4) **血液疾患**：血友病など
5) **炎症性腸疾患**：Crohn病，潰瘍性大腸炎
6) **整形外科的疾患・骨系統疾患**：ムコ多糖症，単純性股関節炎，骨端症
7) **精神・神経疾患，その他**：神経障害性疼痛，心因性疼痛，若年性線維筋痛症など

不明熱の鑑別診断が重要である（表3）．

II 関節型

関節型では，関節痛・関節炎を生じうる疾患を鑑別する（表3）．

4 治療の考え方と実際

治療前の感染症スクリーニング

経過中に種々の感染症に曝露する可能性があり，かつ高用量のグルココルチコイド（glucocorticoid：GC）や免疫抑制薬投与中は生ワクチンの接種が行えないため，感染症の重症化には注意を要する．免疫抑制下で重篤な経過を取りうる感染症に関しては，可能な限り治療開始時までに抗体価の測定を行っておくことが望ましい[3]．

I 全身型に対する治療（図1a）

治療経過中に予期せぬ状況（再燃を繰り返す，感染症の合併が疑われる場合など）が生じた場合，特にMASの前駆症状（急激な血小板低下・凝固異常，フェリチン上昇など）が疑われる場合には，当日中に小児リウマチ専門医に相談することが望ましい．

また，sJIAのなかには，標準的な治療を行っても再燃する症例（GC減量困難例），または関節炎症状の持続する症例（全身発

コツ
sJIAはMASの合併を起こしやすい（4～7%）ため，経過中の感染症の合併や薬剤変更時には特に注意が必要となる．

Pitfall
「初期診療の手引き（2015年改訂）」は最近上梓されたが，一般小児科医・内科医・整形外科医がJIAの小児を診療することを想定している．

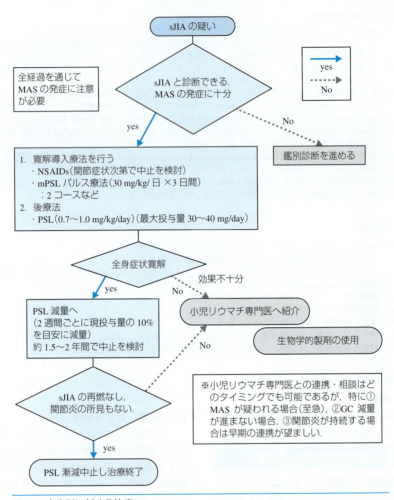

図 1a　全身型に対する治療
〔Petty RE, et al：J Rheumatol 2004；**31**：390-392 および日本リウマチ学会小児リウマチ調査検討小委員会：若年性特発性関節炎初期診療の手引き 2015. メディカルレビュー社, 2015 を参考に作成〕

症多関節炎)が存在する．そのような難治 JIA 症例に対して，トシリズマブ (tocilizumab：TCZ) の有効性が高く評価されており，また全身発症多関節炎に対しては，多関節型 JIA に準じて治療を行うが，内服での関節炎コントロールが難しいとされているため，エタネルセプト (etanercept：ETN) やアダリムマブ (adalimumab：ADA)，TCZ などの生物学的製剤を早期に検討する必要がある．以下のような症例に対しては生物学的製剤の早期導入を視野に，早い段階で小児リウマチ専門医へ相談する．

・MAS を発症した，もしくは発症した疑

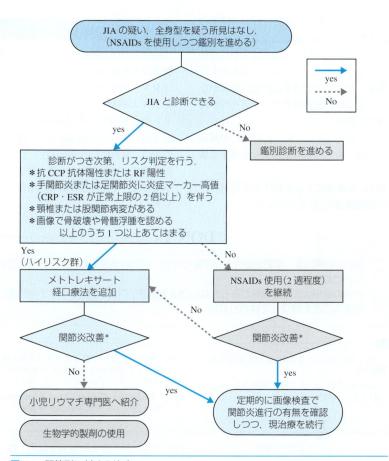

図 1b　関節型に対する治療
〔Petty RE, et al：J Rheumatol 2004；**31**：390-392 および日本リウマチ学会小児リウマチ調査検討小委員会：若年性特発性関節炎初期診療の手引き 2015．メディカルレビュー社，2015 を参考に作成〕

いのある場合
・「初期診療の手引き」に沿って治療を行っても，発熱をはじめとする臨床症状および血液炎症所見に改善がなく治療が奏効しない場合．
・経口 GC の減量が困難，もしくは減量により再燃する場合．

II　関節型に対する治療（図 1b）

発症早期には ILAR 分類が困難であること，一般医には罹患関節数を正確に把握する事が困難なことから，関節数による振り分けを行わず，「ハイリスク群」を定義することにより，治療フローを振り分ける．

関節型 JIA は，第 1 段階で NSAIDs を，第 2 段階でメトトレキサート（methotrexate：MTX）経口療法を中核とする併用療法により，70～75％の患児に炎症抑制を導入できる．しかし依然として 25～30％の患児は第 3 段階の生物学的製剤の投与を考慮する．治療に対する反応性の判断

は，2～3か月程度を目安に行い，以下の場合生物学的製剤の適応となる．
- 「初期診療の手引き」に沿って3か月前後治療を行っても，関節炎をはじめとする臨床症状および血液炎症所見に改善がない，あるいは改善が不十分で活動性が残存する場合．
- MTX療法によっても，経口GCの減量が困難，もしくは減量により再燃する場合．
- MTX基準量にても忍容性が不良(嘔気，肝機能障害など)である場合．

5 予後

治療目標は，炎症病態を早期に沈静化し機能障害を最小限にすることである．JIAはRAと異なり，寛解する例がある．しかしJIAの病型によって大きく予後が異なり，発症病型別累積drug-free寛解(治癒)率では，RF陽性多関節炎と全身発症型関節炎が，難治性で治療抵抗性を示している．関節機能の予後不良が予測されるこれらの病型では，早期に積極的な治療介入が必要である．

DON'Ts

- ☐ JIAは早期診断・早期治療介入が重要であり，経過観察のみで漫然と時間を費やすべきでない
- ☐ 従来の治療法にても改善がみられない「JIA難治例」では，小児リウマチ専門医に相談することを躊躇してはならない

文献

1) Petty RE, et al.：J Rheumatol 2004；**31**：390-392
2) Mellins ED, et al.：Nat Rev Rheumatol 2011；**7**：416-426
3) 日本リウマチ学会小児リウマチ調査検討小委員会：若年性特発性関節炎 初期診療の手引き 2015．メディカルレビュー社，2015
4) Kanetaka T, et al：Mod Rheumatol 2015 (Sep 29)：1-6. [Epub ahead of print]

東京医科歯科大学大学院医歯学総合研究科生涯免疫難病学講座　**森　雅亮**

☑ マクロファージ活性化症候群(MAS)

MASは，sJIAの経過中に発症しうる二次性血球貪食性リンパ組織球症(hemophagocytic lymphohistiocytosis：HLH)であり，マクロファージとTリンパ球の異常活性化と増殖を特徴とする．MASの発症頻度は，国内では7.7%，海外では6.8～13%と報告されている．MASはsJIAの死因の2/3を占めるとされており，sJIAの重症化病態，予後不良の原因として非常に重要である．MASの病態は，単球，マクロファージ，リンパ球などの過剰な増殖と活性化を背景に，種々の炎症性サイトカインの分泌調節不全により，過剰なサイトカインが放出されるため生じると考えられる．MASはサイトカインストームとよばれる多種の炎症性サイトカインが作り出す複合的な病態と考えられる．症候と検査所見，診断，治療についての詳細は成書をご参照いただきたい．

　　　　　　　　　　　　　　　　　　　　　　　　　　　　　　　　(森　雅亮)

A 膠原病・リウマチ

2-③ 全身性結合組織病
全身性エリテマトーデス（SLE）

DOs

- □ SLEが疑われたら，ACRまたはSLICCの分類基準を用い，診断を行う
- □ SLEと診断されたら，SLEDAI，BILAG指数などを用い，疾患活動性，障害臓器を評価する
- □ 疾患活動性と障害臓器を総合評価し，治療方針を決定する

1 疾患概要

全身性エリテマトーデス（systemic lupus erythematosus：SLE）は，様々な自己抗体が検出され様々な臓器・組織障害を呈する全身性の自己免疫疾患である．

典型例では，特徴的な皮疹，口腔潰瘍，関節炎，漿膜炎，腎症，神経症，血球減少のうち複数の臨床症状が認められ，抗核抗体，抗DNA抗体，抗Sm抗体，抗リン脂質抗体のうち複数の自己抗体が検出される．しかし，実際には非典型例も多く，SLEの疾患概念には様々な病態が含まれる．低補体血症もSLEの特徴の1つである．低補体血症は消費を伴う補体の活性化によるものと補体欠損症によるものがある．詳しいメカニズムは明らかになっていないが，補体欠損者は高率にSLEを発症する．また，SLE患者の約10％が抗リン脂質抗体症候群を合併する．

SLEの有病率は10万人当たり約50人で，男女比は約1：9と圧倒的に女性に多く，好発年齢は20〜40歳である．一卵性双生児の双方がSLEを発症する確率は約25％であり，SLEの発症には遺伝的要因と環境的要因の双方が関与していると考えられる．遺伝的要因については，前述した補体欠損症に加えて，ゲノムワイド関連解析により*HLA-DRB1*，*IRF5*，*STAT4*，*BLK*，*TNFAIP3*，*FCGR2B*などの一塩基多型がSLEの発症と関連することが明らかとなっている．環境的要因については，紫外線，感染，薬剤などが知られており，SLE様症状を誘発する薬剤としてクロルプロマジン，ヒドララジン，イソニアジド，メチルドパ，ミノサイクリン，プロカインアミド，キニジンなどがある（薬剤誘発性ループス）．また，インターフェロン（interferon：IFN）製剤，TNF阻害薬の使用によってもSLE様症状を含む自己免疫が誘発されることが報告されている．

2 検査・診断

SLEの診断には，1997年米国リウマチ学会（American College of Rheumatology：ACR）改訂分類基準（表1）が用いられ[1]，11項目中4項目を満たしたものをSLEと診断する．また，近年はSLICC（Systemic Lupus International Collaborating Clinics）の分類基準（表2）も用いられる[2]．この基準はACRの基準と比較すると，低補体が項目の1つとなっていること，腎生検の所見を重視していることが特徴である．尿円柱，血尿，蛋白尿，膿尿がみられ糸球体腎炎が疑われる場合は腎生検を行う．ループス腎炎の組織分類は治療方針の決定に欠かせず，また，免疫蛍光染色によりIII型アレルギーを反映した免疫グロブリンや補体の糸球体への沈着を確認できる．神経精神症状がみられる場合は，脳MRI，脳波，髄液検査を行う．脳波ではびまん性徐波，髄液検査ではIgG indexやインターロイ

表1 ACRの改訂SLE分類基準

1. 頬部紅斑
2. 円板状皮疹
3. 光線過敏
4. 口腔潰瘍（口腔または鼻咽頭，通常無痛性）
5. 関節炎（非破壊性で2か所以上の末梢関節）
6. 漿膜炎（胸膜炎または心膜炎）
7. 腎障害（0.5 g/day以上または3＋以上の持続性蛋白尿または細胞性円柱）
8. 神経障害（けいれんまたは精神症状）
9. 血液異常（溶血性貧血，白血球減少，リンパ球減少，血小板減少のいずれか）
10. 免疫異常（抗DNA抗体，抗Sm抗体，抗リン脂質抗体のいずれか）
11. 抗核抗体

上記11項目中4項目以上が認められた場合にSLEと分類する．
〔Hochberg MC：Arthritis Rheum 1997；**40**：1725 より引用改変〕

表2 SLICCのSLE分類基準

臨床基準

1. 急性皮膚ループス（皮膚炎を除外）
2. 慢性皮膚ループス
3. 口腔潰瘍
4. 非瘢痕性脱毛
5. 滑膜炎
6. 漿膜炎
7. 腎症
8. 神経症（けいれん，精神症状，多発単神経炎，脊髄炎，末梢/脳神経障害，急性錯乱状態）
9. 溶血性貧血
10. 白血球減少またはリンパ球減少
11. 血小板減少

免疫基準

1. 抗核抗体
2. 抗dsDNA抗体
3. 抗Sm抗体
4. 抗リン脂質抗体
5. 低補体（C3低値，C4低値，CH50低値）
6. 直接クームス試験（溶血性貧血がない）

臨床基準11項目，免疫基準6項目からそれぞれ1項目以上，計4項目以上が認められた場合にSLEと分類する．または，腎生検でSLEに合致した腎炎が認められ，抗核抗体または抗dsDNA抗体が陽性の場合にSLEと分類する．
〔Petri M, et al.：Arthritis Rheum 2012；**64**：2677-2686 より引用改変〕

キン-6（interleukin-6：IL-6）IL-6の上昇などが認められる．Jaccoud関節症はSLEでみられる特徴的な関節変形（整復可能な亜脱臼）で，関節リウマチとは異なり関節X線検査で骨びらんを認めない．

3 鑑別診断

関節リウマチ，強皮症，多発性筋炎，皮膚筋炎，血管炎，Behçet病，IgG4関連疾患，白血病，ヒトパルボウイルスB19感染症などが鑑別の対象となる．Sjögren症候群はSLEにしばしば合併する．混合性結合組織病が疑われてもSLEの分類基準を満たす場合は通常SLEと診断される．

4 治療の考え方と実際

SLEの治療は疾患活動性や障害臓器によって大きく異なる．SLEの疾患活動性評価にはSLEDAI（systemic lupus erythematosus activity index）（表3）[3]やBILAG（British Isles Lupus Assessment Group）指数などが用いられる．SLEDAIは国際的に汎用される疾患活動性指標で，合計点が12点以上であれば高度の疾患活動性ありと判断する．

 コツ

SLEDAI，BILAG指数などを用い，特定の臓器だけでなく，必ず全身の疾患活動性を評価しよう．

増殖性ループス腎炎（ISN/RPS分類Class III/IV）や神経精神ループスなど主要臓器病変が認められる場合は，ステロイドと免疫抑制薬を併用する．ステロイドは初期量としてプレドニゾロン換算で1 mg/kg/day，免疫抑制薬はおもにシクロホスファミド静注療法（IVCY）を用いる[4]．神経精神ループスに対してはIVCYが用いられるがループス腎炎に対してはIVCY，ミコフェノール酸モフェチルのほかタクロリムス，シクロスポリン，ブレディニン，リツキシ

第6章 膠原病・リウマチ・アレルギー疾患を診療する

表3 SLEDAI 2K

項目	点数
けいれん(慢性でないもの)	8
精神症状	8
器質的脳障害	8
視力障害(網膜の変化)	8
脳神経障害	8
ループス頭痛(重度, 持続性で, 脳炎に起因し, 麻薬性鎮痛薬に反応しないもの)	8
脳血管障害(動脈硬化症は除外)	8
血管炎	8
関節炎(2関節以上)	4
筋炎	4
尿円柱(顆粒円柱または赤血球円柱)	4
血尿	4
蛋白尿(0.5 g/24 h 以上)	4
膿尿(感染症は除外)	4
皮疹	2
脱毛	2
粘膜潰瘍	2
胸膜炎	2
心膜炎	2
低補体(CH50, C3, C4のいずれかが基準値以下)	2
抗DNA抗体	2
発熱(38℃度以上)	1
血小板減少(10万/μL以下)	1
白血球減少(3,000/μL以下)	1

〔Bombardier C, et al.: Arthritis Rheum 1992; 35: 630-640 より引用改変〕

マブが使用されることもある.活動性が特に高い症例に対してはステロイドパルス療法を併用する.

膜性ループス腎炎(ISN/RPS分類 Class V)で増殖性変化を伴わないもの("pure membranous", "pure V"などとよばれる)に対しては,プレドニゾロン換算で0.5〜1 mg/kg/day のステロイドと免疫抑制薬を併用する[4].免疫抑制薬はミコフェノール酸モフェチルがよく用いられる.

漿膜炎や血液異常など中等度の臓器病変が認められる場合は,プレドニゾロン換算で0.5〜1 mg/kg/day のステロイドを投与する.免疫抑制薬の併用は必須ではなく治療抵抗例に対して用いられる.

そのほかの病変に対してはステロイド療法の適応を慎重に決定する.軽症の病変に対しては非ステロイド抗炎症薬などによる対症療法や無治療で経過をみることも可能である.

ステロイド療法は初期量を4週程度継続し,その後2週ごとに10%程度減量するのが一般的である.維持療法として少量のステロイドに加えアザチオプリンの併用が推奨されている.ループス腎炎に対する補助療法としてアンギオテンシンⅡ受容体拮抗薬やスタチンの投与を考慮する.日和見感染症への対策として,ST合剤,ペンタミジン(吸入),イソニアジドを適宜投与する.ステロイド性骨粗鬆症への対策としてビスホスホネート製剤などを投与する.消化管潰瘍への対策としてプロトンポンプ阻害薬の投与を考慮する.

5 予 後

最近の研究によると[5],SLE患者の5年生存率は約95%,10年生存率は約90%と報告され,予後不良因子として男性,喫煙,肺病変などが指摘されている.実際に,肺胞出血や肺高血圧症はSLEの中でも特に難治性で予後に大きくかかわる.また,ステロイドの長期使用による動脈硬化の進行,骨粗鬆症の誘発も長期予後の観点から重要である.

 Pitfall

血小板減少がみられ,抗リン脂質抗体が陽性の場合,ステロイドなどの治療により血小板が増加する過程で,しばしば血栓症が発症する.血小板増加時の血栓症発症リスクについてインフォームドコンセントを得るとともに抗血小板薬の投与を考慮する.

DON'Ts

- ☐ 日和見感染症や骨粗鬆症など副作用への対策をせずにステロイドを継続投与してはならない
- ☐ 中等量〜大量のステロイドを漫然と投与してはならない（必ず減量する）

文献

1) Hochberg MC : Arthritis Rheum 1997 ; **40** : 1725
2) Petri M, et al. : Arthritis Rheum 2012 ; **64** : 2677-2686
3) Bombardier C, et al. : Arthritis Rheum 1992 ; **35** : 630-640
4) Hahn BH, et al. : Arthritis Care Res(Hoboken)2012 ; **64** : 797-808
5) Pamuk ON, et al. : Lupus 2016 ; **25** : 102-109

北海道大学大学院医学研究科内科学講座免疫・代謝内科学分野
加藤　将，渥美達也

2-④ 全身性結合組織病
強皮症（全身性硬化症）

A 膠原病・リウマチ

DOs

- [ ] Raynaud 現象をみたら SSc を疑おう
- [ ] 診断のためには詳細な手の観察，爪郭毛細血管評価，抗核抗体検査を行う
- [ ] 病型分類，罹病期間に基づいて将来起こりうる臓器障害や予後を予測しよう
- [ ] 早期例や進行例は経験豊富な専門医に速やかに紹介しよう

1 疾患概要

強皮症は皮膚や内臓諸臓器の線維化と循環障害を併せもつ膠原病で，全身性強皮症，全身性硬化症（systemic sclerosis：SSc）ともよばれる．わが国の推定患者数は 2 ～ 3 万人で，決して珍しい病気はない．好発年齢は 40 ～ 60 歳だが，小児を含めてあらゆる年齢層でみられる．男女比は 1：10 と圧倒的に女性に多い．

2 検査・診断

診断から治療方針決定までのプロセスを図 1 にまとめた．初発症状は Raynaud 現象（Raynaud phenomenon：RP）や手指の腫れ（指輪が入りづらいなど）が圧倒的に多い．そのほか，抗核抗体陽性，繰り返す逆流性食道炎，Sjögren 症候群などで通院中の患者をみたら SSc の可能性を念頭におく．病歴聴取では RP の正確な把握が必須である．また，手指の身体所見がきわめて重要で，手指腫脹あるいは硬化，指先陥凹性瘢痕，毛細血管拡張の有無を評価する（図 2）．爪郭毛細血管の評価も不可欠である．健常者では規則正しく並んでいる毛細血管ループが，SSc では減少や無血管領域の出現，血管の拡張・巨大化，分枝や吻合などを伴う異常血管新生がみられる（図 2）．20 倍以上に拡大できるダーモスコープがあれば十分観察できる．また，SSc に特異性の高い抗核抗体として，抗セントロメア抗体，抗トポイソメラーゼ I 抗体，抗 RNA ポリメラーゼ III 抗体に加えて，日本人に多い抗 U1RNP 抗体も合わせて測定する．これら情報を 2013 年に改訂された分類基準に当てはめる（表 1）[1, 2]．本基準は研究や治験の患者選択に用いる目的で作成されたが，診療で診断の参考として活用できる．なお，診断を目的とした皮膚生検は不要である．

3 鑑別診断

鑑別すべき疾患は皮膚硬化局面をきたす限局性強皮症，好酸球性筋膜炎，腎性全身性線維症などだが，これら疾患は通常手指に皮膚硬化をきたさない．

4 治療の考え方と実際

SSc にみられる病変は組織の構造改変を伴うため可逆性に乏しい．したがって，早期からの治療介入により進行を食い止めて生命予後を改善することが治療目標となる．ただし，臨床症状はきわめて多彩で，個々の患者で臓器病変の分布や生命予後は大きく異なり，罹病期間により病態は変化する．そのため，病型分類による予後予測に基づ

コツ

Raynaud 現象は寒冷曝露や緊張により誘発される手指の 3 相性の色調変化で，典型的には白→紫→赤の順に変化する（図 2）．色調変化を患者自身に写真として記録してもらうと判断が容易になる．

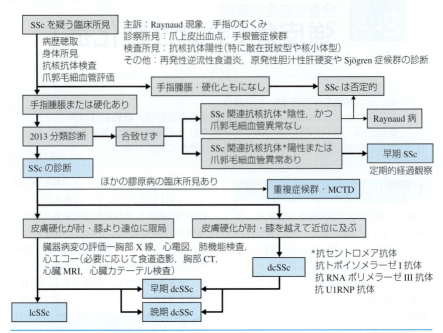

図1 SScの診断から治療方針決定までのプロセス

いて治療方針を決める．経験に基づく部分が多いため，早期例や進行例は速やかに専門医に紹介すべきである．

a 病型分類

1) 皮膚硬化範囲による分類

経過中にみられる最大の皮膚硬化範囲からびまん皮膚硬化型（diffuse cutaneous SSc：dcSSc）と限局皮膚硬化型（limited cutaneous SSc：lcSSc）に分類する．これら病型間で皮膚硬化の程度，臓器病変の出現時期が異なる（図3）．皮膚硬化が肘，膝より遠位に限局しても早期や晩期のdcSScの場合もある．

2) 自己抗体による分類

SSc関連抗核抗体は診断の補助として有用なだけでなく病型分類にも役立つ（表2）．

3) 臓器病変による分類（図1）

SScでみられる臓器病変のうち生命予後に直結する間質性肺疾患，肺高血圧症，心病変（心筋障害，不整脈，心囊液貯留）の評価は全例で実施する．腎クリーゼは血圧とeGFRでモニタリングする．胃食道逆流症や嚥下障害があれば食道造影（鎮痙薬なし）を行う．

b 治療の実際

臨床症状や病態は患者ごとに大きく異なるため標準的治療はない．血管攣縮による虚血再還流が病態を促進するため，その予防のためカルシウム拮抗薬を全例で投与すべきである．そのうえで，症例ごとに治療の適応を検討する（表3）．

 Pitfall

積極的治療が必要なdcSSc早期例では臓器障害を欠くまたは軽微なことが多い．一方，機能不全に陥った例では対症療法に徹するしかない．

第6章 膠原病・リウマチ・アレルギー疾患を診療する

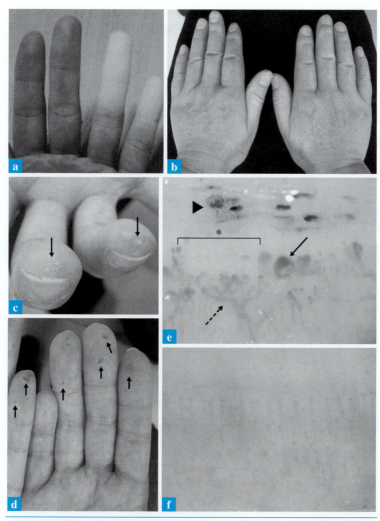

図2　SSc 分類基準に含まれる所見
a：Raynaud 現象（IV，V 指は虚血期），b：手指の腫脹と皮膚硬化，c：指尖陥凹性瘢痕（➡），d：手指に多発する毛細血管拡張（おもなものを➡に示す），e：爪郭毛細血管のループ拡張・巨大化（➡），血管消失による無血管領域（＊），分枝した異常新生血管（⋯→），爪上皮には出血点が多発している（▶）．f：健常者の爪郭（100 倍）．
（カラー口絵 No.18 参照）

5　予後

　診断後 10 年生存率は dcSSc で 60%，lcSSc で 80% 程度と不良である．死因として間質性肺疾患が最も多く，次いで肺動脈性肺高血圧症，腎クリーゼ，心筋障害など疾患自体による死亡が大半を占める．

表1 2013 米国リウマチ学会(ACR)/欧州リウマチ学会(EULAR)による SSc 分類基準

ドメイン	基準項目	ポイント
手指硬化が MCP 関節を越えて近位まで存在(近位皮膚硬化)		9
手指の皮膚硬化 (ポイントの高いほうを採用)	手指腫脹(puffy fingers)	2
	MCP 関節より遠位に限局した皮膚硬化	4
指尖部所見 (ポイントの高いほうを採用)	手指潰瘍	2
	指尖陥凹性瘢痕	3
爪郭毛細血管異常		2
毛細血管拡張		2
肺病変 (いずれか陽性)	肺動脈性肺高血圧症	2
	間質性肺疾患	
Raynaud 現象		3
SSc 関連自己抗体 (いずれか陽性)	抗セントロメア抗体	3
	抗 Scl-70/トポイソメラーゼ I 抗体	
	抗 RNA ポリメラーゼ III 抗体	

上記のスコアリングに当てはめ,合計 9 以上であれば SSc に分類する.皮膚硬化を有するが手指に皮膚硬化がない例,臨床所見を説明できる他疾患を有する例には本基準を適用しない.
〔van den Hoogen F, et al.：Arthritis Rheum 2013；**65**：2737-2747/Ann Rheum Dis 2013；**72**：1747-1755 より引用改変〕

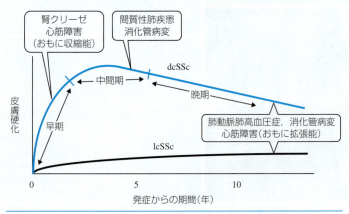

図3 病型別の SSc の自然経過
びまん皮膚硬化型 SSc(dcSSc)と限局皮膚硬化型 SSc(lcSSc)では皮膚硬化の程度と経過,主要臓器病変の出現時期が異なる.

表2 SSc関連抗核抗体の陽性頻度と関連する病型・臓器障害

	陽性頻度	関連する病型	関連する臓器障害
抗トポイソメラーゼI抗体（抗Scl-70抗体）	30%	dcSSc	間質性肺疾患 皮膚潰瘍
抗RNAポリメラーゼIII抗体	5%	dcSSc	腎クリーゼ 悪性腫瘍
抗セントロメア抗体	30%	lcSSc	臓器病変は軽度で少ない 時に肺動脈性肺高血圧症
抗U1RNP抗体	10%	lcSSc	肺動脈性肺高血圧症 ほかの膠原病の重複症状

表3 SSc病型別の治療

治療対象	適応	おもな治療
早期dcSSc	発症5年以内で皮膚硬化が悪化	免疫抑制薬（シクロホスファミド，メトトレキサート），トシリズマブ ＊ステロイドはプレドニゾロン換算＞10 mgは使用しない
間質性肺疾患	息切れ，肺活量の進行性低下，高解像度CTで線維化所見	シクロホスファミド，ミコフェノール酸モフェチル，リツキシマブ
肺動脈性肺高血圧症	平均肺動脈圧≧25 mmHg以上，かつ左心疾患や間質性肺疾患による肺高血圧症を除外	肺血管拡張薬（エンドセリン受容体拮抗薬，ホスホジエステラーゼ5阻害薬，リオシグアート，プロスタサイクリン誘導体）
腎クリーゼ	高血圧または進行性腎機能障害を発症時	アンジオテンシン変換酵素阻害薬 ＊予防には用いない
手指潰瘍	4つ以上有するまたは既往	ボセンタン ＊予防効果はあるが治癒促進作用はない

DON'Ts

- ☐ 診断に皮膚生検は不要である
- ☐ 安易にステロイドは使わない

文献

1) van den Hoogen F, et al.：Arthritis Rheum 2013；**65**：2737-2747
2) van den Hoogen F, et al.：Ann Rheum Dis 2013；**72**：1747-1755

日本医科大学付属病院リウマチ膠原病内科　**桑名正隆**

2-⑤ 全身性結合組織病
多発性筋炎/皮膚筋炎(PM/DM)

A 膠原病・リウマチ

DOs

- [ ] 近位筋優位の筋力低下や嚥下困難があり筋原性酵素高値があれば多発性筋炎を，これに定型的皮疹を伴えば皮膚筋炎を疑おう
- [ ] 悪性腫瘍や間質性肺炎の合併が多いので十分に検索しよう
- [ ] 急速進行性間質性肺炎合併例には，躊躇なく強力な免疫抑制治療を開始しよう

1 基本的な考え方

複数の骨格筋に自己免疫性の炎症と破壊をきたす疾患が多発性筋炎(polymyositis：PM)で，ヘリオトロープ疹，Gottron丘疹，Gottron徴候などの定型的皮疹を伴うものが皮膚筋炎(dermatomyositis：DM)である．PMはときに多発性筋炎ともよばれる．両疾患，ことにDMは間質性肺炎や悪性腫瘍をしばしば伴う．

おもな筋症状は，体幹や四肢近位筋，頸筋，咽頭筋などの筋力低下である．一方，定型的皮疹があっても，筋力低下も検査異常もないものは無筋症性皮膚筋炎(amyopathic dermatomyositis：ADM)，筋力低下を伴わないが検査異常を伴うものは，hypomyopathic dermatomyositis，両者を併せて clinically amyopathic dermatomyositis (CADM)とよぶ(表1)．

厚生労働省臨床個人調査票の集計によれば，わが国における患者総数は2万人強と考えられ，PMとDMはほぼ同数，男女比は1：3，発症ピークは5〜9歳と50歳代にある[1]．

2 病態

筋や皮膚の構成成分に対する免疫寛容の破綻が基本病態である．筋病理学的には，筋が再生力に富むことを反映し，単核球浸潤を伴う筋壊死と筋再生とを同時に認める．病理学的検討が唯一の研究手段であった時代，DMで筋傷害部位にCD4T細胞が多く，PMでCD8T細胞が多いという観察結果などから，PMでは細胞傷害性T細胞が，DMではCD4T細胞がB細胞を介助して自己抗体を産生させ，その抗体が血管壁に沈着して血管障害が起き，これによって筋壊死が起きるとの病態生理仮説が提唱された．DMでしばしば認められる筋束周囲萎縮(perifascicular atrophy)も血流末梢域の虚血を反映するとされた．しかし，報告されたCD4/8細胞数の差はわずかであり，免疫学の進歩により炎症局所のCD4/CD8T細胞数比で病因T細胞を推定するこ

表1 多発性筋炎・皮膚筋炎のスペクトラムと定義

皮疹	筋症状		診断		
	筋力低下	検査異常			
あり	なし	なし	無筋症性皮膚筋炎 amyopathic DM	clinically amyopathic DM	皮膚筋炎
		あり	hypomyopathic DM		
	あり	あり	(典型的な皮膚筋炎)		
なし			多発性筋炎		

とはできないことも明らかとなった．DMでは血管内皮特異的自己抗体の存在が想定されたが，精力的な検索でも見いだされなかった．皮膚所見のない PM の筋生検で，典型的な筋束周囲壊死像を認めることもある．したがって，PM と DM の病因 T 細胞を病理像から CD4/CD8T 細胞に分けることは不可能で，臨床症状や治療反応性などからも，PM/DM は 1 スペクトラムをなす疾患と考えるほうが理性的と思われる[2]．

傷害はすべての横紋筋で起きうるが，筋力低下症状として現れやすいのはおもに体幹筋，四肢と近位筋である．筋線維破壊によって，筋蛋白が放出されて血中で高値となる．

皮膚病変は，おもに眼瞼や関節伸側など機械的刺激のある部位に生じ，機械的刺激が皮疹を誘発する Köbner 現象を呈している．病理組織学的には真皮の浮腫が特徴的で，しばしばムチン沈着を伴う．表皮は萎縮し表皮基底層の液状変性も認められるが，エリテマトーデスより軽度である．血管周囲に単核球浸潤を伴うこともある．表皮に角質増殖や乳頭腫症などの過形成があると丘疹となる．

しばしば合併する肺病変では，間質の炎症が主で，急速進行例では，びまん性肺胞傷害を伴う．

3 臨床症状

a 全身症状
発熱，全身倦怠感，易疲労感，食欲不振，体重減少など．

b 筋症状
体幹，四肢近位筋群，頸筋，咽頭筋の筋力低下が緩徐に進行する．日常生活では，階段昇降，しゃがみ立ち，重量物のもち上げ，仰臥位での頭部挙上などが困難となる．嚥下筋の筋力低下は，構音障害，誤嚥，窒息の原因となる．筋痛を認めることもあり，進行すると筋萎縮をきたす．

c 皮膚症状
特徴的症状として，ヘリオトロープ疹，Gottron 徴候，Gottron 丘疹がある．ヘリオトロープ疹は上眼瞼の浮腫性紅斑である．Gottron 徴候は手指関節背側および肘頭，膝蓋，内果などの四肢関節背面の落屑を伴う角化性紅斑であり，特に手指の指節間関節や中手指節関節背側で丘疹となったものを Gottron 丘疹とよぶ．

手指皮膚の角化が母指の尺側，ほかの 4 指の橈側を中心に進むと機械工の手とよばれる皮膚病変となる．日本人には，鼻唇溝などの脂漏性皮膚炎の好発部位に紅斑が現れやすい．ほかに，V 徴候やショール徴候とよばれる紫紅色斑が頸部から上胸部，項部から肩の後面にかけて現れることがある．

1 か所の皮膚病変に，色素沈着，色素脱失，血管拡張，表皮萎縮などの多彩な皮膚病変が混在するものを多形皮膚とよぶ．また，皮疹は潰瘍に進むこともあり，小児例ではしばしば石灰化も伴う．手指足趾に Raynaud 現象を認めることも多い．

d 肺病変
間質性肺炎合併例では乾性咳嗽や呼吸困難を生じる．

e 心病変
不整脈，心不全などがみられることがある．ときに心膜炎も認められる．

f その他
多関節痛はしばしば認められる．悪性腫瘍は一般人口と比して DM では 2.5 倍前後，PM では 2 倍弱伴いやすく，必ず検索

> **⚠ Pitfall**
>
> 高齢者では，日常生活での身体活動性が低いために体幹や四肢の筋力低下よりも誤嚥による繰り返す肺炎が初発症状となる症例がある．また，完全な筋力回復を目指して免疫抑制を強化しても易感染性が生命予後を悪くしてしまうかもしれない．高齢者の治療目標は症例ごとによく考慮しよう．

すべき合併症である．

4 検査所見

血清中の，筋逸脱酵素（クレアチンキナーゼ，アルドラーゼ，乳酸脱水素酵素，AST，ALT）やミオグロビンが高値となる．心筋病変のある場合には，CK-MBや心筋トロポニンが高値となる．

抗核抗体は約8割で陽性であり，抗Jo-1抗体を含む抗アミノアシルtRNA合成酵素（ARS）抗体，抗MDA-5抗体，抗Mi-2抗体，抗TIF1-γ抗体，抗SRP抗体，抗HMGCR抗体など多くの筋炎特異的自己抗体が見いだされている．抗ARS抗体陽性症例は，多関節炎や発熱，Raynaud現象，機械工の手や副腎皮質ステロイド薬治療へ初期反応が良好な間質性肺炎を伴いやすく抗ARS抗体症候群とよばれる．また，抗SRP抗体，抗HMGCR抗体は病理学的に壊死性筋症を呈する難治症例に多い．抗MDA-5抗体陽性例は，約半数が急速に進行する難治性間質性肺炎を伴う．抗TIF1-γ抗体陽性例は小児を除いて悪性腫瘍を伴いやすく，抗Mi-2抗体陽例では典型的DM皮疹が認められやすい．

針筋電図では，罹患筋では安静時自発電位，障害筋では筋原性変化として随意収縮時の低振幅電位などを認め，筋炎の部位診断にも役立つ．容易に部位診断を行うことができるのは，磁気共鳴画像（magnetic resonance imaging：MRI）である．罹患領域は脂肪を描出するT1強調画像で描出されず，浮腫を描出するSTIR（short tau inversion-recovery）画像で高信号となる（図1）．

筋生検では，筋組織への単核球浸潤と筋線維の変性と再生像を認めるが，採取部位によってはこれらの所見が揃わぬ場合も多い．非壊死筋線維内への単核球浸潤はPMに，筋束周囲萎縮はDMに多い所見であるが前述のごとく例外も多い．

間質性肺炎を伴う例では，胸部X線写真，胸部CT検査では両側下肺野を中心に粒状・線状・網状影がみられる．血清フェリチン値の高値は，急速進行性間質性肺炎ないし血球貪食症候群を合併した際に認められる．

⚠ Pitfall

封入体性筋炎（inclusion body myositis：IBM）との鑑別には，筋力低下をきたす筋分布や筋生検の所見が役立つ．封入体性筋炎は，遠位筋を侵し，筋生検で縁取り空胞（rimmed vacuoles）が筋組織内に認められる．副腎皮質ステロイドは無効とされるが，筋力は改善なくとも筋逸脱酵素の高値は改善する．しかし，皮膚症状の極めて軽度なDMもあるごとく，PMかIBMかの鑑別が困難な症例もある．そのため，3者は炎症性筋疾患と総称されており，個々の疾患は，分類基準を参考に総合的に確定診断される必要がある．

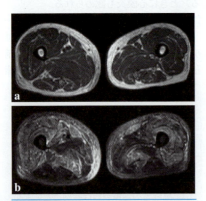

図1 罹患筋の大腿MRI像
T1強調画像（a）とSTIR画像（b）

5 治療

自己免疫と炎症との抑制が基本であり，副腎皮質ステロイド薬や免疫抑制薬が使用される．皮膚症状のみの場合には局所療

コツ

診断は厚生労働省指定難病の診断基準（表2）を参考に行うが，ここにないMRIは，簡便に診断的価値の高い結果が得られる検査である．ただし，運動後の筋は偽性STIR高信号を呈するので，30分以上の安静後に撮影する．ガドリニウム造影は，筋炎診断に関して追加情報を提供することはない．

法を優先し，急速進行性間質性肺炎のある症例では，速やかに強力な治療を開始する（図2）．治療後も，約半数例近くに筋力低下が残るため，早期治療とリハビリテーションが望ましい．治療効果は，筋力，筋原性酵素，皮疹，MRI画像などを指標とする．

a 皮膚症状のみの場合

遮光推奨と局所治療が優先され，顔面には「普通」の，そのほかには「非常に強力」な副腎皮質ステロイド軟膏を使用する．効果不十分な場合は，タクロリムス軟膏も試す．

b 急速進行性間質性肺炎を合併する場合

急速進行例，ないし皮疹が主体の症例で抗MDA-5抗体陽性や血清フェリチン高値などから急速進行性が予想される場合には，副腎皮質ステロイドとタクロリムスないしシクロホスファミドなどの免疫抑制薬の同時併用を速やかに開始する．なお，抗ARS抗体陽性例は再燃しやすいため，副腎皮質ステロイド漸減中に，免疫抑制薬併用開始を考慮する．

c 筋炎のみの場合

プレドニゾロン換算で体重1kg当たり1mgの副腎皮質ステロイドを3～4週間投与する．年齢，筋炎の程度により適宜減量する．改善が明確になれば，1～2週ごとに10～20％の漸減を図り，再燃傾向があれば免疫抑制薬併用も考慮する．免疫抑制薬を当初から併用し，プレドニゾロン換算体重1kg当たり0.5mgの副腎皮質ステロイドで治療開始する場合もある．活動性が高い場合には，メチルプレドニゾロンによるパルス療法を併用する．免疫抑制薬とし

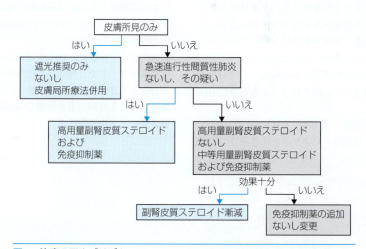

図2 治療のアルゴリズム
〔厚生労働科学研究費補助金難治性疾患等政策研究事業，難治性疾患政策研究事業，自己免疫疾患に関する調査研究班，多発性筋炎皮膚筋炎分科会（編）：多発性筋炎・皮膚筋炎治療ガイドライン．診断と治療社，2015：ⅴより引用〕

表2 指定難病認定基準としての厚生労働省診断基準

1. **診断基準項目**
   (1) 皮膚症状
     (a) ヘリオトロープ疹：両側または片側の眼瞼部の紫紅色浮腫性紅斑
     (b) Gottron 丘疹：手指関節背面の丘疹
     (c) Gottron 徴候：手指関節背面および四肢関節背面の紅斑
   (2) 上肢または下肢の近位部の筋力低下
   (3) 筋肉の自発痛または把握痛
   (4) 血清中筋原性酵素（クレアチンキナーゼまたはアルドラーゼ）の上昇
   (5) 筋炎を示す筋電図変化（随意収縮時の低振幅電位，安静時自発電位など）
   (6) 骨破壊を伴わない関節炎または関節痛
   (7) 全身性炎症所見（発熱，CRP 上昇，または赤沈亢進）
   (8) 抗アミノアシル tRNA 合成酵素抗体（抗 Jo-1 抗体を含む）陽性
   (9) 筋生検で筋炎の病理所見：筋線維の変性および細胞浸潤

2. **診断**
   皮膚筋炎
   (1)の皮膚症状の(a)〜(c)の1項目以上を満たし，かつ経過中に(2)〜(9)の項目中4項目以上を満たすもの
   なお，皮膚症状のみで皮膚病理学的所見が皮膚筋炎に合致するものは無筋症性皮膚筋炎とする
   多発性筋炎
   (2)〜(9)の項目中4項目以上を満たすもの

3. **鑑別診断を要する疾患**
   感染による筋炎，薬剤誘発性ミオパチー，内分泌異常に基づくミオパチー，筋ジストロフィーその他の先天性筋疾患，湿疹・皮膚炎群を含むそのほかの皮膚疾患

〔厚生労働省ホームページ（http://www.mhlw.go.jp/file/06-Seisakujouhou-10900000-Kenkoukyoku/0000089962.pdf）より〕

ては，メトトレキサート，タクロリムスやシクロスポリン A のようなカルシニューリン阻害薬，アザチオプリン，ミコフェノール酸モフェチルなどが使われる．

活動性が制御できない場合，一時的な効果を期待して免疫グロブリン大量静注療法を行う．

d 偶発症・合併症への対応

静注用免疫グロブリンを除き免疫抑制薬による治療であるため日和見感染症に注意すべきである．ニューモシスチス肺炎は ST 合剤投与で予防する．

ステロイド筋症は，中等用量以上の副腎皮質ステロイドを2週間以上投与すればその合併を考慮する．合併する場合には，必要に応じて免疫抑制薬を併用しつつ副腎皮質ステロイドを減量する．

DON'Ts

- ☐ クレアチンキナーゼ（creatine kinase：CK）上昇のみで筋疾患と決めつけてはいけない（甲状腺機能低下症でも CK 高値となるので，甲状腺ホルモン正常状態で評価する必要がある．マクロ CK 血症でも CK 高値となる）
- ☐ 急速進行性間質性肺炎の場合，免疫抑制薬を併用開始は副腎皮質ステロイド薬への反応性を確かめてからではいけない（併用開始が副腎皮質ステロイド薬から 2 週間以上遅れた例では有意に生命予後が悪い）
- ☐ 悪性腫瘍や血球貪食症候群などの致死的合併症を見逃してはならない（前者は主要臓器の検索，後者は血球異常などから早期に把握し治療する）

文献

1) Ohta A, et al.：Mod Rheumatol 2014；**24**：477-480
2) Sontheimer RD：Best Pract Res Clin Rheumatol 2004；**18**：429-462
3) 厚生労働科学研究費補助金難治性疾患等政策研究事業，難治性疾患政策研究事業，自己免疫疾患に関する調査研究班，多発性筋炎皮膚筋炎分科会（編）：多発性筋炎・皮膚筋炎治療ガイドライン．診断と治療社，2015：v

東京医科歯科大学膠原病・リウマチ内科　**上阪　等**

A 膠原病・リウマチ

2-⑥a 全身性結合組織病
血管炎症候群—総論

> **DOs**
> - 高齢者に初発した顕微鏡的多発血管炎では，ANCA関連血管炎を鑑別する
> - 単臓器血管炎と思われても，注意深くほかの臓器血管炎の有無を確認しよう

1 疾患概要

血管炎症候群とは，血管壁自体を炎症の場とする疾患で，原因不明の一次性と薬剤性などによる二次性血管炎に分けられる．一次性血管炎は，図1に示すように罹患血管の径により大型，中型，小型血管炎に，小型血管炎は，抗好中球細胞質抗体(antineutrophil cytoplasmic antibody：ANCA)関連血管炎と免疫複合体全身性小型血管炎に分類される[1]．ANCA関連血管炎には，①顕微鏡的多発血管炎(microscopic polyangiitis：MPA)，②多発血管炎性肉芽腫症(granulomatosis with polyangiitis：GPA〈旧称 Wegener 肉芽腫症〉)，③好酸球性多発血管炎性肉芽腫症(eosinophilic granulomatosis with polyangiitis：EGPA〈旧称 Churg-Strauss 症候群〉)の3疾患がある．免疫複合体小型血管炎にはクリオグロブリン血症性血管炎，IgA 血管炎（Henoch-Schönlen 紫斑病），低補体性蕁麻疹血管炎(抗 C1q 血管炎)がある．

2 検査・診断

血管炎では炎症を示す発熱，倦怠感などの自覚症状とともに CRP，赤沈などの炎症性マーカーの上昇がみられる．巨細胞性動脈炎は高齢者に生じた側頭部痛と側頭動脈の腫脹・圧痛が特徴的である．高安動脈炎では頸部，胸・腹部の血管雑音の聴取が最も重要である．GPA，MPA の活動期はほとんどで ANCA 陽性であるが，EGPAでは，ANCA 陽性は半数のみである．また，わが国の GPA の半数は，ミエロペルオキシダーゼ(myeloperoxidase：MPO)-ANCA が陽性である．GPA では，難聴，副鼻腔炎症状，鞍鼻，肺結節陰影を，EGPA では喘息と好酸球増加を認めるのが特徴である[2]．

3 鑑別診断

巨細胞性動脈炎は60歳以上の高齢者に多く，側頭部痛が特徴である．高安動脈炎は20歳代の女性に発症率が高く，大動脈の画像診断が決め手となる．ANCA関連血管炎の鑑別は，まず喘息，副鼻腔炎，好酸球増多の有無でEGPAを鑑別し，次に耳，鼻，眼および肺に結節性病変があるかどうかでGPAを鑑別する．結節性病変が確認されずANCA陽性で，細動脈以下の小血管炎症状を示す所見(糸球体腎炎の所見や肺胞出血など)があればMPAと診断する．なお，臓器限局型(耳，鼻，肺，腎，皮膚，末梢神経など)のANCA関連血管炎やMPO-ANCA陽性間質性肺炎もある．ただし，臓器限局型と考えられてもほかの臓器の血管炎を見逃している場合や経過とともに多臓器病変が出現してくる場合があるので注意が必要である．

4 治療の考え方と実際

血管炎の活動期は免疫抑制療法(副腎皮質ステロイド単独または免疫抑制薬併用)が基本である．早急な治療を要するのは，①巨細胞性動脈炎で視力低下を認めた場合(治療が遅れると失明率が高い，プレドニ

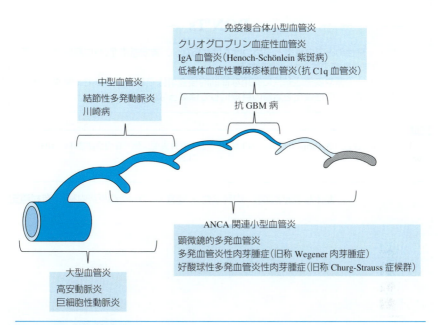

図1　一次性血管炎の血管径による分類
〔Jennette JC, et al：Arthritis Rheum 2013；**65**：1-11 より引用改変〕

ゾロン 30 mg 以上の投与が必要）．②高安動脈炎で動脈瘤の破裂の危険性が高い場合（緊急手術を考慮）．③ ANCA 関連血管炎で肺胞出血，急速進行性腎炎症候群を認めた場合である（ステロイドパルス治療およびシクロホスファミド大量点滴静注療法の併用療法，またはステロイドパルス治療にリツキシマブ併用療法）．高度の呼吸不全では人工呼吸器管理を要し，高度の腎不全で尿毒症症状が著しい場合は緊急血液透析を要する．

5　予後

早期発見・免疫抑制治療により各血管炎の予後は著明に改善している．ANCA 関連血管炎の寛解導入率は 80％ を超えるようになった．しかし，いまだに難治例や臓器不全例（透析導入例，家庭内酸素療法例），難治例がある．血管炎の予後の改善には，早期診断・治療が最も重要である．早期診断の決め手は，不明熱や間質性肺炎例，高齢者に初めて出現した顕微鏡的血尿では血管炎の可能性を念頭におくこと，丁寧な病歴聴取（血管炎症状は一過性，反復性のことがある）と注意深い身体所見の診察（血管雑音の聴取や皮疹，皮下結節，末梢神経障害の有無など）である．

ANCA 関連血管炎は，高齢者に多いため，視力障害，難聴，歩行障害，末梢神経障害などを加齢現象と誤診し，免疫抑制療法で改善して驚かされる場合がある．血管炎を疑うことが早期発見のコツである．

DON'Ts

- [ ] ANCA 陽性のみで血管炎と決めつけてはならない．まず感染症(特に細菌性心内膜炎)や悪性腫瘍の除外が必須である
- [ ] ANCA は診断や疾患活動性に有用な補助的検査項目であるが，ANCA 関連血管炎では，ANCA の陰性化を治療の目標にしてはならない

文献

1) Jennette JC, et al.：Arthritis Rheum 2013；**65**：1-11
2) 有村義宏，他：日内会誌 2014；**103**：2121-2129

杏林大学医学部第一内科学教室(腎臓・リウマチ膠原病内科) **有村義宏**

memo

A 膠原病・リウマチ

2-⑥b 全身性結合組織病
血管炎症候群－結節性多発動脈炎(PAN)

DOs

- ☐ 結節性多発動脈炎(PAN)は高血圧を呈し，徐々に腎不全が進行することが多い．顕微鏡的多発血管炎(ANCA関連血管炎)は糸球体病変を認め，動脈病変のみの腎血管炎よりも急速に末期腎不全に進行しやすい
- ☐ 血管炎に共通した治療は早期に診断し，疾患活動性の高い時期にステロイド治療，免疫抑制薬を中心とした強力な免疫抑制療法を病型・病期に応じて適切に行う
- ☐ 免疫抑制療法と並行して抗凝固，抗血小板療法を行う．寛解後の再発および感染症の予防対策を含めた長期経過観察による予後の改善が重要である

1 基本的な考え方

血管が豊富に分布する腎は全身性血管炎の主要な標的臓器である．腎動脈から輸出入細動脈，腎糸球体毛細血管に至る腎動静脈系の炎症性病変を包括して腎血管炎という[1]．腎血管炎は腎以外に肺，消化管，中枢・末梢神経などの多臓器の血管炎による全身性症候を示すことがある[2]．腎血管炎の分類を図1に示す．中型血管炎である結節性多発動脈炎(polyarteritis nodosa：PAN)は各内臓臓器に向かう主要動脈と分枝の血管炎で頻度は非常に少ない[3]．

2 病態

諸臓器の動脈周囲に結節状肥厚を伴う壊死性血管炎である．50～60歳代に発症のピークがあり，男女比はほぼ1：1である．わが国のPAN患者数は非常に少ない[2]．壊死性血管炎の病理像を呈し，中～小型筋型動脈の血管壁のフィブリノイド変性と炎症性細胞浸潤が認められる．図2に示すように変性期，急性炎症期，肉芽期，瘢痕期の4つの病期に分類される．変性期には中膜筋層の浮腫・変性，急性炎症期にはフィブリン滲出・好中球浸潤，肉芽期には肉芽組織の新生と内膜増殖による血管内腔の狭窄化，そして瘢痕期には線維化した組織による血管内腔狭窄および動脈瘤形成がみられるが，実際の生検標本ではこれらの病期所見が混在していることが多い[3]．

3 臨床症状

a 全身症状

全身症状と局所症状がみられる．全身症状として発熱，倦怠感や体重減少がみられる．関節痛および筋痛もよくみられる．

b 局所症状

罹患血管に由来する虚血・出血による症状で，多発性単神経炎が最も高頻度にみられる．初期には感覚障害が出現し，進行すると運動障害を併発する．皮膚病変は半数にみられ，網状皮斑(livedo reticularis)，皮膚潰瘍，水疱，皮下結節などを呈する．皮膚潰瘍が重症化すると指趾末端の梗塞や壊疽を生じる．腎障害も半数にみられ，急激に進行する高血圧と腎機能障害を呈する．図3に示すように腎内の小動脈瘤が破裂すると末梢の血腫をきたし，血管炎が激しいときは多発性の腎梗塞(まれに出血)を生じることがある．一方，糸球体腎炎をきたすことはまれである．冠動脈の狭窄や閉塞で心筋の虚血が起きることがあるが，うっ血性心不全は冠動脈の血管炎や，腎疾患によ

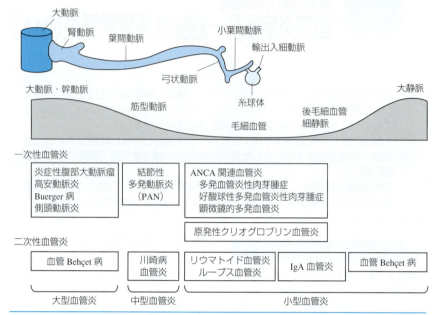

図1 腎血管炎の血管径による分類
〔小川　聡（総編集）：内科学書 改訂第8版．中山書店，2013；469-471 より引用〕

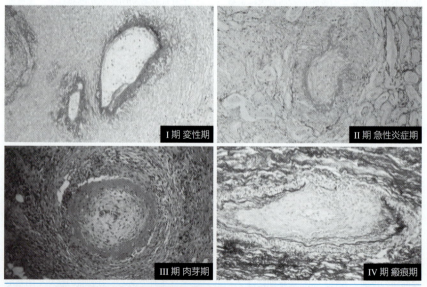

図2　PAN の中・小動脈の壊死性血管炎の組織病期 Arkin 分類
（カラー口絵 No.19 参照）

第6章 膠原病・リウマチ・アレルギー疾患を診療する

るコントロール不良の高血圧により発症する．消化管では小腸が最も傷害を受けやすい．腸間膜動脈炎の初期症状は腹痛であり，特に食後に痛みが増強するが，進行すると腸管の梗塞や穿孔をきたす．

4 検査所見

a 尿・血液検査

診断の決め手となるような特異性の高い検査マーカーはない．血尿，蛋白尿，円柱尿などをまれに示す．高度の炎症性病態を反映して赤沈亢進，C反応蛋白（C-reactive protein：CRP）強陽性を呈し，末梢血では白血球増多，好中球増多，抗酸球増多，血小板増多を示す．炎症が持続してくると貧血を呈する（炎症性貧血）．低アルブミン血症，ポリクローナル高γグロブリン血症がみられ，血清補体価は高値となる．抗血管内皮細胞抗体（anti-endothelial cell antibodies：AECA），抗好中球細胞質抗体（anti-neutrophil cytoplasmic antibody：ANCA）はまれに陽性を示す．

b 血管造影

PANの診断に有用な検査であり，腹部大動脈の分枝，特に腸間膜動脈，腎動脈，肝動脈やその分枝に，内腔狭窄，不整，途絶や多発小動脈瘤がみられる（図3）．

c 生検

PANの確定診断に有用で，中～小型筋型動脈の壊死性血管炎の所見を図2に示すArkin類の病期分類を用いて判定する．生検部位として，皮膚（皮下結節，紫斑），筋肉，腓腹神経，腎，肺，消化管が対象となる．

5 診 断

診断は臨床症状，検査所見，病理組織所見，血管造影所見による．

a 診断基準

厚生労働省特定疾患難治性血管炎分科会の診断基準（2006年改訂）が用いられる（表1）．

b 鑑別診断

ANCA関連血管炎および川崎病が重要

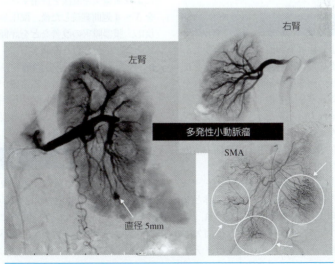

図3 PANの多発小動脈瘤（血管造影所見）病期
SMA：superior mesenteric artery

表1 結節性多発動脈炎の診断基準

【主要項目】	
(1)主要症候 　①発熱(38℃以上，2週以上)と体重減少(6か月以内に6kg以上) 　②高血圧 　③急速に進行する腎不全，腎梗塞 　④脳出血，脳梗塞 　⑤心筋梗塞，虚血性心疾患，心膜炎，心不全 　⑥胸膜炎 　⑦消化管出血，腸閉塞 　⑧多発性単神経炎 　⑨皮下結節，皮膚潰瘍，壊疽，紫斑 　⑩多関節痛(炎)，筋痛(炎)，筋力低下 (2)組織所見 　中・小動脈のフィブリノイド壊死性血管炎の存在 (3)血管造影所見 　腹部大動脈分枝(特に腎内小動脈)の多発小動脈瘤と狭窄・閉塞	(4)判定 　①確実(definite) 　　主要症候2項目以上と組織所見のある例 　②疑い(probable) 　　(a)主要症候2項目以上と血管造影所見の存在する例 　　(b)主要症候のうち，①を含む6項目以上存在する例 (5)参考となる検査所見 　①白血球増加(10,000/μL以上) 　②血小板増加(400,000/μL以上) 　③赤沈亢進 　④CRP強陽性 (6)鑑別診断 　①顕微鏡的多発血管炎 　②多発血管炎性肉芽腫症 　③アレルギー性肉芽腫性血管炎 　④川崎病血管炎 　⑤膠原病(SLE，RAなど) 　⑥IgA血管炎

【参考事項】
(1)組織学的にⅠ期変性期，Ⅱ期急性炎症期，Ⅲ期肉芽期，Ⅳ期瘢痕期の4つの病期に分類される
(2)臨床的にⅠ，Ⅱ病期は全身の血管の高度の炎症を反映する症候，Ⅲ，Ⅳ期は侵された臓器の虚血を反映する症候を呈する
(3)除外項目の諸疾患は壊死性血管炎を呈するが，特徴的な症候と検査所見から鑑別できる
〔厚生労働省特定疾患難治性血管炎分科会　2006年改訂より，一部改変〕

である．

6　治療

生検による血管炎病期の把握が重要である．急性炎症期には全身の血管の炎症を反映した症状，肉芽期～瘢痕期には侵された臓器の血管狭窄による虚血症状がみられ，それぞれ治療方針が異なる．ただし病理学的には急性炎症期病変と肉芽期・瘢痕期病変とが混在することもあり，両時期の治療を同時並行的に行うことが多い[2]．

a　急性炎症期の治療

高用量の副腎皮質ステロイドが主体となる．免疫抑制薬の併用療法が推奨され，シクロホスファミド(連日経口または間欠静注療法)が用いられる．重症例ではメチルプレドニゾロンのパルス療法を加え，病態により血漿交換療法を併用する．初期治療を3～4週間継続した後，臨床症状，炎症反応，臓器障害の改善などを評価しながらステロイド投与量を漸減する．

b　肉芽期・瘢痕期の治療

閉塞性血管症状に対する治療が主体となり，抗凝固療法や抗血小板療法が行われる．高血圧を伴う場合はその管理を要し，腎不全例では血液透析を考慮する．

7　経過・予後

わが国のPANの多くは発症後6か月以内に死亡し，1年以内の死亡率は45％である．1年目以降の死亡率は低下する．おもな死因は呼吸不全，腎不全，心不全，消化管出血である[2]．

文献

1) 小川 聡（総編集）：内科学書 改訂第8版．中山書店，2013：469-471
2) 吉田雅治：日内会誌 2011；**100**：1244-1253
3) Guillevin L, et al.：Polyarteritis. Ball GV et al.(eds.), Vasculitis. 2nd ed. Oxford University Press, 2008：335-353

東京医科大学八王子医療センター腎臓内科　**吉田雅治**

☑ なぜだろう，なぜかしら

　医学部卒業で学生から研修医となる．この道は連続には見えても，実は飛躍的一歩の踏み出しだ．学生は良い成績をとることが求められ，今の教育で大事なのは依然として暗記力である．しかし，研修医には手帳がある，スマホがある，iPadがある．単純記憶はデバイスこそが得意とするところだ．

　研修医に必要なのは探究心．全身性エリテマトーデスではネフローゼ症候群になるほどのループス腎炎があってもCRPは正常なのはなぜだろう．血中半減期が長いのに長時間作用性に分類されないステロイドがあるのはなぜだろう．治療ガイドラインにでてくるステロイドパルス療法ってどんな薬理作用があるのだろう．

　「なぜだろう，なぜかしら」をいっぱい抱えて欲しい．なぜと思うから調べる．調べるから新しいことがわかる．そうしてわかれば記憶に残る．

　調べてもわからなかったら，先輩や指導者に迷わず聞いてみよう．正解を教えてもらえればラッキー．教えてもらえなかったら，それは文献で誰も怖くて取り上げることのない謎かもしれない．先輩や指導者にだってわからないことはたくさんあるはず．でも，彼らは君の質問をきっかけにその疑問を解くために研究をするかもしれないではないか．ひょっとしたら，いつか君がその研究をしているかもしれない．

　臨床の場でわき上がる探究心こそが医学を進歩させるのだ．

（東京医科歯科大学膠原病・リウマチ内科　上阪　等）

A 膠原病・リウマチ

2-⑥c 全身性結合組織病 血管炎症候群―ANCA 関連血管炎

DOs

- [ ] 多彩な全身症状を呈する発熱患者では血管炎も疑い精査を行う
- [ ] 臨床所見，検査所見に病理所見を組み合わせて診断する
- [ ] 寛解導入後の維持療法は血管炎の再燃および感染症の併発に注意して行う

1 疾患概要

原発性血管炎は罹患血管のサイズから大型血管炎，中型血管炎，小型血管炎に分類される．このうち小型血管炎は細動脈・毛細血管・細静脈の血管炎で，ときに小動脈も障害の対象となる．2012 年に改訂された原発性血管炎の分類と定義「Chapel Hill Consensus Conference 2012」では，小型血管炎を「免疫複合体の関与する免疫複合体型血管炎群」と「免疫複合体が関与せず（pauci-immune），抗好中球細胞質抗体（anti-neutrophil cytoplasmic antibody：ANCA）という共通の疾患標識抗体に基づいて ANCA 関連血管炎（ANCA-associated vasculitis：AAV）と総称される疾患群」の 2 群に大別している．さらに全身型 AAV は，顕微鏡的多発血管炎（microscopic polyangiitis：MPA），多発血管炎性肉芽腫症，好酸球性多発血管炎性肉芽腫症の 3 疾患がある[1]．本項では MPA について解説する．

2 検査・診断

表 1 にはわが国で用いられている MPA の診断基準を示す[1]．臨床所見，検査所見に病理所見を組み合わせて診断する．

a 臨床所見

血管炎に伴い 38 ℃以上の発熱が持続することが多い．筋肉痛や関節痛を伴うこともある．全身症状に加えて多臓器症状が同時あるいは順次に認められる．多彩な全身症状を呈する発熱患者では血管炎を疑うことが診断の第一歩である．

皮膚所見として紫斑，潰瘍，壊死を認めた際は血管炎も疑う必要がある．特に下腿に好発する触知可能な紫斑が特徴的である．肺では血管炎に伴って結節影の出現や肺胞出血をきたす．腎臓では血尿，蛋白尿，細胞性円柱を伴った急速な腎機能障害を認める．MPA に伴う多発単神経炎は感覚障害から出現することが多く，進行すると運動障害を伴う．

b 病理所見

MPA の典型的な病理所見は壊死性血管炎である．中膜を欠く毛細血管では，血管周囲の組織にフィブリンや赤血球の漏出，好中球を主とした炎症細胞浸潤を認める．腎組織では血管炎により半月体形成性糸球体腎炎および間質の炎症細胞浸潤を認める（図 1）．免疫染色では，免疫グロブリンや補体の沈着をほとんど認めない．

3 鑑別診断

MPA は肺・腎以外の臓器にもしばしば障害を発症するため，類似する病態を示す炎症性疾患や血管疾患は多い．抗 GBM 抗体病，クリオグロブリン性血管炎や IgA 血管炎（Henoch-Schönlein 紫斑病）などの免疫複合体型血管炎では，病理所見にて免疫グロブリンや補体の血管壁沈着を認めることが鑑別となる．そのほか，膠原病関連血管炎（全身性エリテマトーデス，悪性関節リウマチ），塞栓性疾患（コレステロール塞栓症，抗リン脂質抗体症候群）などが鑑別と

表1 MPAの診断基準

【主要項目】
(1) 主要症候
① 急速進行性糸球体腎炎
② 肺出血,もしくは間質性肺炎
③ 腎・肺以外の臓器症状:紫斑,皮下出血,消化管出血,多発性単神経炎など
(2) 主要組織所見
細動脈・毛細血管・後毛細血管細静脈の壊死,血管周囲の炎症性細胞浸潤
(3) 主要検査所見
① MPO-ANCA 陽性
② CRP 陽性
③ 蛋白尿・血尿,BUN,血清クレアチニン値の上昇
④ 胸部X線所見:浸潤陰影(肺胞出血),間質性肺炎
(4) 判定
① 確実(definite)
　(a) 主要症候の2項目以上を満たし,組織所見が陽性の例
　(b) 主要症候の①および②を含め2項目以上を満たし,MPO-ANCA が陽性の例
② 疑い(probable)
　(a) 主要症候の3項目を満たす例
　(b) 主要症候の1項目と MPO-ANCA 陽性の例
(5) 鑑別診断
① 結節性多発動脈炎
② 多発血管炎性肉芽腫症(旧称:Wegener 肉芽腫症)
③ 好酸球性多発血管炎性肉芽腫症(旧称:アレルギー性肉芽腫性血管炎/Churg-Strauss 症候群)
④ 川崎動脈炎
⑤ 膠原病(SLE,RA など)
⑥ IgA 血管炎(旧称:紫斑病血管炎)
【参考事項】
(1) 主要症候の出現する1〜2週間前に先行感染(多くは上気道感染)を認める例が多い.
(2) 主要症候①,②は約半数例で同時に,そのほかの例ではいずれか一方が先行する.
(3) 多くの例で MPO-ANCA の力価は疾患活動性と平行して変動する.
(4) 治療を早期に中止すると,再発する例がある.
(5) 除外項目の諸疾患は壊死性血管炎を呈するが,特徴的な症候と検査所見から鑑別できる.

〔難治性血管炎に関する調査研究班 進行性腎障害に関する調査研究班:尾崎承一,ほか(編):厚生労働省難治性疾患克服研究事業 ANCA 関連血管炎の診療ガイドライン.2014.3 改訂版〕

4 治療の考え方と実際

MPA はいずれも肺および腎病変を伴う可能性があり,それらの重症度は患者の生命予後,機能的予後に影響を与える.このため患者を重症度別に分類し,治療法を選択することが推奨されている.3臓器以上の障害を認める全身型 AAV の治療プロトコールとして,わが国で行われた前向き臨床研究で用いられた JMAAV(Japanese patients with MPO-ANCA-associated vasculitis)プロトコールを示す.重症度および病型については表2に示す.

寛解導入療法としてステロイドパルス療法(methylprednisolone 0.5〜1.0 g/day)×3日間,あるいはプレドニゾロン(prednisolone:PSL)0.6〜1.0 mg/kg/day(40〜60 mg/day)経口を投与する.ステロイドパルス療法後の PSL 投与量は上記に準じる.また4週以内にシクロホスファミド大量静注療法(intravenous cyclophosphamide:IVCY)0.5〜0.75 g/m^2 または経口シクロホスファミド cyclophosphamide:

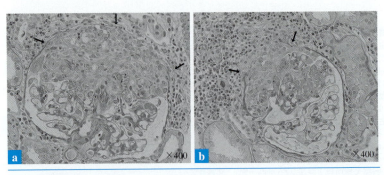

図1 腎病理所見(PAS 染色)
a:細胞性半月体(↑)を認める. b:一部の糸球体ではボウマン嚢上皮が断裂し(↑), 間質へ炎症が波及している.(カラー口絵 No.20 参照)

表2 JMAAV プロトコールにおける重症度および病型分類

分類	病型	備考
軽症例	腎限局型 肺線維症型 その他型	RPGN 型は除外 肺出血型は除外 筋・関節型・軽症全身型・末梢神経炎型など
重症型	全身性血管炎型 肺腎型 RPGN 型	3 臓器以上の障害 限局性肺出血または広範囲間質性肺炎と腎炎の合併 血清 Cr 値が 1 か月以内に 2 倍以上に増加
最重症型	びまん性肺胞出血型 腸管穿孔型・膵炎型 脳出血型 抗基底膜抗体併存陽性型 重症例の治療抵抗性症例	

JMAAV:Japanese patients with MPO-ANCA-associated vasculitis, RPGN:rapidly progressive glomerulonephritis.
〔難治性血管炎に関する調査研究班 進行性腎障害に関する調査研究班:尾崎承一, ほか(編):厚生労働省難治性疾患克服研究事業 ANCA 関連血管炎の診療ガイドライン. 2014.3 改訂版より引用〕

CY) 0.5〜2.0 mg/kg/day(50〜100 mg)の投与を開始し, 併用療法を行う. なお, 腎機能障害(血清 Cr≧1.8 mg/dL)時や 75 歳以上の高齢者では, IVCY や経口 CY の投与量を 50〜75% に減量する. 最重症型では血漿交換の併用を考慮する[1].

PSL の初期投与量を 1 か月以上続け, 以降は病状に応じて漸減する. PSL 5〜10 mg/day まで漸減のうえ再燃に注意して経過観察する. IVCY の投与間隔は, 3〜4 週間とし, IVCY の総投与回数は 3〜6 回とする. 経口 CY 投与は 3〜6 か月とする. CY を服用できない症例ではアザチオプリンを 1.0〜2.0 mg/kg/day(50〜100 mg/day)投与する. 上記治療期間は感染症リスクが高いので trimethoprim/sulfamethoxazole(ST)合剤を 2 錠/day を週 2 日, または 1 錠/day を連日予防的に投与する[1].

5 予後

治療法の改良により MPA を含む AAV の予後は改善している. AAV が大部分を占めるわが国の急速進行性腎炎症候群例の

報告では，近年の1年生存率が82.8%，2年生存率が77.7%と報告されている[2]．死因としては感染症(55.9%)の頻度が高い．一方で寛解導入後の再燃率の上昇も報告されており[3]，治療における副腎皮質ステロイド薬や免疫抑制薬の調節が重要である．

DON'Ts

- [ ] 感染症を併発しやすい因子として，年齢，腎機能障害，白血球減少，長期CY投与がある．特に高齢者では過剰な免疫抑制を避けなくてはならない
- [ ] CYは膀胱毒性，催腫瘍作用(膀胱癌など)がある．二次発癌を抑えるためにはCYの総投与量を少なく抑えることが重要である

文献

1) 難治性血管炎に関する調査研究班 進行性腎障害に関する調査研究班：尾崎承一，ほか(編)：厚生労働省難治性疾患克服研究事業 ANCA関連血管炎の診療ガイドライン．2014.3改訂版
2) 厚生労働省特定疾患進行性腎障害に関する調査研究班：日腎会誌 2011；**53**：509-555
3) Wada T, et al.：J Rheumatol 2012；**39**：545-551

独立行政法人国立病院機構金沢医療センター腎・膠原病内科 **北川清樹**
金沢大学大学院医薬保健学総合研究科血液情報統御学 **和田隆志**

A 膠原病・リウマチ

2-⑥d 全身性結合組織病
血管炎症候群─高安動脈炎，巨細胞性動脈炎(GCA)

DOs

- 原因不明の発熱や炎症反応の遷延症例は，若・中年女性では高安動脈炎を，高齢者では巨細胞性動脈炎を鑑別疾患の1つに考える
- 高安動脈炎は自然歴としてわが国では重症例が減ってきており，動脈狭窄や虚血症状がなくとも総合的に診断する
- 高安動脈炎においては，HLA遺伝子型の決定が保険適応外ではあるが診断の補助となりうるので選択肢の1つとして覚えておく

1 疾患概要

a 疫学

大動脈およびその主要分枝を首座とする血管炎は高安動脈炎と巨細胞性動脈炎(giant cell arteritis：GCA；以前は側頭動脈炎とよばれた)である．高安動脈炎はわが国から報告された疾患で，アジア～シルクロード帯に多い．わが国では高安動脈炎がGCAより10倍前後多いが(5～10千人)，欧米では一般的にGCAのほうが多い．高安動脈炎患者は90％前後が女性である．GCAでは欧米人では80％近くが女性であるが，わが国では60％程度である．高安動脈炎は一般的に10～20歳代の発症であり，GCAは50歳以上の発症が多い．GCAは巨細胞が病理学的に検出されることが多いが高安動脈炎にもときにみられるため両疾患病態の異同が注目されている．

b 病態

ともにヒト白血球組織適合性抗原であるHLAが関連する自己免疫性疾患である．高安動脈炎については近年の研究から，IL12p40が病態に重要な分子であることが明らかとなった．

両血管炎の症状は全身性の炎症に伴うもの，血管炎による局所的な症状に分けられる．高安動脈炎は大動脈および様々な主要分枝に生じる．以前は診断までに時間がかかり，診断時には動脈狭窄が進んでいる例が多かったが，近年では診断までの時間は短く，自然歴の改善も認められることから，診断時に多数の動脈狭窄が認められることは少なくなっている．GCAは一般的に頭蓋外の大動脈の分枝に生じるが，10％ほどは大動脈およびその主要分枝(すなわち高安動脈炎と類似の血管)に起こる．GCA最多の初発症状は強い頭痛であり，しばしば「これまで経験したことのない」と形容される．咀嚼や会話によって顎関節の痛みを生じる顎跛行は筋に血液を供給する血管の虚血によって生じ，GCAに特徴的とされる．

c 他疾患との合併

高安動脈炎は，炎症性腸疾患，特に潰瘍性大腸炎と有意に合併することが示された．高安動脈炎は潰瘍性大腸炎と遺伝学的な相同性も示されており，家族歴としての炎症性腸疾患・特に潰瘍性大腸炎の情報が診断に役に立つ可能性がある．

GCAはリウマチ性多発筋痛症(polymyalgia rheumatica：PMR)との合併が教科書的には有名であり，欧米人ではGCAの50％程度にPMRが合併するとされるが，わが国では合併はまれである．わが国の大規模疫学データはないが，GCA33例中PMR合併は2例であったという報告がある．

2 検査・診断

非特異的な炎症反応はもちろん，持続的であることが重要であり，原因不明の全身症状と相まって動脈炎を疑うきっかけになることが多い．GCA では赤沈がしばしば 100 mm/h を超える．炎症反応が陰性の場合は他疾患をまず考慮すべきである．

診断基準に則って診断するのが原則だが，特に高安動脈炎の基準は 1987 年の関節リウマチの分類基準と同じく，進行した症例を診断するのに適したものであると考えるべきである．重要なのは高安動脈炎の画像所見と GCA の病理所見である．高安動脈炎の動脈狭窄は年月を経た所見であるため，比較的早期の例においては動脈壁の炎症を見いだすために MRA や陽電子放射断層撮影（PET）を考える．CT 血管造影（CTA）・血管造影でももちろん狭窄自体の評価は可能である．GCA については側頭動脈の超音波検査によって変化を同定することが診断に有効である可能性がある．

生検はおもに GCA を対象に確定診断のために行われる．眼症状・病変があれば生検を待つ必要はなく速やかに治療に移るべきである．病変は新旧病変が入り混じること，分節状で非連続的であることが特徴である．そのために病理検体は 1 cm 以上必要である．両側の生検は一般的には勧められない．

HLA-B*52：01 が高安動脈炎の危険因子でありオッズ比は 2.5〜3 程度である．

> ⚠️ **Pitfall**
>
> HLA-B*52：01 は高安動脈炎のリスクであるが，日本人における HLA-B の最多遺伝子型でもある．そのため，目の前の患者が高安動脈炎であるかどうかを判断するには，事前確率のきちんとした評価が重要である．

GCA は欧米人では DR4 がかかわるがわが国での評価は未確立である．HLA の決定は保険適用外だが，診断の補助として役立つ可能性がある．

3 鑑別診断

一般的な不明熱の原因となる疾患は鑑別診断にあがる．不明熱鑑別の際に高安動脈炎，GCA の可能性を考え，上記の流れに従って正確に診断することが大切である．

4 治療の考え方と実際

いずれもステロイドを基本として，十分でなければ免疫抑制薬と組み合わせる．ステロイド量は一般的に中等量以上から開始され，GCA については眼症状/病変があれば大量が用いられる．両疾患ともにメトトレキサートの使用報告が多く，併用免疫抑制薬の選択肢の上位にくる．生物学的製剤は高安動脈炎には抗 TNF 製剤（特にインフリキシマブ）と抗 IL-6 受容体抗体製剤であるトシリズマブ，IL12p40 を標的としたウステキヌマブの有効性が報告されている．いずれの治療も長期的な予後改善を証明したわけではない．GCA は欧米人においてランダム化比較試験（RCT）が施行されており，ステロイド製剤のみと比較して腫瘍壊死因子（TNF）製剤の追加は有効ではないと考えられている．一方でトシリズマブは有効である可能性がある．

5 予後

高安動脈炎では妊娠が問題となる．一般的に高血圧がコントロールされれば，妊娠の予後は悪くないと考えられているが，高疾患活動性もまた妊娠予後を悪化させるという報告があり，両方の治療が望ましい．

GCA は生命予後自体は一般と変わらないとされるが，適切な治療が行われないと 20% 程度が失明に至るために診断をつけることが重要である．

> **DON'Ts**
> - ☐ 高安動脈炎における妊娠・分娩の管理は高血圧と疾患活動性の管理が肝である．患者を不安にさせないことが重要である
> - ☐ わが国での巨細胞性動脈炎のエビデンスはその罹患率から十分でない．国外のエビデンスはその限界を十分認識せずに用いない

京都大学大学院医学研究科ゲノム医学センター **寺尾知可史**

memo

A 膠原病・リウマチ

全身性結合組織病
血管炎症候群―多発血管炎性肉芽腫症(GPA)

DOs

- 分類基準の特性を理解して総合的に診断を行う
- 免疫抑制薬の投与量は腎機能や年齢，モニタリングにて調整する
- ST合剤は禁忌でない限り必ず併用する

1 疾患概要

多発血管炎性肉芽腫症（granulomatosis with polyangiitis：GPA）は，従来Wegener肉芽腫症とよばれていた疾患であり抗好中球細胞質抗体（anti-neutrophil cytoplasmic antibody：ANCA）関連血管炎のひとつである．血管炎の分類方法であるChapel Hill分類の改定に併せて名称も変更された．

改定されたChapel Hill分類2012では，好酸球性多発血管炎性肉芽腫症（Churg-Strauss症候群）（eosinophilic granulomatosis with polyangitis：EGPA），顕微鏡的多発血管炎（microscopic polyangiitis：MPA）とともにANCA関連血管炎として分類され，同じ中小型血管炎のカテゴリーの中では，免疫複合体型血管炎と大別される．ほかのANCA関連血管炎とは，組織学的にEGPAとは「好酸球増多がないこと」で，MPAとは「肉芽腫を伴う」血管炎であることで区別される．

2 検査・診断

確定診断は組織学的に肉芽腫と血管炎が証明されることとなるが，腎では臨床症候としては急速進行性腎炎症候群を呈し，組織では血管炎を反映して糸球体に半月体形成を認めるが肉芽腫を認めることは少ない．したがって腎組織ではMPAとの鑑別は困難なため，上気道症状の有無や肺の空洞・結節性病変の形成などで鑑別する．GPAに特徴的な病変として，後述する欧州医薬品庁（european medicines agency：EMEA）分類アルゴリズムで提唱されているGPAの代用マーカー（表1）が参考となる[1]．

教科書的な典型例では，GPAの多くはPR3-ANCAが陽性であり，副鼻腔炎や中耳炎などの上気道症状から発症し，肺や気管などの下気道，その後，腎の順に進展していくとされるが，わが国のGPA患者ではMPO-ANCA陽性例が半数を占め，上気道病変と腎病変を認めるものの肺など下気道で肉芽腫性病変を認めない症例も多い[2]．

臨床的な診断には厚生労働省の認定基準やEMEA分類アルゴリズムなどを用いるが，厚生労働省基準ではANCAがPR3に限定されていることやMPAの基準と重複して基準をみたす症例が多いこと，

表1 EMEAアルゴリズムの代用マーカーとして設定されているGPAの臨床代用マーカー

1. 胸部X線検査で1か月を越えて存在する固定性肺浸潤，結節あるいは空洞（感染症や悪性腫瘍が除外される）
2. 気管支狭窄
3. 1か月を越える血清鼻汁と鼻垢，あるいは鼻の潰瘍
4. 3か月を越える慢性副鼻腔炎，中耳炎あるいは乳様突起炎
5. 眼窩後部の腫瘤あるいは炎症（偽腫瘍）
6. 声門下狭窄
7. 鞍鼻または破壊性副鼻腔疾患

〔Watts R, , et al：Ann Rheum Dis 2007；66：222-227より引用改変〕

EMEAアルゴリズムはもともとANCA関連血管炎の中でもGPAの割合が多い欧米の患者で開発・検証されたものであること，などそれぞれに問題点があるため，それらの問題点を理解しつつ総合的な判断で診断を行う必要がある[3]．

3 治療の考え方と実際

治療は障害臓器・程度に応じて選択するが，肺・腎など主要臓器障害を認める場合は副腎皮質ステロイド薬とシクロホスファミドを併用する．シクロホスファミドは連日経口投与のほうが寛解・維持効果は高いが，血球減少などの副作用も多いため，最近では間欠静注療法が用いられることが多い．投与量は15 mg/kgが標準量であるが，年齢や腎機能障害の程度に応じて適宜減量し，3回目までは2～4週間隔で，以降は4週間間隔で3～6か月間投与する．欧米の臨床研究で使用されているプロトコルを参考に副腎皮質ステロイド薬は1～2週ごとに早期の減量に努める．シクロホスファミドの投与が困難な症例や難治例などではリツキシマブの投与を行う．投与量は悪性リンパ腫を参考にした375 mg/m^{2}を1週間に1回，合計4回の投与方法のほか，海外での関節リウマチに対する投与方法である1,000 mg/bodyを2週間に1回，計2回の投与方法もある．

寛解が得られれば維持療法として，アザチオプリンの併用を行う．2 mg/kgを標準とするが，1 mg/kgで開始して血球減少や肝障害などの副作用に注意しながら適宜増減を行う．最近では維持療法としてリツキシマブを4～6か月ごとに投与する治療の有効性も報告されている．

特にGPAにおいて，臓器障害が上気道に限局した場合は，併用する薬剤としてメトトレキサートも選択肢となる．シクロホスファミドでの寛解導入，アザチオプリンでの寛解維持と比べて再燃が多いとする報告もあるので，再燃には注意して経過をみる必要がある．致死的な臓器障害の合併や腎機能障害が高度な場合などの重症例ではシクロホスファミド（またはリツキシマブ）に加えて血漿交換療法を併用する．

一般的な免疫抑制療法と同様，寛解導入療法中にはサイトメガロウイルス感染症や真菌感染などの注意が必要であり，サイトメガロウイルス抗原・β-D-グルカンのモニタリングを行う．また禁忌などがない限りはニューモシスチス肺炎の予防目的にST合剤を併用する．特にGPAにおいてはST合剤が再燃を予防するとの報告もある．

DON'Ts

- ☐ ANCAの種類で疾患分類をしない
- ☐ 副腎皮質ステロイド薬を漫然と投与しない

文献

1) Watts R, et al.：Ann Rheum Dis 2007；**66**：222-227
2) Sada KE, et al.：Arthritis Res Ther 2014；**16**：R101
3) Sada KE, et al.：Mod Rheumatol 2015；**25**：657-659

岡山大学医学部腎・免疫・内分泌代謝内科学　**佐田憲映**

2-⑥f 全身性結合組織病 血管炎症候群—好酸球性多発血管炎性肉芽腫症（EGPA）

A 膠原病・リウマチ

DOs

- 臨床診断が確定したら壊死性血管炎などの病理診断が伴わなくとも早期に治療を開始する．重症例，劇症型は早期の免疫抑制薬投与を考慮する
- 高齢発症（65歳以上），副鼻腔炎がない，重症の心病変がある，重症の消化管病変がある，腎不全は予後不良因子である
- 治療開始後に新たな血管炎症状が出現する可能性を念頭におき診療する

1 疾患概要

　Churg-Strauss症候群（Churg-Strauss syndrome：CSS），別名アレルギー性肉芽腫性血管炎（allergic granulomatous angiitis：AGA）は気管支喘息またはアレルギー疾患を背景に出現する，末梢血好酸球増多を伴う全身性壊死性血管炎である．2012年Chapel Hill Consensus会議においてCSSの名称はeosinophilic granulomatosis with polyangiitis（EGPA）[1]に，わが国においても2013年よりアレルギー性肉芽腫性血管炎は好酸球性多発血管炎性肉芽腫症に改称された．

　EGPAの多くは気管支喘息やアレルギー性鼻炎が先行し，末梢血の好酸球数が増加，続いて全身性の血管炎症状が出現する．代表的な血管炎症状の1つである末梢神経障害は，多くはしびれや疼痛が手袋靴下型の分布を示す多発単神経炎である．それ以外には副鼻腔炎や好酸球性中耳炎が，肺病変では好酸球性肺炎，胸膜炎，縦隔リンパ節腫大が，心病変では心筋炎，心膜炎，心不全，不整脈が，消化管病変はびらん，潰瘍，出血，虚血性腸炎，腹膜炎などが，皮膚病変では紫斑，紅斑，皮下出血，皮下腫瘤などがある．さらに頻度は少ないが，血管炎症状は中枢神経，腎臓，筋肉，眼，関節など全身のあらゆる臓器に起こりうる．また血管炎発症時は発熱，体重減少，関節痛，筋肉痛などの全身症状を伴うこともある．

2 検査・診断

　血液検査ではMPO-ANCAが30～40％程度の頻度で陽性になる．PR3-ANCA陽性例はまれである．また血小板数の増加，血清総IgE値の上昇，RF因子の上昇，免疫複合体の増加が認められることがある．血管炎症状を有する臓器の生検を行い，特徴的な所見である，好酸球浸潤を伴う壊死性血管炎，血管外の肉芽腫が認められれば確定診断になる．EGPAの診断基準には1990年の米国リウマチ学会（American College of Rheumatology：ACR）の「Churg-Strauss症候群分類基準」[2]とわが国では血管炎症候群の診療ガイドライン[3]（1998年厚生省特定疾患難治性血管炎分科会の診断基準）がある．わが国の診断基準では生検による組織学的所見が得られた場合AGAと診断し，組織学的所見が得られず臨床症状で診断する場合はEGPA/CSSと診断することになっている．厚生省（当時）基準では壊死性血管炎もしくは血管外肉芽腫の組織所見を診断基準としているのに対し，ACR分類基準では血管外組織への好酸球浸潤があれば血管炎所見がなくてもよいとしている．これはかつての多くの診断基準では壊死性血管炎，血管外肉芽腫の存在を必要としており，実際の生検組織

ではこれらの所見が得られないことも多く，そのために診断および治療が遅れたためである．このACRの分類基準が普及しEGPAの診断率が高まり早期治療開始が可能になった．

EGPAでは血管炎診断時に検出できない，潜在化した臓器病変が治療開始後に顕在化し，重症化することがあることに留意する必要がある．特に心病変，中枢神経障害が多く，治療開始後数年後のこともあるため，これらの臓器障害については診断時に病変を確認できなくても後の血管炎症状出現の可能性を念頭におくことが必要である．

3 鑑別診断

細小動脈が障害される血管炎としては多発血管炎性肉芽腫症(旧Wegener肉芽腫症)，顕微鏡的多発血管炎がある．

4 治療の考え方と実際

EGPAの治療の第一選択薬は全身ステロイド薬(corticosteroid：CS)であり，プレドニゾロン(prednisolone：PSL) 1 mg/kg/dayより開始する．重症例や劇症型では先行してメチルプレドニゾロン(methylprednisolone：mPSL)パルス療法(1 g/day，3日間)を行う．CSによる治療に対して効果不十分，治療抵抗性である症例については免疫抑制薬(特にシクロホスファミド〈cyclophosphamide：CY〉)の併用を考慮する．EGPAに使用される免疫抑制薬としては，ほかにアザチオプリン(azathioprine：AZA)，メトトレキサート(methotrexate：MTX)，シクロスポリン(cyclosporine)，インターフェロン(interferon：IFN)α，anti-TNFα，anti-IgE(オマリズマブ：omalizumab)，anti-CD20(リツキシマブ：rituximab)，anti-IL-5(mepolizumab：2015年国際治験中)などがある．AZA，MTXはCYの後療法として投与されることが多い．リツキシマブはEGPAについても，ステロイド，免疫抑制薬などの標準治療に治療抵抗性である，難治性の症例に対して有効であることが報告されている．また血漿交換療法は現在では否定的である．

免疫抑制薬の投与に関しての考え方として重症例，CS抵抗性に対して投与するほかに，軽症例においても免疫抑制薬の併用により再燃を抑制できるという成績もある．また高齢発症の症例については免疫抑制薬の投与量を減量し投与することで副作用を軽減し生存率に影響がないという成績もあり，治療の工夫により免疫抑制薬が投与しやすくなる．

免疫グロブリン補充療法(intravenous immunoglobulins：IVIG)はステロイドを十分に投与しても改善不十分な多発単神経炎を有するEGPAに対し，わが国では2010年1月より保険適用となり，日常臨床での投与が可能になった．IVIG療法は多発単神経炎だけでなく心病変に対しても有効である．また免疫学的な効果も期待され，IVIG投与後には維持量の経口ステロイド量が減量しやすくなることがある．しかし，IVIG療法は初期治療(全身ステロイド投与前)やステロイド投与早期には十分な効果が得られないこと，初期治療中や重症例では複数回投与が必要になることがあるためIVIG投与を行うときの病状や治療内容を十分に考慮する必要がある．

またEGPAの多発単神経炎はステロイド，免疫抑制薬，IVIGなどの薬物治療に加え，リハビリテーションも重要な治療である．亜硝酸薬の貼付薬の局所貼付も有効であり，日常のリハビリテーションを効果的に行うことを可能にする．

5 予後

1990年のACRの分類基準が普及し，EGPAの診断率は高まったと考えられる．

1996年以前に診断されたEGPAの5年生存率は82.9%であるが，1996年以降に診断されたEGPAは93.4%であると報告されている．年代が変わるにつれ，より早期診断，早期治療開始が可能になったことと，免疫抑制薬などの治療水準が向上したことなどが考えられる．しかし，最近報告されているEGPAの20年生存率は文献により45〜70%程度と長期的には予後不良である．

予後不良因子として高齢発症(65歳以上)，副鼻腔炎がない，重症の心病変がある，重症の消化管病変がある，腎不全(Cr > 1.50 mg/dL)がある，の5項目の内，2項目以上陽性であると生命予後が不良である．

血管炎発症時の症状は一過性であることも多く，初期の診断は難しいことも多い．特に患者が神経症状を訴えない場合は，「手足でしびれるところはありませんか？ 階段で足が引っかかることはありませんか？ ペットボトルが開けられますか？」などの神経症状の有無に関する問診を積極的に行い，多発単神経炎症状の有無を確認することが重要である．

 Pitfall

EGPAでは血管炎症状が出現する前に好酸球性肺炎や好酸球性胃腸炎，皮疹が先行することがある

DON'Ts

- [ ] IVIG療法は全身ステロイド，可能であれば免疫抑制薬併用下において投与する．全身ステロイド投与前の初期治療投与は行わない
- [ ] 血管炎の再燃時には必ずしも末梢血好酸球数は増加しないことを知っておくことが必要である

文献

1) Jennette JC：Clin Exp Nephrol 2013；**17**：603-606
2) Masi AT, et al.：Arthritis Rheum 1990；**33**：1094-1100
3) 循環器病の診断と治療に関するガイドライン (2006-2007年度合同研究班報告) 血管炎症候群の診療ガイドライン http://www.j-circ.or.jp/guideline/pdf/JCS2008_ozaki_d.pdf

国立病院機構埼玉病院　**釣木澤尚実**

2-⑦ 全身性結合組織病 抗リン脂質抗体症候群（APS）

A 膠原病・リウマチ

DOs

- 若年者や自己免疫性疾患患者における血栓症，習慣流産などの妊娠合併症をみた場合には，抗リン脂質抗体症候群（APS）を念頭におかなければならない
- 診断は血栓症・習慣性流産の既往と抗リン脂質抗体（aPLs）の存在を確認することによってなされる
- APSでは血栓症の再発が多く，血栓症の二次予防が重要である

1 疾患概要

抗リン脂質抗体症候群（antiphospholipid syndrome：APS）とは，抗リン脂質抗体（antiphospholipid antibodies：aPL）の存在下で，各種動静脈血栓症や習慣流産などの妊娠合併症をきたす自己免疫疾患で，静脈血栓症に加え動脈血栓症も認めるのが特徴的である．APSは後天性血栓性疾患として最も頻度が高く，若年者や自己免疫性疾患患者における血栓症や習慣流産など妊娠合併症を認めた場合には考慮しなければならない．また，原因不明の血栓症や妊娠合併症において最も考慮すべき疾患でもある．

APSは全身性エリテマトーデス（systemic lupus erythematosus：SLE）を合併する二次性APSとSLEを合併しない原発性APSに分類され，約半数は二次性APSである．女性に多く，平均発症年齢は40歳前後とされる．わが国において，動脈血栓症はそのほとんどが脳血管障害であり，そのほかに虚血性心疾患，末梢動脈閉塞，腸間膜動脈血栓症などがある．静脈血栓症としては，下肢深部静脈血栓症や肺塞栓肺血栓症が最も多く，そのほかに網膜中心静脈血栓症の頻度も高い．Budd-Chiari症候群の原因疾患として最多であり，また，副腎静脈血栓による二次性Addison病を認めることもある．

妊娠合併症は，習慣流産，子宮内胎児発育不全，妊娠高血圧症候群などがあげられる．血栓症，妊娠合併症以外に，aPLに関連する症状として，血小板減少症，舞踏病や横断性脊髄症などの神経症状，網状皮斑などの皮膚症状，心臓弁膜症，腎症などがある．

2 検査・診断

aPLはリン脂質あるいはリン脂質と血漿蛋白の複合体を対応抗原とする自己抗体の総称で，その存在がAPSの診断に不可欠である．国際分類基準としてSydney改変Sapporo Criteria（表1）が広く使用される．

国際基準の中でaPLとして定義されるもののうち，わが国ではループスアンチコアグラント（lupus anticoagulant：LA）と抗カルジオリピン抗体（anticardiolipin antibody：aCL）が保険適用されている．LAは"*in vitro*で凝固時間を延長する免疫グロブリン"と定義され機能的に検出される自己抗体であり，①活性化部分トロンボプラスチン時間（activated partial thromboplastin time：aPTT）もしくは希釈ラッセル蛇毒時間の延長を認め（スクリーニング），②健常人血漿との混和により凝固時間の正常化がdeficiency patternではなく，inhibitory patternであることを確認し（クロスミキシングテスト），③リン脂質を過剰に加え凝固時間が改善する（中和試験）ことにより検出することが推奨される．aCLは当初リン脂質で

表1 APSのSydney改変Sapporo Criteria

臨床基準の1項目以上が存在し，かつ検査基準のうち1項目以上を認めた場合抗リン脂質抗体症候群と分類する．

臨床基準
1. 血栓症
   画像診断，あるいは病理学的に確認された血管壁の炎症を伴わない動静脈あるいは小血管の血栓症（臓器は問わない）
2. 妊娠合併症
   a. 妊娠10週以降で，ほかに原因のない正常形態胎児の死亡，または
   b. ①子癇，重症の妊娠高血圧腎症または②胎盤機能不全による妊娠34週以前の正常形態児の1回以上の早産，または
   c. 3回以上続けての，妊娠10週以前の流産（母体の解剖学的異常，内分泌学的異常，父母の染色体異常によるものを除く）

検査基準
1. 国際血栓止血学会のループアンチコアグラントガイドラインに沿った測定法で，ループスアンチコアグラント（LA）が12週の間隔をあけて2回以上検出される．
2. 標準化されたELISA法において中等度以上の力価の（＞40GPL or MPL，または健常人の99パーセンタイル以上）IgG型またはIgM型抗カルジオリピン抗体（aCL）が12週の間隔をあけて2回以上検出される．
3. 標準化されたELISA法において中等度以上の力価の（健常人の99パーセンタイル以上）IgG型またはIgM型抗 β_2 グリコプロテインI抗体が12週の間隔をあけて2回以上検出される．

〔Miyakis S, et al.：J Thromb Haemost 2006；**4**：295-306 より，一部改変〕

あるカルジオリピン（cardiolipin：CL）が直接の対応抗原と考えられていたが，APS患者に検出されるaCLはCLと結合することにより構造変化した β_2 グリコプロテインI（β_2 glycoprotein I：β_2 GP I）を認識することが判明し，"β_2 GP I 依存性aCL"とよばれ，感染症などで検出される非特異的aCLとは異なる．

β_2 GP I は肝臓で合成される蛋白質で凝固・線溶系の調節にかかわる．抗 β_2 GP I 抗体とよばれる自己抗体は，陰性荷電リン脂質であるCLに代わりプレート底面を γ 線処理したうえに β_2 GP I を吸着させたELISAで検出する自己抗体であり，国際分類基準ではaPLとして定義されるがわが国では保険適用外であり，代わりにCLを固相化したうえに β_2 GP I を吸着させたELISAを用いて β_2 GP I 依存性aCLを測定する．分類基準に含まれていないが，ホスファチジルセリン依存性抗プロトロンビン抗体（phophatidylserine dependent anti-prothronbin antibody：aPS/PT）がLAの存在やAPSと関連が強い自己抗体として近年注目されている．本抗体の測定は抗凝固薬投与などによりLAの測定ができない場合に特に有用である．また，多種のaPL検査の結果をスコア化して血栓症のリスクを評価する抗リン脂質抗体スコアが注目を浴びており，現在，日本血栓止血学会標準会委員会などで標準化を目指している．

3 鑑別診断

a 血栓性素因（表2）

先天性，後天性の血栓性素因が鑑別にあがり，問診（既往歴，家族歴，生活習慣など），全身検索が重要である．前述のように感染症などによって一時的にaPLが出現することがあるが，β_2 GP I 非依存性aCLであることが多く，また通常低力価である．

b 妊娠合併症

習慣性流産の原因として子宮自体の異常，染色体異常が否定された場合，APSは鑑別

表2 血栓性素因

先天性	後天性
アンチトロンビンIII欠損症	感染症(心内膜炎, 敗血症)
プロテインC欠損症	悪性腫瘍, 骨髄増殖性疾患
プラスミノーゲン異常症	動脈硬化(糖尿病, 高血圧症)
プラスミノーゲンアクチベーターインヒビター-I異常症	循環障害(左心不全, 心房細動)
	血管炎症候群
凝固XII因子欠損	ヘパリン起因性血栓症
異常フィブリノーゲン血症	血栓性血小板減少性紫斑病/溶血性尿毒症症候群
第V因子異常症	
プロトロンビン異常症	妊娠, HELLP症候群
ホモシステイン血症	外傷, 外科的侵襲
	肝硬変
	ネフローゼ症候群

疾患として重要である．非APSの流産が胎盤形成期以前の妊娠初期に多いのに対しAPSの流産は妊娠中・後期にも起こる点が特徴的である．

4 治療の考え方と実際

APSは自己免疫性の血栓性疾患であるが，後述する特殊な病態や自己免疫疾患合併例を除いて，ステロイドや免疫抑制薬の治療効果は確認されていない．治療の基本は血栓症の急性期治療および二次予防と妊娠合併症に対する治療である．

a 無症候性aPL陽性者の場合

抗血栓薬による一次予防効果は明らかでなく，この点は妊娠時においても同様である．症例ごとにAPS症状の危険因子(過度の喫煙，動脈硬化，経口避妊薬の内服，高齢出産など)を考慮したうえで判断する．

b 血栓症の治療

APSの急性期血栓症の治療はほかの原因による血栓症の治療と同様で血栓溶解療法や抗血栓療法，血栓除去療術を行う．血栓症の再発予防(二次予防)が重要であり，動脈血栓症に対してはバイアスピリンやクロピドグレル，シロスタゾールなどの抗血小板薬を，静脈血栓症に対してはPT-INR 2.0〜3.0, D-ダイマー値を正常範囲とすることを目標にワルファリンを使用する．APSは抗血栓療法下での血栓症再発も比較的高頻度であり永続的な抗血栓療法が不可欠である．現在，Xa阻害薬，トロンビン阻害薬などの新規経口抗凝固薬のAPSに対する臨床試験が行われている．

c 妊娠中の管理，妊娠合併症の治療

催奇形性のためAPS合併妊娠に対しワルファリンは禁忌であり，バイアスピリン単剤もしくは未分画ヘパリンの併用を行う．

5 予後

脳梗塞，肺梗塞の度重なる再発が生命予後を左右する．非常にまれであるが，急激に多発性動静脈血栓症による多臓器不全に陥る，極めて予後不良な劇症型APS (catastrophic APS：CAPS)が存在する．治療はステロイドパルス，抗血栓療法，血漿交換や血漿吸着療法が行われる．

> **DON'Ts**
>
> - ☐ APSでは再発を繰り返す病態が特徴的で,血栓症の二次予防は生涯にわたって行わなければならない
> - ☐ 妊娠中のワルファリン投与は禁忌なので血栓症既往がありワルファリン内服中の妊娠可能APS患者において注意を欠いてはいけない

文献

1) Miyakis S, et al：J Thromb Haemost 2006；**4**：295-306

北海道大学大学院医学研究科内科学講座 免疫・代謝内科学分野
柴田悠平, 奥　健志, 渥美達也

memo

2-⑧ 全身性結合組織病 混合性結合組織病（MCTD），overlap 症候群（重複症候群）

A 膠原病・リウマチ

DOs

- 全身性エリテマトーデス，強皮症，多発性筋炎／皮膚筋炎のうち2つ以上の膠原病の要素と抗U1-RNP抗体陽性ならばMCTDを考える
- 手指腫脹，Raynaud現象，肺高血圧症が共通所見として重要である
- 臓器障害の部位と程度により重症度が決まり，副腎皮質ステロイド薬や免疫抑制薬を使用する

1 疾患概要

膠原病では2つ以上の疾患が合併することがあり，これをoverlap症候群（重複症候群）とよぶ．2つの膠原病の診断基準をいずれも満足するような確診例同士の狭義のoverlap症候群では，それぞれ単独の膠原病よりも重篤であったり，治療反応性が悪いことが多い．しかしながら，全身性エリテマトーデス（systemic lupus erythematosus：SLE），全身性強皮症（systemic sclerosis：SSc），多発性筋炎／皮膚筋炎（polymyositis/dematomyositis：PM/DM）の3疾患のうち2疾患以上の特徴をもち，しかも抗U1-RNP抗体が陽性の疾患は，単独の膠原病よりも治療反応性がよく，予後も良好であることがわかった．この疾患は，混合性結合組織病（mixed connective tissue disease：MCTD）と提唱され，独立疾患とされた．この際，SLE, SSc, PM/DMはいずれも診断基準を完全には満たさない例が多い．しかしMCTDの原著に出てきた症例の多くはSScになったこともあり，欧米ではMCTDは独立疾患ではなく，SScの亜型，あるいはSLEの亜型とされた．一方，わが国ではMCTDの提唱10年後の1982年から厚生省の特定疾患に指定され，1993年には特定疾患治療研究対象疾患となり公費負担の疾患となった．このため継続的に独立疾患として研究が続けられてきた．これらの研究により，MCTDには単に重複では把握できないような特異症状，すなわち持続する指・手背の腫脹，無菌性髄膜炎，肺高血圧症などのあることが明らかとなった．このため近年では再び，MCTDが独立疾患として欧米の論文にもみられるようになってきた．

2 検査・診断

本症で頻度の高い臨床所見には，Raynaud現象，指・手背の腫脹，多発関節炎，手指に限局した皮膚硬化，白血球減少などがある．また初発症状としてはRaynaud現象，手指浮腫，関節症状などが多い．特に肺高血圧症は膠原病の中で最も高頻度で死因の中でも大きな位置を占めるものとして重要である．

診断基準には世界中で数種類のものが提唱されているが，わが国のものは国際的にも評価されている（表1）．これは共通所見としてRaynaud現象，指・手背の腫脹，肺高血圧症のいずれかがあり，3疾患の混合症状と抗U1-RNP抗体陽性がみられるものである．

3 鑑別診断

まず重要なのはMCTDの構成要素であるSLE, SSc, PM/DMである．たとえば腎炎のようにSLEに典型的な所見があるときはSLEと診断し，SLEに典型的な所

表1　混合性結合組織病の診断基準（2004年改訂版）

概念：
　全身性エリテマトーデス，強皮症，多発性筋炎などにみられる症状や所見が混在し，血清中に抗U1-RNP抗体がみられる疾患である．

I. 中核所見
　1. Raynaud 現象
　2. 指ないし手背の腫脹
　3. 肺高血圧症

II. 免疫学的所見
　抗U1-RNP抗体陽性

III. 混合所見
　A. 全身性エリテマトーデス様所見
　　1. 多発関節炎
　　2. リンパ節腫脹
　　3. 顔面紅斑
　　4. 心膜炎または胸膜炎
　　5. 白血球減少（4,000/μL以下）または血小板減少（100,000/μL以下）
　B. 強皮症様所見
　　1. 手指に限局した皮膚硬化
　　2. 肺線維症，拘束性換気障害（%VC：80%以下）または肺拡散能力低下（%DLco：70%以下）
　　3. 食道蠕動低下または拡張
　C. 多発性筋炎様所見
　　1. 筋力低下
　　2. 筋原性酵素（CK）上昇
　　3. 筋電図における筋原性異常所見

診断：
1. Iの1所見以上が陽性
2. IIの所見が陽性
3. IIIのA,B,C項のうち，2項目以上につき，それぞれ1所見以上が陽性．
以上の3項を満たす場合をMCTDと診断する．

付記：抗U1-RNP抗体の検出は二重免疫拡散法あるいは酵素免疫測定法（ELISA）のいずれでもよい．ただし，二重免疫拡散法が陽性で，ELISAの結果と一致しない場合には，二重免疫拡散法を優先する．

見はみられず，手指の腫脹や三叉神経障害などMCTDに特徴的な所見があるときはMCTDと診断する．ただ鑑別困難なときには，実は，治療上は大差ないため，診療上は困らないことが多い．

　次に抗U1-RNP抗体陽性で狭義のoverlap症候群，すなわち2つ以上の膠原病の診断基準を満たす場合である．これもそれぞれの膠原病に特徴的な臨床所見がある場合にはoverlap症候群と診断し，MCTDに特徴的な所見がみられる場合にはMCTDと診断する．その判断が難しいときには，治療法もあまり変わらないことが多い．

4　治療の考え方と実際

　治療はほかの膠原病と同様，臓器障害の部位と程度（表2）により副腎皮質ステロイド薬や免疫抑制薬などを使用する．厚生労働省の指定難病でもこの重症度分類が用いられ，中等症以上が公費負担の対象となる．一般的には重症度に応じてステロイド薬を使用するが，ステロイド薬に抵抗性あるいは使用できない場合には免疫抑制薬などを考慮する．また肺高血圧症には上記の免疫抑制療法と肺血管拡張薬を併用する．

5　予　後

　MCTDは当初，予後が良好な点が独立疾患の1つの証左とされていた．しかし死因の検討などにより，必ずしも予後が著しくよいわけではなく，特に肺高血圧症や心肺病変が死因の上位を占めることが判明した．肺高血圧症の診断の手引きや治療法ガイドラインが厚生労働省研究班で策定されている．

表2 混合性結合組織病の障害臓器別の重症度分類

重症度	障害臓器	臨床所見
重症	中枢神経症状	けいれん,器質性機能障害,精神病,脳血管障害(頻度はまれ)
	無菌性髄膜炎	頭痛,悪心,嘔吐(NSAIDs誘発性に注意)
	肺高血圧症	息切れ,動悸,胸骨後部痛
	急速進行性間質性肺炎	急速に進行する呼吸困難,咳嗽
	進行した肺線維症	動悸,息切れ,咳嗽
	重度の血小板減少	出血傾向,紫斑
	溶血性貧血	高度の貧血
	腸管機能不全	吸収不良症候群,偽性腸閉塞
中等症	発熱	疾患活動性の高いときにみられる
	リンパ節腫脹	疾患活動性の高いときにみられる
	筋炎	筋力低下,筋痛,筋原性酵素上昇,ときに重症例あり
	食道運動機能障害	逆流性食道炎,胸焼け,心窩部痛
	漿膜炎	胸水,心嚢液貯留
	腎障害	蛋白尿(ネフローゼ症候群,腎不全移行もまれではあるがみられる)
	皮膚血管炎	紫斑,爪床出血,皮膚梗塞
	皮膚潰瘍,手指末端部壊死	重度の末梢循環障害による
	肺線維症	進行は緩徐であるが,比較的早く進行する例もある
	末梢神経障害	三叉神経障害が多い
	骨破壊性関節炎	関節リウマチ様の関節破壊時にみられる
軽症	Raynaud現象	寒冷刺激による血管攣縮により手指の色調変化,ときに難治性
	指ないし手の腫脹	MCTDの診断上重要だが臨床的に問題となることはない
	紅斑	顔面,手掌などに多い
	手指に限局する皮膚硬化	軽度にとどまるが,手指の屈曲拘縮をきたしうる
	非破壊性関節炎	関節破壊は通常ないがときにみられる

DON'Ts

- 必ずしも常に予後が良好なわけではなく,肺高血圧症やほかの心肺病変に留意する
- 抗Sm抗体,抗Jo-1抗体,抗トポイソメラーゼ1抗体などほかの膠原病の疾患標識抗体が陽性時にはMCTDの診断を安易に行ってはならない

藤田保健衛生大学リウマチ・感染症内科学　**吉田俊治**

2-⑨ 全身性結合組織病 Behçet病

A 膠原病・リウマチ

DOs

- [ ] 再発する口腔内アフタほか，経過を通じて診断基準の症状があれば，Behçet病と診断できる
- [ ] Behçet病の疑いの時点で，症状が明らかでなくとも眼科的評価は必要である
- [ ] 常に腸管，大血管，中枢神経に病変が生じる可能性を念頭におく

1 概念と診断

口腔粘膜のアフタ性潰瘍，皮膚症状，眼のぶどう膜炎，外陰部潰瘍を主症状とし，発作性の増悪と寛解を繰り返しつつ慢性に経過する．一部に腸管，血管，神経の臓器病変を生じる．国内患者は2万人弱で，遺伝素因のHLA-B*51の頻度が高い日本から地中海沿岸にかけて患者が集積している．発症ピークは30歳代，男女比はほぼ1：1で，男性，若年発症例で重症化しやすい．疾患特異的な所見や検査はなく，症状の組合せにより診断する（表1）．

2 病因・病態

遺伝素因に環境因子が加わり，発症に至るとされる[2]．最も強い遺伝素因はHLA-B*51で，わが国における保有率は健常者の13.8%に対し，患者は58.9%である．わが国ではHLA-A*26もリスクである．近年，*IL10*，*IL23R/IL12RB2*，*ERAP1*，*CCR1*，*STAT4*，*KLRC4*，*TLR4*，*NOD2*，*MEFV*などの疾患感受性遺伝子が同定され，自然免疫，自己免疫双方の関与が想定される．環境因子では口腔内細菌叢などの病原微生物が重視される．

3 臨床症状

a 口腔粘膜の再発生アフタ性潰瘍

ほぼ必発で，70%以上で初発症状．口唇粘膜，頬粘膜，舌，歯肉などに出現し，再発を繰り返す．

表1　厚生労働省ベーチェット病診断基準

1. 主症状 (1) 口腔粘膜の再発性アフタ性潰瘍 (2) 皮膚症状 (3) 眼症状 (4) 外陰部潰瘍 2. 副症状 (1) 変形や硬直を伴わない関節炎 (2) 副睾丸炎 (3) 回盲部潰瘍に代表される消化器病変 (4) 血管病変 (5) 中等度以上の中枢神経病変	病型 完全型　4主症状が出現したもの 不全型　3主症状 　　　　2主症状＋2副症状 　　　　定型的眼症状＋ 　　　　その他の1主症状 or 2副症状 特殊病型 a. 腸管(型)ベーチェット病 b. 血管(型)ベーチェット病 c. 神経(型)ベーチェット病 参考となる所見 HLA-B*51，A26 針反応

〔厚生労働省ホームページ．http://www.mhlw.go.jp/file/06-Seisakujouhou-10900000-Kenkoukyoku/0000089968.pdf〕

b　皮膚症状

結節性紅斑，表在性血栓性静脈炎は下腿に好発．痤瘡様皮疹は顔面，頸部，背部．剃刀まけ，静脈穿刺後の血栓性静脈炎，針反応は被刺激性亢進を反映する．

c　眼病変

前眼部では再発性前房蓄膿性虹彩炎が特徴的．視力予後に影響するのは眼底の網膜ぶどう膜炎で，発作時には霧視，視力低下をきたす．多くは両眼性である．

d　外陰部潰瘍

男性では陰嚢，陰茎，女性では大小陰唇に有痛性の境界鮮明なアフタ性潰瘍が出現する．

e　関節炎

四肢の大関節に一過性に腫脹，疼痛が典型的で，1〜2週で消退する．手指の小関節病変はまれで，変形や硬直は認めない．

f　副睾丸炎

頻度は6％程度だが，特異性が高い．

g　消化器病変

回盲部の打ち抜き型の潰瘍が典型的で，多発，再発することが多い．腹痛，下血，下痢を主徴とし，腸管穿孔で緊急手術を要することもある．

h　血管病変

動静脈および肺動脈に病変は分布するが，静脈病変優位である．下肢深部静脈血栓が多く，上大静脈症候群やBudd-Chiari症候群，動脈では大動脈および中型動脈の動脈瘤形成，閉塞が生じる．肺動脈瘤は致命的喀血の原因となる．

i　中枢神経病変

急性型では急性髄膜脳炎，脳幹脳炎で神経巣症状を伴うこともあり，髄液蛋白増加，細胞数増多をきたす．慢性進行型は体幹失調，構音障害と徐々に進行する認知症など精神症状が問題となる．持続的な髄液IL-6上昇と進行性の脳幹萎縮が診断根拠となる．静脈洞血栓症による頭蓋内圧亢進を伴う神経症状はわが国ではまれである．

4　治療

多様な病型，重症度に応じた治療が必要となる．

a　皮膚粘膜症状，関節炎

口腔内アフタ，陰部潰瘍には局所ステロイド，毛嚢炎様皮疹は尋常性痤瘡の治療に準じる．コルヒチンは結節性紅斑，女性の陰部潰瘍，関節炎に加え，口腔内アフタに使用される．関節炎増悪時，短期的にステロイドを使用する．

b　眼症状

虹彩毛様体炎にはステロイド点眼と虹彩癒着防止目的で散瞳薬を使用．後眼部病変の発作時はステロイド局注，発作予防にはコルヒチン，無効時にシクロスポリンが使われるが，近年はインフリキシマブを早期導入する傾向にある．

c　腸管型

急性期には0.5〜1mg/kgの副腎皮質ステロイドで寛解導入し，減量しつつメサラジンで維持療法を行う．無効時にはアダリブマブ，インフリキシマブを用いる．消化管出血，穿孔などは緊急手術の適応であるが，術後再発抑制のためにも免疫抑制療法を併用する必要がある．

d　血管型

深部静脈血栓症には中等量ステロイドとアザチオプリン，動脈病変，肺動脈瘤，重症静脈病変（Budd-Chiari症候群など）には

> ⚠️ **Pitfall**
>
> インフリキシマブはどの病型にも有効性高いが，効果には濃度依存性があり，患者によっては投与間隔の後半6週以降に症状が再燃しやすい．原則として，インフリキシマブ治療中の発熱では感染合併を念頭におくべきだが，次回投与直前の発熱に関してはBehçet病自体の再燃を鑑別する必要がある．

大量ステロイドと間欠的シクロホスファミド静注療法など，ステロイドと免疫抑制薬の併用が基本で，難治性の場合にはインフリキシマブを使用する．動脈瘤切迫破裂，血行再建の手術や血管内治療にも免疫抑制療法併用が推奨される．抗凝固薬，抗血小板薬の使用時には肺血管病変からの出血に留意する．

e 中枢神経病変

急性型の脳幹脳炎，髄膜炎はステロイド治療もよく反応し，コルヒチンに再発予防効果がある．シクロスポリンは急性型を誘発し，この病型には禁忌である．慢性進行型にはメトトレキサートの週1回投与が標準治療で，効果不十分例ではインフリキシマブを使用する．

DON'Ts

- [ ] HLA はあくまでも参考所見で，診断根拠や否定材料にはしない．HLA-B*51 陽性者で Behçet 病を発症するのは 1,500〜2,000 人に 1 人に過ぎない
- [ ] 神経型にシクロスポリンは禁忌である
- [ ] 血管型患者では動脈穿刺により動脈瘤が誘発されることがある

文献

1) Sakane T, et al.：N Engl J Med 1999；**341**：1284-1291
2) 岳野光洋：Behçet 病．リウマチ病学テキスト（第2版）．診断と治療社，2016：400-408

日本医科大学大学院医学研究科アレルギー膠原病内科　**岳野光洋**

A 膠原病・リウマチ

2-⑩ 全身性結合組織病
Sjögren 症候群

DOs

- ドライマウス，ドライアイ，倦怠感，関節痛・筋痛を訴える中高年女性では，Sjögren 症候群(SS)の可能性を考慮しよう
- 厚生省改訂診断基準(1999年)の項目を評価し，正確な診断をすすめ，ほかの膠原病を合併しない一次性か，合併する二次性か，さらに一次性の場合には腺型か，腺外型かの鑑別を行おう
- 二次性の場合には，合併するほかの膠原病や臓器障害により治療方針を決定し，活動性の高い重要臓器障害を合併する腺外型一次性 SS では，中等量以上のステロイド，免疫抑制薬を用いる．一方で，腺型一次性 SS の場合には対症療法を中心に行おう

1 疾患概要

Sjögren 症候群(Sjögren's syndrome：SS)は CD4 陽性 T 細胞の浸潤を中心とした唾液腺炎・涙腺炎を主体とし，抗核抗体(anti-nuclear antibody：ANA)，リウマトイド因子(rheumatoid factor：RF)，抗 SS-A/SS-B 抗体などの様々な自己抗体の出現がみられる自己免疫疾患である．SS はほかの膠原病の合併がみられない一次性 SS と，関節リウマチ(rheumatoid arthritis：RA)や全身性エリテマトーデス(systemic lupus erythematosus：SLE)などの膠原病を合併する二次性 SS とに大別される．さらに一次性 SS は，病変が唾液腺炎・涙腺炎などの腺症状だけの腺型(glandular form)と，病変が全身諸臓器に及ぶ腺外型(extra-glandular form)とに分類される．わが国では，2015年1月1日より新たに指定難病となり，診断基準と重症度基準を満たした場合には，医療費助成の対象となった．

2 検査・診断

SS の診断基準として，わが国では，厚生省改訂診断基準(1999年)(表1)[1]が汎用され，2015年1月1日より施行された指定

表1 Sjögren 症候群の厚生省改訂診断基準(1999年)

1. 生検病理組織検査で次のいずれかの陽性所見を認めること
    A. 唇腺組織 4 mm² 当たり 1 focus(導管周囲に50個以上のリンパ球浸潤)以上
    B. 涙腺組織 4 mm² 当たり 1 focus(導管周囲に50個以上のリンパ球浸潤)以上
2. 口腔検査で次のいずれかの陽性所見を認めること
    A. 唾液腺造影で Stage1(直径 1 mm 未満の小点状陰影)以上の異常所見
    B. 唾液分泌量低下(ガム試験にて10分間で10 mL 以下または Saxon テストにて2分間で2g以下)があり，かつ唾液腺シンチグラフィーにて機能低下の所見
3. 眼科検査で次のいずれかの陽性所見を認めること
    A. Schirmer 試験で5分間に5 mm 以下で，かつローズベンガル試験でスコア3以上
    B. Schirmer 試験で5分間に5 mm 以下で，かつ蛍光色素(フルオレセイン)試験で陽性
4. 血清検査で次のいずれかの陽性所見を認めること
    A. 抗 SS-A 抗体陽性
    B. 抗 SS-B 抗体陽性

診断基準：上記4項目のうち，いずれか2項目以上を満たす

(Fujibayashi T, et al：Mod Rheumatol 2004；**14**：425-434 より，一部改変)

難病の診断基準でも採用されている．一方で臨床研究においては，米国・欧州改訂分類基準(American-European Consensus Group：AECG)(2002年)が用いられてきたが，近年新たに米国リウマチ学会(American College of Rheumatology：ACR)分類基準(2012年)が発表された．3つの基準に含まれる項目を比較すると，乾燥自覚症状はAECG基準のみに含まれており，自己抗体検査のうちANAとRFはACR基準にのみ含まれている．一方で，口腔検査(唾液腺シンチグラフィー，耳下腺造影，唾液分泌量)はACR基準には一切含まれていない(表2)．

ドライマウス，ドライアイ，倦怠感，関節痛・筋痛を訴える中高年女性では，SSの可能性を考慮し，厚生省改訂診断基準(1999年)の項目を評価する．また腺外病変の症状が前面に立ち，腺症状が目立たない症例もあるため，原因不明の間質性肺障害，間質性腎炎，神経障害の症例では，原因疾患としてSSの可能性も疑い，詳細な問診と全身評価が重要である．

上記診断基準を用いて，SSの診断がなされた場合，ほかの膠原病を合併しない一次性SSか，合併する二次性SSか，さらに一次性SSの場合には病変が唾液腺炎・涙腺炎などの腺性症状だけの腺型か，病変が全身諸臓器に及ぶ腺外型かの鑑別をすすめる．SSの腺外病変は表3に示すように多彩である．腺外病変を示唆する所見がなくても，胸部X線，血算・一般生化学検査・尿検査，甲状腺機能検査，血液ガス分析(アシドーシスの評価)，腹部エコーは行うことが望ましい．

近年，欧州リウマチ学会(European League Against Rheumatism：EULAR)から，医師による全身症状評価のための活動性指標であるESSDAI(EULAR Sjögren's Syndrome Disease Activity Index)(表4)と，質問票形式で行う患者の自覚症状を評価するESSPRI(EULAR Sjögren's Syndrome Patient Reported Index)(表5)が提唱されている[2]．ESSDAIでは，疾患活動性に関連があると考えられる12の臓器特異的病変(領域)に関して重みづけがなされ，それぞれの領域について活動性の程度(無，低，中，高)が定義されている．ESSDAIの点数は，各領域の重み(係数)(1〜6)に各領域の活動性の点数(0〜3)をかけたものの合計として算出される．わが国の指定難病の重症度基準においても，ESSDAIが採用され，5点以上が医療費助成の対象となった．ESSPRIでは，3つの項目(乾燥症状，疲労感，痛み)に関して，患者の自己記入方式で0〜10の11段階で評価し，3つの点数の平均点をESSPRIの点数とする．

表2 SSの3つの診断・分類基準に含まれる項目の比較

	乾燥自覚症状	眼検査		口唇唾液腺生検	口腔検査			自己抗体		
		Schirmer	染色検査		唾液腺シンチ	耳下腺造影	唾液分泌量	SS-A SS-B	ANA	RF
JPN基準	×	○	○	○	○	○	○	○	×	×
AECG基準	○	○	○	○	○	○	○	○	×	×
ACR基準	×	×	○	○	×	×	×	○	○	○

JPN基準：厚生省改訂診断基準(1999年)，AECG基準：米国・欧州改訂分類基準(2002年)，ACR基準：米国リウマチ学会分類基準(2012年)，ANA：抗核抗体，RF：リウマトイド因子

表3 腺外型 SS における全身病変

①皮膚，関節，筋　乾燥皮膚，環状紅斑，薬疹，Raynaud 現象，多発関節痛，筋炎
②消化器系　食道粘膜萎縮，萎縮性胃炎，慢性膵炎，原発性胆汁性肝硬変（PBC），自己免疫性肝炎
③呼吸器系　気管乾燥，気管支乾燥，気道の過敏性亢進，末梢気道病変，間質性肺障害，リンパ増殖性肺疾患，肺動脈性肺高血圧，アミロイドーシス，胸膜炎・胸水貯留，胸膜肥厚
④腎・泌尿器・生殖器系
　　　　　　間質性腎炎，尿細管障害，尿細管性アシドーシス，糸球体腎炎，過活動性膀胱，乾燥性腟炎
⑤神経系　　中枢神経障害（無菌性髄膜炎，多発性硬化症様の病態，精神症状），末梢神経障害（感覚神経障害，運動神経障害，多発単神経炎，三叉神経炎）
⑥内分泌系　慢性甲状腺炎
⑦血液系　　血球減少，クリオグロブリン血症
⑧腫瘍　　　悪性リンパ腫，MALT リンパ腫，良性単クローン性 M 蛋白血症

表4 ESSDAI（EULAR Sjögren's Syndrome Disease Activity Index）の各領域と点数

	領域	重み（係数）	活動性	点数（係数×活動性）
1	健康状態	3	無0☐　低1☐　中2☐	
2	リンパ節腫脹及びリンパ腫	4	無0☐　低1☐　中2☐　高3☐	
3	腺症状	2	無0☐　低1☐　中2☐	
4	関節症状	2	無0☐　低1☐　中2☐　高3☐	
5	皮膚症状	3	無0☐　低1☐　中2☐　高3☐	
6	肺病変	5	無0☐　低1☐　中2☐　高3☐	
7	腎病変	5	無0☐　低1☐　中2☐　高3☐	
8	筋症状	6	無0☐　低1☐　中2☐　高3☐	
9	末梢神経障害	5	無0☐　低1☐　中2☐　高3☐	
10	中枢神経障害	5	無0☐　　　　中2☐　高3☐	
11	血液障害	2	無0☐　低1☐　中2☐　高3☐	
12	生物学的所見	1	無0☐　低1☐　中2☐	
ESSDAI（合計点数）				0〜123点

EULAR：European League Against Rheumatism. ESSDAI で 5 点以上が医療費助成の対象

3　鑑別診断

　発熱を伴う症例では，ほかの膠原病と同様に，感染症や悪性腫瘍の鑑別が重要である．また SS の診断がなされた場合にも，前述のようにほかの膠原病の合併（二次性 SS）がないかどうかの評価が必要である．厚生労働科学研究費補助金 自己免疫疾患に関する調査研究班（研究代表者：住田孝之）において，2011 年度に行われた SS に関する全国疫学調査（二次調査）では，調査票を用いて，主治医によって SS と診断された 2,195 例の臨床情報が収集され，病型は一次性／二次性 SS が 58.5%/39.2%，二次性 SS に合併する膠原病では，RA が 38.7% と最多であり，SLE が 22.2% で続いていた（図1）[3]．

　後述するように，SS では悪性リンパ腫の発生リスクが高い．したがって，感染症を伴わない発熱，リンパ節腫脹，唾液腺腫脹が持続する場合には，悪性リンパ腫の合併を念頭に，血中可溶性 IL-2 受容体の測定，全身造影 CT，PET-CT，唾液腺・リンパ節生検などを行う．

第6章 膠原病・リウマチ・アレルギー疾患を診療する

表5 ESSPRI（EULAR Sjögren's Syndrome Patient Reported Index）（日本語版）

これからあなたの病気に関する質問をします．以下のすべての質問に答えてくださるよう，ご協力お願いします．なお，症状に対する質問は，最近の2週間で一番状態が悪かったときのことを答えてください．そして，あなたの状態を最もよく表していると思う場所に，例にならって×印をひとつだけつけてください．

例：痛みは感じない　□□□□□□□☒□□□　考えうる最大の痛み
　　　　　　　　　　0 1 2 3 4 5 6 7 8 9 10

1) 最近2週間で，乾燥症状（目，口，鼻，皮膚など）はどの程度ですか？
　　乾燥症状はない　□□□□□□□□□□□　考えうる最大の乾燥症状
　　　　　　　　　　0 1 2 3 4 5 6 7 8 9 10

2) 最近2週間で，疲労感はどの程度ですか？
　　疲労は感じない　□□□□□□□□□□□　考えうる最大の疲労感
　　　　　　　　　　0 1 2 3 4 5 6 7 8 9 10

3) 最近2週間で，痛み（上肢や下肢の筋肉痛や関節痛）はどの程度ですか？
　　痛みは感じない　□□□□□□□□□□□　考えうる最大の痛み
　　　　　　　　　　0 1 2 3 4 5 6 7 8 9 10

ご協力ありがとうございました．

ESSPRI［1）＋2）＋3）］/3＝0～10点

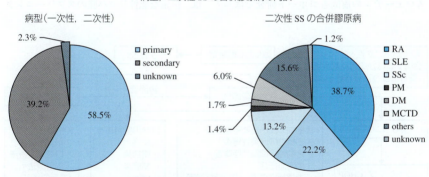

図1　厚労省研究班によるSS全国疫学調査

primary：一次性SS，secondary：二次性SS，unknown：不明，RA；関節リウマチ，SLE：全身性エリテマトーデス，SSc：強皮症，PM：多発性筋炎，DM；皮膚筋炎，MCTD：混合性結合組織病，others；その他
〔坪井洋人，他：日内会誌 2014；**103**：2507-2519 より，一部改変〕

4 治療の考え方と実際

　SSの治療方針の決定には，前述した一次性/二次性SS，さらに一次性SSの場合には腺型/腺外型の鑑別が重要である．二次性SSの場合には，合併するほかの膠原病や臓器障害により治療方針を決定する．腺外型一次性SSの場合には，悪性リンパ腫，活動性の高い重要臓器障害，ほかの臓器障害に応じて治療方針を選択する．活動性の高い重要臓器障害を合併する腺外型一次性SSでは，中等量以上のステロイド，免疫抑制薬に加えて，種々の病態特異的治療を行う．さらに，難治性の腺外病変に対するリツキシマブの有効性も報告されている．腺型一次性SSの場合には，対症療法（眼局所

療法，口腔局所療法，内服療法）が主体となる．腺病変に対する対症療法のうち，内服療法では，M3 ムスカリン作動性アセチルコリン受容体刺激薬である塩酸ピロカルピンと塩酸セビメリンが用いられる．腺病変に対するステロイド，免疫抑制薬，生物学的製剤の位置づけは確立されてはいないものの，一部の免疫抑制薬（ミゾリビン）や生物学的製剤（リツキシマブ，アバタセプト，エプラツズマブ，ベリムマブなど）に関しては今後の展開が期待されている．図 2 に SS の病型，病態に基づく治療戦略のフローチャートを示す[3]．

5 予後

活動性の高い重要臓器障害に対する留意は必要だが，全体として一次性 SS の生命予後は良好である．2004 年に報告されたスウェーデンの前向きコホート研究では，AECG 基準（2002 年）を満たす一次性 SS 265 例の検討で，標準化死亡比（standardized mortality ratio：SMR）は 1.17（95％ 信頼区間：0.81 ～ 1.63）であり，一般人コントロールと比較してやや高値であるものの，有意な死亡の増加はみられなかった．一方，この前向きコホート研究で，悪性リンパ腫を含む血液悪性疾患による死因別 SMR は 7.89（95％ 信頼区間：2.89 ～ 17.18）と有意に高値であった．特に一次性 SS の診断時に低補体を認めていた症例では，血液悪性疾患による死因別 SMR はより高値であった．

一次性 SS における悪性リンパ腫の標準化罹患比（standardized incidence ratio：SIR）は 8.7 ～ 48.1 と報告されており，SLE の SIR 7.4，RA の SIR 3.9 と比較しても，高リスクであると考えられる．SS 患者では，慎重な悪性リンパ腫のスクリーニング

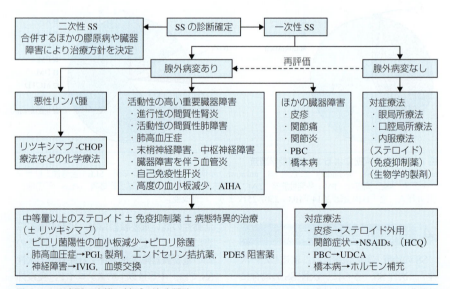

図 2　SS の病型、病態に基づく治療戦略
SS：Sjögren's syndrome, AIHA：autoimmune hemolytic anemia, PBC：primary biliary cirrhosis, IVIG：intravenous immunoglobulin, NSAIDs：nonsteroidal antiinflammatory drugs, HCQ：hydroxychloroquine, UDCA：ursodeoxycholic acid
〔坪井洋人，他：日内会誌 2014；**103**：2507-2519 より，一部改変〕

が必要と考えられるが，その頻度や方法について，確立されたコンセンサスは現時点では存在しない．

> **DON'Ts**
> - ☐ 乾燥自覚症状と抗 SS-A 抗体陽性のみで，安易に SS と診断しない
> - ☐ SS の診療において，ほかの膠原病，重要臓器障害や悪性リンパ腫の合併を見逃さない

文献

1) Fujibayashi T, et al.：Mod Rheumatol 2004；**14**：425-434
2) 日本シェーグレン症候群学会(編)：シェーグレン症候群の診断と治療マニュアル．改訂第2版，診断と治療社，2014
3) 坪井洋人，他：日内会誌 2014；**103**：2507-2519

筑波大学医学医療系内科(膠原病・リウマチ・アレルギー) **坪井洋人，住田孝之**

A 膠原病・リウマチ

2-⑪ 全身性結合組織病
成人 Still 病

DOs

- □ 1週間以上の弛張熱をみたら，年齢にかかわらず感染症・悪性疾患とともにこの疾患も念頭におこう
- □ 熱型の確認ができれば，診断と治療開始までの期間に持続する高熱は放置せず，非ステロイド抗炎症薬を用いて十分な解熱を図り，患者の消耗を最小限に抑えよう
- □ 血清学的検査や通常の画像診断を用いて，早期に除外診断を実施し，診断が確定次第治療を開始しよう

1 疾患概要

原因不明の希少疾患で，弛張熱（午後から夜にかけて高熱となり午前中は平熱），関節炎，皮疹（有熱時に淡いピンク色を示す），リンパ節腫脹（または脾腫）を呈する．血液検査では，白血球（特に好中球）増加，炎症反応高値，フェリチン著増，リウマトイド因子陰性が特徴．小児の Still 病（全身型若年性特発性関節炎）に臨床症状が類似するが成人期に発症する異なる疾患と考えられ，成人発症 Still 病と命名されている．小児期発症の Still 病患者が成人（16歳以上）になったものと合わせて，"成人 Still 病"と定義する．不明熱の代表的疾患であるが特異的な診断マーカーがないため，ほかの発熱性疾患と鑑別することが重要で，診断基準（正式には分類基準：表1）[1]には，①感染症，②悪性腫瘍，③ほかの膠原病を除外する必要があると記載されている．通常は副腎皮質ステロイドに反応するが，再発・再燃をきたすことが多く，その場合には副腎皮質ステロイドに加えて免疫抑制薬や抗リウマチ生物学的製剤を使用する．成人発症例の平均発症年齢は中年であるが，20歳前後や70歳以降の発症もまれではない．臨床経過から病型は，①単周期性全身型（30～40％），②多周期性全身型（30～40％），③慢性関節型（20～30％）の3型に分類される．原因は不明であるが，ウイルス感染などを契機とした単球・マクロファージの活性化により炎症性サイトカイン（インターロイキン〈interleukin：IL〉-1，IL-2，IL-6，IL-18，腫瘍壊死因子〈tumor necrosis factor：TNF〉α，インターフェロン〈interferon：IFN〉γなど）が持続的かつ過剰に産生・放出されることが本態であると考えられている．自己抗体や自己反応性T細胞は認めず，自然免疫系の異常な活性化による自己炎症性疾患の範疇に入ると考え

表1 成人発症 Still 病診断基準

大項目
1. 39℃以上の発熱が1週間以上持続
2. 関節痛が2週間以上持続
3. 定型的皮疹
4. 80％以上の好中球増加を伴う白血球増加（10,000/μL以上）

小項目
1. 咽頭痛
2. リンパ節腫脹または脾腫
3. 肝機能異常
4. リウマトイド因子陰性および抗核抗体陰性

除外項目
Ⅰ. 感染（特に敗血症，伝染性単核球症）
Ⅱ. 悪性腫瘍（特に悪性リンパ腫）
Ⅲ. 膠原病（特に結節性多発動脈炎，悪性関節リウマチ）

〔Yamaguchi M, et al.：J Rheumatol 1992；**19**：424-430 より引用改変〕

られている．10〜20%の症例にマクロファージ活性化症候群/反応性血球貪食症候群を合併するとされ，通常の膠原病および類縁疾患に比して高頻度である．

2 検査・診断

白血球増多(10,000/μL以上または好中球80%以上)，血小板増多，C反応蛋白(C-reactive protein：CRP)高値，赤沈亢進，肝酵素軽度から中等度上昇，フェリチン著明高値(発症早期より経過とともに上昇；基準値上限の5倍以上)が認められる．保険適用外であるが血清IL-6の上昇とIL-18の著増が認められる．診断には，Yamaguchiらの分類基準が国際的にも用いられている(表1)．大項目の2つを含む5つ以上の項目を満たし，かつ除外項目に記載された疾患が除外されれば，成人発症Still病と診断できる．前述したように特異的マーカーはないが血清フェリチン値の上昇は病態を反映している可能性があることから，Yamaguchiらの分類基準には含まれないが参考項目として基準値上限の5倍以上に上昇していることをあげる場合がある．

厚生労働科学研究費補助金 難治性疾患等克服研究事業「自己免疫疾患に関する調査研究(研究代表者：住田孝之)」によって行われた最近の全国調査では，診断時に正常上限の5倍を越える血清フェリチン値を示す症例は，80%であった．また，上記研究で作成された重症度分類基準(表2)[2]に従って重症度を判定することができる．重症度スコア1点以下は軽症，2点が中等症，3点以上は重症と判断される．特定難病として認定されるのは現時点では重症度スコア2点以上である．

3 鑑別診断

前述したように鑑別診断が重要である．特に，ウイルス感染症(Epstein-Barr〈EB〉ウイルス，パルボB19ウイルス，サイトメガロウイルスなど)，感染性心内膜炎，敗血症，結核症などの感染症，また非Hodgkinリンパ腫，原発不明癌や肉腫などの悪性疾患は，それら自体が診断に苦慮することから，十分な精査が必要である．一方，膠原病および類縁疾患は，血清学的検査や特徴的な臨床所見を示す場合が多いことから，

表2 成人Still病重症度スコア

漿膜炎	無0☐	有1☐
DIC	無0☐	有2☐
血球貪食症候群	無0☐	有2☐
好中球比率増加(85%以上)	無0☐	有1☐
フェリチン高値(3,000 ng/mL以上)	無0☐	有1☐
著明なリンパ節腫脹	無0☐	有1☐
ステロイド治療抵抗性 (プレドニゾロン換算で0.4 mg/kg以上で治療抵抗性の場合)	無0☐	有1☐
スコア合計点	0点〜9点 成人Still病重症度基準 重症：3点以上 中等症：2点以上 軽症：1点以下	

〔厚生労働科学研究費補助金 難治性疾患等克服研究事業「自己免疫疾患に関する調査研究(研究代表者：住田孝之)」より〕

鑑別は自己抗体陰性の血管炎症候群，Castleman病，サルコイドーシスなども念頭においた鑑別が求められる（図1）．

4 治療の考え方と実際

診断がつくまでは非ステロイド抗炎症薬にて対症療法を行う．診断確定すれば，早期寛解導入を目的として，おもに副腎皮質ステロイド（以下ステロイドと略す）中等量（プレドニゾロン換算で0.5 mg/kg）以上を用いる．初期治療にて，解熱，炎症反応（CRP）陰性化，血清フェリチン値低下がみられなければ，ステロイド増量，ステロイドパルス療法，免疫抑制薬（メトトレキサート，シクロスポリン，タクロリムスなど）の併用を考慮する．ステロイドは初期量にて反応があれば通常の膠原病治療に準じて，2週間に1割を目安に減量する．ステロイド減量困難時にも免疫抑制薬の併用が選択される．ステロイド不応，免疫抑制薬にて効果不十分例に対しては，抗リウマチ生物学的製剤の使用を考慮する．IL-6刺激阻害薬（トシリズマブ：抗IL-6受容体抗体）とIL-1阻害薬（IL-1受容体拮抗薬）の有効性が近年症例報告レベルで増えている．特に，小児のStill病に対して保険適用もあり，セカンドライン治療として有効であるトシリズマブは，類似の病態があると想像される成人発症Still病に対しても有効な可能性がある．ただし，トシリズマブを始めとした抗リウマチ生物学的製剤は，成人Still病には保険適用外であることを理解し，安易な使用は避け，使用に際しては十分な説明と同意など的確な対策が必要である．慢性関節型に対しては従来型の経口抗リウマチ薬が有効である．

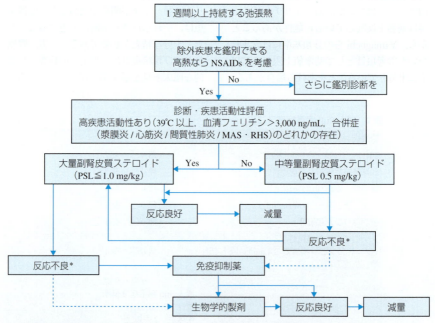

＊反応不良：初期治療開始後2週間以内に，解熱，炎症反応（CRP）陰性化，血清フェリチン値低下がみられない場合

図1　治療アルゴリズム

5 予後

通常ステロイドへの反応性は悪くはないことから，再燃・再発はあるものの重篤な合併症がなければ生命予後は不良ではない．ただし，播種性血管内凝固（disseminated intravascular coagulation：DIC）や，マクロファージ活性化症候群/反応性血球貪食症候群，肺障害（急性肺障害，間質性肺炎），漿膜炎（胸膜炎，心膜炎），心筋炎などの合併は注意が必要で，専門的な治療が遅れると生命予後不良となりうる．

DON'Ts

- 除外診断の不完全なままの安易な副腎皮質ステロイドの使用は，誤診に繋がりうるので控える
- マクロファージ活性化症候群の発症報告もあり十分な根拠がないことから，トシリズマブの単剤での導入治療は現時点では時期尚早と考えて控える

文献

1) Yamaguchi M, et al.：J Rheumatol 1992；**19**：424-430
2) 厚生労働科学研究費補助金 難治性疾患等克服研究事業「自己免疫疾患に関する調査研究（研究代表者：住田孝之）」

埼玉医科大学リウマチ膠原病科　**三村俊英**

A 膠原病・リウマチ

2-⑫ 全身性結合組織病 急性リウマチ熱(ARF)

DOs

- A群レンサ球菌(AGS)感染症を診断した場合，続発症予防のペニシリン系抗菌薬10日間服用を遵守しよう
- 発熱に移動性関節炎を伴う場合，急性リウマチ熱(ARF)を念頭に問診や聴診を行い，ASOを測定しよう
- ARFと思われる症例と遭遇したら，診療経験のある先輩医師に相談しよう

1 疾患概要

急性リウマチ熱(acute rheumatic fever：ARF)は，A群レンサ球菌(group A *streptococcus*：AGS)感染2〜3週後に続発する全身性炎症性疾患であり，性差はなく5〜15歳に好発する．わが国での発生は激減し，平成21年度小児慢性特定疾患治療研究事業での登録患者は17例にすぎない．

急性期には，発熱とともに四肢大関節を中心に非対称性の単関節炎(70%)が出現し，1〜2日で移動する(移動性関節炎)．心炎(50%)により僧帽弁や大動脈弁が障害(リウマチ性心疾患)され，一過性の皮疹(輪状紅斑10%)，皮下結節(5%)，精神症状や不随意運動(舞踏病5%)がみられる．

2 検査・診断

初発時および再発時の診断には，Jonesの改訂診断基準(2015)が用いられる(表1)[1]．診断には先行するAGS感染の証明が必須であり，主症状(関節炎，心炎，舞踏病，輪状紅斑，皮下結節)と副症状を組み合わせて評価する．舞踏病はしばしばARF回復期以降に出現し，しばしば先行感染の証明が困難なことがある．また，2015年基準では心雑音がなくても心エコー所見から不顕性心炎と診断することが可能となった[1]．

3 鑑別診断(表2)[2]

先行するAGS感染が証明され，Jonesの改訂診断基準を満たさない初発例では，AGS感染後反応性関節炎(post-streptococcal reactive arthritis：PSRA)との鑑別が重要である．PSRAでは感染から関節炎発症までの期間が短く(通常2週間未満)，関節炎は対称性で固定性・持続性である．

4 治療の考え方と実際

a 急性期の治療

1) 抗菌薬

ペニシリンG(penicillin G：PCG)2〜5万単位/kg/day(通常60万〜120万単位/day)を分3〜4で開始する．アンピシリン(20〜50 mg/kg/day，分4)，アモキシシリン(30〜40 mg/kg/day，分3)を選択してもよい．

2) 抗炎症薬

心炎のない例では，発熱や関節炎に対してアスピリン50〜75 mg/kg/day(分3)を開始する．関節炎は約2週間で消褪するが，炎症反応が消失するまで約1〜2か月間投与する．

心炎例ではプレドニゾロン(prednisolone：PSL)2 mg/kg/day(最大60 mg/day)で，重症舞踏病ではPSL 1 mg/kg/dayまたは30 mg/dayで治療を開始する．いず

第6章　膠原病・リウマチ・アレルギー疾患を診療する

表1　Jones の改訂診断基準(2015)

診断
先行する A 群レンサ球菌感染が証明され， 初発例：主症状 2 項目または主症状 1 項目＋副症状 2 項目 再発例：主症状 2 項目，または主症状 1 項目＋副症状 2，または副症状 3 項目

低侵襲地域*	中・高侵襲地域
○主症状 　心炎 　　顕性，不顕性** 　関節炎 　　多発性関節炎のみ 　舞踏病 　輪状紅斑 　皮下結節 ○副症状 　多発関節痛 　発熱≧ 38.5℃ 　赤沈≧ 60 mm/h または　CRP ≧ 3.0 mg/dL 　PR 時間延長	○主症状 　心炎 　　顕性，不顕性** 　関節炎 　　単・多関節炎，多関節痛 　舞踏病 　輪状紅斑 　皮下結節 ○副症状 　単関節痛 　発熱≧ 38℃ 　赤沈≧ 30 mm/h または CRP ≧ 3.0 mg/dL 　PR 時間延長

*年間発生率が，リウマチ熱で 2.0/ 学童 10 万人以下，またはリウマチ性心疾患で 2.0/ 人口 1,000 人以下の地域
**心エコー検査の評価基準(文献 1)を用いて判断する．
〔Gewitz MH, et al.：Circulation 2015；**131**：1806-1818 より引用改変〕

表2　急性リウマチ熱の主症状からみた鑑別診断

多発性関節炎と発熱	心炎	舞踏病
化膿性関節炎	無害性心雑音	SLE
リウマチ性疾患*	僧帽弁逸脱	薬物中毒
ウイルス性関節症	先天性心疾患	Wilson 病
反応性関節炎**	感染性心内膜炎	チック
Lyme 病	肥大性心筋症	脳性麻痺
鎌状赤血球貧血	心筋炎（ウイルス性，特発性）	脳炎
感染性心内膜炎	心外膜炎（ウイルス性，特発性）	家族性舞踏病
白血病やリンパ腫		脳腫瘍
痛風や偽痛風		Lyme 病
		内分泌性***

*若年性特発性関節炎，慢性炎症性腸炎，SLE，血管炎症候群，サルコイドーシス
**A 群レンサ球菌(PSRA)，マイコプラズマ，サイトメガロウイルス，EB ウイルス，パルボウイルス，肝炎ウイルス，風疹ワクチン，エルシニア感染症
***経口避妊薬，妊娠，甲状腺機能亢進症，副甲状腺機能低下症
〔Carapetis JR, et al.：Lancet 2005；**366**：155-168 より引用改変〕

れも所見の改善があれば，開始2〜3週後から週5mgずつ減量し，2〜3か月かけて漸減中止する．

b 予防投与

AGS再感染によりARFを再発しやすく，リウマチ性心疾患例では再発により弁膜障害が進行するため，長期の予防投与が必要となる．

急性期に引き続いてPCGを20万〜40万単位/day（分1〜2）へ減量し，心炎がない例では5年間または21歳まで（長いほうを選択），心炎があり弁膜症を残さない例は10年間または21歳まで，心弁膜症を残した例では10年間または40歳，弁置換術を受けた症例では生涯継続する．

5 予 後

おもな死因は弁膜障害による心不全である．小児10万人当たりの死亡数は東南アジアで7.6人，太平洋西地区で6.8人，アフリカで4.5人，わが国を含めた先進国は1.0人以下と推定されている．

DON'Ts

- 心炎の有無は急性期症状と併せて総合的に判断する必要があり，心エコーや心電図所見のみで判断してはならない
- 発熱のない不随意運動（舞踏病）を診た場合，AGSの先行感染を証明できなくてもARFを否定しない

文献

1) Gewitz MH, et al.：Circulation 2015；**131**：1806-1818
2) Carapetis JR, et al.：Lancet 2005；**366**：155-168

鹿児島大学医学部附属病院小児診療センター　**武井修治**

A 膠原病・リウマチ

2-⑬ 全身性結合組織病
再発性多発軟骨炎（RPC）

DOs

- 耳，鼻などの繰り返す軟骨炎を呈する患者には再発性多発軟骨炎を疑う
- 気道病変の評価をCTで行う
- 心エコーで弁膜症の評価を行う

1 疾患概念

再発性多発軟骨炎（relapsing polychondritis: RPC）は，全身の軟骨に炎症を起こす疾患であり，特に耳介軟骨，鼻軟骨，気管軟骨などの繰り返す炎症を特徴とする．また，眼，関節，心臓などにも病変がみられ，II型コラーゲンやプロテオグリカンを含む軟骨組織に炎症をきたすと考えられている．原因は不明であるが，抗II型コラーゲン抗体を認める場合もある．血管炎，関節リウマチ，全身性エリテマトーデスなどの膠原病や骨髄異形成症候群の合併例もみられる．40～60歳に多く発症する．発症早期の診断は難しく，軟骨の破壊後に診断されることも多い．また，気管軟骨や心弁膜の病変は生命予後に影響することがある．

2 臨床症状

耳介軟骨の病変は約90％にみられるが，そのほか，鼻，眼，気道，関節，心臓，腎臓，神経，皮膚など様々な部位に病変がみられる．また，全身症状として，全身倦怠感，発熱などを伴う．

a 耳介病変

耳介軟骨の片側，または両側性の炎症は最も高頻度にみられる．一般に急性発症で，耳介の腫脹，発赤，疼痛がみられる（図1）．軟骨のない耳介垂部には発赤，腫脹は認めない．症状は繰り返しみられ，耳介は変形し，「カエル耳」や「カリフラワー様」となる．また，軟骨炎に伴う耳管の破壊による伝音性難聴，耳鳴り，めまいや，内耳動脈の血管炎による感音性難聴を伴うことがある．

b 鼻病変

急性の鼻軟骨炎により，疼痛，鼻閉，鼻汁，鼻出血が約50％の患者にみられる．鼻軟骨炎を繰り返すことにより，鼻根部がくぼみ，鞍のような形となる鞍鼻をきたす．

c 眼病変

強膜炎，結膜炎，ぶどう膜炎などの眼病変が約60％にみられる．眼瞼腫脹，羞明，視力低下などを生じる．

d 気道病変

咽頭，喉頭などの上気道から，気管支ま

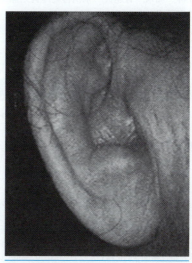

図1 再発性多発軟骨炎に伴う耳介腫脹
（カラー口絵 No.21 参照）

での下気道の軟骨に炎症を起こす．嗄声，咳嗽，喘鳴，呼吸困難がみられる．炎症に伴う気道の狭窄や，気道軟骨破壊に伴う気道の狭窄により，呼吸困難，感染症の併発をきたし，致死的となることがある．

e 関節病変

50〜70%のRPC患者に，胸肋軟骨，胸鎖軟骨，および末梢関節（手指，膝関節など）に腫脹，圧痛が生じる．

f 心病変

10%程度の患者に大動脈弁閉鎖不全や僧帽弁閉鎖不全がみられる．大動脈弁閉鎖不全は，大動脈弁尖の破壊，大動脈の弁輪の拡大，大動脈起始部の拡張や狭窄等に起因すると考えられる．生命予後に影響することがある．

g 腎病変

メサンギウム増殖性腎炎，巣状壊死性糸球体腎炎，尿細管間質性腎炎，IgA腎症がみられることがある．

h 神経病変

脳神経の第II，VI，VII，VIIIの障害がみられる．片麻痺，けいれん，器質性脳症候群，痴呆，脊髄炎，末梢神経障害，無菌性髄膜炎などがみられることもある．

i 皮膚病変

結節性紅斑，紫斑，潰瘍などがみられ，血管炎に伴う．

3 検査所見

赤沈亢進，C反応蛋白（C-reactive protein：CRP）上昇，貧血，高ガンマグロブリン血症などの炎症所見を認める．抗II型コラーゲン抗体が，30%程度にみられる．

X線で耳介，鼻，気管支の小石灰化像を認めることがある．

気道病変がある場合，CTでは気道壁肥厚，気道狭窄，気道壁の石灰化がみられる．呼吸機能検査では閉塞障害を呈する．

病理所見では，病変部位の軟骨表面にリンパ球，マクロファージ，好中球，形質細胞の浸潤が認められる．さらに軟骨内にも炎症細胞が浸潤し，軟骨細胞は減少する．軟骨基質は破壊され，線維化する．

4 診断

炎症反応を伴い，繰り返す耳介や鼻の軟骨炎がみられる場合には本疾患を疑う．しかし，典型的な耳介軟骨炎がみられない患者もおり注意を要する．

1979年Damianiらによる診断基準を記す（表1）．

5 治療

非ステロイド性抗炎症薬（nonsteroidal anti-inflammatory drugs：NSAIDs），経口ステロイド（プレドニゾロン換算で0.5〜1 mg/kg/day）が用いられる．気道狭窄や心病変など重篤な病変がみられる場合はステロイドパルス療法も行われる．ステロイド抵抗性の患者には，メトトレキサート，アザチオプリン，シクロスポリン，シクロホ

表1 再発性多発軟骨炎の診断基準

- 両側耳介軟骨炎
- 非びらん性血清陰性多関節炎
- 鼻軟骨炎
- 眼の炎症（結膜炎，角膜炎，強膜炎，上強膜炎，ぶどう膜炎）
- 気道軟骨炎
- 蝸牛前庭機能障害（感音性難聴，耳鳴，めまい）

上記の6項目中3項目を満たす，または，上記6項目中の1項目と軟骨生検による組織学的所見を認める，または，解剖学的に離れた2か所以上の部位でステロイドまたはダプソン治療に反応する場合，RPCと診断する．

〔Damiani JM, et al.：Laryngoscope 1979；**89**：929-946 より引用改変〕

第6章 膠原病・リウマチ・アレルギー疾患を診療する

スファミドなどの免疫抑制薬が使われる．さらに，腫瘍壊死因子(tumor recrosis factor：TNF)阻害薬や抗インターロイキン(interleukin：IL)-6受容体抗体(トシリズマブ)，抗CD20抗体(リツキシマブ)などの生物学的製剤の有効例も報告されている．

また，気管狭窄には気管切開，ステント挿入や気管支鏡による気管拡張も行われる．心臓弁膜症に対しては，弁置換術が必要となることがある．

文献

1) Damiani JM, et al.：Laruygoscope 1979; **89**：929-946

東邦大学医学部内科学講座膠原病学分野　**南木敏宏**

memo

A 膠原病・リウマチ

3-① 脊椎関節炎(SpA)―総論

脊椎関節炎(SpA)

DOs

- リウマトイド因子陰性の軸性関節炎や末梢性関節炎を特徴とする
- 軸関節炎(仙腸関節炎や脊椎炎),下肢優位の末梢関節炎,付着部炎が関節リウマチと異なる所見である
- HLA-B27関連疾患とされる.しかし全例陽性とならない

1 疾患概要

脊椎関節炎(spondyloarthritis:SpA)は,リウマトイド因子(血清反応)陰性で,脊椎,仙腸関節や末梢関節を侵す炎症性疾患群である.HLA-B27関連疾患として知られる.強直性脊椎炎(ankylosing spondylitis:AS),乾癬性関節炎(psoriatic arthritis:PsA),クラミジア感染症後や細菌性下痢症後などに発症する反応性関節炎(reactive arthritis:ReA),Crohn病や潰瘍性大腸炎にみられる炎症性腸炎関連関節炎(inflammatory bowel disease associated arthritis),未分化脊椎関節炎(undifferentiated SpA)に分けられる[1].未分化脊椎関節炎は皮膚や消化管,感染症などの先行する疾患がなく,仙腸関節炎も顕著ではない段階を指す.近年,国際脊椎関節炎評価学会(Assessment of Spondyloarthritis International Society:ASAS)の分類基準の概念が広まり,疾患の診断や治療に役立てられている[2].臨床症状の主体が脊椎や仙腸関節の軸関節にある場合をaxial SpA,末梢関節炎,付着部炎(enthesis),指趾炎(dactylitis)が優位な場合をperipheral SpAとする[3～5].

歴史的にみると,1984年のニューヨーク改訂基準は病期の進んだASの鑑別診断には有用であったがX線所見が出現しない病期には対応できなかった[6].早期や症候が比較的症状の軽いSpAに対応するため

Amor分類基準[7]やEuropean Spondyloarthropathy Study Group(ESSG)分類基準[8]が提唱されたが,軸関節や末梢関節に病態を分けて論ずるには至らなかった.その後,axial SpA[3]とperipheral SpAに分類する概念が出されている[5].それぞれの臨床的特徴の概略を図1,図2に示す[2].また早期診断におけるMRIの有用性が明らかとなり[9,10],骨盤単純X線で異常を認めない段階の軸関節炎は"nonradiographic axial SpA"として扱われるようになっている[3,5,11].

2 SpAの病態と臨床所見

全例HLA-B27陽性ではないが,遺伝的背景が発症に関与する可能性が示唆されている.わが国では欧米と比してHLA-B27の頻度が低いとされるが,SpA全体ではRAの数分の1と決してまれな疾患ではなく,この点を念頭におくことが早期診断に大切である.

a 関節所見

軸関節炎(仙腸関節炎や脊椎炎),下肢優位の末梢関節炎,付着部炎の存在が,関節リウマチ(rheumatoid arthritis:RA)と異なる.

1) 軸関節炎(axial arthritis)

AS患者では通常10～20歳代に症状が出現する."腰痛もち"とされ,見逃されていることも多い(p.221参照).運動後に増悪する腰痛と異なり,夜間痛や朝のこわば

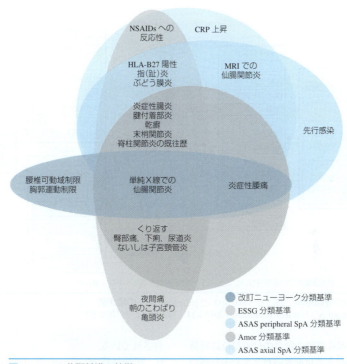

図1 SpAの分類基準の特徴
(van Tubergen A：Nat Rev Rheumatol 2015；**11**：110-118 より引用改変)

り感を伴った起床時痛が特徴で，日常活動や運動で軽快するが，同じ姿勢を長くとったり，安静で悪化する．"炎症性腰痛"の特徴は，発症が40歳以下で進行が緩徐，痛みやこわばりは安静で軽快せず，運動で軽快，夜間痛(起き上がると軽快する)の存在である[12]．このような所見があれば"ただの腰痛"とせず，SpAを念頭に診察する．仙腸関節炎の発症時に，股関節や大腿後部に放散痛を伴う臀部痛を訴えることもある．発症早期では腰背部痛の訴えが主体だが，進行すると胸椎，頸椎にも病変がおよび，胸背部痛や頸部，それらの部位のこわばりを訴えるようになる．前胸壁痛を訴えることもある．AS以外のSpAでも，頻度はASほど高くないが軸関節炎を認め，皮膚や消化管症状に先行する場合があるので留意する(p.188, 197参照)．

2) 末梢関節炎(peripheral arthritis)

SpAで認められる末梢関節炎は下肢優位の左右非対称性関節炎で，RAではその約90％が中手指節関節(metacarpopharangeal joint：MCP)や指節間関節(proximal interphalangeal joint：PIP)などの手指関節を左右対称性に侵すのとは異なる．ASでは末梢関節炎の頻度は高くないが，PsA(p.389参照)でみられるようなRA様左右対称性手(趾)指関節炎を認める．末梢関節炎がDIP関節を侵しやすい点やソーセージ指(指趾炎 dactylitis)がみられる点はRAとは異なる．

3) 付着部炎(enthesitis)

腱や靱帯が骨に付着する部位の炎症が付着部炎で，SpAの特徴の1つである．アキ

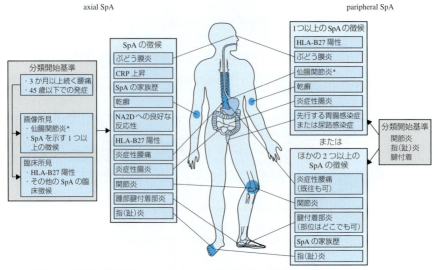

* MRI で描出される活動性の炎症所見ないしニューヨーク改訂分類を満たす単純 X 線所見

図2 ASAS 分類基準における Axial SpA と periphral SpA の臨床像
（van Tubergen A：Nat Rev Rheumatol 2015；**11**：110-118 より引用改変）

レス腱や足底筋膜の踵骨の付着部位に好発する．朝起きて足を着いたときや歩行時の踵や足底の痛みを訴える．付着部炎は全身に起こる．肩関節周囲（三角筋の上腕骨大結節，肩峰，鎖骨付着部），肘関節周囲（二頭筋の肘頭および橈骨近位への付着部），股関節周囲（外転筋の大転子，腸腰筋の小転子付着部），膝関節周囲（大腿四頭筋の膝蓋骨付着部，膝蓋腱の膝蓋骨や脛骨粗面付着部），足関節周囲（アキレス腱や足底筋膜の踵骨付着部や足根骨間靱帯付着部），手・足部（伸筋腱や屈筋腱の指骨・趾骨の付着部：ソーセージ指・趾）がある．

明らかな病因は不明だが，組織学的に炎症細胞浸潤がみられ，MRI では付着部骨部の骨髄浮腫，付着部周囲軟部組織の炎症所見を認める．進行すると単純 X 線でも付着部の毛羽立った石灰化や骨化を認めることがある．線維筋痛症でも付着部に痛みを認めることが多いが，MRI の所見の有無で鑑別する．超音波画像診断の有用性も報告されている．

b 関節外症状

1） 炎症反応

活動性 SpA でも，赤血球沈降速度（erythrocyte sedimentation rate：ESR）亢進もしくは C 反応蛋白（C-reactive protein：CRP）などの炎症反応上昇を認める．炎症反応を認めない活動性の SpA もあるため，陽性所見がなくても SpA を除外できない．

2） 急性前部ぶどう膜炎（虹彩炎）

一過性のものから，寛解再発を繰り返し，慢性化して視力低下に至るものもある．病歴聴取および身体診察で眼球結膜の充血の有無を確認する．結膜炎とは異なり，眼痛，羞明感を伴うことも多い．眼科でのスクリーニングが大切である．急性に片側性で発症することが多いのも特徴である．その合併頻度は AS 患者で最も高く，特に HLA-B27 陽性患者ではリスクが高い（p.215 参照）．

3）下痢（体重減少）

炎症性腸疾患（Crohn 病や潰瘍性大腸炎）の既往がなくても SpA では腸炎の合併を認めることがある．PsA に炎症性腸疾患を合併する場合や，症状の有無にかかわらず大腸内視鏡検査にてごく軽度の非特異性腸粘膜の炎症所見を認める[13]，一連の症候群の合併症として認識する必要がある．

4）動脈弁閉鎖不全症

大動脈起始部の弁の付着部の炎症（大動脈炎）が原因で房室ブロックなどの不整脈や大動脈弁閉鎖不全症が出現することがある．胸部聴診や心電図，必要に応じて心エコー検査も考慮する．

5）皮膚症状

約 20～40％ に乾癬病変が認められる．掌蹠膿疱症（SAPHO 症候群）で認められる palmo-plantar pustulosis も SpA の一連の症候群と考えられている．反応性関節炎で認める脂漏性角化症や亀頭炎はほかの SpA では通常みられない．

6）その他

筋肉痛，四肢のだるさや疲労感，手や足の浮腫，発熱を認めることもある．

3 遺伝的背景と HLA-B27

HLA-B27 と疾患の強い相関が報告され，遺伝的要素の関与が指摘されている．欧米では SpA 患者の 30～35％ で SpA に関連した家族歴が報告されている．欧米における HLA-B27 の陽性率は SpA のそれぞれの疾患で異なり，AS で約 90～95％，ReA で約 20～70％（重症例，慢性例で高い），炎症性腸炎関連関節炎で約 20～50％（軸関節病変合併時に高い），PsA で約 15～50％（軸関節病変合併時に高い），未分化脊椎関節炎では最大で約 50％ という報告がある．HLA-B27 の陽性率は欧米では一般人口の 8～12％ で，偽陽性の危険もありスクリーニングには不向きだが，わが国では一般人口における HLA-B27 陽性率はきわめて低く（1％ 以下），SpA を疑って HLA-B27 陽性の場合，診断的価値は高い．一方，HLA-B27 の陽性率は欧米に比べ低く，陰性でも SpA を否定することはできない．わが国では AS 患者の約 90％ で HLA-B27 陽性で，最近は相同性の高い HLA-B39 陽性例の報告が増えている．男女比は約 3～5：1 といわれ，男性が女性に比べて多い[14]．

4 治療と病勢評価

SpA は一般に非ステロイド抗炎症薬（nonsteroidal anti-inflammatory drugs：NSAIDs）への反応性が良好である．早期診

コツ

クラミジア感染や細菌性下痢のあとに発生する反応性関節炎では，性交歴や旅行歴はじめ，数週間以内の尿路や腹部症状の問診も大切である．炎症性腸炎関連関節炎では，腹部症状，体重減少などの有無，乾癬性関節炎では，全身の皮膚や末梢関節の診察を丁寧に行う．SpA では下肢優位の関節炎が多い．

家族歴の問診も大切で，早期の AS の診断では，家族が長期の腰痛に悩まされていないか聴取する．HIV 感染症に伴う未分化脊椎関節炎が知られる．HIV 感染の危険がないか病歴聴取を行い，必要なら HIV スクリーニングを行う．

Pitfall

MRI は SpA を疑う症状のない健常者でも仙腸関節に陽性所見が出現することがある．

SpA を疑う際には家族に SpA の診断がついていない可能性も考慮する．乾癬，腸炎，慢性腰痛，ぶどう膜炎（虹彩炎）の家族歴を聴取する．

SpA の皮膚症状は，単に"皮膚炎"や"湿疹"とのみ診断され，経過観察されていることもあるので留意する．

断とより積極的な治療を目指して，近年では，ASやPsAを中心に腫瘍壊死因子(tumor necrosis factor：TNF)阻害薬の有効性が報告されている[15〜17]．さらにIL-23/IL-17を標的とする治療の可能性も模索されている[16,18]．一方，TNF阻害薬の副作用で，乾癬，発がん，さらに急性ぶどう膜炎の再燃増悪，乾癬，掌蹠膿疱症の発症，炎症性腸炎の発症や再燃も報告されているので，今後のさらなる検討も待たれる[15]．axial SpAの評価には，機能(Bath Ankylosing Spordylitis Functional Index：BASFI)，疼痛・患者評価(numerical rating scale/visual analogue scale：NRS/VAS)，急性炎症(CRP/ESR)などを含むコアセットがASASから提唱されている[12,19,20]．疾患活動性の評価にはBASDAI(Bath Ankylosing Spondylitis Disease Activity Index)やASDAS(ankylosing spondylitis disease activity score)[20]，健康尺度にはASAS health index（ASASHI）が用いられている[21]．

文献

1) Khan M, et al.：Ann Intern Med 2002；**136**：896-907
2) van Tubergen A：Nat Rev Rheumatol 2015；**11**：110-118
3) Rudwaleit M, et al.：Ann Rheum Dis 2009；**68**：777-783
4) Rudwaleit M：Curr Opin Rheumatol 2010；**22**：375-380
5) Rudwaleit M, et al.：Ann Rheum Dis 2011；**70**：25-31
6) van der Leiden S, et al.：Arthritis Rheum 1984；**27**：361-368
7) Amor B：Rev Rhum Mal Osteoarthritic 1990；**57**：253-254
8) Dougados M, et al.：Arthritis Rheum 1991；**34**：1218-1227
9) Oostveen J, et al.：J Rheumatol 1999；**26**：1953-1958
10) Pedersen SJ, et al.：Bset Pract Res Clin Rheumatol 2012；**22**：751-766
11) Rudwaleit M, et al.：Ann Rheum Dis 2009；**68**：770-776
12) Siper J, et al.：Ann Rheum Dis 2009；**68**：784-788.
13) Cypers H, et al.：Curr Opin Rheumatol 2014；**26**：371-376
14) 岸本暢将，他：関節リウマチの診かた，考え方．中外医学社，2011；168-197
15) Sampaio-Barros PD, et al.：Best Pract Res Clin Rheum 2014；**28**：747-763
16) Acosta Felquer ML, et al.：J Rheumatol 2014；**41**：2277-2285
17) Lubrano E, et al.：Semin Arthritis Rheum 2015；**44**：450-452
18) Yaremenko N, et al.：Curr Opin Rheumatol 2014；**26**：361-370
19) van der Heijde D, et al.：J Rheumatol 1999；**26**：951-954
20) Machad PM, et al.：Best Pract Res Clin Rheumatol 2014；**28**：711-728
21) Kilz U, et al.：Clin Exp Rheumtol 2014；**32**：S105-108

山形大学医学部整形外科　**高木理彰**

3-② 脊椎関節炎(SpA) 強直性脊椎炎(AS)

DOs

- リウマトイド因子陰性で 40 歳以下の腰背部痛または末梢関節炎を呈する症例は本症を疑う
- 体操・運動によって改善する炎症性腰背部痛を疑う
- 斜位を含む仙腸関節の単純 X 線,仙腸関節の MRI および CT 画像および血液や粘膜の HLA-B27 検査を行う

1 基本的な考え方

強直性脊椎炎(ankylosing spondylitis:AS)の特徴は,①発症年齢は 40 歳以下である,②仙腸関節炎と脊椎炎があり,この症状は"炎症性腰背部痛"と表現される,③末梢の大関節炎(股・膝・足)が罹患する,④付着部炎(enthesitis)がある,⑤血清のリウマトイド因子が陰性である,⑥患者は HLA-B27 を高率(約 80% 以上)で保有する,⑦ぶどう膜炎の既往・合併がある,⑧家族に脊椎関節炎(spondyloarthritis:SpA)を有する者がいる,などがある.

2 疫学

わが国の有病率は約 0.03% と推定される.一般人口の HLA-B27 を保有率は地域・民族で異なり,欧米 8〜14%,日本 0.3% である.このためわが国では AS は少ない.男女比は 3〜4:1 で男性に多い.AS 症例の約 90% は HLA-B27 陽性であるが,HLA-B27 陽性者の 10% しか AS を発症しない.

3 病態・病因

靱帯や腱が骨に接合する付着部に炎症が起こり,炎症が消退・修復する過程に骨化が起こる.仙腸関節,椎体や椎体間,アキレス腱などに骨化を認める.脊椎は骨性強直に進展し,X 線上"竹様脊椎(bamboo spine)"とよばれる.

付着部にインターロイキン(interleukin:IL)-23R 陽性細胞が存在し,IL-17, 22 などのサイトカインを産生する.HLA-B27 の重鎖の構造異常のため,重鎖同士が 2 量体を形成し,このため NK 細胞,B 細胞に抗原提示を行う.IL-23 の異常産生され,Th17T 細胞が活性化される.

4 臨床症状

a 炎症性腰背部痛

炎症性腰背部痛(inflammatory back pain:IBP)は,明け方や朝の腰背部痛があり,機械的な背部痛と異なり,運動で軽快する(表1)[1].線維筋痛症の疼痛と比べ,非ステロイド抗炎症薬(nonsteroidal anti-inflammatory drugs:NSAIDs)が有効である.また,片

表1 炎症性背部痛

〈Berlin criteria〉
新基準:3 か月以上持続する背部痛
　　　　50 歳以下に認められる

1. 朝のこわばり > 30 分
2. 腰痛は体操によって改善されるが,安静では改善されない
3. 夜間朝方に,腰痛のために起こされる
4. 左右に移動する殿部痛

＊ 2 項目以上が陽性!
(感度:70.3%, 特異度:81.2%)

〔Rudwaleit M, et al.:Arthritis Rheum 2006;54:569-578 より引用改変〕

側性でないことが重要である.

b　仙腸関節炎・脊椎炎

臀部から腰背部,頸部痛を訴える.身体のこわばりを伴う.初期には,腰背部痛の激痛発作〜緩解を繰り返す.病状の波が激しい.脊柱の可動域制限が生じ,進行例では,約1/3の症例が脊柱の強直に至る.脊柱は後彎になる.

c　付着部炎(enthesitis)

関節周囲の靱帯付着部(足底,大腿骨大転子,脊椎棘突起,腸骨稜,鎖骨,肋骨など)のに炎症が起こり,疼痛が生じる.ただし,付着部炎はスポーツや加齢(鷲足炎)でも起こる.

d　末梢関節炎

全経過中,末梢関節炎は80%以上の症例に認められる.股,肩,膝,足の順に,片側性に出現する.初発症状が末梢関節炎であることも30%の症例に認められる.

e　ぶどう膜炎

前部ぶどう膜炎は約30%に認められ,再発性で,片側性である.既往を聞くことが重要である.失明はまれであるが,約8%と報告されている.

5　検査所見

重要な検査所見のみ記載すると,①仙腸関節のX線所見は,わが国では医師の経験が少ないため,正面だけでなく両側の仙腸関節を撮る.②HLA-B検査:B locusのPCR検査を必ず行う(NPO法人HLA研究所では1万円弱である).③MRI検査は,T1とSTIR法で行う.骨髄浮腫(bone marrow edema)が重要であるが慢性期には検出されないことが多く,非特異的所見も20%認めるといわれている.

6　診　断

改訂ニューヨーク基準(表2)[2]が用いられてきた.単純X線で仙腸関節の病変が出現する時期は50%以上の症例が発症後5年以上かかる.MRIによる診断が可能になり,国際脊椎関節炎評価学会(Assessment of SpondyloArthritis international Society:ASAS)による分類基準が提唱された(図1,2)[3,4].分類基準はあくまでも疾患の分類目的である.個々の症例の診断には,鑑別・除外診断を必ず頭において,臨床症状・検査所見を検討し,複数の医師の意見にて診断する.期間を経て検証しなければならない.臨床・疫学研究には典型的な症例を用いる必要があり,この際の基準が分類基準である.ASASの分類基準の項目に合致するからと診断してはならない.

7　鑑別疾患

a　強直性脊椎骨増殖症

強直性脊椎骨増殖症(diffuse idiopathic skeletal hyperostosis:DISH)は,50歳以上の高齢者に認められる.血液所見で炎症反応は認めず,仙腸関節に不整は認められるが関節裂隙は保たれ,強直化も認めない.ASの靱帯骨棘(syndesmophyte)は縦方向に流れるように形成されるのに対して,DISHの骨棘(osteophyte)は横方向に伸び,かつ非対称性である.多くの靱帯の骨化が認められる.

b　硬化性腸骨炎

硬化性腸骨炎は,分娩後の女性に多くみられ,疼痛は仙腸関節周囲に限定し,血液所見での炎症反応は認めず,仙腸関節の関節面の変化より,腸骨側に三角形の均等な骨硬化像が認められる.

c　膿疱性関節骨炎(掌蹠膿疱症性骨関節炎)

掌蹠膿疱症(palmoplantar pustulosis)の患者に合併する関節炎で,SAPHO症候群に含まれる仙腸関節炎を10〜40%合併する.胸肋鎖骨肥厚症が90%出現する.関節炎発現時,皮膚病変がないこともあり,既往を必ず聞く.

表2 強直性脊椎炎の改訂ニューヨーク診断基準

臨床的に広く用いられている診断基準であるが，診断確定には仙腸関節のX線所見が必要であるため（X線所見上変化が現れるには発症から5〜10年かかるため），X線所見上変化のみられない早期ASを診断するには適さない．

①臨床症状
1) 腰背部の疼痛，こわばり（3か月以上持続，運動により改善し，安静により改善しない）
2) 腰椎の可動域制限（前後屈および側屈）
3) 胸郭の拡張制限

②仙腸関節のX線所見
両側2度以上，または片側3度以上の仙腸関節炎所見
0度：正常
1度：疑い（骨縁の不鮮明化）
2度：軽度（小さな限局性の骨のびらん，硬化．関節裂隙は正常）
3度：明らかな変化（骨びらん・硬化の進展と関節裂隙の拡大，狭小化または部分的な強直）
4度：関節裂隙全体の強直

③診断基準
1) 臨床症状の1），2），3）のうちの1項目以上＋X線所見
2) 疑い例
    a) 臨床症状の3項目
    b) 臨床症状なし＋X線所見

〔van der Linden S, et al.：Arthritis Rheum 1984；**27**：361-368 より引用改変〕

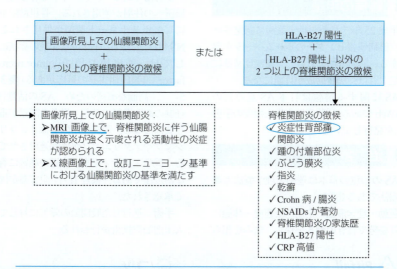

図1 ASASによる体軸性の脊椎関節炎の分類基準
発症が45歳未満で慢性背部痛が3か月以上持続する症例に適用される．
〔Rudwaleit M, et al.：Ann Rheum Dis 2009；**68**：777-783 より引用改変〕

関節炎または付着部炎または指趾炎

1つ以上のSpAの臨床徴候		2つ以上のほかのSpAの臨床徴候
・ぶどう膜炎 ・乾癬 ・Crohn病/潰瘍性大腸炎 ・先行感染症（発症前1か月以内の尿道炎/子宮頸管炎あるいは下痢） ・HLA-B27陽性 ・仙腸関節炎の画像診断	＋ または	・関節炎 ・付着部炎 ・指趾炎 ・炎症性腰背部痛（過去も含む） ・家族歴

感度：77.8％，特異度：82.2％（n＝266）

図2 末梢性の脊椎関節炎（peripheral SpA）の分類基準
〔Rudwalelt M, et al.：Ann Rheum Dis 2011；**70**：25-31 より引用改変〕

d 線維筋痛症

多数の疼痛点がASの付着部痛の部位と似ていることから過剰診断または，混同される．女性に多く，様々かつ多彩な症状を訴える．血液検査や画像診断で異常は認められない．NSAIDsが無効であり，ぶどう膜炎の既往もない．

8 難病の申請

平成25年7月から指定難病に認定された．難病情報センターのホームページを参照する．診断基準に合致し，重症度基準に満足すれば，公費助成が可能になる．

ASに関する情報は日本AS友の会のASWebにある．「強直性脊椎炎療養の手引き」を発行している．

9 治療

ASの治療の基本は運動・理学療法と薬物療法である（図3）[5]．

運動・理学療法：定期的な運動・体操により姿勢や背骨の動きを保ち，痛みを和らげて運動機能を促進する．

薬物療法：基本はNSAIDsである．脊椎関節炎に対してはメトトレキサート含む従来の疾患修飾抗リウマチ薬（disease-modifying antirheumatic drugs：DMARDs）が有効であるというエビデンスはない．末梢関節炎に対してはサラゾスルファピリジンが有効である．ステロイドはおもに関節局所への注射が使用される．骨粗鬆症予防にビスホスホネート製剤が併用される．NSAIDsの効果が不十分な脊椎の症状に対しては，腫瘍壊死因子（tumor necrosis factor：TNF）阻害薬の適応がある（表3～5）[6, 7]．高価な薬剤のため，ASの活動性，経験のある医師の判断，患者の同意が重要な要因となる．現在わが国ではインフリキシマブやアダリムマブが保険適用されている．就学・就労・家事・育児の継続に有効な治療法である．最近IL-17阻害薬が国外で承認された．

手術：進行した股関節の障害に対しては人工関節置換術が行われる．

 Pitfall

ASASの分類基準を用いて診断すると線維筋痛症などが誤診される．

 コツ

HLA-B27検査が重要であるが，診断の基本は臨床症状である．

表3 ASAS/EULAR による AS 治療に関する勧告(2010 年改訂版)

項目	勧告案
AS 治療に関する全般的な原則	・AS の症状および経過は個々の症例によってきわめて多彩であり、経験豊富なリウマチ医により心理・社会的背景までも考慮に入れた十分な評価・検討の下に治療が行われるべきである ・AS の治療の主たる目的は、炎症(症状)を軽減しながらも患者の QOL を長期にわたって維持することと、身体の形態変化や機能障害を抑制し、社会生活への参加を援助することである ・AS の治療に当たっては、患者とリウマチ医の間で情報を共有し、よく相談・検討したうえで、共に最善の治療を目指すべきである ・最善の治療は、薬物療法のみならず、非薬物療法を組み合わせることによってなされる
1. 治療全般	AS の治療は下記に応じて個々の症例に合わせた治療を行うべきである ・現症(脊椎、末梢関節、靱帯付着部および関節外の症状および症候) ・症状の程度、臨床所見および予後予測因子 ・患者の臨床的背景(年齢、性別、合併症、併用薬、心理社会的要因)
2. 患者の臨床評価	AS の臨床評価は、下記項目を含めて行う ・患者の病歴(問診票などによる)・臨床的パラメーター(BASDAI, BASADAS, BASMI, BASFI など)、血液・尿などの検査・画像診断 診断の頻度は下記によって個々に応じて決める ・病状の推移　・重症度　・治療内容および反応
3. 非薬物療法	・AS 患者に対する非薬物療法の基本は患者教育と規則的な運動である ・自宅で行う運動も効果はあるが、グループあるいは個人で、指導者の下で屋外あるいは水中で行う理学療法のほうが、家庭で行う運動よりも望ましい ・患者友の会や患者支援団体も有用と考えられる
4. 関節外症状と合併症	・乾癬、ぶどう膜炎、炎症性腸疾患などの高頻度にみられる関節外症状に対しては、それぞれの分野の専門医と協力して治療に当たる ・リウマチ医は心血管疾患や骨粗鬆症のリスクについて理解すべきである
5. NSAIDs	・Cox-2 阻害薬を含む NSAIDs は疼痛およびこわばりがある AS 患者に対するファーストライン治療薬として推奨される ・NSAIDs の継続投与は、疾患活動性が高く、自覚症状を伴う患者には投与が望ましい ・NSAIDs を処方する場合には、心血管疾患、胃腸、腎への影響を考慮すべきである
6. NSAIDs 以外の鎮痛薬	NSAIDs での鎮痛効果が不十分な患者、NSAIDs 救急患者、あるいは NSAIDs 忍容性不良の患者では、アセトアミノフェンあるいはオピオイドなどの鎮痛薬の使用を考慮する
7. 副腎皮質ステロイド	・靱帯付着部炎や関節炎が強く、頑固に続く患者には、ステロイドの局所注射の使用を考慮する ・脊椎関節炎患者におけるステロイドの全身投与に関する有用性のエビデンスはない
8. DMARDs	・サラゾスルファピリジンやメトトレキサートを含む DMARDs の脊椎炎に対する有効性を示すエビデンスはない ・末梢性関節炎に対しては、サラゾスルファピリジンの使用を症例によっては考慮する
9. TNF 阻害療法	・ASAS 勧告に沿った従来の治療を行っても、持続的に疾患活動性が高い患者には TNFα 阻害薬を使用する ・脊椎炎患者においては、DMARDs の先行投与あるいは TNF 阻害療法を支持するエビデンスはない ・脊椎炎、仙腸関節炎、末梢関節炎、付着部炎に対する効果に関しては、様々な TNFα 阻害薬間の違いを明らかにしたエビデンスはないが、炎症性腸疾患が存在する場合には、消化器系への効果の違いを考慮する ・反応がなくなった場合、ほかの TNFα 阻害薬にスイッチする ・TNFα 阻害薬以外の生物学的製剤の効果を示すエビデンスはない
10. 外科的治療	・関節の画像的変化が著明で、疼痛が強く、頑固に続き、重大な能力障害・社会的不利を生じる患者においては、QOL の維持・改善のために年齢にかかわらず関節置換術が考慮される ・重度の機能障害を起こす変形が認められる患者には脊椎矯正骨切り術を考慮する ・急激な脊柱の疼痛の発生あるいは麻痺が生じている場合には、早急に脊椎外科専門医を受診させる
11. 経過の変化	経過に重大な変化が認められた場合には、脊椎骨折などの炎症以外の原因を考慮すべきであり、画像診断などを含む適切な評価を行うこと

〔Braun J, et al.: Ann Rheum Dis. 2011；70：896-904 より引用改変〕

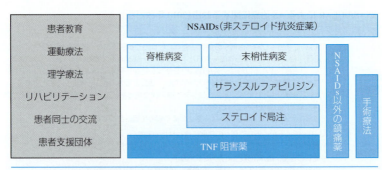

図3 ASAS/EULAR による AS 治療に関する勧告
〔Zoching J, et al：Ann Rheum Dis. 2006；**65**：442-452 より引用改変〕

表4 体軸関節炎を有する SpA（axial SpA）（AS を含む）に対する抗 TNFα 治療に関する推奨（2011 年）

	推奨
患者選択基準	
診断	改訂ニューヨーク診断基準の definitive AS（表1）を，または，ASAS の axial SpA の基準（図1）を満たす
疾患活動性	4 週間以上の疾患活動性を有する BASDAI ≧ 4(0 〜 10)および専門家の合意＊1
これまでの治療	2 種類以上の NSAIDs の適切な治療でも効果がなかった症例 推奨される最大量または禁忌でなければ内服できる量の抗炎症薬にて 4 週以上治療した 体軸症状を主体とする症例は TNFα 阻害薬を開始する前に DMARDs を内服する必要はない 末梢関節炎を主体とする症例は，少なくとも 1 か所の適切なステロイド局注が有効でなく，特にサラゾスルファピリジンによる DMARDs による適切な治療を先に行うべきである 付着部炎を有する症例は，適切な局所治療が無効であった場合
疾患の評価	日常診療における ASAS コアセット＊2 または BASDAI
レスポンダーの基準	BASDAI：50％ の相対的変化，または，絶対的な 2 スケール(0 〜 10)の変化，かつ，専門家の継続に合意すること
評価の時期	少なくとも 12 週以降

＊1：専門家とは炎症性背部痛や生物学的製剤治療に精通している医師であり，多くはリウマチ医である．地域によって定義される．専門家の意見とは，臨床所見（経過や検査），血清急性炎症反応のレベル，X 線上急速に進行している所見や炎症の MRI 所見などの画像所見をいう．
＊2：ASAS コアセット：機能評価（BASFI），疼痛（VAS/NRS：1 週間前から現在までの，AS による夜間の脊椎痛，または VAS/NRS：1 週間前から現在までの，AS による脊椎痛），脊椎の可動域（胸郭拡張，首の回転，壁 - 後頭（耳珠）の距離，改訂 schober 試験，腰の側方屈曲または BASMI），末梢関節〈44 関節の所長関節数〉と付着部〈Maastricht, Berlin または San Francisco に付着部炎スコア〉，急性炎症反応（CRP），疲労感（VAS/NRS）．
〔Braun J, et al.：Ann Rheum Dis. 2011；70：896-904 より引用改変〕

表5 体軸性脊椎関節炎(axial SpA)と未梢性脊椎関節炎(peripheral SpA)に関する治療の勧告と臨床治療の報告

脊椎関節炎(SpA)の臨床型	体軸性脊椎関節炎 (axial SpA) 〈ASAS基準図1による〉	未梢性脊椎関節炎 (peripheral SpA): 脊椎関節炎(axSpA)を伴う	未梢性脊椎関節炎(peripheral SpA) 〈ASAS基準図2による〉: 脊椎関節炎(axSpA)を伴わない
最新のASAS治療に関する勧告(表3,図3)による			
ファーストライン治療	2剤以上のNSAIDsで,4週以上の治療,かつ理学療法	2剤以上のNSAIDsで,かつ理学療法	2剤以上のNSAIDsで,4週以上の治療,かつ理学療法
NSAIDs抵抗性,4週以上の疾患活動性がある(BSADAI≧)*	TNFα阻害薬(アダリムマブ,インフリキシマブ,エタネルセプト,ゴリムマブ*)	ステロイドの局所注射,サラゾスルファピリジンやほかの一般的なDMARDs治療,TNFα阻害薬(アダリムマブ,インフリキシマブ,エタネルセプト*,ゴリムマブ*)	ステロイドの局所注射,サラゾスルファピリジンやほかの一般的なDMARDs治療(エキスパートの意見による)
TNFα阻害薬の1次,2次無効	(ほかのTNFα阻害薬にスイッチする(2剤目のTNFα阻害薬は,1剤目が1次無効である場合よりも,2次無効である場合に有効である)	(ほかのTNFα阻害薬にスイッチする(2剤目のTNFα阻害薬は,1剤目が1次無効である場合よりも,2次無効である場合に有効である)	―
臨床治療の報告			
最近行われている治療で良好な結果が得られたもの	トシリズマブ,サリルマブ(抗IL-6受容体抗体),ウステキヌマブ(抗IL-23/IL-12抗体),セクキヌマブ(抗IL-17抗体),抗TNF抗体		抗菌薬の多剤療法(ドキシサイクリンとリファンピシンまたはアジスロマイシンとリファンピシン)(反応性関節炎に対して),TNFα阻害薬
有効ではないエビデンスのある治療	従来のDMARDs,アバタセプト,アナキンラ	―	―

※日本では承認されていない
ASAS: Assessment of SpondyloArthritis International Society, BASADAI: Bath Ankylosing Spondylitis Disease Activity Index, SpA: spondyloarthritis.
[Sieper J: Nat Rev Rheumatol 2012: **8**: 280-287 より引用改変]

DON'Ts

- ☐ 分類基準に所見を照らし合わせて安易に診断してはならない
- ☐ 診断や適応を正しく確かめず，かつ，患者の意見を聞かずに生物学的製剤を投与してはならない

文献

1) Rudwaleit M, et al.：Arthritis Rheum 2006；**54**：569-578
2) van der Linden S, et al.：Arthritis Rheum 1984；**27**：361-368
3) Rudwaleit M, et al.：Ann Rheum dis Dis 2009；**68**：777-783
4) Rudwaleit M, et al.：Ann Rheum Dis 2011；**70**：25-31
5) Zoching J, et al.：Ann Rheum Dis 2006；**65**：442-452
6) Braun J, et al.：Ann Rheum Dis 2011；**70**：896-904
7) Sieper J：Nat Rev Rheumatol 2012；**8**：280-287
8) 井上 久：日脊椎関節炎会誌 2011；**3**：29-34
9) 井上 久, 他：強直性脊椎炎の診断と治療の実際. アボットジャパン, エーザイ, 2012
10) Dedhar A, et al.：Arthritis Rheum 2014；**66**：2649-2656

順天堂大学医学部附属順天堂越谷病院内科　**小林茂人**

3-③ 脊椎関節炎(SpA) 乾癬性関節炎

A 膠原病・リウマチ

DOs

- [ ] 乾癬には，局面型（尋常性）乾癬，滴状乾癬，膿疱性乾癬，乾癬性紅皮症，乾癬性関節炎などの病型があり，診断，治療にはそれぞれの病型を理解する必要がある
- [ ] 乾癬性関節炎は，乾癬全体の約10%に存在し，乾癬に罹患するということは，関節炎の発症リスクをもつことを理解しなければならない
- [ ] 乾癬性関節炎は，乾癬の皮疹に加え，末梢性関節炎，体軸性関節炎，さらに付着部炎，指趾炎，腱膜炎などが生じる複雑な病態であることを理解する．そのため，皮膚科医とリウマチ医の連携が重要

1 疾患概念

関節症性乾癬は，乾癬の皮疹に加え，末梢性関節炎，体軸性関節炎，さらに付着部炎，指趾炎，腱膜炎などが生じる疾患である．臨床型，病態は多彩．分類としては，Moll and Wrightによる分類が有名であり，5型からなっている．①非対称性少関節炎型，②対称性多関節炎型，③遠位関節炎型があり，④ムチランス型関節炎に移行する．体軸病変として⑤脊椎関節炎型（強直性脊椎炎型）がある．

2 検査・診断

Moll and Wrightによる分類(5型)では，最も多く典型的とされる非対称性少関節炎型，関節リウマチに類似する対称性多関節炎型，さらに，ほとんどの遠位指節間関節に関節炎が生じるタイプがあり，進行すればムチランス型関節炎に移行する．体軸病変として脊椎関節炎型もあり，乾癬性関節炎の臨床型，病態は多彩である．

Casperの診断基準（表1）が一般的には使用されている．

早期診断には，適切なバイオマーカーがなく，アキレス腱や足底部の痛みや腫れ，臀部や腰部の痛み（炎症性腰痛），指炎・朝のこわばり，さらには爪の点状陥凹や爪甲剥離（爪乾癬），被髪頭部の紅斑・鱗屑（頭部乾癬）などの症状が認められ，早期診断のきっかけとなる．患者はこれらの症状を意識することが少ないため，問診時にこのような乾癬性関節炎の徴候を見逃さず，早期診断に努めることが重要である．現状の評価には，関節X線撮影であるが，末梢関節では超音波検査，体軸関節ではMRI検査が早期発見に役立つ可能性がある．

診療の流れを図1に示す．まずは乾癬性関節炎のスクリーニングおよび評価（psoriatic arthritis screening and evaluation：PASE）などの問診票を用いてスクリーニングを行う．PASEは症状に関する7つの質問および機能に関する8つの質問で構成され，各質問に対して患者が5段階（1〜5点）で回答するスクリーニングツールである．47点が診断の目安になり，44点以上の場合はリウマチ専門医を受診，37点以上の場合はリウマチ専門医の受診を検討することが望ましい．乾癬性関節炎と診断された場合は，CPDAI（composite psoriatic disease activity index）などを用いて関節症性乾癬の病態の5つのドメイン（末梢関節炎，脊椎関節炎〈体軸性関節炎〉，付着部炎，指炎・爪病変，乾癬皮疹）のそれぞれの総合

表1 Casperの診断基準

付着部炎と炎症性関節炎(小・中関節,脊椎)を有する患者で下記の5項目を1項目1点と計算し(ただし乾癬が現時点で存在する場合は2点と計算する),3点以上を関節性乾癬と診断する.

(1) 既往も含めて乾癬があること,あるいは家族歴があること
(2) 典型的な爪の乾癬,爪甲非薄化,点状陥凹,爪甲下角質増殖が皮膚科医により観察されること
(3) 血清リウマチ因子が陰性
(4) 末梢にソーセージ様腫脹もしくはその既往が観察されること
(5) びらんを伴う骨新生が手足末梢関節近傍で(骨棘を除く手足関節近傍骨化:juxta-articular new bone formation)X線上にみられること

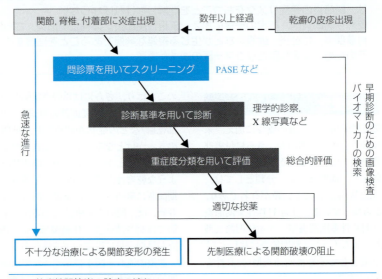

図1 乾癬性関節炎の診療の流れ

評価したうえで適切な薬剤を選択して治療を開始する.

3 鑑別診断

関節リウマチ,変形性関節症,強直性脊椎炎など.

4 治療の考え方

わが国の乾癬における生物学的製剤の使用指針において,乾癬に伴う慢性進行性の関節炎は,関節破壊や変形を特徴とし,症状の進行により運動機能障害からQOLの低下を招くため,日常生活に支障が現れる前の早期に関節破壊を抑制することが重要となる.

1) TNFα阻害薬の海外試験では,関節破壊の進展を予防しうることが確認されていることから,米国では中等度以上の乾癬性関節炎に対し早期よりTNFα阻害薬の使用を考慮することが推奨されている.
2) 末梢関節炎における具体的な基準としては,(ⅰ)腫脹関節数3以上,(ⅱ)疼痛関節数3以上,(ⅲ)CRP 1.5 mg/dL以上,の3つを満たす患者が該当するがそれ以外でもムチランス型の破壊性関節炎を有する場合や,それに匹敵する関節症状により高度のQOL低下が認

められる場合も使用を考慮する．
3) 体軸関節炎については，BASDAI評価で4以上の活動性が認められる患者を基準とする．

　わが国において，2010年1月に抗TNFα阻害薬の2薬剤が承認を受け，使用可能となり，2011年1月には，抗IL-12/23 p40抗体が，さらに2015年2月抗IL-17A抗体が，既存治療で効果不十分な尋常性乾癬および関節症性乾癬に対して承認された．現在，4種類の生物学的製剤の使用が可能である．今後も，新たなサイトカインをターゲットとした生物学的製剤の開発がすすめられ，新たな乾癬の病態が明らかになるなど，急速に進歩を遂げた．それらの薬剤の極めて高い有効性から，既存の治療では皮疹の拡大，膿疱化など重症化し，難治となっていた場合や，また，関節炎に対しても十分な効果が得られるようになった．

DON'Ts

- 乾癬には，約10%の関節炎（末梢・体軸）に罹患する可能性があるので，早期サインを見逃してはならない．そのうえで，スクリーニングを行うべきである
- 安易なステロイド内服は，膿疱化や乾癬の重症化をすすめるため，行うべきではない

名古屋市立大学大学院医学研究科加齢・環境皮膚科学　**森田明理**

A 膠原病・リウマチ

3-④ 脊椎関節炎(SpA) 掌蹠膿疱症性骨関節炎，SAPHO症候群

DOs

- 背景にあるかもしれない，慢性感染病巣の検索を耳鼻科，歯科と連携して行おう
- SAPHO症候群と診断する場合には，骨過形成，骨炎を示唆する画像所見の有無をきちんと確認しよう

1 疾患概要

掌蹠膿疱症性骨関節炎(pustulotic arthro-osteitis：PAO)は掌蹠膿疱症(palmoplantar pustulosis：PPP)に伴う骨関節症で，手掌足底のPPPが診断できれば，関節炎は基本的に，それに伴うものとして診断できる．関節炎が生じやすいのは胸肋鎖関節であるが，仙腸関節炎，末梢関節炎を伴うこともある[1]．PPPは，手掌足底のうち，特に手掌の母指球部や小指球部と足底の土踏まずに生じる無菌性の膿疱を主徴とする慢性疾患であり，紅斑や鱗屑痂皮もみられる．爪の変化を伴うことも多い．四肢遠位部に掌蹠外病変として，乾癬様の皮疹と伴うこともある．扁桃炎，う歯などの病巣感染・歯科金属によるアレルギー・喫煙などが誘因といわれるが，その発症機序は未だ不明である．

一方，SAPHO症候群はsynovitis(滑膜炎)，acne(痤瘡)，pustulosis(膿疱症)，hyperostosis(骨過形成症)，osteitis(骨髄炎)の頭文字をとって命名されており，皮膚症状としては掌蹠膿疱症，痤瘡に加えて，化膿性汗腺炎がみられることがある[2]．PAOに比較するとSAPHO症候群は国内では本来まれな疾患である．胸肋鎖関節炎に加えて，胸骨，脊椎(特に胸椎)にも病変を伴いやすく，骨盤，腸骨，末梢骨などにも生じうる．PAOと異なり，皮膚病変を伴わないSAPHO症候群も存在する．

2 検査・診断

PPPは臨床的に診断が簡単なことも多いが，汗疱などとの鑑別が難しい場合には生検で組織診断を行う．組織学的には表皮内の無菌性単房性膿疱で，中に好中球を認める．無菌性であることを確認するために，膿疱内容液を細菌培養に提出する．

次に，慢性感染巣の検索を行う．扁桃炎，う歯，歯周病などを耳鼻科，歯科で検索してもらう．扁桃刺激試験で皮疹増悪の有無を確認することが有用な場合もある．採血での炎症所見，ASO高値も参考になる．歯科金属がある場合には，金属アレルギーが誘因となっていないかどうか，金属パッチテストを施行する．

画像検査としてX線，CT，MRIを行う．特にSAPHO症候群を疑っている場合には骨過形成，骨硬化，骨炎の所見が強く認められるかどうか確認する．骨髄炎の診断にはMRIが有用である．また，骨シンチグラフィーは病変の分布をみるのに有用である．両側の胸肋鎖関節と胸骨に取り込みを認める"bull's head sign"はSAPHO症候群に特徴的とされる．

3 鑑別診断

PAOではPPPの診断が重要であるが，鑑別診断として，白癬，乾癬，接触皮膚炎，汗疱などがある．爪，膿疱や鱗屑を鏡検し，白癬菌がいないことを確認する．膿

疱形成が弱い場合，乾癬や膿疱性乾癬の初期症状との鑑別が難しいこともあるが，乾癬は頭皮，四肢伸側，臀部などにも病変を伴うのに対し，PPP は病変の主体はあくまでも手掌足底であるところから鑑別する．汗疱は指腹に分布することが多い．しかしこれらとの鑑別が臨床的に難しい場合には，生検を行う．接触皮膚炎は原因アレルゲンの除去で改善する．関節病変はおもに画像所見でほかの骨・軟部組織炎症性疾患と鑑別する．転移性骨病変を含めた悪性腫瘍に伴う病変との鑑別も重要である．

4 治療の考え方と実際

PAO は皮疹，関節症状ともに，背景にある病巣感染巣の治療により劇的に改善することがあるので，慢性扁桃炎，う歯，歯周病などの検索を耳鼻科，歯科と連携してまず行い，あればまず治療する．また，喫煙している患者については，喫煙が増悪因子になっている可能性があるので，禁煙指導を行う．

PPP の皮膚症状に対してはステロイド，ビタミン D_3 外用による外用療法が第一選択であるが，効果不十分な場合も多い．光線療法のうち，エキシマライト，PUVA（photochemotherapy）は高い効果が期待できることが多い．難治例にはエトレチナート内服，シクロスポリン内服による治療も行う．

骨病変に対しては PAO，SAPHO ともに，非ステロイド抗炎症薬（nonsteroidal anti-inflammatory drugs：NSAIDs），ビスホスホネート，疾患修飾抗リウマチ薬（disease modifying anti-rheumatic drugs：DMARDs）（メトトレキサート，シクロスポリン A など）による治療を考慮する．このうち，ビスホスホネートは使用前に歯科を受診し，う歯や歯槽膿漏を含む口腔内をチェックしてもらっておいて，顎骨壊死などの副作用に留意すれば安全で，医療経済的にもよく，高い効果も期待できる．ただし，皮膚病変には無効である．こうした治療が無効で慢性感染症もなく，重症である場合には腫瘍壊死因子（tumor necrosis factor：TNF）阻害薬の投与も検討する．

5 予後

PPP は基本的には自然治癒する疾患とされ，治癒までの期間に幅はあるものの，数年で改善する例も多い．一方，PAO，SAPHO などに伴う骨病変は感染巣の除去により改善するものをのぞけば，難治で，一旦よくなっても再燃することが多い．

DON'Ts

- 感染巣の検索を行うことなく，免疫抑制薬を投与しないようにしよう
- 手足に皮疹があっても，掌蹠膿疱症と簡単に診断しないようにしよう

文献

1) Yamamoto T：J Dermatol 2013；**40**：857-863
2) Rukuavina I：J Child Orthop 2015；**9**：19-27

帝京大学医学部皮膚科学講座　**多田弥生**

3-⑤ 脊椎関節炎(SpA) 炎症性腸疾患(IBD), 炎症性腸疾患関連関節炎

DOs

- 炎症性腸疾患(潰瘍性大腸炎, Crohn病)の患者が関節痛を訴えた場合, 腸炎性関節炎を疑う
- 軸関節炎(脊椎炎, 仙腸関節炎)と末梢関節炎に大別され, 末梢関節炎はさらに少関節型と多関節型に分けられる
- サラゾスルファピリジンと抗TNF抗体は腸炎にも関節炎にも有効である

1 疾患概要

腸炎性関節炎(enteropathic arthritis: EA)とは, 潰瘍性大腸炎やCrohn病などの炎症性腸疾患(inflammatory bowel disease: IBD)に合併する関節炎であり, 血清反応陰性脊椎関節炎に分類される. EAの病型は末梢関節炎(peripheral arthritis)と軸関節炎(axial arthritis)に大別され, 末梢関節炎はさらに少関節型(1型, pauciarticular)と多関節型(2型, polyarticular)に分類される[1]. 軸関節炎には脊椎炎と仙腸関節炎が含まれる. 病因については不明な点が多いが, 腸炎により破綻した腸管粘膜から侵入した細菌由来の抗原が発症に関与していると推察される.

2 検査・診断

血清学的に, リウマチ因子, 抗環状シトルリン化ペプチド(cyclic citrullinated peptide: CCP)抗体, 抗核抗体は陰性である. HLA B27の陽性率はわが国では欧米に比較して低い.

a 末梢関節炎

末梢関節炎に関しては, まず関節破壊はきたさないため, 単純X線でも異常を認めない. 臨床症状からの診断になる.

末梢関節炎には少関節型と多関節型があり, それぞれ罹患関節数, 部位, 発症様式が異なるため, 診断の一助となる[1]. 少関節型は急激に発症し, 罹患関節は5個未満で下肢大関節(特に膝)に多く, 非対称性・移動性である. 急激に発症するが, 数週以内に自然に軽快する. IBDの活動性と高率に関連する(約90%). 一方, 多関節型は罹患関節が5個以上で小関節に多く, 対称性である. 症状は持続することが多く, 平均持続期間は3年間である. 腸管病変に先んじて発症することもある. IBDの活動性との関連は30〜40%程度である(表1).

b 軸関節炎

炎症性腸疾患の1〜6%に強直性脊椎炎が合併するが, その場合は軸関節炎に含まれる. 仙腸関節炎には, 強直性脊椎炎に伴

表1 末梢関節炎の分類

	罹患関節数	特徴	症状の持続期間	腸疾患活動性との相関
1型(少関節炎型)	5か所未満	非対称性, 移動性, 下肢大関節に多い(特に膝)	self-limitingで10週未満	約90%
2型(多関節炎型)	5か所以上	対称性, 小関節に多い(特にMCP関節)	平均3年間	30〜40%

MCP: metacarpophalangeal joints.

うものと伴わないものが存在する．

脊椎炎および仙腸関節炎の画像診断はMRI，CT，骨シンチグラフィーが有用である．単純X線はスクリーニングによく使用されるが，早期病変に関しては感度が低い．

軸関節炎はIBDの活動性と相関しない．

3 鑑別診断

末梢関節炎において，少関節炎型の場合は発症が急激であり，罹患関節が大関節であるため，感染性関節炎，結晶性関節炎との鑑別は必須である．特に化膿性関節炎の場合，診断の遅れは関節破壊・機能障害など，重大な結果をきたす．疼痛や腫脹・発赤などの炎症所見の強い場合は，関節液の検査（細胞数，グラム染色，結晶の鏡検）について考慮する．

多関節型の場合，対称性で罹患関節が小関節であることから，関節リウマチとの鑑別が重要である．ベースに炎症性腸疾患がある患者でも，リウマトイド因子または抗CCP抗体が陽性の場合，関節リウマチの可能性について慎重に経過をみる必要がある．

抗核抗体が陽性の場合，リウマチ性疾患の合併につき検索を進める．

4 治療の考え方と実際

末梢関節炎（特に少関節型）はIBDの疾患活動性と連動するため，腸炎のコントロールが重要である．サラゾスルファピリジン（salazosulfapyridine：SASP）は腸炎にも関節炎にも有効であるため，おもに使用される．SASPは大腸菌により，スルファピリジンと5-アミノサリチル酸（aminosalicylic acid：ASA）の2つの成分へ分解される．5-ASAは吸収率が低く，ほとんどは腸管に直接働いて腸炎に対し抗炎症作用をもたらすが，スルファピリジンは体内に吸収され，免疫調整作用により関節の炎症を抑制する．最近はSASPにかわり，5-ASAのみの製剤（ペンタサ®など）が炎症性腸疾患に対して使用されることが多いが，もし5-ASA製剤内服中の患者で関節炎のコントロールがつかない場合は5-ASAからSASPへ変更することで効果があらわれる場合がある．

SASPのみで効果不十分の場合，メトトレキサートも使用される．末梢関節炎，軸関節炎の両方に効果が見込まれる．関節リウマチに準じて，葉酸も併用する．生物学的製剤（抗腫瘍壊死因子〈tumor necrosis factor：TNF〉抗体）は炎症性腸疾患に対して保険適用になっているが，関節炎に対しても有効である．

副腎皮質ステロイドは，関節炎症状の強い際に適時使用される．非ステロイド抗炎症薬は腸炎の増悪をきたすこともあり，消化器内科医と連携しながらの慎重な投与が必要である．

5 予後

末梢関節炎では，関節の破壊はきたすことはまれであり，関節予後は良好である．

 Pitfall

軸関節炎の初期には特異的な症状を呈しないことがある．早期診断にはMRIが有効である．

DON'Ts

- 鑑別において，感染性関節炎（特に化膿性関節炎）を見逃してはいけない
- 非ステロイド抗炎症薬は，腸炎の増悪をきたすことがあるため，漫然と投与しない

文献

1) Orchard TR, et al.：Gut 1998；**42**：387-391

福島県立医科大学医学部消化器・リウマチ膠原病内科学講座　**渡辺浩志**

☑ 研修医時代の勉強

　どれほど勉強しない学生であっても，研修医になると患者さんに対する責任感から，別人のように勉強します．必要は発明の前提である努力の母でもあります．私は全ての担当患者さんに対して一期一会の気持ちを持ち，教科書通りの点と異なる点をそれぞれ見つけることを心がけていました．朝，患者さんのところへ行く時に，「何のために行くのか？」という目的が明確であることが大切です．お見舞い客のように顔を「見に」行くのではなく，「診に」行くのです．昨日までの所見やデータから様々な予測をして，「期待すること」と「心配すること」を整理し，それ以外も見逃さないよう心の準備をするために必要な勉強をするのです．英語に苦手意識を持たないように，文献検索は英語で行っていました．卒後直ちに大学院へ進学したので，研修医の仕事の合間に研究をする必要がありましたが，臨床の文献のみならず炎症や免疫に関する基礎研究の文献を読むことは仕事漬けの研修医時代には良い気分転換になっていたと思います．

（東邦大学医学部内科学講座膠原病学分野　亀田秀人）

A 膠原病・リウマチ

3-⑥ 脊椎関節炎(SpA) 反応性関節炎(ReA)

DOs

- 細菌性腸炎や尿道炎後，1か月以内に発症した急性の非対称性少数関節炎では本症を疑おう
- アキレス腱炎，指趾炎，脊柱・仙腸関節炎，皮膚粘膜症状，結膜炎・虹彩炎などをしばしば伴うことを覚えておこう
- 数週から数か月の経過で自然に軽快することが多いが，急性期には非ステロイド抗炎症薬，慢性化した場合は抗リウマチ薬の投与も考えよう

1 疾患概念

反応性関節炎(reactive arthritis：ReA)はAhvonenらが提唱した概念で，関節以外の臓器で起きた感染症の直後(1〜3週後)あるいは経過中に発症した急性の無菌性の関節炎である．従来 Reiter 症候群とよばれていた疾患は，現在では ReA に包括される．先行する感染症の多くは，細菌性腸炎や尿道炎であり，*Salmonella*, *Shigella*, *Yersinia*, *Campylobacter*, *Chlamydia* などの微生物(表1)が関連することが知られている．レンサ球菌感染，扁桃腺炎に伴って発症する例も報告されている．細菌性腸炎に起因するものでは男女約同数であるが，尿道炎に起因するものでは男女比は5：1で若年男性に多いと報告されている．ReA 発症と HLA-B27 には関連がある．関節炎の特徴は，非対称性で下肢に優位の単関節もしくは少数関節炎である．典型的には，膝関節，足関節などに起こるが，足趾，手指関節も罹患する．手指・足趾はソーセージ様に腫脹し，指趾炎を呈する．アキレス腱を中心とする腱付着部炎，仙腸関節炎を伴う場合も多く，脊柱関節炎に分類される．皮膚粘膜病変としては，手掌や足底の膿漏性角化症，無痛性の連環状亀頭炎のほか，無菌性の尿道炎，無痛性の口内炎などがある．結膜炎，虹彩炎などの眼症状を合併する．

2 検査・診断

リウマチ因子，抗核抗体は通常陰性である．CRP 陽性，赤沈亢進を示すが，軽度に留まる場合もある．HLA-B27が 50% 以上で陽性であると報告されているが，診断に必須ではない．急性期であれば，原因となった微生物を同定する．細菌性腸炎に続発する場合は，便培養を行う．尿道炎に起因する場合は，尿や尿道分泌液の培養，PCRなどによって *Chlamydia* を検出する．*Yersinia, Salmonella, Chlamydia* では血清抗体価の上昇を認めることがある．起因微生物

表1 反応性関節炎の誘因となりうる病原微生物

消化管感染症
Salmonella 属
Campylobacter jejuni, Campylobacter coli
Yersinia enterocolitica, Yersinia pseudotuberculosis
Shigella flexneri, Shigella sonnei, Shigella dysenteriae
Clostridium difficile
enterotoxigenic *Escherichia coli*
生殖器・尿路感染症
Chlamydia trachomatis
Mycoplasma 属
呼吸器感染症
Chlamydia pneumoniae

〔Firestein GS, et al.：Kelley's Textbook of Rheumatology, 9th Edition, Saunders, 2013 より引用改変〕

> ⚠️ **Pitfall**
>
> 膀胱癌に対する BCG 膀胱内注入療法で ReA を発症したとの報告が複数寄せられている．治療中止で改善することが多いが，ときにステロイド内服療法を要する．

を同定できない場合もあり，先行する下痢，尿路生殖器感染については注意深く問診する必要がある．X 線検査では，病初期には異常を認めない．慢性化例では腱付着部炎に伴い骨膜反応，骨化を認め，骨びらん，片側性の仙腸関節炎なども認められるが，脊柱関節炎としての共通の変化と考えられている．MRI は仙腸関節炎，脊柱関節の炎症の検出に優れるが，ReA に特異的な病変とはいえない．パワー Doppler エコーによる腱付着部炎の描出は関節リウマチにおける同病変との鑑別を要する．

3 鑑別診断

若年男性で，リウマチ因子陰性の急性の膝関節炎，アキレス腱炎，仙腸関節痛を呈する症例は本症を疑う．脊柱関節炎に分類される強直性脊椎炎，乾癬性関節炎，炎症性腸疾患に伴う関節炎は，先行感染の有無，皮膚症状，発症様式などを参考に鑑別する．非対称性の単関節・少数関節炎としては結晶誘発性関節炎との鑑別を要する．感染の既往を有する関節炎では淋菌性関節炎が鑑別にあげられる．連鎖球菌感染あるいは扁桃炎に伴う関節炎は通常 HLA-B27 との関連に乏しく，抗菌薬治療に反応する．また扁桃摘出で完治するとされる．

> **コツ**
>
> 尿路生殖器感染症は無症状のことも多いので，性交渉の有無，下着の汚染の有無などについても問診で確認することが大切である．

4 治療の考え方と実際

本症は，通常，感染後に発症する関節炎であり，抗菌薬は無効であるとする複数の臨床試験がある．一方，クラミジア感染症など再発を繰り返す感染症の場合，抗菌薬は予防的に有効であるとの報告がある．治療を要さずに軽快する例もあるが，急性期には非ステロイド抗炎症薬（nonsteroidal anti-inflammatory drugs：NSAIDs）が有効である．ステロイドの関節内注入も症状をよく緩和する．関節炎が慢性化，遷延化した例においてはサラゾスルファピリジンの有用性が示されている．改善しない場合はメトトレキサートあるいはレフロノミドへの変更，併用も考慮される．いずれも関節リウマチにおける用法・用量で投与する．難治例では免疫抑制薬，TNFα 阻害薬，IL-6 受容体阻害薬などが有効であったとの報告がなされている．ただし，先行した感染症が潜在している可能性があり，免疫抑制薬，生物学的製剤の投与については十分な注意が必要と思われる．

5 予後

通常は一過性で数週～数か月で自然治癒する．15～50％の症例で再発性の関節炎を伴い，約 20％は慢性持続性の関節炎に移行する．ReA の生命予後は良好であるが，心合併症が死因となりうる．

> **DON'Ts**
> - ☐ 発症した関節炎に対しては，抗菌薬は通常有効でない
> - ☐ 先行した感染症が潜在する可能性を念頭に，免疫抑制薬などは安易に使用しない

文献
1) Firestein GS, et al.：Kelley's Textbook of Rheumatology, 9th Edition, Saunders, 2013

旭川医科大学内科学講座病態代謝内科学分野　　**牧野雄一**

memo

A 膠原病・リウマチ

4 変形性関節症（OA）

DOs

- [ ] 全身的な合併症のない中高年に緩徐に起こってきた関節の運動時痛があれば変形性関節症を疑う
- [ ] 単純X線写真で関節裂隙の狭小化，骨変化として関節辺縁の骨棘形成，軟骨下骨の硬化像が特徴である
- [ ] 保存療法が原則であり，消炎鎮痛薬や外用薬の投与，関節内注入療法が有効である

1 疾患概要

変形性関節症は，関節軟骨の変性や破壊をきたす退行性疾患であり，中高齢者に多く罹患する．二次的な変化として，関節辺縁や軟骨下骨に骨の増殖性変化や滑膜炎を伴い関節変形をきたす．本症の発症や進行には，全身的要因や局所的要因など多くの要因が関与している．全身の要因として，加齢，肥満，性別，遺伝的素因などがあり，局所的要因として，関節の不安定性，外傷，変形などによる力学的負荷がある．成因が明らかではない一次性変形性関節症と，何らかの疾患に続発して発症する二次性変形性関節症に分けられる（表1）．

変形性関節症は，膝，股関節などの荷重関節に多いが，繰り返しの力学的負荷がかかることにより，肘関節，母指手根中手関

表1 変形性関節症の分類

一次性（特発性）変形性関節症	
上肢関節	肩関節，肘関節，手関節，遠位指節間関節（DIP関節）（Heberden結節），近位指節間関節（PIP関節）（Bouchard結節），母指CM関節など
下肢関節	股関節，膝関節，足関節など
脊椎	椎間関節など
その他	全身性関節症，びまん性特発性骨増殖症（DISH）など
二次性（続発性）変形性関節症	
外傷	骨折後の変形治癒，靱帯損傷後の不安定性関節，半月板切除後など
全身性関節疾患	関節リウマチ，膠原病，血友病などの出血性素因など
局所性関節疾患	化膿性関節炎，結核性関節炎，骨壊死，股関節脱臼，臼蓋形成不全，骨頭すべり症，Perthes病，内反足など
結晶性関節炎	痛風，偽痛風など
全身性代謝性疾患	アルカプトン尿症，ヘモクロマトーシス，Wilson病など
神経病性関節症（Charcot関節）	脊髄癆，糖尿病など
内分泌疾患	巨人症，副甲状腺機能亢進症，末端肥大症など
遺伝性疾患	骨軟骨異形成症などの骨系統疾患に伴うもの
医原性疾患	長期の関節固定，ステロイド薬の頻回におよぶ関節内注射など

第6章 膠原病・リウマチ・アレルギー疾患を診療する

> **Pitfall**
> 荷重関節では，関節裂隙の狭小化は荷重位で明らかになることが多く，立位でのX線写真撮影が重要である．

節（carpometacarpal joint：CM 関節）や手指遠位指節間関節（distal interphalangeal joint：DIP 関節）にも認められる．また，頸椎や腰椎の椎間関節にもよくみられる．

2 臨床症状

おもな症状は運動時の疼痛である．初期には，運動開始時に疼痛が出現し，動き始めると次第に軽快することが多い．安静により疼痛は軽快する．進行すると炎症に伴い運動時痛の増大，関節液の貯留や骨増殖による関節腫脹や可動域制限を認めるようになる．関節軟骨の摩耗が進むと関節面の変形や不適合により，関節の変形や拘縮を呈するようになる．

膝関節では立ち上がり時や階段を降りるときの疼痛や不安定感，股関節では鼠径部や大腿部の運動・歩行時痛を訴えるようになる．肘関節は男性に多く，伸展障害で受診することが最も多く，肘伸展終末時痛を訴える．Heberden 結節は手指 DIP 関節の変形性関節症を基盤として発生した骨性隆起を伴う変形である．女性に多く，ほかの

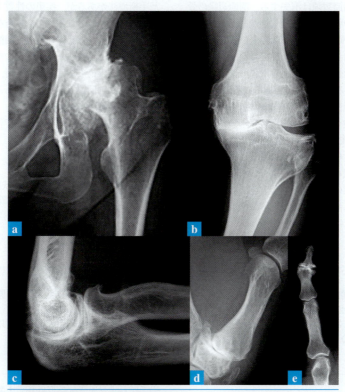

図1 変形性関節症の単純 X 線像
a：変形性股関節症，b：変形性膝関節症，c：変形性肘関節症，d：母指 CM 関節症，e：遠位指節間関節症（Heberden 結節）．

関節に変形性関節症を有していることがあり，全身的疾患の部分症であるとも考えられている．初期には軽度の発赤・熱感・腫脹・疼痛などの炎症所見を伴うことが多く，関節リウマチとの鑑別が必要である．同様の変形が近位指節間関節（proximal interphalangeal joint：PIP 関節）に生じた場合は，Bouchard 結節という．また，母指 CM 関節の関節症も日常で遭遇することが多い．

3 検査・診断

変形性関節症の診断には，単純 X 線検査が重要である（図1）．関節軟骨の摩耗により関節裂隙の狭小化が起こり，さらに進行すれば関節裂隙は消失する．関節辺縁の骨棘形成や軟骨下骨の硬化像が認められる．

MRI 検査では，関節水腫や滑膜炎などの関節内病変の描出だけでなく，撮像条件により軟骨の厚さ，軟骨下骨や骨髄内変化をとらえることが可能である．膝関節では，半月板損傷の合併の有無を診断するうえで重要な検査である．

血液検査では，C 反応蛋白（C-reactive protein：CRP）値，赤沈値などは正常であり，特別な異常値を示すものはない．変形性関節症の関節液は，淡黄色で混濁はなく粘稠度も高いが，二次性の滑膜炎が進行した場合には軽度の混濁を認めることがある．

4 鑑別診断

個々の関節により，頻度の高い鑑別疾患は異なってくるが，基本的には関節炎を起こす疾患はすべて鑑別診断となる．関節リウマチ，膠原病，結晶誘発性関節炎，感染性関節炎，血清反応陰性脊椎関節症，血友病，神経病性関節症などである．血液検査などでこれらの特異的疾患が否定できれば，病歴と臨床症状，単純 X 線検査により診断は困難ではない．

5 治療の考え方と実際

変形性関節症の治療は，症状の軽減と関節機能の維持または改善である．保存療法と手術療法があるが，疾患の性質上，保存療法が優先されることは言をまたない．保存療法には，各種薬物の投与，関節内注射があるが，運動療法や生活習慣の指導も重要である．手術療法は関節固定術，各種骨切り術，人工関節置換術などがある．手術適応は，罹患関節により異なるが，膝関節，股関節，足関節などの荷重関節で行われることが多い．

 Pitfall

X 線写真上の関節症の変化と症状は必ずしも一致しないために治療は画像所見にとらわれないことが重要である．

DON'Ts

- ☐ 関節症の症状であっても全身性代謝疾患・蓄積性疾患，内分泌性疾患，膠原病や出血性素因などの全身性の基礎疾患を無視してはいけない
- ☐ X 線写真にて関節裂隙の狭小化が強くても症状が強くなければ安易に手術適応を決めてはならない

岩手医科大学医学部整形外科　**土井田　稔**

A 膠原病・リウマチ

5 感染性関節症

DOs

- 基礎疾患のある症例，易感染宿主における関節炎では本症を疑おう
- 関節液のグラム染色，培養，PCR検査を積極的に行い起因微生物の同定に努めよう
- 化膿性関節炎が疑われた場合は検査材料を採取し，直ちに抗菌薬投与を開始しよう

1 疾患概念

感染性関節症は，細菌をはじめとする病原微生物が血行性に，あるいは直接関節内に侵入して生じる関節炎である．原因となる微生物により，化膿性（細菌性）関節炎と非化膿性関節炎に分類される．非化膿性関節炎は，結核菌，真菌，ウイルス，スピロヘータなどが原因となって引き起される．易感染宿主に起こりやすいとされ，特に化膿性関節炎では，高齢，ステロイド・免疫抑制治療，糖尿病，肝硬変，関節リウマチ（rheumatoid arthritis：RA）など既存の関節疾患などがリスクファクターとなるほか，関節内注射後，人工関節置換術後にも発症することが知られている．

病原微生物の侵入経路には，①血行性，②関節周囲の骨髄炎，腱鞘炎，滑液包炎などからの波及，③関節穿刺，術創，外傷など体外部からの直接汚染がある．

a 細菌による関節炎

滑膜には豊富な血管が存在するが，血管基底膜を欠くために細菌が血行性に侵入しやすい．細菌が関節腔内で産生する毒素や炎症性サイトカイン，上昇した関節内圧などに加えて，好中球や滑膜細胞が産生する蛋白分解酵素などにより関節軟骨や骨の破壊が生じる．細菌感染による関節破壊は急速に進行するため，早急な対応を必要とする．皮膚感染症，尿路感染症，腹膜炎，細菌性心内膜炎，肺炎に由来する感染が知られているが，経路の同定は容易でない．起因菌は，黄色ブドウ球菌が最多で，レンサ球菌と合わせて原因の60〜90%を占める．続いて肺炎球菌，表皮ブドウ球菌，大腸菌や緑膿菌などのグラム陰性桿菌が原因となる．淋菌による関節炎は，播種性淋菌感染症として腱鞘炎や紅斑，水疱，膿疱などの皮疹とともに出現し，健康な若年女性に多い．

b 結核菌による関節炎

結核症の全身性播種の一型として結核菌が血行性に関節に侵入して生じる．また，骨端部（成人），骨幹端部（小児）より間接的に波及する場合もある．多くは単関節炎であり，股関節，膝関節などの支持関節の頻度が高い．近年多剤耐性結核菌が増加してきている．

c 真菌による関節炎

頻度は高くないが，ステロイド・免疫抑制療法を受けている患者，糖尿病，悪性腫瘍などの基礎疾患を有する患者の慢性の関節炎では真菌性関節炎を考慮する．通常単関節炎で膝に好発する．起因菌としては，*Candida, Coccidioides, Sporotrichum, Blastomyces* などがある．

d ウイルスによる関節炎

急性のウイルス感染後，1〜2週で発熱，皮疹，上気道炎症状，全身倦怠感などとともに発症する．多くは一過性であるが，腫

脹，発赤などを伴うことからRAとの鑑別が困難な場合があり，注意を要する．2010年米国リウマチ学会（American College of Rheumatology：ACR）/欧州リウマチ学会（European League Against Rheumatism：EULAR）のRA新分類基準ではRAとの鑑別難易度が高い疾患としてウイルス感染症が筆頭にあげられている．

ヒトパルボウイルスB19は小児では伝染性紅斑などの多彩な臨床症状を惹起するが，成人では急性の対称性多関節炎を特徴とし，手指，足趾，手足関節，肘，膝関節などに起きる．通常2～4週間程度で消失するが，ときに長期化してRAに類似の経過をたどる場合もある．発熱，全身倦怠感，多彩な皮疹など全身症状を伴うことが知られる．

C型肝炎ウイルスでは感染者の5～20％に関節痛が出現し，多くはRAに似た多発関節炎を呈する．リウマチ因子は高率に陽性化するが抗CCP抗体は陰性である．通常骨びらんや関節破壊はない．ウイルスが直接関与する関節炎のほか，併発したクリオグロブリン血症に伴う関節炎がある．

B型肝炎ウイルスの感染では，10～20％の症例で肝障害，黄疸が出現する前から手指小関節などに対称性の多発関節炎がみられる．発熱，蕁麻疹様皮疹を伴うことがある．HBs抗原を含む免疫複合体が滑膜などで検出されるとの報告がある．

HIV（human immunodeficiency virus）感染においては，5～10％に関節炎を認める．発症様式は多彩で，多関節炎，少数関節炎のいずれも呈しうる．後天性免疫不全症候群発症後に日和見感染として化膿性関節炎や真菌性関節炎などが生じる場合がある．

HTLV-1（human T cell leukemia virus type1）感染では，HTLV-1関連関節症として急性の少数関節炎や緩徐進行性の慢性関節炎を認めることがある．大関節の単関節炎が多いが，RAに類似の経過を示す．滑膜組織には成人T細胞白血病細胞の浸潤を認める．

e スピロヘータによる関節炎

Treponema pallidum による梅毒性関節炎と *Borrelia* によるLyme病があり，いずれも慢性に経過する．

梅毒性関節炎は，先天性梅毒あるいは後天的に梅毒に罹患したあとに発症する．先天性梅毒では全身徴候としてHutchinson三徴（実質性角膜炎，難聴，半月状切歯）やParrot仮性麻痺をしばしば伴う．後天性梅毒では感染第2期にみられ，大関節に多い．通常数週間で消退する．

Lyme病は，マダニの刺咬による *Borrelia* の侵入後，数か月から数年の経過をたどる．局所感染期，播種感染期を経て，持続感染期には60％で膝関節を中心とする複数の大関節の腫脹や疼痛を間欠的に認める．通常は非対称性である．

2 検査・診断

血液検査における白血球増多，炎症反応亢進などは非特異的であることが多い．感染性関節症の診断には関節液所見が重要である．関節液の白血球数は通常180/mm^{3}以下であるが，50,000/mm^{3}以上では化膿性関節炎を疑う．また関節液中の多核球が90％以上のときは化膿性関節炎の可能性は増す．結晶誘発性関節炎に感染を併発することがあり，関節液に結晶を認めても化膿性関節炎は否定できない．関節液のグラム染色検査の感度は60～80％といわれており，関節液培養検査とあわせて行うことが重要である．関節液培養検査の感度は60～90％とされる．初感染巣の同定のための尿路，咽頭，呼吸器などの細菌学的検査も行う．淋菌性関節炎では，泌尿生殖器からの分泌液の培養などで陽性となることが多いが，関節液培養では陰性となることも多い．関節液のPCR検査は結核菌，淋菌，

Borrelia の検出に有用である．ウイルスによる感染症では，血清の抗ウイルス抗体を測定する．ヒトパルボウイルス B19 感染では IgM 抗体高値が最も有用である．HTLV-1 関連関節炎では ELISA 法や免疫ブロット法により関節液中にウイルス抗原を検出できる．

滑膜生検では，好中球浸潤や膿瘍形成，結核性肉芽腫などの検索に加え，微生物の染色，培養，PCR 検査も行う．特に結核性関節炎，真菌性関節炎では生検滑膜培養の陽性率が高い．

単純 X 線検査は初期の診断には役立たない．CT 検査では深部関節の腫脹や関節液の貯留，膿瘍の有無などが描出される．MRI は軟部組織の炎症や骨髄炎の検出に優れる．いずれも感染起因微生物の鑑別には至らない．

3 鑑別診断

関節炎をきたす疾患すべてが鑑別の対象となる．RA，全身性エリテマトーデス，結晶誘発性関節炎，外傷性関節炎，変形性関節症，脊柱関節症，などの鑑別が必要とされる．

単関節において急速に進行する疼痛，腫脹，熱感，発赤などをきたす場合は化膿性関節炎を疑う．淋菌，抗酸菌，真菌では亜急性あるいは慢性の経過をとることが多い．ウイルス感染による関節炎は上気道炎症状，皮疹，全身倦怠感など全身症状を伴う．単関節炎，多関節炎の区別は起因微生物の想定に役立つことがある(表1)．虫刺咬，動物との接触，海外旅行，性交渉，外傷，基礎疾患，などの有無についての問診も有用である．関節液検査，微生物検査，画像検査などから総合的に鑑別を進める．

4 治療の考え方と実際

抗菌薬投与と排膿が重要である．化膿性関節炎では，関節破壊が急速に進行するため疑われた時点で直ちに治療を開始する．治療開始前に関節液検査・培養，血液培養を行う．関節液のグラム染色を指標に抗菌薬を選択する．感染部位に移行性のよい，抗菌スペクトルの狭い薬剤を選択する．起因菌が不明の場合，黄色ブドウ球菌やレンサ球菌にも有効な広域スペクトルの薬剤で開始し，培養検査の結果などに基づき薬剤を変更する．結核による関節炎は肺結核などと同様にイソニアジド，リファンピシン，ピラジナミド，エタンブトール(もしくはストレプトマイシン)の4剤で治療を開始する．真菌による関節炎ではアムホテリシン B やケトコナゾール，フルコナゾールが推奨される．ウイルスによる関節炎の多くは自然に軽快するが，非ステロイド抗炎症薬を対症的に用いる．ステロイドの使用は避ける．梅毒による関節炎はペニシリン，Lyme 病ではペニシリン，テトラサイクリ

表1 単関節炎と多関節炎をきたすおもな起因微生物

	単関節炎	多関節炎
細菌	黄色ブドウ球菌，A 群以外のレンサ球菌，肺炎球菌，グラム陰性桿菌，淋菌，嫌気性菌，結核菌	黄色ブドウ球菌，淋菌，髄膜炎菌，肺炎球菌，インフルエンザ桿菌
真菌	*Candida, Cryptococcus, Aspergillus*	*Coccidioides*
スピロヘータ	*Borrelia*	*Borrelia, Treponema pallidum*
ウイルス	HIV, HTLV-1	HIV, HBV, HCV, ヒトパルボウイルス B19, 風疹ウイルス

〔Firestein GS, et al：Kelley's Textbook of Rheumatology, 9th Edition, Saunders, 2013 より引用改変〕

ン，エリスロマイシンなどを投与する．

抗菌薬の関節内注入は滑膜炎を助長するおそれがあり推奨されない．

関節内の減圧や排膿を目的としてのため関節穿刺や持続洗浄によるドレナージを行う．経過によっては関節切開術などの外科的ドレナージも検討されるが，内科的な穿刺吸引との比較において優位性は示されていない．

5 予後

基礎疾患のない成人では早期治療で予後は良好である．高齢者，既存の関節炎の合併，肩・股関節の感染，治療の遅れのある症例では予後不良といわれている．化膿性関節炎の40％で関節機能障害が残存し，感染性関節症全体の死亡率は10％とされる．

 コツ

関節液の白血球数，グラム染色などの結果を抗菌薬の経験的選択に役立てる．培養やPCRなどの結果を参考に治療法を修正する．

 Pitfall

結晶誘導性関節炎と感染性関節症は併発することがあるため，結晶が検出された場合も関節内感染を安易に否定しない．

DON'Ts

- 関節内への抗菌薬投与は，化学的滑膜炎を惹起する可能性があるため行わない
- 本症全体の死亡率は10％であり，診断，治療開始を遅らせない

文献

1) Firestein GS, et al.：Kelley's Textbook of Rheumatology, 9th Edition, Saunders, 2013

旭川医科大学内科学講座病態代謝内科学分野　**牧野雄一**

6-① 結晶誘発性関節炎

A 膠原病・リウマチ

代謝性および内分泌疾患に関連する関節症

DOs

- 中高年の男性に下肢、特に第1中足趾関節の急性単関節炎がみられ、高尿酸血症の既往があり、過去に同様なエピソードがある場合、痛風を疑う
- 高齢者に発熱などの全身症状を伴い、膝、手関節腫脹など急性単〜少数関節炎が出現し、単純X線で軟骨の石灰化を認めた場合、偽痛風を疑う

関節内に沈着した結晶により引き起こされる関節炎を結晶沈着性関節炎という。臨床上重要なものは尿酸ナトリウム結晶とピロリン酸カルシウム（calcium pyrophosphate dehydrate：CPPD）結晶である。前者は急性痛風関節炎の、後者は偽痛風の原因となる。本項ではこの2疾患について解説する。

A 痛風

1 疾患概要

痛風は、高尿酸血症を基盤に発症する疾患であり、成人男性において最も頻度の高い炎症性関節疾患である。高尿酸血症は、血清尿酸値が7.0 mg/dLを超えるものと定義される。高尿酸血症が長期間持続すると関節滑膜に尿酸塩結晶が析出する。この結晶がなんらかの原因で関節腔内に剥脱し、白血球が貪食することによって痛風関節炎が生じる。痛風関節炎はいわゆる「痛風発作」であり、無症候性高尿酸血症が長期間続いた後、初めて痛風発作が生じる。

痛風発作の前には予兆といわれる局所の違和感を訴えることが多く、その後24時間以内に局所の熱感、腫脹、発赤と激しい疼痛が出現し、疼痛は8〜12時間かけてピークに達する。初回発作は通常単関節炎で、半数で第1中足趾関節（metatarsophalangeal joint：MTP関節）に生じる。初期は、MTP関節のほかに、中足骨、足関節、アキレス腱付着部、膝関節に好発する。下肢の発作では激痛のためしばしば歩行障害を生じる。局所の発赤は罹患した関節を越えて広がることがあり、38.5℃を越える発熱を呈することもある。

2 検査・診断

血液検査では、高尿酸血症が最も高頻度の検査値異常であり、痛風の診断において高尿酸血症の既往は重要である。

痛風発作中は白血球数増多やC反応蛋白（c-reactive protein：CRP）上昇など炎症反応が亢進する。しかし発作中の血清尿酸値は低値を示すことがあるため注意を要する。これは痛風発作中にインターロイキン（interleukin：IL）-6が増加し尿酸排泄が促進するためと考えられる。したがって痛風発作が消退した後に尿酸値を再検し、高尿酸血症の有無を確認する必要がある。

確定診断のために関節液穿刺を施行し、関節液より尿酸ナトリウム結晶を証明する。関節液を穿刺し、スライドガラス上に滴下して偏光顕微鏡下に鏡検し、白血球に貪食された針状結晶が負の複屈光性を示せば尿酸塩と証明できる。

骨X線は進行例では特徴的所見 punched out appearance（関節裂隙狭小化を伴わない骨びらん、骨びらん周囲に骨硬化像を呈する）を認めるが、痛風を発症してしばらくは所見を認めないため、他疾患との鑑別のために行われる。

3 鑑別診断

痛風発作は急性単関節炎である．急性単関節炎を起こす各疾患が鑑別の対象となる．また痛風発作は，発作と発作の間に完全に関節炎が消失する寛解期をもつ間欠性関節炎を呈する．日常診療において急性単関節炎および間欠性関節炎を呈する疾患で比較的頻度の高い疾患は，痛風，偽痛風，回帰性リウマチである．鑑別を表1に示す．

4 治療の考え方と実際

痛風の治療は，急性痛風関節炎の治療と高尿酸血症の是正の治療に分けられる．

a 痛風関節炎の治療

痛風発作に対して非ステロイド抗炎症薬（nonsteroidal anti-inflammatory drugs：NSAIDs）が有効であり，短期間に限り比較的多量を投与して炎症を鎮静化させる．ナプロキセンの場合，300 mg を3時間ごとに3回，1日に限って投与する．その後も疼痛が持続する場合は翌日より300～600 mg/day の常用量を症状が軽快するまで投与する．

痛風発作中に尿酸降下薬の投与を開始すると発作を増悪させるので，投与を開始してはならない．NSAIDs が使用できない症例や，NSAIDs 投与が無効であった場合，多発性に関節炎を生じている場合などには，経口にて副腎皮質ステロイドを投与する．

b 高尿酸血症の治療

発作寛解期における高尿酸血症を是正することで，急性痛風関節炎を抑制し，痛風結節の発生を抑える．

尿酸降下薬の選択には，高尿酸血症の病型分類に応じて尿酸産生過剰型には尿酸生成抑制薬を，尿酸排泄低下型には尿酸排泄促進薬を適応することが基本である．尿酸排泄促進薬にはベンズブロマロン，プロベネシドがあり，尿酸生成抑制薬としてアロプリノール，フェブキソスタットがある．

尿酸降下薬は少量から開始し，その後増量して血清尿酸値を 6.0 mg/dL 以下に維持するように投薬量をコントロールする．

5 予後

痛風発作の再発にもかかわらず高尿酸血症が放置されると，痛風発作の頻度は次第

表1 結晶誘発性関節炎の鑑別診断

	急性痛風関節炎（痛風発作）	偽痛風	回帰性リウマチ	化膿性関節炎	外傷性関節炎
おもな罹患関節	母趾 MTP，中足骨，足	膝，手，肘，足	手指，手，膝，肩，足	膝，股など	外傷部位
疼痛の程度	中等度～高度	中等度～高度	軽度～中等度	中等度～高度	中等度～高度
全身症状	ときに悪寒，発熱	ときに発熱，精神症状	なし	発熱	なし
自然寛解	あり	あり	あり	なし	なし
関節液	炎症性	炎症性	炎症性～非炎症性	膿様	血性
骨X線	初期には骨病変はない，晩期 overhanging edge	関節軟骨石灰化	骨変化なし	骨・軟骨破壊が急速に進行	軟部組織腫脹，骨折
その他の所見	中年男性，高尿酸血症，生活習慣病合併	高齢，副甲状腺機能亢進症などの合併	一部でリウマトイド因子陽性	関節リウマチ，変形性関節症，糖尿病，悪性腫瘍などの合併	受傷後すぐに関節痛が生じる

に増加し持続期間は長くなる．さらに進行すると間欠期が消失し，慢性痛風関節炎となる．高尿酸血症が持続すると痛風結節が生じやすくなり，また腎機能低下と有意に関連する．このような進行は，尿酸降下薬を投与中であっても投薬量が不足していたり，服用が不定期であったりして治療が不十分であれば起こりうる．痛風患者においてメタボリックシンドロームの合併は高頻度に認められ，血清尿酸値は高血圧発症の独立した予測因子であることが示されている．

B　CPPD 結晶沈着症

1　疾患概要

CPPD 結晶沈着症は，ピロリン酸カルシウム結晶が関節軟骨や周囲組織に沈着し，急性・慢性の結晶誘発性関節炎をきたす疾患である．一般的にいわれている偽痛風は CPPD 結晶によって起こる急性関節炎を指す．

CPPD 結晶沈着症は高齢者に多発し，決してまれな疾患ではない．加齢とともに関節軟骨石灰化の頻度が増加するため，偽痛風の有病率は高くなる．

一方，若年での沈着例はまれであり，若年症例では低マグネシウム血症，副甲状腺機能亢進症，ヘモクロマトーシスなど代謝性疾患の合併や遺伝性症例について検索が必要である．

好発部位は膝，手，肘，足関節が多い．単関節炎のことが多いが，少数～多関節罹患の場合もある．高齢者で膝関節などの発赤・腫脹・熱感とともに発熱や CRP 高値など全身症状を呈する症例に遭遇することが多い．高齢者の不明熱の原因の1つとしてあげられる．

2　検査・診断

CPPD 結晶沈着症の診断は，滑液中あるいは関節組織中の CPPD 結晶の特定が基準である．偏光顕微鏡下で弱い正の複屈折性または非複屈折性を示す単斜または三斜晶系結晶（長方形に近い）を呈する．

CPPD 沈着結晶症に特異的な血液検査は認めない．急性偽痛風発作の際には，CRP，赤沈，白血球数など炎症反応が高いことが多い．若年症例で非典型的な場合には，基礎疾患検索目的で，マグネシウム，カルシウム，リン，フェリチンなどをチェックする．

単純 X 線の軟骨石灰化像は関節内に CPPD があることを意味し，診断の補助となる．しかし，必ずしも現在起こっている偽痛風発作と同一ではないことに留意する．手関節の三角靱帯部や，膝関節，骨盤正面像の恥骨結合部で石灰化がみられやすい．

3　鑑別診断

偽痛風発作時にしばしば問題となるのは，敗血症や化膿性関節炎などの感染症との鑑別である．関節液検査にて結晶の有無を確認すると同時にグラム染色や各種培養などの感染の否定が必要である．関節液培養の感度も 100% ではないため，培養陰性であったとしても常に化膿性関節炎の合併には注意が必要である．

4　治療の考え方と実際

偽痛風発作時の治療は痛風発作と同様に NSAIDs による治療を行う．偽痛風患者は高齢者が多いため，その使用については合併症，禁忌，副作用やほかの薬との相互作用に注意する．また関節液の排液・ステロイド関節内注射が著効する．

DON'Ts

- [ ] 痛風発作中に尿酸降下薬を開始してはならない．発作を増悪させる可能性がある
- [ ] 感染性関節炎の疑いや近辺に感染性皮膚疾患のある場合は，関節内への副腎皮質ステロイド注入は禁忌である

東京女子医科大学附属膠原病リウマチ痛風センター　**市川奈緒美，山中　寿**

memo

A 膠原病・リウマチ

7-① 神経血管障害 手根管症候群

DOs

- ☐ 手根管症候群の原因となる疾患を知ろう
- ☐ 手根管症候群の診断に役立つテストを習得しよう
- ☐ 各種保存的・外科的治療法と適応を覚えておこう

1 疾患概要

手根管は手根骨と横手根管靱帯に囲まれた空間で9本の手指屈筋腱と正中神経が通過する．この部位での絞扼性神経障害である手根管症候群（carpal tunnel syndrome：CTS）は日常診療でよくみられる疾患である．発症要因の1つとして手根管内圧の上昇により正中神経の軸索流および血流が障害されることが考えられている．原因の多くは特発性であり，女性に多く，妊娠中，閉経後の発症が80%を占める[1]ことから女性ホルモンとの関連が指摘されている．二次性に正中神経が圧迫される原因として橈骨遠位端骨折後変形治癒，月状骨脱臼後，変形性関節症など骨性構築の異常によるもの，ガングリオンや脂肪腫，血管腫など良性軟部腫瘍の手根管内占拠病変によるもの，結核・非結核性腱鞘滑膜炎や全身性エリテマトーデス（systemic lupus erythematosus：SLE），関節リウマチなどによる腱鞘滑膜炎によるものがあげられる．

手を酷使する仕事で腱鞘滑膜炎が生じてCTSの原因となることもある．また，長期透析患者においては，β2-ミクログロブリンからなるアミロイドの沈着による腱鞘滑膜炎に加えて，透析前の細胞外液の増加，あるいは血流の増加に伴う静脈還流圧の増加による手根管内圧の上昇が誘引となって発症する．アミロイドの沈着は横手根管靱帯にも認められる[2]．

2 検査・診断

正中神経領域（母指〜環指の橈側半分）（図1）のしびれ感，チクチクする痛みを訴え，特に夜間，明け方に強い．母指球筋の萎縮が生じると母指対立運動が障害され，示指とのつまみで正円（perfect O）がうまく作れない．手根管近位部を叩打すると，指尖部に放散痛を生じる（Tinel様徴候）．誘発テストとして Phalen's test があり[3]，手関節を最大掌屈させて約1分以内にしびれや痛みが増強する（図2）．

筋電図検査により神経伝導速度の低下や終末潜時の延長を確認する．当院では遠位潜時は正常で3.0〜3.5 m/sec，4.2 m/sec以上で明らかな遅延，運動神経伝導速度（motor nerve conduction velocity：MCV），感覚神経伝導速度（sensory nerve conduction velocity：SCV は正常で 55〜65 m/sec，45 m/sec以下で明らかな速度低下としている．腱鞘滑膜炎や手根管内の腫瘍性病変の有無の診断には MRI が有効である（図3）．また，超音波検査でもガングリオンや血管腫の存在，正中神経の圧迫を観察することができることが多い．骨性構築の異常が原因である場合以外は単純X線にあまり診断価値はないが，長期透析患者において，舟状骨や月状骨など手根骨内で増大する嚢胞様変化は CTS の早期診断に有用であるとされる[4]．

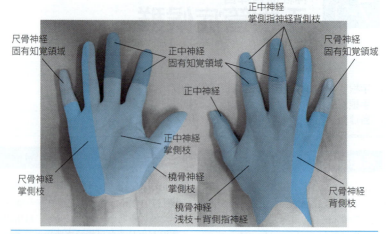

図1 手の知覚領域の分布

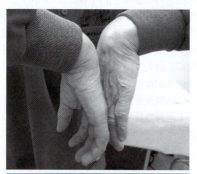

図2 phalen testの肢位（66歳，女性，手根管症候群）

3 鑑別診断

頸椎疾患や胸郭出口症候群は，感覚障害の領域や局所所見を正確に把握することで鑑別は難しくない．ただし，これらの所見・画像的根拠があり，かつCTSをoverlapで罹患している場合があり注意が必要である．円回内筋症候群は肘前方～前腕において，円回内筋両頭間のpronator tunnel，上腕二頭筋からのlacertus fibrosis，浅指屈筋腱のfibrous arcadeなどで正中神経が圧迫されて生じる．Tinel様徴候や抵抗指PIP関節屈曲，肘関節屈曲位での抵抗回内外運動などの誘発試験が診断に有用である．前骨幹神経麻痺はさらに末梢で正中神経から分岐した前骨間神経が絞扼されて生じる．つまみ動作におけるtear drop signが特徴的である．その他，糖尿病性ニューロパチーなどを鑑別していく．

4 治療の考え方と実際

症状が軽度のものや妊娠中の場合は手関節背屈位でのシーネあるいは装具固定とビタミンB12製剤の内服を行う．関節リウマチではまず疾患コントロールが重要である．全身のコントロールが得られても症状が改善しない場合には副腎皮質ステロイドの手根管内注入を試みる．副腎皮質ステロイド

 Pitfall

関節リウマチにおいて強い屈筋腱腱鞘炎を長期間放置すると屈筋腱皮下断裂を生じる．伸筋腱皮下断裂に比較して手術成績は悪く，複数指になるとさらに手術が困難になるので，薬物治療に抵抗性の場合は早めに整形外科にコンサルトする．

第6章 膠原病・リウマチ・アレルギー疾患を診療する

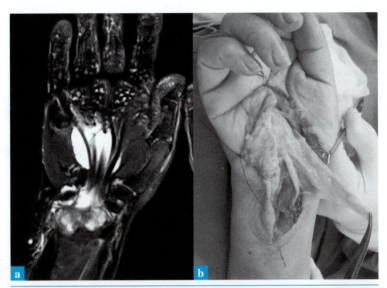

図3 手根管症候群を呈したRAによる屈折腱腱鞘滑膜炎のMRI所見(a)と術中所見(b)(口絵カラー No.24 参照)

の注射を数回行っても症状が軽減しない場合や筋萎縮がある場合には手術治療を行う．3〜5cmの切開から横手根靱帯を切離するOCTR（open carpal tunnel release）と，局所麻酔下に1cm程度の皮切から内視鏡を手根管内に挿入し，手根管の内側から横手根靱帯を切離するECTR（endoscopic carpal tunnel release）がある．強い滑膜炎を伴う関節リウマチの例では，滑膜切除術を同時に行うため，手掌〜前腕に至る10cm前後の皮切を必要とすることもまれではない．また，透析アミロイドーシスに合併するCTSはシャント側に多く，駆血帯を使用しないECTRがよい適応となる．占拠性病変の場合，ガングリオンであれば穿刺，その他の腫瘍性病変の場合は手根管開放とともに外科的切除を行う．臨床症状による分類に浜田分類[5]があり，治療法の決定に有用である．

5 予後

手術にまでいたった場合でも，神経の障害が軽度〜中等度であれば感覚障害，疼痛に対する予後は良好である．神経障害が強い場合は母指球筋萎縮の改善に半年〜1年を要する場合もある．発症後1〜2年経過した長期放置例では母指対立再建術が必要となる場合もある[6]．

DON'Ts

- [ ] よほどの理由がない限り，プレガバリンなどの神経障害性疼痛に対する治療だけを漫然と継続してはいけない
- [ ] 母指球筋の萎縮・筋力低下が著明となった場合には，正中神経の除圧のみでは改善せず，腱移行術による再建を要する場合がある

文献

1) 落合直之：手根管症候群. 岩本幸英(編), 神中整形外科学(第23版). 南山堂, 2013：687-689
2) Kinugasa K, et al.：Acta Med Okayama 1997；**51**：63-70
3) Phalen GS：J Bone Joint Surg Am 1966；**48**：211-228
4) Konishiike T, et al.：J Hand Surg Br 1994；**19**：630-635
5) 浜田良機, 他：日手の外科会誌 1985；**2**：156-159
6) 金谷文則：手の神経と絞扼性神経障害. 松野丈夫, 他(総編集), 馬場久敏, 他(編), 標準整形外科学(第12版). 医学書院, 2014：503-504

岡山大学大学院医歯薬学総合研究科生体機能再生・再建学講座　**西田圭一郎**

memo

7-② 神経血管障害 複合性局所疼痛症候群(CRPS)

A 膠原病・リウマチ

DOs

- 神経の変性・機能変化や脳における結合性の進展を防ぐため早期に適切な治療を開始しよう
- 事故や医療行為が契機となっていることも多いため慎重に対応していこう
- 痛みを軽減しつつリハビリテーションにより患肢の機能回復を目指そう
- 早期診断・治療が重要なため，ペインクリニック専門医に早期に相談していこう
- 複数の因子が関与するため症例ごとに治療目標を立て，サーモグラフィーやX線により定期的に客観的評価をしよう

1 疾患概要

a 基本的な考え方

末梢神経・中枢神経や組織に障害が起こると神経系の機能異常が生じ，痛み・異常感覚や灼熱感など患者にとって不快な症状をきたすことがある．この病態は，神経障害性痛(neuropathic pain)と称し，症状・機序の複合体であり，治療に難渋する慢性痛である．神経障害性痛は，複合性局所疼痛症候群(complex regional pain syndrome：CRPS)，帯状疱疹後神経痛，視床痛などにみられる．"CRPS"という表現は，四肢罹患の患者に使用する．

1994年に国際疼痛学会(International Associateion for the Study of Pain：IASP)が，CRPSを神経損傷の有無によりtype I (反射性交感神経性萎縮症〈reflex sympathetic dystrophy：RSD〉)とtype II (カウザルギー)に分類した．浮腫，皮膚温変化，発汗異常など自律神経の機能異常を示唆する症状を呈する．

CRPSは，組織が損傷し，創傷治癒後も痛みが遷延するもので，単一の疾患ではなく病態である[1]．受傷様式，創傷状態，心理的素因，治療意欲，理解度，疾病利得など複数の因子が関与する．したがって，それぞれの因子を考慮に入れ，症例ごとに治療法を決定することが重要である[2]．基本は，痛みを軽減しつつリハビリテーションを進めることにより患肢の機能を回復することである．

b 病態

末梢神経の変化，炎症，下行疼痛抑制系や脊髄後角細胞を含む中枢神経系の可塑的変化，大脳の結合性構築，皮膚角化細胞の機能異常などが報告されている[3]．近年では，交感神経の関与については否定的である．痛みが持続する結果，患者の情動・精神に変化が生じ，痛みが修飾されると，痛みはさらに難治性となる．

2 検査・診断

原因となりうる外傷，手術などの既往歴を確認する．治療や採血などの医療行為が原因のこともあるため，慎重に診察・診断を進める．知覚低下，異痛(アロディニア，触れただけでも痛む)，知覚・痛覚過敏，トリガーポイントについて調べる．

発症初期または慢性期か，病期により異なる所見を呈するため，身体所見に加え，サーモグラフィー，MRIなどの画像検査を併せて診断することが重要である．

次にIASPの判定資料にならって作成さ

れた「厚生労働省研究班による複合性局所疼痛症候群の判定資料」[4)](表1)を用いて判定する．複数の病態の集合体であるため「判定資料」として扱い，「診断基準」ではない．臨床では，各5項目のうち2項目以上，研究では3項目以上の該当が必要である．この指標は，CRPSの診療を専門としない医師が，専門の医療機関・ペインクリニック科に患者を紹介するかの判断や臨床研究対象に該当するかを判断するために使用するものであり，治療法の選択や重症度の判定に使用するものではない．

a type I(RSD)

神経損傷を伴わない捻挫や打撲を含む軽度な外傷，骨折，ギプス固定，脳血管障害，心筋虚血のような疾患に続いて生じる．受傷後数日から1か月以内に生じる．ズキズキした痛み，しびれるような重い痛み，灼熱痛などさまざまで，健側と患側を比較して，症状を比較する．神経支配領域に一致しない痛みが広がり，反対側まで広がることもある．この状態は，"アロヒリア（アロヒリー）"と称され，治癒すると脳機能撮影像や血流も正常化する．通常は侵害刺激とならない患部に衣類が触れたり，風があたった刺激でも痛みを誘発するアロディニアや知覚過敏を認めることが多い．

局所症状として，皮膚温や色調の変化など皮膚血流異常を伴う血管運動障害が生じる．初期には血管拡張，発赤，熱感を呈し皮膚は浮腫状で腫脹する．進行した場合には，血管収縮，チアノーゼ様冷感，発汗異常に移行し，皮膚・爪は萎縮することもある．X線で骨の脱灰像や骨萎縮，関節の可動域制限・拘縮，栄養障害による器質的・機能的変化を呈する[5)]．

b type II(カウザルギー)

神経損傷後にその神経支配領域に激しい痛みを主症状とする．しかし，症状経過や治療方針でtype Iと区別することは困難である．

3 鑑別診断（罹患部位が四肢以外の場合）

四肢以外の顔面や体幹の症例をCRPSに分類するかについては，専門家の中でも一

表1 厚生労働省研究班による複合性局所疼痛症候群の判定資料

CRPS判定指標
病期のいずれかの時期に以下の自覚症状のうち臨床用では2項目以上，研究用では3項目以上該当すること．ただし，それぞれの項目内のいずれかの症状を満たせばよい． ・皮膚・爪・毛の萎縮性変化 ・関節可動域制限 ・持続性ないしは不釣り合いな痛み，しびれたようで針で刺すような痛み（患者が自発的に述べる），知覚過敏 ・発汗の亢進ないしは低下 ・浮腫
診察時において，以下の他覚所見のうち臨床用では2項目以上，研究用では3項目以上該当すること． ・皮膚・爪・毛の萎縮性変化 ・関節可動域制限 ・アロディニア（触刺激ないしは熱刺激による）ないしは感覚過敏（ピンプリック） ・発汗の亢進ないしは低下 ・浮腫

〔日本ペインクリニック学会治療指針検討委員会（編）：ペインクリニック治療指針．改訂第4版，真興交易医書出版部，2013を参考に作成〕

致していない．国内の判定基準，IASP の新しい診断基準作成時の対象患者は，四肢の罹患患者に限られている．したがって，臨床判定基準の信頼度（感度 83％，特異度 79％）は，顔面と体幹の症例には当てはまらない．

4 治療の考え方と実際

痛みを軽減し，リハビリテーションにより患肢の機能回復を促すことを最優先で進める．神経障害性痛の治療として，薬物療法や神経ブロック療法がある．薬物療法のストラテジーとして，はじめから高用量を投与すると副作用が原因で内服が継続できず治療が進まないため少量から開始する，という原則を守る．第一選択薬のプレガバリンも少量から開始する．浮腫には，アクアポリン受容体に作用する五苓散が有効な場合がある．食欲が亢進し体重増加を呈することがあり，食事量が増えないよう進言する．定期的に体重測定することも大切である．三環系抗うつ薬は，就寝前の服用から始め，睡眠障害を改善していく．早朝に眠気が残存する場合には，減量する．弱オピオイドのトラマール製剤は，悪心予防薬や軟下剤を併用しつつ，増量していく．自験例として，NMDA 受容体拮抗薬や α_2 受容体作動薬が著効する症例もある[6]．α_2 受容体作動薬は，電位依存性 Ca^{2+} チャンネルに作用し発痛物質・興奮性アミノ酸の放出を抑える．NMDA 受容体拮抗薬との併用は，発痛物質の放出と受容体への結合を 2 段階に抑制するため効果が高いと考えている．

神経ブロック療法は，診断的治療が期待できる．原因が多様であるため治療法を探し出す目的でペインクリニック専門医に早期に相談するようにしたい．

症状の変化や治療効果は，0～100 表示の表情評価スケール（visual analogue scale：VAS）や 0～10 で表現するペインスコアで記載していく．患者間で同じ数値であっても，最大値である 100 や 10 が患者間で違うことに注意する．また，サーモグラフィーなどの客観的検査結果と症状の変化に矛盾がないかも見落とさないようにする．

5 予後

適切な治療がなされず拘縮が進行すると治療が困難な場合がある（図 1）．受傷後，数日で関節拘縮まで進行することも多く早期治療が重要である．

一方，自験例では，星状神経節ブロックを複数回（最大 70 回）施行し社会復帰した外傷後の上肢 CRPS 症例も複数例あり，治療効果が認められた場合には治療をあきらめずに継続できるよう配慮する．職場に提出する書類は，理解しやすいように記載するなどの配慮も必要である．

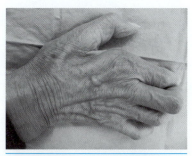

図 1 72 歳男性，CRPS の上肢写真
転落事故による受傷から 2 年後に紹介受診した．痛み・冷感と可動域制限が著しい．薬物治療・星状神経節ブロックを開始した．すでに筋・骨萎縮を呈しているが，痛みは消失し冷感も改善傾向にある．自宅が遠方のためリハビリテーションは自宅近郊の整形外科病院に依頼し，週 2 回継続中である（患者の同意を得て写真掲載）．
（カラー口絵 No.22 参照）

DON'Ts

- [ ] CRPSは複数の病態の集合体であり単一の疾患ではない．診断すべき単一疾患ではない
- [ ] 判定資料は，専門医に紹介するなどの判断目的に使用するものであり，治療法の選択や重症度の判定に使用すべきものではない
- [ ] 「痛み，神経障害性痛」などの表現を使用し，「疼痛」という語句は用いない

文献

1) de Asla RJ：J Bone Joint Surg Am 2011；**93**：e116
2) Marinus J, et al.：Lancet Neurol 2011；**10**：637-648
3) Janig W, et al.：Lancet Neurol 2003；**2**：687-697
4) 日本ペインクリニック学会治療指針検討委員会(編)：ペインクリニック治療指針．改訂第4版．真興交易医書出版部，2013
5) 宮崎東洋：医学のあゆみ 2000；**195**：664-667
6) Inomata S, et al.：Anesth Analg 2005；**101**：921-922

筑波大学医学医療系麻酔蘇生学　**猪股伸一**

A 膠原病・リウマチ

8-① 骨軟骨疾患
骨粗鬆症

DOs

- ステロイド内服中の患者には骨粗鬆症治療を行おう
- 脆弱性骨折を生じた患者には骨粗鬆症治療を行おう
- 骨粗鬆症治療中は定期的に骨密度を評価しよう

1 疾患概要

a 原発性骨粗鬆症

人の骨組織では，生涯を通じて骨芽細胞による骨形成と破骨細胞による骨吸収が行われており，これらがバランスを保つことによって骨量が維持されている．性ホルモンは破骨細胞に対して抑制的に作用するが，女性では閉経の時期より急激に性ホルモンの分泌が低下し，破骨細胞による骨吸収が亢進することによって骨量が低下し，骨粗鬆症をきたす．近年の大規模住民コホートをもとにしたわが国の骨粗鬆症患者数は1,280万人と総人口の1/10に達する．

b ステロイド性骨粗鬆症

膠原病に関連する骨粗鬆症として重要なものは，治療薬としてステロイド（グルココルチコイド）を使用することによるステロイド性骨粗鬆症と，RA（rheumatoid arthritis）に伴う骨粗鬆症である．いずれの場合も骨折に至れば膠原病患者のADLを大きく損なうことになるため，ステロイド使用中の患者やRA治療中の患者に対しては早期からの予防，治療が重要となる．

ステロイド性骨粗鬆症では，ステロイドが骨芽細胞に対して抑制的に作用して骨形成の低下することが，骨密度低下のおもな原因と考えられる．

c RAに伴う骨粗鬆症

RAでは傍関節性骨粗鬆症と全身性骨粗鬆症の2つが生じる．傍関節性骨粗鬆症はRA発症後早期よりX線画像で確認され，滑膜炎の生じた関節周囲で炎症性サイトカインが影響すると考えられている．全身性骨粗鬆症には全身性の炎症変化，RAによるADL低下/不動，治療薬剤としてのステロイドの使用，ビタミンDやカルシウムなどの栄養不良など，多くの要因が関与する．

2 検査・診断

骨粗鬆症の検査では，骨密度検査が重要となる．骨密度検査の方法には，異なるエネルギーのX線の吸収率の差を用いるDXA（dual-energy X-ray absorptiometry）法，単純X線画像から骨密度を測定するMD（microdensitometry）法，超音波を用いるQUS（quantitative ultrasound）法などがあり，主な測定部位もそれぞれ腰椎や大腿骨近位部，手指骨，踵骨や脛骨と異なる．DXA法で腰椎と大腿骨近位部を測定することが推奨されているが，施設ごとに利用できる方法が限られているのが現状である．骨密度は推定生涯最大骨量と比較したYAM（Yound Adult Mean）値あるいはSD（標準偏差）で評価されるのが一般的である．

骨粗鬆症の診断は脆弱性骨折の有無で分けて診断する．脆弱性骨折の既往のある患者ではYAM80％以下，脆弱性骨折の既往のない患者ではYAM70％あるいは−2.5SD以下で骨粗鬆症と診断し治療を開始する．ステロイド使用時には，薬物治療の開始時期が早まるため注意が必要である．

骨代謝マーカーとしては，骨形成マーカーであるI型プロコラーゲン-N-プロペ

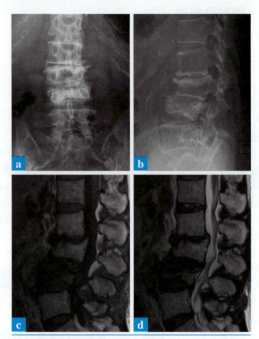

図1 腰椎圧迫骨折のX線写真
75歳女性RA患者．躓いて壁に接触した際に受傷した脆弱性骨折の腰椎圧迫骨折．単純X線でL3，L4ともに椎体の減高があるが，L3は骨硬化と骨棘形成あり陳旧性の椎体圧迫骨折であり，L4は骨硬化なく新鮮椎体圧迫骨折である．MRIでも，T1W，T2WともにL4椎体のみに輝度変化がみられる．また，L4椎体前方には血腫形成がある．
a：単純X線正面　b：MRI T1W　c：単純X線側面
d：MRI T2W

プチド（PINP）や血清骨型アルカリフォスファターゼ（BAP），骨吸収マーカーである酒石酸抵抗性酸ホスファターゼ-5b（TRACP-5b）や血清I型コラーゲン架橋N-テロペプチド（NTX）などがあり，治療の前後で測定することにより効果判定に用いることができる．

3 鑑別診断

高齢者の軽微な外傷に伴う骨折から骨粗鬆症が疑われた場合には，骨転移や骨腫瘍による病的骨折の可能性も念頭におき，必要であればMRIや造影CTの検査を行う．

また，副甲状腺機能亢進症，Cushing症候群，甲状腺機能亢進症などの内分泌疾患や低栄養によっても続発性骨粗鬆症が生じることを念頭におくべきである．

4 治療の考え方と実際

a 原発性骨粗鬆症に対する治療方針

「骨粗鬆症の予防と治療ガイドライン」が国内の関連学会の協力のもと2015年に改訂されており，このガイドラインにのっとって治療をすすめることが望ましい（図2）．様々な治療薬が開発されてきたが，国内外で行われた多くの大規模臨床試験の結果に

基づき，骨密度と骨折部位ごとにその有効性が評価されている(**表1**). BPのアレンドロネート，リセドロネートおよび抗RANKL抗体はいずれの項目もA評価となっている．結合型エストロゲンも同様の評価であるが，わが国では骨粗鬆症に対する保険適用が認められていない．

b ステロイド性骨粗鬆症に対する治療方針

日本骨代謝学会による「ステロイド性骨粗鬆症の管理と治療ガイドライン」が2014年に改訂された．改訂前のガイドラインの遵守率が20%台と低かったことから，日常診療で利用しやすいガイドラインを目指して策定されている(**図3**). 経口ステロイドを3か月以上使用(予定)の場合に既存骨折

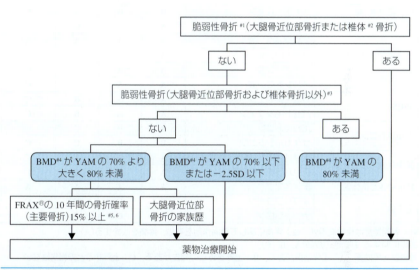

図2 原発性骨粗鬆症の薬物治療開始基準

#1：軽微な外力によって発生した非外傷性骨折．軽微な外力とは，立った姿勢からの転倒か，それ以下の外力を指す．

#2：形態椎体骨折のうち，2/3は無症候性であることに留意するとともに，鑑別診断の観点からも脊椎X線像を確認することが望ましい．

#3：その他の脆弱性骨折：軽微な外力によって発生した非外傷性骨折で，骨折部位は肋骨，骨盤(恥骨，坐骨，仙骨を含む)，上腕骨近位部，橈骨遠位端，下腿骨．

#4：骨密度は原則として腰椎または大腿骨近位部骨密度とする．また，複数部位で測定した場合にはより低い%値またはSD値を採用することとする．腰椎においてはL1～L4またはL2～L4を基準値とする．ただし，高齢者において，脊椎変形などのために腰椎骨密度の測定が困難な場合には大腿骨近位部骨密度とする．大腿骨近位部骨密度には頸部またはtotal hip(total proximal femur)を用いる．これらの測定が困難な場合は橈骨，第二中手骨の骨密度とするが，この場合は%のみ使用する．

#5：75歳未満で適用する．また，50歳代を中心とする世代においては，より低いカットオフ値を用いた場合でも，現行の診断基準に基づいて薬物治療が推奨される集団を部分的にしかカバーしないなどの限界も明らかになっている．

#6：この薬物治療開始基準は原発性骨粗鬆症に関するものであるため，FRAX®の項目のうち糖質コルチコイド，関節リウマチ，続発性骨粗鬆症にあてはまる者には適用されない．すなわち，これらの項目がすべて「なし」である症例に限って適用される．

〔骨粗鬆症の予防と治療ガイドライン作成委員会：骨粗鬆症の予防と治療ガイドライン2015年版．日本骨粗鬆症学会，2015を参考に作成〕

表1 骨粗鬆症治療薬の有効性の評価一覧

分類	薬物名	骨密度	椎体骨折	非椎体骨折	大腿骨近位部骨折
カルシウム薬	L-アスパラギン酸カルシウム	B	B	B	C
	リン酸水素カルシウム				
女性ホルモン薬	エストリオール	C	C	C	C
	結合型エストロゲン[#1]	A	A	A	A
	エストラジオール	A	B	B	C
活性型ビタミン D₃ 薬	アルファカルシドール	B	B	B	C
	カルシトリオール	B	B	B	C
	エルデカルシトール	A	A	B	C
ビタミン K₂ 薬	メナテトレノン	B	B	B	C
ビスホスホネート薬	エチドロン酸	A	B	C	C
	アレンドロン酸	A	A	A	A
	リセドロン酸	A	A	A	A
	ミノドロン酸	A	A	C	C
	イバンドロン酸	A	A	B	C
SERM	ラロキシフェン	A	A	B	C
	バゼドキシフェン	A	A	B	C
カルシトニン薬[#2]	エルカトニン	B	B	C	C
	サケカルシトニン	B	B	C	C
副甲状腺ホルモン薬	テリパラチド（遺伝子組換え）	A	A	A	C
	テリパラチド酢酸塩	A	A	C	C
抗 RANKL 抗体薬	デノスマブ	A	A	A	A
その他	イプリフラボン	C	C	C	C
	ナンドロロン	C	C	C	C

#1：骨粗鬆症は保険適用外　#2：疼痛に関して鎮痛作用を有し，疼痛を改善する（A）
薬物に関する「有効性の評価（A，B，C）」
骨密度上昇効果　A：上昇効果がある，B：上昇するとの報告がある，C：上昇するとの報告はない
骨折発生抑制効果（椎体，非椎体，大腿骨近位部それぞれについて）　A：抑制する，B：抑制するとの報告がある，C：抑制するとの報告はない
〔骨粗鬆症の予防と治療ガイドライン作成委員会：骨粗鬆症の予防と治療ガイドライン 2015 年版．日本骨粗鬆症学会，2015 を参考に作成〕

の有無，年齢，ステロイド投与量，腰椎骨密度をスコア化して薬物療法の必要性を判定する．既存骨折のある場合や 65 歳以上の症例ではステロイド投与量にかかわらず全例，PSL 換算で 5 mg 以上のステロイドを内服する場合には 50 歳以上と薬物療法の対象となる患者層は幅広い．治療薬としては，BP であるアレンドロネートとリセドロネートが第一選択薬として推奨される．

c 関節リウマチにおける骨粗鬆症に対する治療方針

関節リウマチにおける骨粗鬆症は炎症性サイトカインや局所の不動，ステロイドの使用が大きな要因となるためステロイド薬の使用を最小限としながら関節リウマチ自体のコントロールを行い，リハビリなどにより ADL を保つことが第一に重要である．ビスホスホネートは関節リウマチ患者に対する骨密度改善効果と骨折抑制効果が示されており使用が推奨される．また，デノス

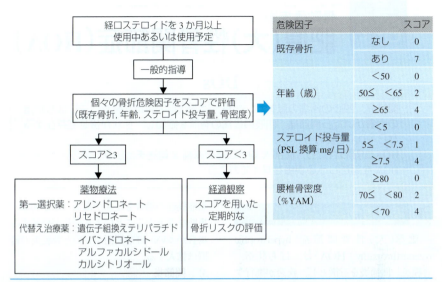

図3　ステロイド性骨粗鬆症の管理と治療ガイドライン（2014年改訂版）
〔ステロイド性骨粗鬆症の管理と治療ガイドライン改訂委員会：2014年改訂版．日本骨代謝学会，2014より，一部改変〕

マブも RA 患者において骨密度改善効果と骨代謝マーカー改善効果が報告されている．

5 予後

骨折の発生が予後を決める．骨粗鬆症患者では大腿骨近位部骨折と椎体骨折の発生率が高いが，特に，大腿骨近位部骨折は直接的に寝たきりなどの ADL 低下に結びつき，生命予後を悪化させる．わが国で，大腿骨近位部骨折患者が骨折後 1 年以内に死亡する割合は 10% にものぼると報告されている．椎体骨折に伴う ADL 低下は大腿骨近位部骨折ほど直接的ではないものの，その多くに腰背痛が残存する．また，脊椎後彎変形を生じると疼痛のみでなく逆流性食道炎や心肺機能低下の原因となり，中長期的には患者の QOL と ADL に大きな影響を与える．骨折の発生はその後の新たな骨折発生の危険因子ともなるため，初発骨折の予防が重要である．

DON'Ts

- ☐ 骨粗鬆症治療を怠って患者の ADL 低下を招いてはならない
- ☐ 骨粗鬆症を引き起こした原疾患を見逃さない

文献

1) 骨粗鬆症の予防と治療ガイドライン作成委員会：骨粗鬆症の予防と治療ガイドライン 2015年版．日本骨粗鬆症学会，2015
2) ステロイド性骨粗鬆症の管理と治療ガイドライン改訂委員会：2014年改訂版．日本骨代謝学会，2014

東京大学大学院医学系研究科整形外科　**伊沢直広，田中　栄**

A 膠原病・リウマチ

8-② 骨軟骨疾患
肥厚(大)性骨関節症(HOA)

DOs
- 関節痛，四肢の疼痛の患者がいたら，ばち状指の有無を確認，逆にばち状指の患者がいたら関節痛，四肢の疼痛の有無を確認し，症状が併せて存在するなら HOA を疑おう
- HOA が疑われたら，胸部 X 線，四肢の単純 X 線をチェックしよう
- HOA を起こしうる疾患を覚えておこう

1 疾患概念

肥厚(大)性骨関節症(hypertrophic osteoarthropathy：HOA)は，ばち状指，骨膜炎，関節炎を三徴とし，疾患が進行すると長管骨遠位の慢性骨膜炎による骨膜下の新規骨形成と滑膜炎による関節液貯留をきたす症候群である．HOA は一次性と二次性に分類される．一次性 HOA には主として小児期に発症し家族性に認められる強皮骨膜症などがある．一方，二次性 HOA は，通常，成人後に発症し，肺疾患，心疾患，肝疾患，消化器疾患，種々の悪性腫瘍や炎症性疾患，甲状腺機能亢進，後天性免疫不全症候群などに随伴して認められる（図1）．特に肺癌の随伴症状として臨床的に重要である．すべての既知の原疾患の存在が否定されて，はじめて特発性 HOA と診断される．

2 検査・診断

a 症状

1) ばち状指

ばち状指は必発である．無症候性なことが多く，患者自身は気づいていない場合が多い．症候性の場合には，こわばりや指先部の灼熱感や疼痛を生じる．

2) 骨膜炎

おもに前腕部や下腿骨の末梢側に，圧痛，深在性のむずむず感や灼熱感が生じる．無症候性の場合も圧痛があることがある．患肢を挙上することにより症状が軽減する場合が多い．罹病期間が長いと骨膜炎の範囲は拡大する．

3) 関節炎

小関節型と多関節型があり，関節痛は一過性のものから強い持続性のものまで様々ある．膝，中指節関節，手，肘，足関節に対称性に生じる場合が多い．飲酒により関節炎は悪化する．また，色素脱失や硬結などの皮膚症状を合併することもある．

4) 強皮骨膜症

全身性の独特な皮膚肥厚を伴う一次性 HOA は強皮骨膜症とよばれる．常染色体優性遺伝と考えられライオン顔とよばれる顔面の皮膚に深い皺が目立つ顔貌とスペード様手掌とよばれる手足の拡大を認める．皮腺機能不全に伴う発汗過多，脂漏症，尋常性痤瘡をしばしば合併する．

5) 甲状腺性肢端症

二次性 HOA のうち，甲状腺機能亢進患者に合併し，眼球突出，前脛骨部粘液水腫の症状，ばち状指と手足の骨の無症候性骨膜増殖が併存する亜型を甲状腺性肢端症とよぶ．

b 検査所見

二次性 HOA の場合，各々の原疾患に伴う臨床検査異常を示すが，特徴的な臨床検査成績はない．C 反応蛋白(C-reactive protein：CRP)や血沈などの炎症反応は陽

第6章 膠原病・リウマチ・アレルギー疾患を診療する

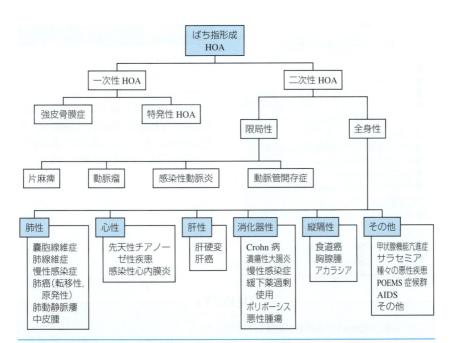

図1 肥厚性骨関節症（HOA）の分類
HOA：hypertrophic osteoarthropathy, POEMS 症候群：polyneuropathy, organomegaly, endocrinopathy, monoclonal spike and skin changes syndrome, AIDS：acquired immune deficiency syndrome.
(Martinez-Lavin M：アメリカ関節炎財団（編），日本リウマチ学会（訳），リウマチ入門．第12版（日本語版），万有製薬，2003：573-575 より引用改変)

性となる場合がある．リウマトイド因子や抗核抗体は通常陰性である．骨新生が亢進しているときには血清中アルカリホスファターゼが上昇する場合がある．関節液は非炎症性で，関節液中の白血球は単核球が主体であり細胞数は少なく補体レベルも正常である．

C 画像

四肢の単純X線検査で，長管骨の遠位骨幹部に対称性に骨膜下骨新生像を認めることが特徴的である．骨膜炎はおもに下腿と前腕に認められ指骨には少ない．関節裂隙の狭小化や骨びらんは認めない．骨シンチグラムは特徴的で長管骨の骨皮質に沿った直線的な集積が対称性に認められる．なお，原疾患の検索は必須であり，特に胸部X線は心肺のスクリーニングに重要である．

3 鑑別診断

ばち状指が明らかであればHOAの診断は困難でないが，HOAの三徴は必ずしも同時に起きるわけではない．先行症状を中心としたHOAの鑑別について表1にまとめる．

4 治療の考え方と実際

ばち状指の大部分は無症状であり，通常，治療の必要はない．二次性HOAの伴う関節痛や骨痛に対しては，原疾患を速やかに同定して，その治療を行うことが最も重要である．対症療法として，非ステロイド抗炎症薬やステロイドが疼痛の軽減に有効である．迷走神経切除や迷走神経ブロックも有効なことがある．

表1 HOAの鑑別

一次性HOAと二次性HOAの鑑別
一次性で二次性に比し
- 家族歴がある
- 発症年齢が若い
- 関節痛と骨痛が軽いことが多い
- 骨膜炎のX線所見がより厚く辺縁がスムーズで濃度が高い

ばち状指が先行した場合
- 鉄欠乏性貧血に伴う匙状爪（spoon nail）
- 先端巨大症（acromegaly）
- 強皮症（scleroderma）
- サルコイドーシス（sarcoidosis）　など

対称性関節炎が先行した場合
- 関節リウマチ（rheumatoid arthritis）　など

骨膜炎が先行した場合
- 骨腫瘍
- 骨髄炎　など

HOA：hypertrophic osteoarthropathy

5 予後

一次性HOAの症状は1歳頃から思春期に出現して10～20年のうちに軽減する場合が多い．二次性HOAの経過は，合併する原疾患の状態を反映する．肺腫瘍で適切な治療が行われない場合や，肺線維症，囊胞性線維症，肝硬変の患者にばち指が出現した場合には，予後不良の徴候となる．

DON'Ts

- ☐ HOAが疑われたら肺癌を見逃してはならない
- ☐ HOAの三徴（ばち状指，骨膜炎，関節炎）がそろわなくても，HOAを否定してはいけない

文献

1) Martinez-Lavin M：リウマチ入門．アメリカ関節炎財団（編），日本リウマチ学会（訳），第12版（日本語版），万有製薬，2003：573-575

善仁会市民の森病院膠原病・リウマチセンター　**日髙利彦**

8-③ 骨軟骨疾患 骨壊死

> **DOs**
> - ☐ ステロイド投与後に骨壊死が生じることがあることに注意しよう
> - ☐ ステロイドを開始した患者には，半年経過した時点で MRI を用いたスクリーニングを行おう
> - ☐ 骨壊死の発生と発症にギャップがあることを念頭におき，MRI で異常所見があれば，無症状であっても専門医に相談しよう

1 疾患概要

骨壊死とは一定領域での骨細胞と骨髄細胞の壊死である．阻血が原因と考えられており，阻血に至る機序が明らかになっている症候性（二次性）の骨壊死と，原因や機序が不明な特発性の骨壊死がある．ステロイド投与やアルコール愛飲歴に関連して生じる骨壊死は，機序がはっきりしないため特発性の骨壊死に分類される．また，小児における骨壊死は骨端症に分類されている（図1）．

a 発生部位

様々な部位で生じうるが，側副血行に乏しい血行動態をもつ骨や骨端核，繰り返し外力ストレスを受ける部位に発生しやすい．骨幹部や骨幹端に生じた骨壊死は骨梗塞とよばれる．ステロイドやアルコールに関連した骨壊死は大腿骨頭や上腕骨頭，大腿遠位および脛骨近位に多くみられ，多発性あるいは両側性のものも多い．

b 発生年齢

小児の骨端線付近は力学的，循環動態的に不安定である．負荷が集中しやすい踵骨や脛骨結節，足舟状骨などで骨端症が生じ，部分的に壊死がみられることもある．大腿骨頭は阻血を生じやすく，小児期の大腿骨頭の壊死症は Perthes 病とよばれる．青壮年期ではアルコールやステロイドに続発する骨壊死が好発する．高齢者では特発性膝骨壊死がみられるが，これは脆弱性骨折など骨壊死とは異なる病態をもつ可能性が指摘されている．

c 症状

骨壊死は発生のみでは無症状である．荷重部で広範に生じた骨壊死は徐々に圧潰し，疼痛などの症状や機能障害を引き起こす．

d 特発性大腿骨頭壊死症

骨壊死の中でも手術療法を要することが多いのは特発性大腿骨頭壊死症である．「非外傷性に大腿骨頭の無菌性，阻血性の壊死をきたし，大腿骨頭の圧潰変形が生じると，二次性の股関節症にいたる疾患」と定義されている．わが国の年間新規発生数は2,000 例以上で青壮年に好発し，ステロイド投与歴のあるものが 50% 以上を占める．経口ステロイド薬の使用歴がある患者では発生リスクが 20 倍に上昇する．基礎疾患として最多を占める全身性エリテマトーデス（systemic lupus erythematosus：SLE）では約 25% に発生しており，1 日当たりのステロイド投与量がプレドニゾロン換算で 16.6 mg 以上となると，リスクが 3.4 倍となる．ステロイドを用いる際には十分な注意と患者への説明が必要である．予防法や根本的な治療法が確立されていないため難病に指定されている．厚生労働省の研究班で集学的な研究が行われ，多くの病態が徐々に明らかになってきている．

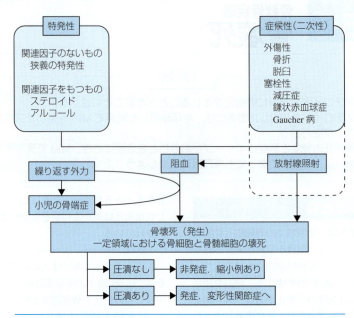

図1 骨壊死の病態
骨壊死は阻血が原因と考えられており，特発性のものと症候性のものがある．小児の骨端症の病態にも関与している可能性がある．発生しただけでは無症状で，圧潰してはじめて発症することが特徴である．

2 検査・診断

a 病歴，理学所見

病歴として図1にあげたような要因の有無を聴取する．骨壊死は発生しただけでは無症状で理学所見上の異常もない．壊死した骨が圧潰すると痛みや可動域制限を生じる．初期は軟骨が残存しているため，変形性関節症に比べて可動域制限が軽度であることが多い．

b 画像検査

早期診断に役立つのはMRIである．壊死領域の周辺に生じた修復反応によって，早ければ骨壊死発生から4週程度でT1強調像における低信号のバンド像が確認できる．単純X線像ではそれより遅れて，壊死骨への添加骨形成が骨硬化像として確認できる．骨シンチグラムでは多発性骨壊死の評価も可能である．集積の低下した骨壊死部を，取り込みの亢進した修復部が取り囲むcold in hot像が特徴的である．これらの所見を用いたわが国の特発性大腿骨頭壊死症の診断基準では，感度，特異度が91％，99％と高い精度での診断が可能である（図2）．

d スクリーニング

骨壊死は診断が遅れると治療手段が限定されてしまうことがある．ハイリスク患者ではスクリーニングによる早期診断が有用である．特発性大腿骨頭壊死症はステロイド大量投与から半年以内にほとんどが発生する．ステロイド開始から半年以上経過した時点で，股関節のMRIを撮像し，異常所見があれば診断基準に則った検査を追加して診断を確定する．

第6章 膠原病・リウマチ・アレルギー疾患を診療する

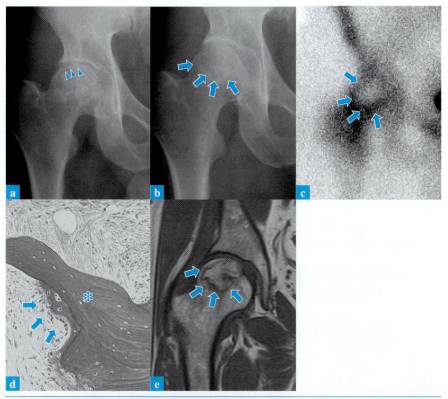

図2 特発性大腿骨頭壊死症の診断基準（右大腿骨頭）
以下5項目のうち2つ以上を満たせば特発性大腿骨頭壊死症と診断する．
a．単純X線像での大腿骨頭内の圧潰または大腿骨頭軟骨下骨骨折線（▶），b．単純X線像での大腿骨頭内の帯状硬化像（➡），c．骨シンチグラフィーによるcold in hot像（➡），d．骨生検標本における修復反応（➡）を伴う骨壊死像（＊），e．T1強調MR画像における大腿骨頭内帯状低信号像（バンド像）（➡）．
（カラー口絵 No.25 参照）

3 鑑別診断

　感染，腫瘍性疾患，変形性関節症などと鑑別を要する．治療方針が異なるため正確な診断が必要である．**表1**に特発性大腿骨頭壊死症との鑑別疾患をあげたが，関節症性変化が進行していると鑑別が容易でないことも多い．

4 治療の考え方と実際

　安静や装具療法などの保存療法が基本である．圧潰の進行が予想される場合は必要に応じて関節温存のため骨切り術が選択されるが，可能であれば血行再建や骨移植が試みられることもある．圧潰がすでに進行している場合，上肢の関節では切除関節形成術や関節固定術なども考慮されるが，下肢の場合，日常生活動作（activities of daily living：ADL）の維持や改善を考えて人工関節の適応になることが多い．小児の骨端症では圧潰があっても免荷や装具療法によってリモデリングを促す治療が選ばれる．
　特発性大腿骨頭壊死症の治療方針を示す（**図3**）．青壮年期に好発するため，治療の

表1 特発性大腿骨頭壊死症の鑑別診断

鑑別を要する疾患	鑑別のおもな要点
腫瘍および腫瘍類縁疾患	骨膜反応や周囲軟部組織への波及がある シンチグラフィーや造影 MRI で病変自体に集積がある
骨端異形成症	T1 強調 MR 画像でのバンド像や骨シンチグラフィーでの cold in hot 像を呈しない
大腿骨頭軟骨下脆弱性骨折	高齢女性，骨粗鬆症患者で多い
一過性大腿骨頭萎縮症	T1 強調 MR 画像での低信号がびまん性である
変形性股関節症	寛骨臼形成不全などの背景因子がある 関節裂隙の狭小化が先行する

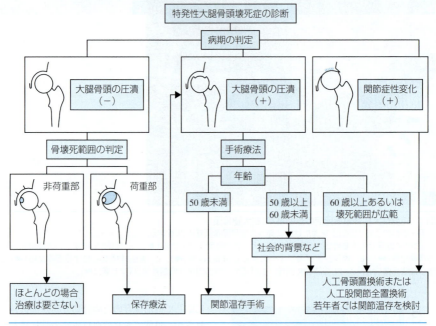

図3 特発性大腿骨頭壊死症の治療方針
正確な診断と骨壊死範囲の評価および関節症性変化の有無によって治療方針をたてる．最終的には全身状態や社会的背景を勘案して患者に適切な治療を提供できるように配慮する．
〔久保俊一（編著）：股関節学．金芳堂，2014：645 より引用改変〕

基本方針は関節温存であるが，近年は人工関節の治療成績が向上しており，その適応が拡大している．

5 予後

骨壊死は発生する部位とその部位における壊死領域の大きさによって予後が異なる．また，特発性大腿骨頭壊死症ではステロイドを継続あるいは増量しても一旦生じた壊死が拡大することはなく，再発率も極めて低いことが判明している．これはどの部位のステロイドに関連する骨壊死にも当ては

まると考えられる．したがって基礎疾患に対して使用されているステロイドは継続が可能である．非荷重部の小さな骨壊死は修復され，無症状で経過することが多い．圧潰する場合は壊死の発生から数か月〜数年である．症状が生じた時点が発症であり，壊死の発生と発症を明確に区別する必要がある．適切に計画された関節温存手術や人工関節手術の臨床成績は良好であり，長期成績のさらなる向上がはかられている．

DON'Ts

- [ ] ステロイドに関連する骨壊死の場合，原疾患に対するステロイドの減量や中止は必ずしも必要ではない
- [ ] 臨床症状や単純X線像のみでは正確な診断や予後予測が困難であり，MRIなどの診断法を併用すべきである

文献

1) 久保俊一（編著）股関節学．金芳堂，2014：645

京都府立医科大学整形外科　**石田雅史，久保俊一**

A 膠原病・リウマチ

9-① その他のリウマチ性疾患および関連疾患
サルコイドーシス

DOs

- 診断は組織診断群と臨床診断群との2群に分かれる
- 全身性肉芽腫性疾患で，罹患臓器や症状は非常に多彩で多様であり，診断には注意しよう
- 治療はステロイド薬が基本だが，自然寛解する例も多く，治療適応は十分考慮しよう

1 疾患概要

サルコイドーシスは，原因不明の非乾酪性の類上皮細胞肉芽腫形成を特徴とする全身性疾患である．わが国の有病率は10万対0.3〜1.7であり，性差は少なく，好発年齢は若年(20歳代)と中年(40歳以降)の二峰性のピークがある．全身の諸臓器に病変が出現し，特に両側肺門リンパ節腫大(bilateral hilar lymphadenopathy：BHL)や肺野に病変のある肺病変が最も多く(80〜90％)，次いで，眼病変，皮膚病変が多い．そのほか，心，神経系，肝，脾，リンパ節，唾液腺などにみられる．病変部には，CD4陽性T細胞/CD8陽性T細胞比の増加(Th1反応)がみられ，皮膚の遅延型過敏反応が抑制されている．ほかの検査所見として，血清アンギオテンシン変換酵素(angiotensin converting enzyme：ACE)活性やリゾチーム値の上昇，ガリウムやFDP-PETの取り込み増加，カルシウム代謝異常などが認められる．経過として，多くは自然治癒するが，一部は慢性に進行し，線維化に進展することもある．

2 検査・診断

図1に従って，サルコイドーシスの診断を進める．日本サルコイドーシス/肉芽腫性疾患学会と厚生労働省指定難病の診断基準には少し違いがあるので注意を要する．以下の診断基準は学会の「サルコイドーシスの診断基準と診断の手引き─2015ドラフト」から引用している．組織診断群と臨床診断群に分け，下記の基準に従って診断する．

a 組織診断群

全身のいずれかの臓器で壊死を伴わない類上皮細胞肉芽腫が陽性であり，かつ，既知の原因の肉芽腫および局所サルコイド反応を除外できているもの．ただし，特徴的な検査所見および全身の臓器病変を十分検討することが必要である．

b 臨床診断群

類上皮細胞肉芽腫病変は証明されていないが，呼吸器，眼，心臓の3臓器中の2臓器以上において本症を強く示唆する臨床所見を認め，かつ，以下の特徴的検査所見の5項目中2項目以上が陽性のもの．①BHL，②ACE活性またはリゾチーム値高値，③可溶性インターロイキン(interleukin：IL)-2受容体高値，④ガリウムシンチまたはFDP-PETにおける著明な

コツ

BHLは80〜90％の症例でみつかる．初診時の自覚症状としては霧視など眼症状が最も多い．

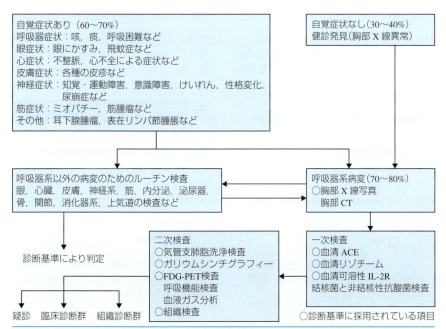

図1 サルコイドーシス診断の手順
〔日本サルコイドーシス/肉芽腫性疾患学会. サルコイドーシスの診断基準と診断の手引き - 2015 ドラフトより引用改変. http://www.jssog.com/www/top/shindan/shindan2-1new.html〕

集積所見, ⑤気管支肺胞洗浄検査でリンパ球比率上昇, CD4/CD8 比が 3.5 を超える上昇.

3 鑑別診断

サルコイドーシスは同時および異時に多臓器に病変を有する全身性疾患なので, 類似の臨床所見を呈する他疾患を十分に鑑別することが重要である.

4 治療の考え方と実際

a 治療方針

自然寛解が多く, 無症状や可逆的な障害の場合は無治療で経過観察することが基本である. 初診時から高度の臓器機能障害があり, 生活の質 (quality of life：QOL) に支障をきたす例, 生命予後が危ぶまれる例, 経過観察中に症状が増悪してくる例はステロイド治療の対象である.

肺病変では, BHL など自覚症状がなければ治療の対象ではない. 画像, 呼吸機能, 自覚症状が悪化してくる例では治療を行う. 心病変が死因として最も多く, 房室ブロック, 重症心室不整脈, 局所壁運動異常, 心ポンプ機能の低下など心サルコイドーシスと診断された場合は, プレドニゾロン (predonisolone：PSL) の投与を積極的に行う. 早期に投与すると心機能が改善してくる例が多い. 眼病変は原則としてステロイド局所投与と散瞳薬で治療する. 難治例や高度障害例では, ステロイド全身投与の適応となる. そのほかの治療の対象となる病変として, ①著明な自他覚症状のある脳・脊髄病変, 腹部病変や運動器病変, ②高カルシウム血症, 尿崩症, ③美容上問題となる皮膚症状などがある.

b 治療薬

1) ステロイド薬

標準治療としては，PSL 0.5 mg/kg/day（20～40 mg/day）から開始し，1か月間維持後，1か月ごとに 5～10 mg/day ずつ漸減する．維持量は 2.5～10 mg/day で，治療期間が 1～2年になった時点で終了してよい．

2) そのほかの治療

メトトレキサートをステロイド薬の効果が不十分な例や少なくしたいときに用いる．6割以上有効であったという報告があり，関節リウマチの治療法に準じて 6～7.5 mg/week で治療を行う．難治例では，腫瘍壊死因子（tumor necrosis factor：TNF）阻害薬，特にインフリキシマブが有効であったという報告がある．

5 予後

約 70％の症例は発病 2 年以内に自然寛解する．残りの症例は長期間病変が残存し，5～10％の症例は難治例である．死因は心病変（2/3 以上），肺線維症，神経病変が多い．

ステロイド薬は，罹患部位，症状や機能障害の程度から投与の適応を考え，自然寛解を攪乱させないこと．

ステロイド性骨粗鬆症の予防で，活性型ビタミンD製剤は高カルシウム血症の危険性があり，投与すべきでない．

DON'Ts

- ☐ 鑑別診断をおろそかにしてはならない
- ☐ 自然寛解が多く，BHLなどの無症状例や軽微な可逆的な障害の場合は，治療をすべきではない

愛媛大学大学院血液・免疫・感染症内科学　**長谷川　均**

A 膠原病・リウマチ

その他のリウマチ性疾患および関連疾患

Weber-Christian 病

DOs

- もともとの概念は，再発性，非化膿性，有熱性の急性脂肪織炎として，今から90年ほど前に提唱された
- 過去にこの病名で報告された症例の多くは，いろいろな疾患を含んでおり，近年の検査法の進歩により，悪性リンパ腫や深在性エリテマトーデスなどであった可能性が高いことがわかってきた
- 以前の疾患概念を理解する一方で，この病名が曖昧な概念であるため，現在は使われなくなってきていることを周知しておく必要があり，より特異的に診断することが求められている

1 疾患概要

WeberおよびChristianにより，再発性，非化膿性，有熱性の急性脂肪織炎として提唱された様々な原因で起こる症候群である．今から90年ほど前に初めて記載されたまれな疾患で，女性に多い．ほかにも，relapsing febrile nonsuppurative nodular panniculitisという同義語がある．もともとの概念によると，全身症状を伴い，四肢，体幹に皮下結節や板状の硬結を多発性に呈し，皮膚表面の発赤，熱感，圧痛を伴うこともあり，ときに潰瘍化する．再発を繰り返した結果，色素沈着や萎縮性の陥凹を残して瘢痕治癒する．ただし現在は，当時と比べ検査法が進歩し，Weber-Christian病として診断された中には悪性リンパ腫や深在性エリテマトーデス，α_1-アンチトリプシン欠損症による脂肪織炎などを数多く含んでいたことが徐々に明らかになってくるにつれ，次第にこの病名は使われなくなってきている．

1998年，WhiteらはWeber-Christian病として報告された過去の報告30例を詳細に検討し，12例は結節性紅斑，6例は血栓性静脈炎で，ほかには外傷性脂肪織炎，細胞貪食組織球性脂肪織炎，皮下脂肪織炎様リンパ腫，白血病の皮下浸潤であったとしている[1]．また別の総説でも，かつてWeber-Christian病として報告された疾患の多くは，Bazin硬結性紅斑や膵疾患に伴う脂肪織炎であったとしている[2]．まだこの病名での報告が散見されるが，現在では"いわゆるWeber-Christian病"とし，本症を独立疾患とみなさない立場のほうが多い．なお，全身症状を伴わないものはRothman-Makai症候群と以前よばれていたが，これも今では使われないと思ってよい．

2 検査・診断

末梢血中の炎症反応の上昇がみられるが，特異的なものはない．病理組織像は，非特異的な脂肪織炎，特に急性期は脂肪小葉性脂肪織炎(lobular panniculitis)で，時間の経過とともに組織球，泡沫細胞が出現し，脂肪肉芽腫の像を呈し，その後線維化もみられる．血管炎を伴わない．

3 鑑別診断

a 皮下脂肪織炎様T細胞性リンパ腫

下肢に好発し，結節性紅斑に似た臨床像（表面は発赤を伴う皮下硬結）を呈する．組

織像は皮下脂肪織にCD8陽性T細胞が脂肪細胞を取り囲むように浸潤し（rimming），核破砕物を貪食したマクロファージ（bean bag cell）を認める．また，出血傾向や汎血球減少，肝脾腫などを伴う致死的なWeber Christian病は，cytophagic histiocytic panniculitisとして報告されたが[3]，その大部分は現在，皮下脂肪織炎様T細胞性リンパ腫であると考えられている．

b 深在性エリテマトーデス

皮下脂肪織を炎症の主座とし，脂肪融解により臨床的に陥凹をきたす．組織は，皮下脂肪織にリンパ球，組織球の浸潤，細小血管の閉塞，間質へのムチン沈着，晩期には石灰化もみられる．

c 結節性紅斑

下肢に好発する皮下硬結で，生検の時期によって組織像が異なる．晩期は脂肪肉芽腫もみられる．

ほかにも，Sweet病，Behçet病，膵疾患，薬剤性のものなどを除外する必要がある．

4 治療

抗生剤は無効で，副腎皮質ステロイドの内服を主体に，反応が乏しい場合はステロイドパルス療法や免疫抑制薬なども考慮する．悪性リンパ腫に対しては化学療法を施行する．

5 予後

原因となる疾患による．

DON'Ts

- ☐ Weber-Christian病という病名を使う際には上述のことをよく理解し，他疾患を確実に除外することを忘れてはならない
- ☐ "いわゆるWeber-Christian病"という診断名に満足せず，その原因をさらに特異的に探究していく姿勢を怠ってはならない

文献

1) White JW, et al.：J Am Acad Dermatol 1998；**39**：56-62
2) Requena L, et al.：J Am Acad Dermatol 2001；**45**：325-361
3) Winkelmann RK, et al.：Arch Intern Med 1980；**140**：1460-1463

福島県立医科大学医学部皮膚科　**山本俊幸**

A 膠原病・リウマチ

9-③ その他のリウマチ性疾患および関連疾患
リウマチ性多発筋痛症(PMR), RS3PE

DOs
- 50歳以上の壮高年に急激に発症する
- PMRは両側性の近位筋痛，RS3PEでは四肢末端の著明な浮腫が特徴的である
- CRPと赤沈の亢進が必ず認められる

1 基本的な考え方

リウマチ性多発筋痛症(polymyalgia rheumatica：PMR)は，ほかに原因のない肩，腰周囲の筋肉痛をきたす病気で，C反応蛋白(C-reactive protein：CRP)高値，赤沈亢進などの炎症反応を認める．RS3PEは，Remitting Seronegative Symmetrical Synovitis with Pitting Edemaの頭文字をとって命名された．いずれの疾患も特異的な検査がないため，診断は，関節リウマチ(rheumatoid arthritis：RA)などのほかの膠原病や感染症などを否定しながら総合的に行う．

2 病態

いずれの疾患も原因は不明である．膠原病に特異的な自己抗体も陰性で，特にRAで認められるリウマトイド因子(rheumatoid factor：RF)や抗CCP抗体(ACPA)も陰性である．

PMRの肩・上腕・大腿部の痛みは，筋痛・滑液胞炎・滑膜炎から起こる．RS3PEの手・足関節痛は，滑膜炎による痛みである．RS3PEの浮腫には血管内皮細胞増殖因子(vascular endothelial growth factor：VEGF)の関与が報告されている．HLA-B7，CW7，DQW2陽性率が高いとされ病態との関連が示唆されている．

3 臨床症状

PMRとRS3PEともに発症は急性である．

PMRの全身症状として，微熱(80%)，食欲不振(60%)，体重減少(50%)，全身倦怠感(30%)，抑うつ症状(30%)などがみられる．筋症状は，両側の肩，頸部，腰，臀部，大腿などに疼痛とこわばりがでるが筋力低下はない．半数以上で，肩周囲の症状が最初に現れる．関節症状は朝の手のこわばりや左右対称性の多発関節痛が認められる．特に夜間の関節痛が多く，睡眠中の体動で疼痛が起こり，覚醒することがある．RAのように手関節が腫れることは少ない．抑うつ症状や体重減少が認められることもある．

RS3PEでは，左右対称性の手指や足指の滑膜炎による関節痛，手指屈筋腱の炎症による疼痛に加え，両側手背・足背の圧痕を残す浮腫(ボクシンググローブハンドとよばれることもある)が認められる．一般的に，浮腫は発赤や熱感はない．全身症状として，微熱や全身倦怠感などがみられる．

4 検査所見

血液検査では，炎症反応(CRP上昇や赤沈亢進)を認め，マトリックスメタロプロテアーゼ(matrix metalloprotease：MMP)-3が著増することも多い．RFや抗CCP抗体，抗核抗体をはじめとする各種自己抗体

は通常陰性である．骨のX線で骨びらんや関節破壊は認めない．ほかの疾患との鑑別にMRIや関節エコーが有用である．

5 診断

PMRの診断において，「Birdらの基準（1979年）」では，①両側の肩の痛み，またはこわばり感，②発症2週間以内に症状が完成する，③発症後初めての赤沈値が40 mm/h以上，④1時間以上続く朝のこわばり，⑤65歳以上発症，⑥抑うつ症状もしくは体重減少，⑦両側上腕の筋の圧痛，の7項目のうち3項目を満たすもの，もしくは1項目以上を満たし臨床的あるいは病理的に側頭動脈炎を認めるものをPMRと診断する．「本邦PMR研究会診断基準（1985年）」では，①赤沈の亢進（40 mm/h以上），②両側大腿部筋痛，③食欲減退，体重減少，④発熱（37℃以上），⑤全身倦怠感，⑥朝のこわばり，⑦両側上腕部筋痛，のうち，60歳以上で3項目以上で確定とする．最近ではACR/EULARによる暫定分類基準（2012年）が提唱された（表1）．いずれの診断基準・分類基準も，PMRに特異的な項目はなく，感染症，RA，多発性筋炎，全身性血管炎，腫瘍随伴症候群を鑑別することが重要である（表2）．

RS3PEの確立された診断基準はなく，特徴的な臨床症状と検査所見から診断される．蜂窩織炎や深部静脈血栓症の除外も重要である．

6 治療

PMRとRS3PEはともに，ステロイド薬に対する反応が良好で，プレドニゾロン10〜15 mg/day程度の投与後2〜3日で症状が軽快しはじめる．しかし，内服をすぐに中止すると再発することがあり，慎重に減量していかなければならない．多くの症例では，ステロイドを徐々に減らし，半年〜1年以内に中止することができる．

巨細胞性動脈炎（側頭動脈炎）を合併している場合，失明する危険もあり注意が必要である．巨細胞性動脈炎の場合には側頭部痛などのほかの症状を伴い，少量のステロイド薬では病状を抑制できず，さらに大量のステロイド薬や免疫抑制薬の併用が必要

 コツ

PMRとRS3PEは50歳以上で，突然発症する．PMRは両側性で近位部の筋・関節痛があり，RS3PEでは四肢末端の関節炎と著明な浮腫を認める．両疾患とも必ず炎症反応を伴う疾患である．

表1 PMRの暫定分類基準（ACR/EULAR, 2012）
前提条件
50歳以上，両側の肩の痛み，CRPまたは赤沈上昇

項目	加点（USなし）	加点（USあり）
朝のこわばり（45分を越える）	2	2
臀部痛または動きの制限	1	1
RF陰性，ACPA陰性	2	2
肩と腰以外の関節症状がない	1	1
USで，肩および股関節の滑液包炎		1
USで，両側の肩の滑液包炎		1

＊スコア4点以上（USなし），5点以上（USあり）でPMRと分類する．
＊US（関節エコー）では，三角筋下滑液包炎，二頭筋の腱鞘滑膜炎，肩甲上腕筋の滑膜炎，股関節滑膜炎，転子部の滑液包炎を確認する．
〔Dasgupta B, et al.：Arthritis Rheum 2012；**64**：943-954 / Ann Rheum Dis 2012；**71**：484-492 より引用改変〕

表2 RA，PMR，RS3PE の鑑別診断

	RA	PMR	RS3PE
発症年齢	20〜60	50〜	50〜
性差	女＞男	女＞男	女＜男
発症様式	緩徐	急性	急性
末梢関節炎	高頻度	−〜＋	高頻度
骨びらん	あり	なし	なし
筋痛	−〜＋	強い	−〜＋
手足の浮腫	−〜＋	−〜＋	強い
炎症反応	様々	強い	強い
リウマトイド因子（RF）	陽性	陰性	陰性
抗 CCP 抗体（ACPA）	陽性	陰性	陰性
ステロイド反応性	あり	良好	良好
予後	慢性経過	再発 25〜50％	良好で再発まれ

である．
　ステロイド薬を使用しても再燃を繰り返したり，改善しない例や，X線で骨破壊が認められる例では，RA などのほかの疾患への診断の見直しが必要である．
　ステロイド薬の副作用のため，その使用量をなるべく少なくしたい場合には，ステロイド薬を早く減量することをねらって，おもに RA に対して用いる薬剤を併用することがあるが，いずれも PMR に保険適用はない．

 Pitfall

発症が緩徐であれば多発性筋炎，血管炎，骨髄異形成症候群によるものを考える．ステロイドの反応が悪い場合は，巨細胞性血管炎，全身性血管炎，悪性腫瘍の合併も考慮する．

DON'Ts

- ☐ 感染性心内膜炎などの感染症による筋痛症もあり鑑別が重要である
- ☐ 筋酵素の上昇があれば，多発性筋炎，ウイルス性筋炎などを考える
- ☐ 安易なステロイド治療は避け，治療の反応性が悪いときは診断を見直す

秋田大学医学部内科学講座血液内科学分野・腎臓膠原病内科学分野（第三内科）　**小松田　敦**

A 膠原病・リウマチ

9-④ その他のリウマチ性疾患および関連疾患
好酸球性筋膜炎

DOs

- [ ] 病変部の表皮から筋膜・筋肉表層まで含めた en bloc 生検を行おう
- [ ] できるだけ発症早期に治療を行おう

1 疾患概要

好酸球性筋膜炎(eosinophilic fasciitis)は四肢を中心とした皮膚硬化(図1)と,それに伴う関節拘縮をきたす疾患である.好酸球増多に伴う,または伴わないびまん性皮膚筋炎(diffuse fasciitis with or without eosinophilia)あるいは Shulman 症候群という病名も使用されることがある.

2 検査・診断

本症の診断に必要な検査として,皮膚生検,画像検査および血液検査がある.病変部の病理組織学的所見では,病初期にはリンパ球・組織球・形質細胞あるいは好酸球による多彩な炎症細胞の浸潤と筋膜から皮下組織深部にかけての浮腫がみられ,その後線維化が筋膜・皮下組織から生じて経過とともに真皮深層に波及する.そのような特徴的な線維化を正しくとらえるためには表皮から筋膜・筋肉表層まで含めた en bloc 生検が望ましく,通常の皮膚生検あるいはパンチ生検は筋膜・筋肉を含まないため診断的価値が低い.

また,血液検査では末梢血好酸球増多が 60〜80% に出現し,疾患活動性と相関するため病勢や治療効果の評価に有用である.血清アルドラーゼ値, IgG 値や可溶性インターロイキン(interleukin:IL)-2 受容体値の上昇あるいは赤沈の亢進もみられ,やはり疾患活動性と相関することがある.一方,リウマトイド因子や抗核抗体の陽性率は低い.本症に対する画像検査としては磁気共鳴画像(magnetic resonanse imaging:MRI)が診断や生検部位の同定,病勢の評価および治療効果の判定に有用で, T2 強調脂肪抑制画像で筋膜の浮腫や肥厚の程度を非侵襲的に評価することができる.

診断は臨床像,病理組織学的所見,血液検査所見や画像所見を総合して行う. 2014

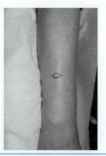

図1 病変部の臨床像
前腕の板状の皮膚硬化.マーキング部は皮膚生検を行った箇所.(カラー口絵 No.23 参照)

 コツ

本症の診断に役立つ皮膚所見として,特徴的な腫脹・皺の形成・毛孔の開大による orange peel-like appearance(peau d'orange appearance)があり,約半数の症例に出現する.また, groove sign は肢を挙上すると末梢血管に沿って皮膚が陥凹する所見で,本症では表皮と真皮上層は線維化されにくく可動性があるため,表在静脈の血流が減ると内側から引っ張られて陥凹し生じると考えられており,やはり半数程度の患者に出現する.

年に Pinal-Fernandez らが提案した診断基準は参考になる[1]．

3 鑑別診断

ほかの皮膚の線維化疾患が鑑別の対象となる．本症と全身性強皮症とは共通点も多いものの異なる疾患であり，後者では手指の皮膚硬化がほぼ必発だが，前者ではみられない．全身性強皮症では間質性肺炎などの内臓の線維化，爪郭部毛細血管異常や肺高血圧症などの血管病変，そして抗核抗体や抗トポイソメラーゼⅠ抗体などの特異的自己抗体の出現のような免疫異常を伴う．一方，病理組織像での筋膜の好酸球浸潤，筋膜・皮下組織から発生し真皮深層に波及する線維化のパターン，そして末梢血の好酸球数増多は好酸球性筋膜炎を示唆する．

限局性強皮症では1個あるいは複数の境界明瞭な斑状・帯状の限局性の線維化が皮膚およびその下床に出現するが，臨床的な皮疹の分布や病理組織学的な線維化の主座の違い・好酸球増多の有無などから鑑別する．

4 治療の考え方と実際

初期治療として，わが国では一般にプレドニゾロン 0.5 mg/kg/day 程度の経口投与を行う．症状の推移や末梢血好酸球数・アルドラーゼ値を参考に，改善がみられれば2〜4週ごとに減量するが，難治例ではステロイド増量・ステロイドパルス療法，あるいは免疫抑制薬（メトトレキサート，ミコフェノール酸モフェチル，シクロスポリンA，アザチオプリンあるいはシクロホスファミド）の追加などが考慮される．一方，無治療で自然寛解する例もときに存在する．

5 予後

通常，内臓病変はみられないため生命予後は良好であるが，治療のタイミングの遅れにより進行した皮膚硬化あるいは関節拘縮が遷延することがあるため，できるだけ早期の治療が望ましい．また，症状改善後にステロイドや免疫抑制薬などの薬物治療を中止できることもあるが，再燃を繰り返す例もみられるため，病勢の沈静化を十二分に確認する必要がある．

 Pitfall

注意すべき点として，末梢血好酸球数増多は病名の通り本症に特徴的な所見であるが，一過性で急性期にのみみられることも多く，診断に必須ではないため，好酸球数に変化がないからといって好酸球性筋膜炎を否定してはならない．同様に，病理組織像における好酸球浸潤も局所的かつ一過性のこともあり，全例にはみられないため診断に必須ではない．

DON'Ts

- 全身性強皮症や限局性強皮症と混同しない
- 末梢血での好酸球数増多や，病理組織像における好酸球浸潤がみられないからといって本症を否定してはならない
- 治療の適切なタイミングを逃してはならない

文献

1) Pinal-Fernandez I, et al.：Autoimmun Rev 2014；13：379-382

熊本大学大学院生命科学研究部皮膚病態治療再建学分野　**神人正寿**

A 膠原病・リウマチ

9-⑤ その他のリウマチ性疾患および関連疾患
Castleman 病

> **DOs**
>
> 以下を理解しておこう
> ☐ Castleman 病は，まれな良性のリンパ増殖性疾患である
> ☐ 組織的にはヒアリン血管型と形質細胞型，病像からは多中心性 Castleman 病と限局型 Castleman 病に分類されるが，組織的には移行例・混合例もみられる
> ☐ 限局型は摘出術で軽快するが，多中心性では抗 IL-6 抗体による治療が奏効する．HIV 合併 Castleman 病の予後は比較的悪い

1 基本的な考え方

Castleman 病（Castleman's disease：CD）は，比較的まれな良性のリンパ増殖性疾患である．Castleman が 1954 年 NEJM に縦隔に限局した胸腺腫類似のリンパ節過形成の CPC 例と，2 年後に類似例 13 例（ヒアリン血管型（Hyaline vascular type：HV）をまとめて報告し，その後同僚 Keller が形質細胞が濾胞間隙に多数みられるタイプ（形質細胞型：Plasma cell type：PC）を発表した．一方全身にリンパ節腫大を認める例は多中心性 Castleman 病（Multicentric Castleman's disease：MCD）とよばれ，これに対し最初に報告されたタイプは UCD とよばれる．UCD の大部分はヒアリン血管型で，形質細胞型は 9 ～ 24％にすぎない．

また欧米では HIV 感染者に MCD を合併することが知られており，この場合 HHV-8 ウイルスの感染が高率に認められ，成因に同ウイルスの関与が示唆されている．

2 病理組織と病像

a 病理分類

HV 型と PC 型に分けられる．2 つの極型である HV 型と PC 型の組織像は，共通する部分もあり両者の中間的形態を示す例も多い．

1) HV 型

腫大リンパ節のリンパ濾胞は増生するがリンパ節の基本構造は保たれ，濾胞の周囲にリンパ球が同心円状に配列したマントル層の拡大をみられ onion skin pattern とよばれる．硝子化した小血管が胚中心に増生し，間質の線維・硝子化が目立つ．

2) PC 型

濾胞間に形質細胞のシート状の増生がみられる．

b 臨床像

UCD と MCD に分けられる．UCD の多くはヒアリン血管型，MCD のほぼ全例が形質細胞型である．

c 成因

不明であるが，単一の疾患単位とは考えにくい．

① HV 型 UCD の病因として，濾胞樹状細胞（FDC）に clonal な遺伝子異常の存在を示唆する報告もある．

② MCD では，発熱，体重減少，倦怠感，検査上炎症反応高値，多クローン性高グロブリン血症，貧血，血小板減少，ネフローゼ症候群，間質性肺炎など，全身症状を呈するものが多い．これは胚中心の活性化 B 細胞から過剰産生される IL-6 が病態を形成している．実際 IL-6 トランスジェニックマウスでは IgG の増加，貧血など

CD様病態を呈する．

③ AIDSではKaposi肉腫（KS）とMCDの合併例が頻繁に認められる．このHIV関連MCDでは発病にHHV-8/KSHVが関与する．免疫不全状態を背景とし持続性HHV-8感染がMCDの発症を促すとされる．欧米ではHIV関連MCDのほぼ全例，またHIV陰性例でも約半数にHHV-8が同定される．一方，わが国のMCD症例でHHV-8感染の関与が証明された例は少ない．

Pitfall

HHV-8は多くのHIV感染細胞に潜伏感染するが，免疫不全状態になると溶解（lytic）感染へ移行し，HHV-8ウィルスを産生するようになる．HHV-8感染B細胞は，ウィルスのコードするIL-6（vIL-6：ヒトIL-6と相同性をもつ）を産生しB細胞の増生や多彩な臨床症状などの病態を引き起こす．HHV-8が感染した免疫芽細胞（immunoblast）は増殖力が非常に強く，microlymphomaから形質芽球性リンパ腫を発症しうる．

3 臨床症状と鑑別診断

a 症状

HV型はほとんどが限局型で，腫大したリンパ節による圧迫症状以外に症状は少ない．

一方，PC型の症状は発熱，体重減少，倦怠感，呼吸困難などの呼吸器症状，身体所見としては，全身リンパ節腫脹，肝脾腫，浮腫などの全身症状を呈する．また検査では，CRP，フィブリノゲン高値など炎症反応高値，多クローン性高グロブリン血症，貧血，血小板減少がみられる．

b 合併する病態

表1に示すように，種々の疾患・病態を合併しうる．長期間炎症が持続すると（AA）アミロイドーシスなどの合併もある．POEMS症候群の9〜24%でCDを合併．POEMS症候群に類似したTAFRO症候群も関連した新規疾患概念である．またIgG4関連疾患と鑑別が困難な症例もある．間質性肺炎などでは，組織上は膠原病肺としか判明しないものもある．

c 診断と鑑別診断

臨床徴候と組織的所見，特異な検査所見，サイトカインプロファイルから総合的に診断する．病像が多彩であるが，除外すべき疾患は腫瘍として，悪性リンパ腫，形質細胞腫，また病態的には種々の自己免疫疾患などである．病理組織所見から問題になるのは，悪性リンパ腫，形質細胞腫以外ではIPL（Idiopathic plasmacytic lymphadenopathy）とIgG4関連疾患であるが，組織上の鑑別内容詳細は本稿の域を超える．

4 経過と治療

a 限局型CD

外科的手術による腫脹リンパ節摘出により軽快する．これはリンパ節からのIL-6異常産生が疾患の原因であることを示す．

b 全身型CD

多発するリンパ節の完全摘出は困難である．まれな疾患のため標準治療は確立していない．わが国で多い非HIV関連MCD例では炎症反応が続くものの基本病態は良

表1 Castleman病の合併病態

各種自己免疫疾患
・SLE
・RA
・自己免疫性溶血性貧血・血小板減少症（Evans症候群）など
そのほか
・糸球体性腎炎，ネフローゼ症候群
・LIPなどの間質性肺炎
・肺高血圧症など
・（AA）アミロイドーシス
・POEMS症候群（9〜24%でCDを合併）
・TAFRO症候（血小板減少，胸水や腹水，発熱，骨髄線維症／腎障害，肝脾腫大）

注 IgG4関連疾患と鑑別が困難な症例もある

性であり，予後不良な合併症がなければ，生命予後は良好である．実際20年間CRP高値持続し通院中の患者も経験する．ステロイド療法・免疫抑制薬により軽快する場合もあるが，減量すると再燃．ヒト化抗IL-6受容体抗体であるトシリズマブ(TCZ)が有効で，CRP，赤沈亢進，貧血などのデータを改善させる．個体により反応は様々であるが，反応性をみて2～4週間隔で投与する．そのほか抗CD20モノクローナル抗体であるリツキシマブをほかの化学療法と併用・非併用で使用する．

c　HIV/HHV-8 陽性症例

CD全体としては，症状の進行速度は様々であるがHIV症例ではrapidly progressive formが多く数週間以内に死亡する場合もある．目下，HIV関連MCDでも少数の検討例のみで標準的治療はない．リツキシマブ単独，ないし化学療法との組み合わせ治療法となるが，さらに抗ウイルス薬(ガンシクロビル)，抗レトロウイルス薬(ART)を併用するかどうかになる．これらは有効で長期寛解をきたした報告も多い．

ただしHAART導入後，MCDの発生頻度が逆に増加したという疫学的事実もあり(HAARTによる免疫再構築が予後に影響を与えるとも考えられ)，慎重に治療法を選択する必要がある．

DON'Ts

- □ CDは単一疾患でなく，病態であり成因は複雑であることに留意する
- □ わが国のCDの多くは非HIV型であり，炎症が持続しても予後は悪くないケースが多い
- □ HIV/HHV-8関連は進行も早く，リンパ腫などの合併も多く予後は決してよくない．病態を見極めての慎重な治療選択が必要

天理よろず相談所病院総合診療教育部　**八田和大**

A 膠原病・リウマチ

その他のリウマチ性疾患および関連疾患
線維筋痛症

DOs

- 器質的変化，炎症性変化を伴わない全身の慢性的な筋痛を主訴とする症候群である
- 関節外リウマチ疾患の中の最も高頻度にみられる疾患で中年・更年期の女性に多い
- 全身倦怠感，疲労感，睡眠障害，うつや不安・頭痛など多彩な心身の愁訴を有する
- 通常の消炎鎮痛薬が奏効しにくく抗けいれん薬，抗うつ薬などが有効である

1 疾患概要

線維筋痛症(fibromyalgia：FM)は，長期間持続する筋骨格系の全身性疼痛と多彩な不定愁訴を特徴とする慢性疼痛のモデルともいうべき疾患である．米国では潜在患者が約300万人，日本では約200万人といわれる．85～90％は女性で中年・更年期周辺の年代に多く遺伝的要因や内分泌的な内的環境の変化や生理的特性が関与する．関節周囲組織，筋肉，腱，靱帯の付着部位などのびまん性の疼痛を訴え，しばしばリウマチ専門医を受診する(米国ではリウマチ専門クリニック受診者の約15％)．痛みのほかにも全身倦怠感や慢性的な疲労感，睡眠障害，頭痛，過敏性胃腸症状，月経困難症などの不定愁訴が多く，過労や外傷，手術などの身体的負荷，睡眠状態，不安や抑うつ，環境の変化などに影響を受けやすい．FMは日本では未だ十分に認知されておらず，的確な診断がなされないまま医療不信やドクターショッピングを招く結果にもなっている．

2 検査・診断

米国リウマチ学会(American College of Rheumatology：ACR)が1990年に提示した分類基準(classification criteria)では，3か月以上続く全身の広汎性疼痛に加え，18の圧痛点のうち11以上が陽性であればFMが診断できるとしている(図1)．実際は診断基準以上の全身の痛みや，触れただけでも痛むアロディニア(allodynia)症状を訴えることが多い．2010年5月に20年ぶりに改訂された診断予備基準(preliminary diagnostic criteria)では，広汎性疼痛(widespread pain，19か所)，疲労倦怠感(fatigue)，睡眠障害(waking unrefreshness)や認知障害(cognitive disorder)の3つの症状，慢性的な頭痛，易疲労性，過敏性胃腸障害，月経関連障害，眩暈・耳鳴，排尿障害などの全身症状(general symptoms)をsymptom severity(SS)としてスコア化している．

3 鑑別診断

血清反応陰性関節リウマチ，強直性脊椎炎，多発付着部位炎，ピロリン酸カルシウム(calcium pyrophosphate dihydrate：CPPD)結晶沈着症，Sjögren症候群，リウ

 Pitfall

長期の観察中にリウマチ疾患などが発症することがある．定期的にチェックが必要．

3か月以上持続する全身の疼痛
18のうち11以上の圧痛点
(いずれも左右対称性)

1. low cervical（下部頸部位）
2. trapezius（僧帽筋部位）
3. supraspinatus（棘上筋部位）
4. second rib（第2肋骨部位）
5. lateral epicondyle（上腕骨内顆）
6. gluteal（臀筋部位）
7. greater trochanter（大転子部位）
8. knee（膝関節部位）
9. occiput（後頭部位）

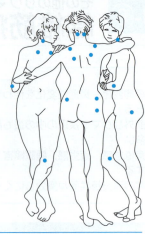

図1 線維筋痛症 米国リウマチ学会（ACR）分類基準（1990）
1）広範囲疼痛の定義：疼痛は以下のすべてが存在する際に広範囲とされる．身体左側の疼痛，身体右側の疼痛，腰部から上の疼痛，腰部から下の疼痛，さらに体幹中心部（頸椎，前胸部痛，胸椎，下部腰部）が存在する．
2）触診で以下の18か所の疼痛点のうち11か所以上に圧痛を認めること．

マチ性多発筋痛症などの整形外科的疾患やリウマチ性疾患との鑑別が重要である．これらの疾患に合併する続発性FM（あるいは二次性FM）では基礎疾患だけでは説明がつかない全身の痛みや不定愁訴がある．うつ病や不安障害などの精神疾患を合併していることもある．

4 治療

病態が複雑で多因子的であるがゆえに多くの薬物療法，非薬物療法が提案されており，これらを組み合わせて治療することが多い

a 薬物療法

通常のNSAIDsなどの鎮痛薬やステロイドはFMには無効なことも多く，慢性疼痛や神経障害性疼痛，筋けいれん，中枢性感作，交感神経緊張，うつ病などの病態や特性を考慮して投与する（表1）．

1) 抗うつ薬

下行性疼痛抑制系の賦活作用を有する3環系抗うつ薬（アミトリプチリンなど），選択的セロトニン再取り込み阻害薬（selective serotonin reuptake inhibitors：SSRI），セロトニン・ノルアドレナリン再吸収阻害薬（serotonin and norepinephrine reuptake inhibitors：SNRI）やノルアドレナリン作動性・特異的セロトニン作動薬（noradrenergic and specific serotonergic antidepressant：NaSSA）などが使われる．わが国で保険適用のある抗うつ薬はSNRI系抗うつ薬であるデュロキセチン（サインバルタ®）のみである．

2) 抗けいれん薬

クロナゼパムやガバペンチンなどのほか，保険適用のあるプレガバリン（リリカ®）は電位依存性Ca^{2+}チャネルの$\alpha_2\delta$サブユニットに結合することにより鎮痛効果を発揮する．

3) オピオイド

トラマドールはオピオイド骨格とモノアミン骨格を有しμ受容体と下行性疼痛抑制系双方に作用することで鎮痛効果を発揮する．トラマドールとアセトアミノフェンの

第6章 膠原病・リウマチ・アレルギー疾患を診療する

表1 線維筋痛症に対するわが国の薬物療法

薬剤の分類	一般名	エビデンスレベル	推奨度
・三環系抗うつ薬	アミトリプチリン	I	B
・神経性疼痛治療薬	プレガバリン	I	B
・SNRI	デュロキセチン	I	B
	ミルナシプラン	IIa	B
・SSRI	パロキセチン	IIa	B
	セルトラリン・フルボキサミン	IIb	B
・NaSSA	ミルタザピン	IIb	B
・抗てんかん薬	ガバペンチン	IIa	B
	クロナゼパム	IV	C
	カルバマゼピン	IV	C
・弱オピオイド	トラマドール塩酸塩	IIa	B
	トラマドール塩酸塩・アセトアミノフェン合剤	IIa	B
・下行性疼痛抑制系賦活型疼痛治療薬	ワクシニアウイルス接種家兎炎症皮膚抽出液	IV	B

〔日本線維筋痛症学会(編):線維筋痛症診療ガイドライン 2013 を参考に作成〕

合剤(トラムセット®)もある.強オピオイドであるフェンタニル,NMDA 受容体に作用するケタミンの有効性も評価されており,適応を選べば非がん性疼痛にも使用されるようになってきた.

4) ワクシニアウイルス接種家兎炎症皮膚抽出成分

わが国で開発されたノイロトロピン®の内服,静注または点滴静注,トリガーポイントへの局注が有効なことがある.

5) 抗不安薬

ベンゾジアゼピン系(benzodiazepine:BZP)の抗不安薬は抗不安作用,筋弛緩作用,鎮静作用などにより日常生活上の緊張,焦躁,興奮性などを改善するが補助的な薬剤として使用する.

b 非薬物療法

どのような薬物療法でも効果には限界があり生活指導,運動療法,リラクセーション,専門的心理療法の併用が必須である.

1) 患者教育

FM の病態理解を深め,前向きに治療に取り組むように促す.二次的な筋萎縮,関節拘縮を生じないように肉体的活動,機能訓練などを続けながら,根気よく治療を継続するプロセスを説明する.

2) 運動療法

水中運動(aqua-exercise)や太極拳などの有酸素運動(最大心拍数の 65 ~ 70% 程度を維持する中等度の運動)は薬物療法に劣らぬ高い有効性が証明されている.

3) 理学的治療法

温熱療法,牽引療法,マッサージなどの理学的治療法は FM に有効であるとの論文は多いが,エビデンスは不十分である.

4) 心理・精神療法

ストレス緩和のための生活指導や心理療法が必須で,特に認知行動療法(cognitive

コツ

患者の訴えに傾聴し,身体に触れて痛みの質や程度を評価し,患者の苦悩を全人的に理解する.

behavioral therapy：CBT)の有効性が高い．破局的思考(catastrophizing)に陥らないように注意する．

5 予 後

病態は好調，不調を繰り返しながら数年にわたり慢性的な経過をとることが多い．全身性の痛みが長期化しても基本的には関節の拘縮，変形，破壊などの器質的変化をきたすことはないが，無用な行動制限や安静により二次的な関節可動域，筋力や心肺機能の低下などをきたすことがある．痛み以外の愁訴も多いため，QOL，AOLの低下からうつ病などの精神疾患を発症することもあり，全人的な対応が求められる．

DON'Ts

- 依存性のありそうな患者に安易に強オピオイドを使用しない
- 過剰な運動や活動をさせない．休息を取りながら有酸素運動レベルで行う

国際医療福祉大学・山王病院心療内科　**村上正人**

A 膠原病・リウマチ

9-⑦ その他のリウマチ性疾患および関連疾患
IgG4 関連疾患

> **DOs**
> - ☐ 対称性の涙腺・唾液腺腫大や膵, 腎の腫脹や後腹膜線維症を認めたら, IgG4 関連疾患を疑おう
> - ☐ IgG4 関連疾患は全身疾患であり, 単一臓器病変をきっかけに診断された場合でも, 必ず他臓器罹患を疑って全身を検索しよう
> - ☐ 治療の第一選択はグルココルチコイドであり, 寛解導入後も再燃抑制のため少量の維持投与を継続しよう

1 疾患概要

IgG4 関連疾患(IgG4-related disease：IgG4-RD)とは血清 IgG4 高値と, 病変部の IgG4 陽性形質細胞のびまん性の浸潤, 線維化を特徴とするおもに腫瘤性病変を示す慢性疾患である. 涙腺・唾液腺と膵臓を2大好発臓器とするが, それ以外の複数の臓器にも同時性・異時性に病変を呈する全身性疾患である(表1).

グルココルチコイド(glucocorticoids：GC)には速やかに反応し, 腫瘤性病変の消退と機能的な回復を期待できる. 発症年齢のピークは60歳代と高齢者に好発し, 男性での罹患が多い.

2 検査・診断

a 臨床検査

高γグロブリン血症がみられ, 特に血清 IgG4 高値(135 mg/dL 以上)が9割以上で観察される. 複数の臓器罹患, 特に腎病変合併例は低補体血症を伴うことが多い. 抗核抗体・リウマトイド因子が陽性となる例もあるが, 抗体価は一般に低い. 抗 SS-A 抗体などの疾患標識抗体は Ouchterlony 法で陰性であるが, 酵素抗体法では弱陽性に出ることもあり注意する.

b 画像

造影 CT や MRI により, 罹患臓器のびまん性・限局性の腫大や結節性・肥厚性病変を認める. 特に自己免疫性膵炎の"ソーセージ様"の膵のびまん性腫大や, 造影 CT での被膜様構造(capsule-like rim)(図 1b), IgG4 関連腎疾患の腎実質の多発性造影不良域(図 1c)は IgG4-RD として特徴的である. 全身の検索には FDG(^{18}F-fluorodeoxyglucose)-PET が有用であるが保険適用外である.

c 病理組織学的検査

IgG4 陽性形質細胞のびまん性浸潤と, 花むしろ様の線維化(図 1d, e), 閉塞性静脈炎を特徴とする. 一方, 肉芽腫形成や好中球浸潤, 壊死性血管炎は認められない.

d 診断

表1に示すような徴候・症状が IgG4-RD 診断の契機となる. 特に涙腺・唾液腺炎は上眼瞼や顎下部の腫大をもたらし, 特徴的な容貌変化をきたす(図 1a). 膠原病でみられる発熱・全身倦怠感などの慢性炎症徴候や関節痛などのリウマチ症状はまれである. IgG4-RD を疑った場合には, 血清 IgG4 値測定と病変部の病理組織学的検討を行う. 血清 IgG4 高値(135 mg/dL <)と病理組織学的所見(線維化と IgG4/IgG 陽性細胞比＞40%, かつ IgG4 陽性細胞数/強拡大視野＞10個)の両者が確認されれば, 確定診断となる. ただし, 好発臓器罹患の場合は臓器ごとの診断基準でも確定診断可

表1 IgG4関連疾患を構成する臓器病変と徴候・臨床症状

罹患部位・臓器	病名	徴候・症状
涙腺・唾液腺	IgG4関連涙腺・唾液腺腺炎（いわゆるMikulicz病） 唾液腺炎（いわゆるKuttner腫瘍） IgG4関連眼疾患 （眼筋・眼窩部・三叉神経を含む）	容貌変化（上眼瞼・顎下部・耳下部腫脹），口渇，ドライアイ，眼球突出，視力低下，眼窩下神経腫大
呼吸器系	IgG4関連呼吸器疾患	乾性咳嗽，胸痛，喘息様症状，胸水
肝胆道系	IgG4関連硬化性胆管炎 IgG4関連肝障害	黄疸，右季肋部痛，肝機能障害
膵	自己免疫性膵炎（type1）	上腹部不快感，糖尿病，膵酵素上昇，門脈圧亢進症（食道静脈瘤・血小板減少）
腎	IgG4関連腎臓病	浮腫，腎機能障害，蛋白尿・血尿
後腹膜	後腹膜線維症	背部痛，水腎症，浮腫，微熱
前立腺	IgG4関連前立腺炎	排尿障害
リンパ系	IgG4関連リンパ節症	リンパ節腫大
心血管系	動脈周囲炎，動脈瘤	背部痛，微熱
内分泌系	下垂体炎，甲状腺炎	下垂体機能低下症，口渇，甲状腺腫，甲状腺機能低下症
神経系	肥厚性硬膜炎	頭痛，脳神経障害

能である．

3 鑑別診断

腫瘤性病変や複数臓器罹患を呈する疾患，高γグロブリン血症を伴う疾患との鑑別のため，病理組織的検索が必要とされる．具体的にはリンパ腫を含む悪性腫瘍やサルコイドーシスなどの肉芽腫性疾患，膠原病である．ただし，Castleman病は病理組織学的にも鑑別困難な例があり，高IL-6血症に起因する炎症徴候の有無が鑑別のポイントとなる．また，高IgG4血症やIgG4陽性細胞の出現が必ずしもIgG4-RDに特異的ではなく，特に好発臓器以外での病変の場合，これらIgG4関連検査の評価には慎重を期する．

4 治療の考え方

良好なGC反応性から，第一選択はGCである．黄疸，水腎症などの進行性の臓器障害や複数臓器罹患例は絶対的な治療適応である．自覚症状を有する場合も治療適応とするが，無症候例では慎重な経過観察を行うこともある．寛解維持には少量のGC継続が望ましいが，長期使用による副作用や，減量困難例・再燃例が問題となっている．膠原病に準じた既存の免疫抑制薬の使用が試みられているが，有効性は限定的である．最近，米国を中心に抗CD20抗体治療が試みられており，わが国でも臨床試験が計画中である．

5 予後

IgG4-RDの各罹患臓器の短期的な機能予後は良好と考えられている．ただし，IgG4-RDは再燃が頻回であり，長期の臨床像を正確に把握することが困難であり，生命予後を含めた長期予後に関してはまだ十分なデータが集積されていない．

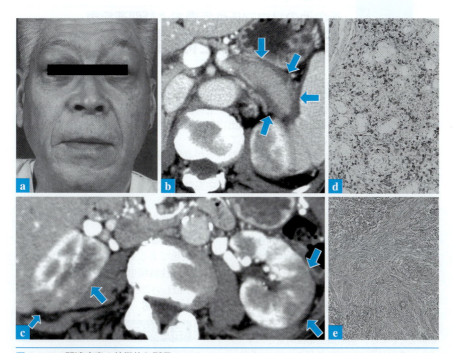

図1 IgG4 関連疾患の特徴的な所見
a：涙腺・唾液腺炎では特徴的な容貌が認められる．
b：自己免疫性膵炎では被膜様の構造物（capsule-like rim，➡）を伴った膵の腫大がみられる．
c：IgG4 関連腎臓病の造影 CT では，多発性の造影不良域（➡）が観察される．
d：顎下腺生検組織（抗 IgG4 抗体による免疫染色像）．多数の IgG4 陽性細胞（形質細胞）の浸潤を認める．
e：顎下腺生検組織（HE 染色像）．花むしろ様の線維化を認める．
（カラー口絵 No.26 参照）

DON'Ts

- 高 IgG4 血症や病変部の IgG4 陽性細胞の存在だけで IgG4 関連疾患と診断してはいけない
- 鑑別診断，特に悪性腫瘍が除外されていない場合のグルココルチコイドの投与は原則，避けるべきである

札幌医科大学医学部消化器・免疫・リウマチ内科学講座　**高橋裕樹，山本元久**

A 膠原病・リウマチ

9-⑧ その他のリウマチ性疾患および関連疾患
自己炎症症候群

DOs

- 自己炎症症候群は，自然免疫が主体で全身性の炎症をきたし，感染症や膠原病に類似しているが，病原体は検出されず，自己免疫反応にも乏しい症候群で第4の不明熱とよばれると覚えておこう
- 診断は臨床症状と遺伝子検査で行われるが遺伝子診断ガイドライン・フローチャート(「自己炎症性疾患サイト」http://aid.kazusa.or.jp/2013/)を参考にしよう
- 治療は各症候群で異なるが，家族性地中海熱にはコルヒチンが著効することを覚えておこう

1 自己炎症症候群の分類

自己炎症症候群は，繰り返す全身性の炎症をきたす症候群で，多くは発熱がみられ，関節・皮膚・腸・眼・骨などの部位の炎症を伴う．症状としては，感染症や膠原病に類似しているが，病原微生物は同定されず，また，自己抗体や抗原特異的T細胞も検出されない．外国の疾患と考えられていたが，わが国における症例報告や疫学調査などから，予想外に患者数が多く，臨床家にもかなり認知されてきた症候群である．特に臨床の場では，3大不明熱（感染症，悪性腫瘍，膠原病）に次ぐ，第4の不明熱として注目されている．

最初は狭義の遺伝性周期熱症候群を中心に分類されていたが，自然免疫が病態に深くかかわっていると思われる疾患も入り，より広義な分類へと変化してきた．狭義の自己炎症症候群は，遺伝子異常と病態との関連が認められる疾患である．また，広義の自己炎症症候群は，疾患遺伝子は同定されていないものの，自然免疫が病態に大きくかかわっている疾患が入る．たとえば，小児科領域の若年性特発性関節炎の全身型は，高熱を伴い全身症状が強く，関節型とは異なる臨床症状・臨床経過を示すが，自己炎症症候群として分類するとしっくりくる．自己免疫現象よりも炎症がメインの膠原病疾患であるBehçet病や成人発症Still病，炎症性腸疾患のCrohn病，古くから炎症が激しいことが知られている痛風・偽痛風も含まれる．

2 自己炎症症候群の診断

不明熱の場合，3大不明熱（感染症，悪性腫瘍，膠原病）の否定が大前提である．自己炎症症候群の診断は，おもに臨床症状と遺伝子検査で行われる．特に，疾患遺伝子が明確である遺伝性周期熱症候群は，疾患遺伝子変異が診断に重要である．わが国の遺伝子診断ガイドライン・フローチャート[1]に照らして判断することが望ましい．また，TouitouらはINFEVERS（遺伝性の発熱症候群などの突然変異の情報を掲示したサイト)[2]を開設し，世界中の自己炎症症候群患者の情報を集め，世界へ発信している．上記サイトでは，各自己炎症症候群の現在まで報告されている突然変異の部位などの情報が得られる．

本項では，自己炎症症候群の中で代表的な症候群を6つあげる（表1)[1]．

a 家族性地中海熱（FMF）

わが国の自己炎症症候群では，患者数が最も多い疾患である．コルヒチンが約9割の患者に有効であり，治療的診断としても

第6章 膠原病・リウマチ・アレルギー疾患を診療する

表1 代表的な自己炎症症候群の臨床像

疾患名	家族性地中海熱	TNF受容体関連周期性症候群	クリオピリン関連周期熱症候群		
			家族性寒冷蕁麻疹	Muckle-Wells症候群	新生児期発症多臓器系炎症性疾患
頻度	300例（推定1,000例以上）	30数家系	100例程度		
疾患遺伝子	MEFV	TNFRSF1A	NLRP3		
責任蛋白	pyrin	TNFRI	cryopyrin		
遺伝形式	常染色体劣性遺伝	常染色体優性遺伝	常染色体優性遺伝		
臨床症状	発熱（12時間～3日間続く） 非限局性の腹膜炎による腹痛 胸膜炎による胸背部痛 関節炎（股・膝・足関節） 心膜炎 精巣漿膜炎 髄膜炎による頭痛 丹毒様紅斑	発熱（3日～数週間続く） 腹痛 筋痛（移動性） 皮疹（筋痛を伴う紅斑様皮疹） 結膜炎・眼窩周囲浮腫 胸痛 関節痛，あるいは単関節滑膜炎	発熱 発疹 関節痛	発熱 蕁麻疹様皮疹 結膜炎 関節痛 頭痛 感音性難聴 腎不全	発熱 蕁麻疹様皮疹 無菌性髄膜炎 頭痛 視神経乳頭浮腫 視力障害 関節障害 成長障害 水頭症 感音性難聴 精神運動発達遅滞 アミロイドーシス
治療薬 第一選択薬	コルヒチン	NSAIDs，ステロイド薬	抗IL-1製剤（カナキヌマブ）		
その他の薬剤	抗IL-1製剤 抗TNF製剤	抗TNF製剤（エタネルセプト） 抗IL-1製剤	ほかの抗IL-1製剤		

疾患名	Blau症候群/若年性サルコイドーシス	PAPA症候群	周期性発熱，アフタ性口内炎，咽頭炎，頸部リンパ節炎症候群
頻度	約50例（4家系）	数例	不明，周期性発熱症候群のなかで最多
疾患遺伝子	NOD2	PSTPIP1	不明
責任蛋白質	NOD2	CD2BP1	不明
遺伝形式	常染色体優性遺伝	常染色体優性遺伝	不明
臨床症状	充実性の丘疹 （かゆみなく，ときに潮紅や乾燥） 無痛性関節炎 （嚢腫状の腫脹） ぶどう膜炎	化膿性無菌性関節炎 壊疽性膿皮症 嚢腫性痤瘡	発熱 アフタ性口内炎 咽頭炎 頸部リンパ節炎
治療薬 第一選択薬	NSAIDs，ステロイド薬	NSAIDs，ステロイド薬	シメチジン，ステロイド薬 扁桃摘出
その他の薬剤	MTX，抗TNF製剤	MTX，抗TNF製剤，抗IL-1製剤 カルシニューリン阻害薬	コルヒチン，抗IL-1製剤 ロイコトリエン拮抗薬

FMF：familial mediterranean fever, TRAPS：TNF receptor-associated periodic syndrome, CAPS：cryopyrin-associated periodic syndrome, FCAS：familial cold autoinflammatory syndrome, MWS：Muckle-Wells syndrome, CINCA：chronic neurologic cutaneous and articular syndrome, NOMID：neonatal-onset multisystem inflammatory disease, PAPA：syndrome of pyogenic arthritis with pyoderma gangrenosum and acne, PFAPA：periodic fever, aphthous stomatitis, pharyngitis and cervical adenitis syndrome.

用いられる．わが国では，非典型的なFMF症例が多く，診断・鑑別に窮することがある．

b TNF受容体関連周期性症候群（TRAPS）

わが国では，家族歴がある場合がほとんどである．FMFと同様に関節痛や筋肉痛などの非特異的症状を示すため，ほかの膠原病疾患との鑑別が難しい．

c クリオピリン関連周期熱症候群（CAPS）

小児科領域では有名な自己炎症症候群の1つである．軽症例から重症例まで3つのフェノタイプに分かれる．

d Blau症候群／若年発症サルコイドーシス

特徴的な皮疹と関節所見が診断の決め手である．早期に遺伝子診断をしてぶどう膜炎の発症・進展を阻止したい．

e PAPA症候群

化膿性無菌性関節炎，壊疽性膿皮症，嚢腫性痤瘡を3徴とする疾患である．稀少疾患であるが，整形外科と皮膚科で治療されていることがある．

f 周期性発熱，アフタ性口内炎，咽頭炎，頸部リンパ節炎症候群（PFAPA）

周期性発熱症候群の中では，頻度が最も多いと考えられている症候群である．ステロイド薬投与や扁桃摘出術を小児期にされて軽快している症例が多いが，小児期からのキャリーオーバー症例も増加傾向である．

3 自己炎症症候群の治療

自己炎症症候群の治療は，各症候群によって異なる（表1）[2]．FMFでは，コルヒチンが第一選択薬である．コルヒチンが効かない症例，下痢などの副作用で増量できずに炎症をコントロールできない症例に生物学的製剤が投与されている．CAPSでは，保険適用された抗インターロイキン（interleukin：IL）-1製剤のカナキヌマブが著効するため，第一選択薬となる．多くの自己炎症症候群で抗IL-1製剤の効果が報告されている．自己炎症症候群では，表1のように様々な治療薬が投与されているが，現時点でCAPSのカナキヌマブ以外は保険適用されていない．

 コツ

問診が重要である．発熱の程度（38℃を超えるかどうか），幼少時の不明熱の既往，発熱者の家族歴，発熱時の随伴症状（特に，胸痛，腹痛）は必ず聞く．

文献

1) 自己炎症性疾患サイト．http://aid.kazusa.or.jp/2013/
2) INFEVERS. http://fmf.igh.cnrs.fr/ISSAID/infevers/

久留米大学医学部呼吸器・神経・膠原病内科　**井田弘明**

A　膠原病・リウマチ

9-⑨ その他のリウマチ性疾患および関連疾患
間質性肺炎（IP）

DOs

- □ 間質性肺炎を疑った場合，CT検査は必ず高分解能CT（HRCT）を施行しよう
- □ 膠原病の間質性肺炎は急性/亜急性の2病型と慢性線維化性の2病型が主であることを知ろう
- □ 膠原病性の慢性線維化性間質性肺炎は免疫抑制療法に反応するため，進行するものには免疫抑制療法を試みよう
- □ 薬剤性肺炎を起こす危険の高い薬剤はレフルノミドとメトトレキサートであり，既存肺疾患を有する患者に使うのは避けよう
- □ 皮膚筋炎に伴う間質性肺炎は強い免疫抑制療法が必要なので専門家に送ろう

1 間質性肺炎とは

a　概念，定義，分類

　間質性肺炎（interstitial pneumonia：IP）は肺の間質（胞隔と広義間質〈小葉間結合組織など〉）を病変の首座とする非感染性の炎症性疾患のうちのいくつかの疾患をまとめた概念で，2013年American Thoracic Society（ATS）/European Respiraroy Society（ERS）により発表された分類に入るものと定義される（**表1**）．主要6病型とまれないくつかの病型に分けられ，主要病型は慢性線維化型間質性肺炎2型，急性/亜急性型間質性肺炎2型，喫煙関連間質性肺炎2型に3分された．膠原病性IPも特発性に準じて分類されるが喫煙関連以外の4病型がおもにみられる．

b　間質性肺疾患との差異

　間質性肺疾患（interstitial lung disease：ILD）という概念は肺の間質に病変を有する疾患すべてを包含する概念で，ウイルス性肺炎や好酸球性肺炎，サルコイドーシスなども含む広義の概念である．IPの診断には原則組織所見が必要なので，組織がとれない例が多い膠原病関係の論文では，IPよりILDの語のほうが好んで用いられる．そのILDの大半はIPと考えられる．

2 間質性肺炎の診断

　診断に有用な検査は，呼吸機能，血清中のKL-6，Sp-D，Sp-A，胸部X線，胸部CT，肺生検であるが，病型の診断にも使える検査は後2者である．CTは高分解能CT（HRCT）でないとIPの評価は不能である．肺生検は，胸腔鏡下肺生検（video-assisted thoracoscopic lung biopsies：VATS）が必要である．IPの診断にはIPFを除き病理検査が必須で，かつ病理，臨床，画像の3者を勘案して診断するCRP診断が必要とされている．しかし，現実には病理組織のとれないことも多く，画像所見のみで非特異性間質性肺炎（nonspecific interstitial pheumonia：NSIP）様IPなどと診断され対処されている．

3 急性/亜急性間質性肺炎群

　特発性器質化肺炎（cryptogenic organizing pneumonia〈COP〉，病理名：器質化肺炎〈organizing pneumonia：OP〉）と急性間質性肺炎（acute interstitial pneumonia〈AIP〉，病理名：びまん性肺胞障害〈diffuse alveolar damage：DAD〉）が含まれる．

a　器質化肺炎（OP）

　OPの組織では細気管支内腔にみられる

表1 間質性肺炎の分類

- major idiopathic interstitial pneumonias(IIPs)
  - chronic fibrosing IPs
    IPF：idiopathic pulmonary fibrosis(UIP：usual interstitial pneumonia)
    iNSIP：idiopathic non-specific interstitial pneumonia(NSIP：non-specific interstitial pneumonia)
  - acute/subacute IPs
    COP：cryptogenic organizing pneumonia(OP：organizing pneumonia)
    AIP：acute interstitial pneumonia(DAD：diffuse alveolar damage)
  - smoking related IPs
    RB-ILD：respiratory bronchiolitis with interstitial lung disease
    DIP：desquamative interstitial pneumonia
- rare idiopathic interstitial pneumonias
  iLIP：idiopathic lymphoid interstitial pneumonia
  iPPFE：idiopathic pleuroparenchymal fibroelastosis
- new concept
  AFOP：acute fibrinous and organizing pneumonia
  brhonchiolocentric interstitial pneumonias
  unclassifiable idiopathic interstitial pneumonias

〔Travis WD, et al.：AJRCCM2013：733 より引用改変〕

表2 膠原病と間質性肺炎各病型

IP型	RA	SSc	MCTD	DM	PM	SLE	SS	MPA
UIP	◎	―*	―*	―*	―*	―*	―*	◎
NSIP	○	◎	◎	◎	○	―*	△	△
DAD	○	―	―*	◎	―*	△	―	○
OP	◎	△	△	○	△	△	△	△

頻度は◎＞○＞△＞―*＞―の順
RA：関節リウマチ，SSc：強皮症，MCTD：混合性結合組織病，DM：皮膚筋炎，PM：多発性筋炎，SLE：全身性エリテマトーデス，SS：Sjögren症候群，MPA：顕微鏡的多発血管炎

吹き流し肉芽が特徴的である．画像は浸潤影が主体で，空間的に散在し pachy な分布と表現される．また悪化する部位と改善する部位が混在し，影が wondering したり，浸潤影の内部が薄くなる reversed hallo sign が存在するのが特徴的である．画像と経過は特徴的で生検なしに診断可能なことが多い．特発性・膠原病性ともに画像・治療反応性・予後に差異はなくステロイド治療によく反応し予後良好である．関節リウマチ(rheumatoid arthritis：RA)，多発性筋炎／皮膚筋炎(PM/DM)に多く合併するが，すべての膠原病に合併しうる．DM に伴うものの中には重症化し予後不良なものがある．

b びまん性肺胞障害(DAD)

DAD の組織は肺胞上皮の壊死に基づく硝子膜形成が特徴的な所見である．画像では，区域性のないすりガラス影と浸潤影の混合が主体で，時間がたつと牽引性気管支拡張がみられる．DAD も画像と経過より推測は可能である．特発性・膠原病性ともに画像・治療反応性・予後に差異はなくステロイドパルス，血液浄化療法などが行われるが，あらゆる治療に抵抗性で絶対的に予後不良である．DM，RA，通常型間質性肺炎(usual interstitial pneumonia：UIP)を伴う膠原病に多く，全身性エリテマトーデス(systemic lupus erythematosus：

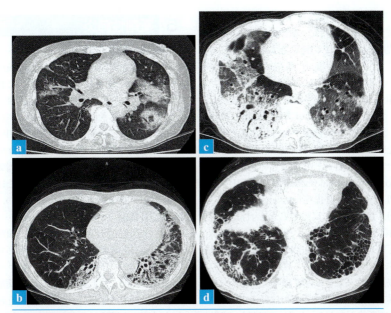

図1 間質性肺炎4病型のCT像
a：SScに伴う器質化肺炎（OP），b：SScに伴う非特異性間質性肺炎（NSIP），c：RAに伴うびまん性肺胞障害（DAD），d：RAに伴う通常型間質性肺炎（UIP）．

SLE），顕微鏡的多発血管炎（microscopic polyangiitis：MPA）にもみられる．頻度は低いがすべての膠原病に合併しうる．DMによるものは，カルシニューリン阻害薬大量＋シクロホスファミド静注療法（intravenous cyclophosphamide：IVCY）による強い免疫抑制に反応することがある．SLE，MPAではときに肺胞出血を合併する．

4 慢性線維化性間質性肺炎群

特発性肺線維症（idiopathic pulmonary fibrosis〈IPF〉，病理名：UIP）と特発性非特異性間質性肺炎（idiopathic nonspecific interstitial pneumonia〈iNSIP〉，病理名：非特異性間質性肺炎 nonspecific interstitial pneumonia〈NSIP〉）が含まれる．

a 通常型間質性肺炎（UIP）

特発性のUIPは，あらゆる治療に抵抗性かつ進行性で予後不良である．またときに急性増悪を起こし死亡する．UIPの組織は，正常組織と肺隔の炎症と線維化がみられる部分，蜂巣肺の部分といった時相の異なる病変が空間的に混在する．時相的に不均一と表現される．また幼若な線維芽細胞の集団である fibroblastic foci がみられる．画像では，下肺，背側，末梢優位のすりガラス影，網状影，牽引性気管支拡張，蜂巣肺がみられる．膠原病ではRA，MPAに多く合併する．そのほかの膠原病でも珍しいがみられうる．治療反応性・予後は膠原病性が特発性より少し良好とされるが，RAに伴うものはMPAに伴うものより予後不良である．またMPAによるものは経過中肺胞出血を起こしうる．RAに伴うものは予後不良だが，MPAに伴うものは免疫抑制療法に反応し制御しうると考えている．

b 非特異性間質性肺炎(NSIP)

特発性のNSIPは，ステロイド療法にある程度反応しUIPに比し予後は少し良好である．NSIPの組織は，肺隔の炎症と線維化が標本全体に均一にみられるのが特徴で時相的に均一と表現される．画像では，下肺，背側，末梢優位のすりガラス影，網状影，牽引性気管支拡張がみられ，はっきりした蜂巣肺はみられない．膠原病で最も多く合併する慢性線維化間質性肺炎(chronic fibrosing interstitial pneumonia：CFIP)であり，全身性硬化症(systemic sclerosis：SSc)，DM/PMに高頻度で，混合性結合組織病(mixed connective tissue disease：MCTD)，RAで中頻度に合併するが，ほぼすべての膠原病にある程度合併しうる．治療反応性・予後は基礎膠原病により大きく異なり，DMによるものは経過中DADとなり予後不良なことが多いのに対し，SScに伴うものは非常に緩徐進行性で予後は特発性よりさらに良好である．また，SScやMCTDによるものは経過中に肺高血圧症を合併することがあり問題となる．治療はステロイド＋免疫抑制薬による免疫抑制療法であるが，DMによるものの多くはステロイド大量＋カルシニューリン阻害薬大量＋IVCYによる強い免疫抑制療法を必要とする．基礎膠原病により画像，予後，経過中の発現事象に差異があり，ひとくくりに膠原病性NSIPなどと表現するのには問題がある．

5 薬剤性肺炎

a 薬剤性肺炎の病型

薬剤性肺炎(drug induced pneumonia：DP)にはOP，DAD，NSIP，UIPに相当するものや，急性・慢性の好酸球性肺炎，過敏性反応と称されるすりガラス影主体の病型などがある．時相からみればNSIP型，UIP型以外は急性／亜急性で，DAD型は予後不良であるが，それ以外は，起因薬の中止とステロイドの使用で治癒，または進行抑制が可能で予後良好なものが多い．

b 起因薬剤

DPの起因薬別の危険度は，発生頻度と最重症型であるDAD型の発生で評価できる．レフルノミドとメトトレキサート(methotrexate：MTX)が最も危険な薬剤である．レフルノミドが最もDAD型を起こしやすい．MTXは，レフルノミドほどDAD型の発生はないが，RAでの使用頻度は近年上昇し7割に達しようとしているため問題の最も大きい薬剤である．DPの発生頻度は最も高いレフルノミドで1.5〜1.8%である．

c 患者側の条件

DPを起こしやすい患者側の条件としては既存肺病変(特にUIP様のCFIP)や高齢，男性，喫煙などがあげられている．治療に関しては，まず原因薬剤の中止を行い，不応例にはステロイドなどによる治療が行われるが，危険のある薬剤をリスクのある症例に使う際は十分な配慮が必要である．

DON'Ts

- 間質性肺炎は疾患群を指す言葉であり，各構成疾患で経過，治療反応性が異なるためIPとのみ診断して対応しない
- 膠原病性の慢性線維化性間質性肺炎は基礎膠原病により，経過，治療反応性が大きく異なるため膠原病性NSIPなどとひとくくりにして対応しない

大阪医科大学リウマチ膠原病内科　**槇野茂樹**

1-① アレルギーの治療総論
アレルギーの治療方針

> **DOs**
> - アトピー型喘息は，ハウスダストやダニ（特にヤケヒョウヒダニ，コナヒョウヒダニが多い）などの環境アレルゲンに対する特異的 IgE 抗体の存在を認める
> - 通年性アレルギー性鼻炎はハウスダスト，ダニ，カビ，ペットの毛やふけをアレルゲンとする I 型アレルギー疾患である．アレルゲンの多くはダニである

1 疾患概要

一般に家塵ダニ（house dust mite：チリダニ）・アレルギーによるアレルギー性鼻炎，喘息は，家塵ダニをアレルゲンとする IgE 依存性のアレルギー疾患である．家塵ダニ・アレルゲンが粘膜内に侵入し，抗原提示細胞に貪食され，活性化された T リンパ球と B リンパ球の相互作用によりアレルゲン特異的 IgE 抗体が産生され，この特異的 IgE 抗体が粘膜に分布するマスト細胞や好塩基球上の IgE 受容体と結合し，感作が成立する．感作成立後，家塵ダニ・アレルゲンに曝露されると，気道粘膜上皮細胞間隙を通過したアレルゲンが粘膜のマスト細胞表面の特異的 IgE 抗体と結合し，マスト細胞を活性化する．マスト細胞はヒスタミン，ロイコトリエンなどの化学伝達物質を放出し，気道粘膜知覚神経や血管に作用し，即時型反応が生じる．マスト細胞やリンパ球などは様々な化学伝達物質，サイトカイン，ケモカインを産生し，気道粘膜に好酸球をはじめとする多様な炎症細胞が集まり，遅発反応が生じる．

2 治療の考え方と実際

通年性の生活環境アレルゲンである家塵ダニを病因とするアレルギー疾患に対して，アレルゲン免疫療法は自然経過を修飾しうる可能性のある唯一の治療法である．

アレルギー性鼻炎やアレルギー性喘息では，アレルゲン免疫療法は，臨床症状を改善させ，薬物減量効果を有することが，メタアナリシスで明らかとなっている．標準治療を施行したうえでも，追加効果があることが示されている．皮下注射による免疫療法（subcutaneous immunotherapy：SCIT），舌下免疫療法（sublingual immunotherapy：SLIT）の詳細は p.461「アレルゲン免疫療法」項を参照されたい．

アレルギーの診療およびその免疫療法については専門的な知識・技能が求められる．特に免疫療法にはアナフィラキシーのリスクがあるため，その適切な対応が可能な施設で実施すべきである．

a アレルゲン免疫療法

アレルゲン免疫療法とは，アレルギー疾患の病因アレルゲンを投与していくことにより，アレルゲンに曝露された場合に引き起こされる関連症状を緩和する治療法である．アレルゲン免疫療法は，一般的な対症薬物療法とは**全く異なった**臨床的意義，すなわちアレルギー疾患の自然経過の修飾と，全身的・包括的な臨床効果を期待して行われるものである．

アレルゲン免疫療法により，アレルゲン特異的な Th2 型免疫応答の緩和，Th1 型免疫反応の誘導，制御性 T 細胞の誘導，またアレルゲン特異的 IgG4 抗体の産生などの，

有益な免疫学的変化の発現が期待できる．

3 患者指導の重要性

a　アレルゲンの回避

原因アレルゲンの回避指導はすべてのアレルギー疾患患者で重要であり，アレルゲン免疫療法を施行する場合にも，その効果を確実に得るために，充分なアレルゲン回避は必須である．家塵ダニなどのアレルゲンに可能な限り曝露されないように患者指導を行う（表1）．

表1　アレルゲン回避の患者指導

①常に室内を清潔にし，家塵ダニが繁殖しづらい環境（室内温度20℃以下，相対湿度50％以下）を考慮し，室内の清潔や通気を心がける．
②家塵ダニが繁殖しやすいじゅうたんや布製ソファなどの使用は避け，フローリングの床が望ましい．
③床や畳の掃除機かけは，毎日が望ましく，1回20秒/m^{2}の時間をかける．
④寝具の管理は重要であり，寝具への掃除機かけを20秒/m^{2}の時間をかけて週1回以上行う．シーツや寝具はこまめに交換や洗濯することが望ましい．
⑤防ダニシーツの効果はある程度望めるが，殺ダニ剤の使用は推奨されない．
⑥年1回は室内の徹底した大掃除が必要である．
⑦室内ペット飼育は，ペットアレルゲンの新規感作や家塵ダニ・アレルゲンの増加をもたらすためさける

〔日本アレルギー学会：ダニアレルギーにおけるアレルゲン免疫療法の手引き 2015 より引用改変〕

DON'Ts

□　アレルゲン免疫療法にはアナフィラキシーのリスクがあるため，専門的な知識・技能の習得を怠らない

文献

1) ダニアレルギーにおけるアレルゲン免疫療法の手引き：日本アレルギー学会，2015

昭和大学医学部呼吸器・アレルギー内科　**相良博典**

B アレルギー

1-② アレルギーの治療総論
アレルゲン免疫療法

DOs

- [ ] アレルギー性気道疾患の重要な病因アレルゲンであるダニとスギ花粉については，これらに対する免疫応答性を修飾する原因療法としてアレルゲン免疫療法を施行することが可能である
- [ ] ダニアレルギー気管支喘息では軽症から中等症で閉塞性換気障害を伴わないケースにおいて，皮下注射法での純化ダニアレルゲンによる免疫療法の適応がある．ダニアレルギーの鼻炎を有する患者では舌下免疫療法も選択可能である
- [ ] スギ花粉症に対しては皮下注射法と舌下免疫療法の両者が選択可能である

1 基本的な考え方

　気管支喘息の最も重要なアレルゲンは室内塵中のダニである．気管支喘息の第一選択治療薬である吸入ステロイド薬は優れた対症療法薬ではあるが，使用中はコントロールが良好であっても，中止するとほとんどの場合喘息は再発する．またわが国において国民病ともいえるスギ花粉症は，しばしば患者のQOLを大きく損なったり，喘息を増悪させたりする．そこでこれらに対する原因特異的でかつ根本的な治療手段が重要視される．

　アレルゲン免疫療法は，アレルギー疾患の病因アレルゲンを増量しながら投与していくことにより，免疫応答性を是正していく治療法である．薬物治療が対症療法であるのに対して根本治療と言える．なおハチアレルギーについてもエビデンス的には有効性が確立されている．また小児の食物アレルギーに対する経口アレルゲン免疫療法は一部症例で有効性が認められているが研究段階である．

2 機序と効果

　アレルゲン免疫療法はアレルゲン特異的IgE抗体やTh2型細胞に対して拮抗的に作用する特異的IgG4抗体の産生や制御性T細胞を誘導することで，アレルギー性炎症を制御していく．またTh2型からTh1型反応への免疫学的偏倚を誘導する．これらの作用が重要なのであって，いわゆる"減感作"作用は本療法の主たる機序ではない．したがって，国際的には減感作療法などという呼称は過去のものに過ぎず，アレルゲン免疫療法が正規の呼称である．

　アレルゲン免疫療法は対象疾患の症状を緩和する．たとえばダニアレルギーによる気管支喘息では気道過敏性や重症度を改善させる効果があり，薬物減量効果を示す．また合併する鼻炎や結膜炎などに対する効果を含む包括的な臨床効果がある．さらに重要なことは，新規のアレルゲン感作拡大を阻止する効果を示し，また花粉症の段階で施行するとその後の喘息発症頻度を抑制するなど，アレルギー疾患の自然経過に対する修飾作用を示すことである．

3 臨床における実際

a 対象

　原因アレルゲンに対する特異的IgE抗体の存在が明確であることが必要である．薬物療法の減量希望があることや，薬物療法で望ましくない副作用が現れる場合も症例

選択基準となる．一般に皮下注射法は5歳以上，舌下療法は12歳以上が適応となる．

アレルギー性鼻炎，花粉症では軽症から重症が対象となり，約70%で効果が認められている．気管支喘息では基本的に軽症から中等症が対象となり，特にアレルギー性鼻炎合併例では両疾患に効果を示すこともあってよい適応である．

以下の基準に合致する症例は適応外となる．

β遮断薬使用中の患者，%FEV$_1$が70%以下または不安定な気管支喘息患者，全身ステロイドの連用や抗がん薬を使用している患者，治療開始時に妊娠している患者，急性感染症に罹患しているとき，自己免疫疾患の合併や既往を有する患者．

なお施行に際しては必ず当該アレルゲンの回避指導を十分に行う必要がある．

b 投与方法

皮下注射法と舌下療法がある．ただしダニアレルギーの気管支喘息に対しては皮下注射法のみが適応となる．

1) 皮下注射法

最初に閾値を皮内反応で調べて開始濃度を決定する．標準的には10倍希釈系列で5段階程度作成し0.02 mLずつ順次皮内注射し，陽性となった最低濃度が閾値濃度となり，その濃度か1/10濃度の0.05 mLを開始量とする．皮下注射し，もずに，(20~)30分後に皮膚反応を測定する．皮疹径が3 cmの基準を超えた場合は次回も同量とする．皮膚が腫脹しても同一量で反復すると徐々に反応性が低下し，再度増量できることが多い．週1～2回，注射量を50%あるいは100%ずつ増量する方法が広く用いられている．目標は，スギではアレルゲン量として200 JAU，ダニでは300 JAU以上とするのが通常であるがこれに到達できない場合もあり，皮膚反応や痒みの程度で維持量を決定する．表1にダニアレルギー喘息での1例を示す．

維持療法は最初の1～2回は1～2週ごとに反復し，そのあと4週ごとに，最低3年間以上定期的に継続する．維持量到達後であれば妊娠していても継続可能である．毎回投与前の診察時に，前回の投与後の有害事象の程度の問診と身体所見をとり，体調が整っていることを確認する．投与するアレルゲンエキスは誤投与の防止のために必ずダブルチェックをする．接種後は20～30分はアナフィラキシー症状などが誘発されないか観察する．

2) 舌下療法

舌下療法は患者自身のアドヒアランスに

表1 ダニアレルゲン免疫療法：通常法の導入療法の1例

	回	濃度 (JAU/mL)	投与量 (mL)	回	濃度 (JAU/mL)	投与量 (mL)
週1～2回	1	0.1	0.05	11	10	0.2
	2	0.1	0.1	12	10	0.3
	3	0.1	0.2	13	100	0.05
	4	0.1	0.3	14	100	0.1
	5	1	0.05	15	100	0.2
	6	1	0.1	16	100	0.3
	7	1	0.2	17	1,000	0.05
	8	1	0.3	18	1,000	0.1
	9	10	0.05	19	1,000	0.2
	10	10	0.1	20	1,000	0.3

(100%増量法；皮内反応閾値1 JAU/mL，維持量300 JAUの場合)
維持量到達後，注射間隔を徐々に延長し，原則として4週に1回として3～5年維持する．

表2　スギ舌下アレルゲン免疫療法の導入療法の1例

1日目	200 JAU/mL	0.2 mL	8日目	2,000 JAU/mL	0.2 mL
2日目	200 JAU/mL	0.2 mL	9日目	2,000 JAU/mL	0.2 mL
3日目	200 JAU/mL	0.4 mL	10日目	2,000 JAU/mL	0.4 mL
4日目	200 JAU/mL	0.4 mL	11日目	2,000 JAU/mL	0.4 mL
5日目	200 JAU/mL	0.6 mL	12日目	2,000 JAU/mL	0.6 mL
6日目	200 JAU/mL	0.8 mL	13日目	2,000 JAU/mL	0.8 mL
7日目	200 JAU/mL	1 mL	14日目	2,000 JAU/mL	1 mL

14日目の投与量を，以降も毎日継続する．
標準化スギ花粉舌下液を使用し，1日1回舌下に滴下し，2分間保持した後飲み込む．その後の5分間はうがい・飲食を控える．

治療の成否がかかる構造的問題があることと，完遂できても皮下注射法と比較して効果が劣ることが指摘されている．一方で注射の苦痛がないこと，アナフィラキシーなどの全身副反応が少ないなどの利点がある．治療を正しく理解できる患者にのみ，正確にかつ十分な教育指導を事前に行ってから開始することが重要である．表2にスギ舌下アレルゲン免疫療法の投与スケジュールの1例を示す．

維持療法はスギ花粉の飛散しない時期を含めて最低2年間以上継続する．副作用として口腔内の局所的な副反応がみられるが，継続するうちに軽減，消失することが多い．

なお施行法の詳細については日本アレルギー学会の各々の手引書[1, 2]に詳述がある．同学会のホームページから閲覧可能であるので参照されたい．

DON'Ts

- ☐ 症状が不安定な喘息患者にアレルゲン投与を行ってはならない
- ☐ スギ花粉症の場合は花粉飛散時期に本療法を開始してはならない
- ☐ ダニアレルギーが証明されていても，喫煙者，また感作されている有毛ペットを屋内飼育している患者などでは効果が十分に期待できない

文献

1) 日本アレルギー学会：ダニアレルギーにおけるアレルゲン免疫療法の手引き．2015（http://www.jsaweb.jp/modules/journal/index.php?content_id=4）
2) 日本アレルギー学会：スギ花粉症におけるアレルゲン免疫療法の手引き．2013（http://www.jsaweb.jp/modules/journal/index.php?content_id=4）

埼玉医科大学呼吸器内科／同大学病院アレルギーセンター　**永田　真**

B アレルギー

2-① 呼吸器疾患
気管支喘息

DOs
- [ ] 喘息は臨床診断であり，「診断基準」がなく，「診断の目安」が用いられる
- [ ] 吸入ステロイド薬が長期管理の第一選択薬である
- [ ] 喘息発作に対して外来治療を行って改善がみられなければ入院を要する

1 疾患概要

喘息の主病態はアレルギー性気道炎症であり，変動性の気道狭窄により変動する呼吸器症状（呼吸困難，喘鳴，咳）を呈する．症状，呼吸機能検査（閉塞性換気障害，可逆性気流制限および気道過敏性亢進），アレルギー検査（アトピー素因や気道炎症）を組み合わせて診断する．近年の治療薬の進歩，特に吸入ステロイド薬の普及に伴い症状のコントロールは多くの患者で容易であるが，重症喘息の存在，治療アドヒアランス維持の難しさから，依然として配慮を要する疾患である．喘息死は1,550名（2014年）と20年前の約1/4に減少している．

2 検査・診断

症状，呼吸機能検査，アレルギーあるいは気道炎症の検査を組み合わせて診断するが（表1）[1]，満たすべき項目数の規定はない．上気道炎や天候不順，季節性（特に春先や秋口），大掃除によるハウスダスト曝露，タバコの煙などの刺激や疲労をきっかけに発作性の呼吸困難，喘鳴，胸苦しさ，咳が生じ，一旦おさまっても症状を反復しやすい．次項の咳喘息においては咳が主症状であり，喘鳴を伴わない．可逆性気流制限は自然経過（ピークフロー値の日内変動が20％以上），および検査により確認される（β2刺激薬吸入により1秒量は12％以上かつ200 mL以上増加）．診断に苦慮し，しかも呼吸機能が比較的良好であれば，アセチルコリン，メサコリン，ヒスタミンのいずれかを吸入して気道収縮をみる気道過敏性試験で亢進を証明する（施行は専門施設に限られる）．アトピー素因はハウスダスト（主成分はダニ）などの吸入抗原に対するIgE抗体を意味し，特異的IgE測定または即時型皮膚反応で証明する．気道炎症の検査として喀痰あるいは血液中の好酸球やECP増加，喀痰中のクレオラ体（剝離した気道上皮細胞の集塊），呼気NO濃度上昇を確認する．

3 鑑別診断

肺炎や気胸の鑑別のため胸部X線を撮影するほうがよい．喘息において通常は胸部X線に異常なく，発作時に肺野過膨張を呈する．また，慢性閉塞性肺疾患（chronic obstructive pulmonary disease）と喘息との鑑別がしばしば難しく，両者の合併も多い（喘息と慢性閉塞性肺疾患のオーバーラップ症候群〈asthma COPD overlap syndrome：ACOS〉）．長年の喫煙歴，非発作性の呼吸困難，労作時息切れ，胸部CTの気腫所見（肺野LAA〈low attenuation area〉），呼吸機能検査における可逆性の少なさ（可逆性陰性，あるいは陽性でも改善度が大きくない）や拡散能低下はCOPDを示唆する所見であるが，喘息を否定する訳ではない．

喘息の約7割がアレルギー性鼻炎を合併する．まれに喘息を基盤としてアレルギー

表1 喘息診断の目安

1. 発作性の呼吸困難，喘鳴，胸苦しさ，咳（夜間，早朝に出現しやすい）の反復
2. 可逆性の気流制限
3. 気道過敏性の亢進
4. アトピー素因の存在
5. 気道炎症の存在
6. 他疾患の除外

・上記の 1，2，3，6 が重要である．
・4，5 の存在は症状とともに喘息の診断を支持する．
・5 は通常，好酸球性である．

〔日本アレルギー学会（監）：喘息予防・管理ガイドライン 2015．協和企画，2015；3 より引用〕

性気管支肺アスペルギルス症（allergic bronchopulmonary aspergillosis：ABPA）や好酸球性多発血管炎性肉芽腫症（eosinophilic granulomatosis with polyangiitis：EGPA，旧名 Churg-Strauss 症候群）を発症することもある．

4 治療の考え方と実際

長期管理の主体は吸入ステロイド薬であり，重症度に応じて低・中・高用量のいずれかを選ぶ（表2）[1]．長時間作用性 β_2 刺激薬（long acting β_2 agonist：LABA）が併用

表2 喘息治療ステップ

		治療ステップ1	治療ステップ2	治療ステップ3	治療ステップ4
長期管理薬	基本治療	吸入ステロイド薬（低用量）	吸入ステロイド薬（低～中用量）	吸入ステロイド薬（中～高用量）	吸入ステロイド薬（高用量）
		上記が使用できない場合は以下のいずれかを用いる LTRA テオフィリン徐放製剤 ※症状がまれなら必要なし	上記で不十分な場合に以下のいずれか1剤を併用 LABA（配合剤使用可）[5] LTRA テオフィリン徐放製剤	上記に下記のいずれか1剤，あるいは複数を併用 LABA（配合剤使用可）[5] LTRA テオフィリン徐放製剤 LAMA[6]	上記に下記の複数を併用 LABA（配合剤使用可） LTRA テオフィリン徐放製剤 LAMA[6] 抗 IgE 抗体[2, 7] 経口ステロイド薬[3, 7]
	追加治療	LTRA 以外の抗アレルギー薬[1]	LTRA 以外の抗アレルギー薬[1]	LTRA 以外の抗アレルギー薬[1]	LTRA 以外の抗アレルギー薬[1]
発作治療[4]		吸入 SABA	吸入 SABA[5]	吸入 SABA[5]	吸入 SABA

ICS：吸入ステロイド薬，LABA：長時間作用性 β_2 刺激薬，LAMA：長時間作用性抗コリン薬，LTRA：ロイコトリエン受容体拮抗薬，SABA：短時間作用性 β_2 刺激薬．

[1]：抗アレルギー薬は，メディエーター遊離抑制薬，ヒスタミン H_1 拮抗薬，トロンボキサン A_2 阻害薬，TH_2 サイトカイン阻害薬を指す．
[2]：通年性吸入アレルゲンに対して陽性かつ血清総 IgE 値が 30～1,500 IU/mL の場合となる．
[3]：経口ステロイド薬は短期間の間欠的投与を原則とする．短期間の間欠投与でもコントロールが得られない場合は，必要最小量を維持量とする．
[4]：軽度の発作までの対応を示し，それ以上の発作についてはガイドラインの「急性増悪（発作）への対応（成人）」の項を参照．
[5]：ブデソニド/ホルモテロール配合薬で長期管理を行っている場合には，同剤を発作治療にも用いることができる．長期管理と発作治療を合せて1日8吸入までとするが，一時的に1日合計12吸入まで増量可能である．ただし，1日8吸入を超える場合は速やかに医療機関を受診するよう患者に説明する．
[6]：チオトロピウム臭化物水和物のソフトミスト製剤．
[7]：LABA，LTRA などを ICS に加えてもコントロール不良の場合に用いる．

〔日本アレルギー学会（監）：喘息予防・管理ガイドライン 2015．協和企画，2015；140 より引用〕

薬として頻用される．吸入ステロイドとLABAとの配合薬は，アドヒアランス向上と，LABA単独治療に陥る危険を回避するために有用である．追加薬剤として抗ロイコトリエン薬，徐放性テオフィリン，長時間作用性抗コリン薬(long acting muscarinic antagonist：LAMA)があげられ，これらを用いても不十分なとき，生物製剤の抗IgE抗体や経口ステロイド薬を考慮するが，経口ステロイド薬については漫然とした長期投与は避ける．発作に対しては速やかに重症度を判断し，治療を開始する．臥位が可能(小発作以下)，起坐呼吸あり(中発作)，起坐呼吸あり，歩行困難や会話困難を伴う(大発作)のいずれかを判定し，即効性のβ_2刺激薬吸入，さらに中発作以上ではステロイド薬点滴静注，テオフィリン薬点滴，アドレナリン(ボスミン®)皮下注，および必要あれば酸素吸入を開始する(発作治療ステップ内容の詳細はガイドライン参照)．大発作では，治療に慣れた上級医師にも加わってもらうのが望ましい．呼吸微弱あるいは停止をきたす重篤発作では救命・蘇生処置を必要とし，特に気管内挿管は熟練した医師が行うようにする．成人喘息の約1割はアスピリン喘息に分類され，アスピリンや酸性非ステロイド抗炎症薬(nonsteroidal anti-inflammatory drugs：NSAIDs)内服により直ちに発作を起こすだけでなくNSAIDs含有湿布薬貼付の数時間後や，コハク酸エステル剤型のステロイド注射薬を点滴静注しても発作が誘発される．注射薬の保存剤として用いられるパラベンでも発作が生じうる．アスピリンやNSAIDsを安全に内服できるかわからない喘息患者にはこれらの薬剤の投与を避けるようにする．

5 予後

昔と比べてコントロールに苦労する患者の割合は減ったが，重症難治性の患者は依然として存在する．禁煙は必須であり，アレルギー性鼻炎などの併存症にも的確に対処する．吸入ステロイドが治癒を誘導できるかは否定的な意見が強い．アレルゲン免疫療法(減感作療法)は疾患治癒を促しうること，新たな抗原感作を防ぐことが示されており，予後を修飾できる治療法といえる．

DON'Ts

- 喘息に対して吸入ステロイドを使わずに長時間作用性β_2刺激薬を連用してはならない
- NSAIDs使用歴が不明の患者に対してはNSAIDsを処方しない
- 喘息発作時のステロイド薬は，コハク酸エステル製剤を避け，点滴静注とする(急速静注は行わない)

文献

1) 日本アレルギー学会監修．喘息予防・管理ガイドライン2015．協和企画，2015

帝京大学医学部内科学講座呼吸器・アレルギー学　山口正雄

B アレルギー

2-② 呼吸器疾患
咳喘息・アトピー咳嗽

DOs

- [ ] 胸部X線撮影や喀痰検査などを行い，ほかの呼吸器疾患を十分鑑別してから遷延性慢性咳嗽の鑑別診断に入る
- [ ] 問診では咳嗽持続期間，好発時期，先行感冒・喀痰の有無，喫煙歴，胃食道逆流問診，咳嗽誘発因子などを系統的に聴取する
- [ ] 咳喘息・アトピー咳嗽を疑う例では，吸入ステロイド薬で治療を開始するが，いずれかの時点で気管支拡張薬への反応性を確認する

1 疾患概要

　咳喘息は強制呼出時にも喘鳴を伴わないが，気管支拡張薬により鎮咳される咳嗽を特徴とする．感冒後に遷延する咳嗽のエピソードを繰り返す例，咳嗽に季節性変動がある，特に花粉や黄砂の飛散時期，低気圧や温度変化の大きい時期，冷気，疲労ストレスで悪化する例が多い．

　アトピー咳嗽は，咽喉頭の瘙痒感を伴う乾性咳嗽を主症状とし，アトピー素因のある中年女性に多い．アトピー素因や好酸球性気道炎症を有する点で咳喘息と類似しているが，気道過敏性がなく，気管支拡張薬が咳嗽に無効である点で咳喘息と異なる．

　咳喘息は，軽度の好酸球性気道炎症を背景とした軽度の気道平滑筋収縮を契機に咳嗽が惹起されやすい病態とされる．一方，アトピー咳嗽は中枢気道を炎症の主座とし，咳感受性亢進を基本病態とした非喘息性好酸球性気道炎症である．気道平滑筋収縮の関与は乏しいとされる．

2 検査・診断

　咳喘息では気道過敏性は亢進しているが，典型的喘息よりも鈍く，気流閉塞もないか，あっても軽度である．好酸球性気道炎症を反映する呼気中一酸化窒素濃度（FeNO）は咳喘息の診断に有用とされるが，低値例も存在する．FeNOが22 ppb未満の症例では冷気，会話のいずれかを誘発因子にもつと，咳喘息診断の陽性的中率があがる（金光禎寛，松本久子ほか第64回日本アレルギー学会学術大会にて発表）．末梢血好酸球数や血清総IgE軽度高値，吸入抗原特異的IgEが陽性になりやすい．マイコプラズマ感染，百日咳感染などの感染後咳嗽に咳喘息が潜在している場合もあり，百日咳抗体，マイコプラズマ抗体なども確認しておく．

　咳喘息が疑われる場合は，1〜2週間短時間作用性β2刺激薬の定期吸入を診断的治療として行い，咳嗽が気管支拡張薬に反応すれば（定義はないが概ね10が6〜7以下に鎮咳），咳喘息と考えられる．ただし実臨床では，咳喘息，アトピー咳嗽が疑われる例では，両者に有効な吸入ステロイド薬（inhaled corticosteroid：ICS）による診断的治療から入ってもよい．ICS導入後でもいずれかの時点で気管支拡張薬への咳嗽の反応性を確認することが望ましい．

3 鑑別診断（図1）

　咳嗽を唯一の症状として受診した患者でも，肺癌，間質性肺炎，気管支肺結核，慢性閉塞性肺疾患（chronic obstructive pulmonary disease：COPD）などの疾患を除外する必要がある．原則1〜2週間以上咳嗽が

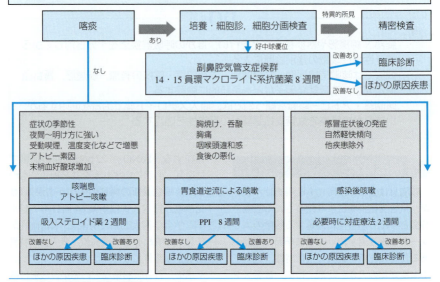

図1 成人の遷延性咳嗽の診断フローチャート
(日本呼吸器学会咳嗽に関するガイドライン第2版作成委員会(編):咳嗽に関するガイドライン第2版,日本呼吸器学会,2012より,一部改変)

持続し,その強度がピークを過ぎていない患者では,胸部X線写真を撮影し,湿性咳嗽(痰の喀出を伴う,痰を出すための咳嗽)の場合は,抗酸菌培養を含めた喀痰検査を行う.中枢気道のがんや,気管支結核では診断がつきにくく注意が必要である.

上記疾患を鑑別したうえで,問診,血液検査,FeNO,呼吸機能検査などから咳嗽の原因疾患を想定し(治療前診断),その疾患に対する特異的治療を行い,治療反応性から診断を確定する.問診では,先行感冒の有無,咳嗽の持続期間,反復性であれば咳嗽が出現しやすい時期,誘因,鼻副鼻腔炎の有無,喫煙歴,職歴・ペット飼育,胃食道逆流症状などを聴取するが,一連を問診セットにしておくと便利である.

4 治療の考え方と実際

咳喘息では咳嗽の程度に応じてICSに加えて長時間作用性β2刺激薬もしくは配合薬,ロイコトリエン受容体拮抗薬などを追加する.メディエータ遊離抑制薬が有効な例も多い.難治例では短期間経口ステロイド(プレドニン 20 mg × 3日など)を併用する(表1).アトピー咳嗽ではヒスタミン H_1 受容体拮抗薬などの抗アレルギー薬が有効である.治療反応性が乏しい,不完全な場

 Pitfall

わが国において咳喘息は遷延性・慢性咳嗽の原因疾患のほぼ半数を占めるが,後鼻漏,胃食道逆流症,睡眠時無呼吸症候群などが併存して咳嗽を悪化させていることもあり,注意する.

表1 咳喘息が疑われる例での処方例

	軽症	中等症以上
症状	症状が毎日ではない 日常生活や睡眠への妨げは週1回未満 夜間症状は週1回未満	症状が毎日あり 日常生活や睡眠が週1回以上妨げられる 夜間症状は週1回以上
長期管理薬	中用量の吸入ステロイド FP など 200〜400 μg/day 使用できないときは LTRA	中〜高用量の吸入ステロイド FP など 400〜800 μg/day ±LABA±LTRA
発作治療	吸入 SABA，経口ステロイド	吸入 SABA，経口ステロイド

気管支拡張薬に対する反応性について，いずれかの時点で確認することが望ましい．
FP：フルチカゾン，SABA：短時間作用型気管支拡張薬，LABA：長時間作用型気管支拡張薬，LTRA：ロイコトリエン受容体拮抗薬．
〔日本呼吸器学会咳嗽に関するガイドライン第2版作成委員会（編）：咳嗽に関するガイドライン第2版．日本呼吸器学会，2012 より，一部改変〕

合は，他疾患の併存などについて再度鑑別を行う．

5 予後

咳喘息では，経過中に約 30％ の症例で喘鳴が出現し，典型的喘息に移行するが，アトピー咳嗽では典型的喘息への移行はない．ただし，いずれも季節性に再燃することが多い．

DON'Ts

- ☐ 胸部 X 線，喀痰検査などを忘れないこと
- ☐ 鎮咳が乏しい例では，同じ治療を漫然と続けないこと

文献

1) 日本呼吸器学会咳嗽に関するガイドライン第2版作成委員会（編）：咳嗽に関するガイドライン第2版．日本呼吸器学会，2012（http://www.jrs.or.jp/uploads/uploads/files/photos/1048.pdf）

京都大学大学院医学研究科呼吸器内科学　**松本久子**

B アレルギー

2-③ 呼吸器疾患 過敏性肺炎

DOs

- 入院(抗原回避)により改善し，誘発試験(抗原曝露)により再燃する
- 胸部 CT 所見として，粒状影とすりガラス陰影が特徴的である
- 治療の基本は抗原回避であり，環境改善が必要となる

1 疾患概念

過敏性肺炎は抗原の反復吸入によって感作され，III 型および IV 型アレルギー反応を介して肺胞壁(胞隔)や細気管支に病変をきたすアレルギー・免疫性疾患である．広義には間質性肺疾患に含まれ，また，病変に肉芽腫形成を認めるため肉芽腫性肺疾患に分類される．原因抗原は国，地域により様々であるが，それぞれの原因抗原に対応する病名がつけられている(表1)．

2 検査・診断

a 血液検査

間質性肺炎マーカー(KL-6，SP-D)が高値を示し，抗原曝露の増減により変動する．また，軽度ながら赤沈値亢進，好中球増多，C反応性蛋白(C-reactive protein：CRP)陽性を認める．

b 画像所見

胸部 X 線では中下肺野優位に粒状影，すりガラス陰影を認めるが，肺容積減少はまれである．胸部 CT では小葉中心性の粒状影，モザイク分布のすりガラス陰影を認める(図1)．

c 呼吸機能検査

拘束性障害と拡散能障害を示す．初期には拡散能障害のみを認めるが，進行すると拘束性障害を伴う．動脈血液ガス分析では低酸素血症(PaO_2 の低下)を認め，A-aDO_2

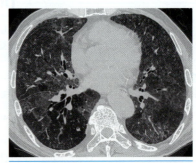

図1 過敏性肺炎
胸部 CT では小葉中心性の粒状影，すりガラス陰影を認める．すりガラス陰影は小葉間隔壁で明瞭に境される「モザイク分布」を示す．

表1 わが国のおもな過敏性肺炎

病名	原因抗原
夏型過敏性肺炎	家屋のトリコスポロン
住居関連過敏性肺炎	家屋の真菌(狭義にはトリコスポロン以外)
鳥飼病・鳥関連過敏性肺炎	鳥糞，羽毛
農夫肺	牧草に増殖する好熱性放線菌
塗装工肺	塗料中のイソシアネート
加湿器肺	加湿器に増殖する細菌・真菌
キノコ栽培者肺	キノコ胞子，栽培環境の真菌・細菌

d 気管支肺胞洗浄

気管支肺胞洗浄(bronchoalveolar lavage：BAL)液中の総細胞数の増加，リンパ球増加を認めるが，抗原曝露1～2日後のごく早期には好中球が増加する．リンパ球のCD4/CD8比は低下し(< 1.0)，特に塗装工肺では著明な低下を認めるが，農夫肺で

Pitfall

過敏性肺炎では抗原曝露から4～8時間後に反応のピークがある(すぐには反応しない)．加湿器を用いた誘発試験においては，反応が出現するまで何時間も曝露を継続すると危険であり，初回は30分程度にとどめ経過観察する．

表2 過敏性肺炎の診断基準

A. 臨床像
臨床症状・所見1)～4)のうちいずれか2つ以上と，検査所見1)～4)のうち1)を含む2つ以上の項目を同時に満足するもの
1. 臨床症状・所見
   1)咳，2)息切れ，3)発熱，4)捻髪音ないし小水泡性ラ音
2. 検査所見
   1)胸部X線像にてびまん性散布性粒状陰影(またはすりガラス状陰影)
   2)拘束性換気機能障害
   3)赤沈値亢進，好中球増多，CRP陽性のいずれか1つ
   4)低酸素血症(安静時あるいは運動後)

B. 発症環境
1)～6)のうちいずれか1つを満足するもの
   1)夏型過敏性肺炎は夏期(5～10月)に高温多湿の住宅で起こる
   2)鳥飼病は鳥の飼育や羽毛と関連して起こる
   3)農夫肺はかびた枯れ草の取り扱いと関連して起こる
   4)空調病，加湿器肺はこれらの機器の使用と関連して起こる
   5)有機塵埃抗原に曝露される環境での生活歴
   6)特定の化学物質と関連して起こる
注：症状は抗原曝露4～8時間して起こることが多く，環境から離れると自然に軽快する．

C. 免疫学的所見
1)～3)のうち1つ以上を満足するもの
   1)抗原に対する特異抗体陽性(血清あるいはBAL液中)
   2)特異抗原によるリンパ球増殖反応陽性(末梢血あるいはBALリンパ球)
   3)BAL所見(リンパ球増加，Tリンパ球増加)

D. 吸入誘発
1), 2)のうち1つ以上を満足するもの
   1)特異抗原吸入による臨床像の再現
   2)環境曝露による臨床像の再現

E. 病理学的所見
1)～3)のうちいずれか2つ以上を満足するもの
   1)肉芽腫形成，2)胞隔炎，3)Masson体

【診断基準】
確　実：A，B，DまたはA，B，C，Eを満たすもの
強い疑い：Aを含む3項目を満たすもの
疑　い：Aを含む2項目を満たすもの

〔牛田良蔵：過敏性肺炎診断の手引きと診断基準．厚生省特定疾患びまん性肺疾患調査研究平成2年度報告書．1991；13-15より引用改変〕

はむしろ上昇する(＞1.0).

e 病理組織所見

経気管支肺生検(transbronchial lung biopsy：TBLB)により，リンパ球主体の胞隔炎，100～150μm径の肉芽腫，肺胞腔内器質化(Masson体)，呼吸細気管支を中心とする細気管支炎を認める．

f 免疫学的検査

特異抗体検査として，抗トリコスポロン・アサヒ抗体が測定可能である．鳥特異抗体(イムノキャップ法)は商品化されたが保険適用に至っていない．ほかの種々の抗原に対する抗体は研究室レベルでの検査にとどまっている．

特異抗原によるリンパ球刺激試験(lymphocyte stimulation test：LST)として，鳥関連過敏性肺炎では鳩血清を用いたLST，塗装工肺ではイソシアネートを用いたLSTが行われている．

環境誘発試験として入院後に病状が落ち着いたところで自宅あるいは職場への外出・外泊を実施し，発熱・咳，白血球，CRP，胸部X線，肺活量，動脈血ガス分析などを指標とする．加湿器肺においては短時間の加湿器使用により誘発する．

g 診断基準

過敏性肺炎の診断基準を**表2**に示す．過敏性肺炎を疑った場合，住居の詳細，ペット飼育歴，羽毛製品使用，加湿器使用など生活歴の問診が重要となる．また，症状の季節性，出張や長期旅行中の症状の変化などが参考となる．過敏性肺炎の診断のポイントは，入院(抗原回避)による改善と誘発試験(抗原曝露)による臨床像の再現である．

3 鑑別診断

胸部画像ですりガラス陰影や粒状影を呈する疾患として，薬剤性肺障害，急性好酸球性肺炎，剥離性間質性肺炎，マイコプラズマ肺炎などがあり，鑑別が必要な場合がある．抗原曝露が長期化した慢性過敏性肺炎では，特発性肺線維症や非特異性間質性肺炎との鑑別が困難である．

4 治療の考え方と実際

治療の基本は抗原回避であり，軽症例は入院のみで軽快する．中等症以上には短期的にステロイド薬を全身投与することが多く，急性呼吸不全例ではステロイドパルス療法を行う．

夏型過敏性肺炎では改築や転居を含めた住居環境の改善を行う．鳥関連過敏性肺炎では鳥飼育があれば中止し，住居に残った鳥糞・羽毛を除去する．また，旅行中も含めて羽毛布団使用を中止し，鳥の多い地区(駅前，公園，神社)を回避する．農夫肺，塗装工肺，キノコ栽培者肺では就業中にマスクを着用し，効果が不十分な場合は転職を考慮する．

5 予後

適切に治療された過敏性肺炎の予後は良好である．一方，慢性過敏性肺炎は一般に進行性で予後不良である．

DON'Ts

- ☐ 原因抗原を同定し適切な対策を立てる努力を怠らない
- ☐ 夏型過敏性肺炎は冬季には軽快するが，翌年の夏季に再燃する可能性を忘れない

東京医科歯科大学呼吸器内科　**稲瀬直彦**

B　アレルギー

2-④ 呼吸器疾患
好酸球性肺炎

DOs

- 胸部画像で両側びまん性～多発性陰影をみたら，その可能性を考えよう
- 同時に末梢血好酸球数増加があると可能性が高まるが必須ではないので注意しよう
- 喘息をはじめとするアレルギー疾患に注意しよう
- 薬剤（漢方薬や健康食品も含め），寄生虫，真菌感染症に注意しよう

1 基本的な考え方

好酸球性肺炎は，好酸球が肺胞や間質に浸潤し，組織障害を起こす疾患である[1]。1936年にLöfflerが末梢血好酸球増多を伴う原因不明の移動性肺浸潤影の症例を報告したのが最初である．1952年Rederらは，好酸球増多症を伴う肺炎を好酸球増加を伴う肺浸潤（pulmonary infiltrate with eosinophilia：PIE）症候群として報告し，Croftonらはpulmonary eosinophiliaとして5つのカテゴリーに分類した．さらに，1969年Carringtonらは，原因不明の好酸球性肺炎で慢性の経過をとり，特徴的な臨床像を示す一群を，慢性好酸球性肺炎（chronic eosinophilic pneumonia：CEP）として報告した．1989年にAllenらは，数日中に呼吸不全に至る急性好酸球性肺炎（acute eosinophilic pneumonia：AEP）の疾患概念を提唱した．

近年，気管支鏡検査による肺生検（transbronchial lung biopsy：TBLB）や肺胞洗浄（bronchoalveolar lavage：BAL）が行われるようになり，肺組織中の好酸球の増多は様々な疾患で認められることが報告された．現在の分類は，CottinやCordierらのものをもとにしている（表1）．

2 病態

BALで得られる好酸球は低比重で活

表1 好酸球性肺炎の分類

原因不明の好酸球性肺疾患
・特発性好酸球性肺炎 　急性好酸球性肺炎 　慢性好酸球性肺炎 ・全身疾患に伴うもの 　Churg-Strauss症候群（好酸球多発血管炎性肉芽腫症） 　好酸球増多症候群（HES）
原因が明らかな好酸球性肺疾患
・寄生虫感染 ・寄生虫以外の感染 　アレルギー性気管支肺アスペルギルス症（ABPA）とその関連疾患 ・薬剤，中毒物質，放射線による好酸球性肺炎
その他の好酸球増多を伴う肺疾患
・特発性器質化肺炎 ・気管支喘息，好酸球性気管支炎 ・特発性間質性肺炎 ・Langerhans巨細胞肉芽腫 ・肺移植 ・ときに好酸球増多をきたす肺疾患 　サルコイドーシス 　悪性腫瘍に伴う好酸球性肺炎

化所見がみられ，BAL液中には好酸球への遊走や活性化に重要なサイトカイン群（エオタキシン，インターロイキン〈interleukin：IL〉-3，IL-5，顆粒球マクロファージコロニー刺激因子〈granulocyte-macrophage colony stimulating factor：GM-CSF〉など）が増加している．局所に動員された活性化好酸球が組織傷害性蛋白や活性酸素を放出すると想定される．しかし，多彩な臨床像の違い

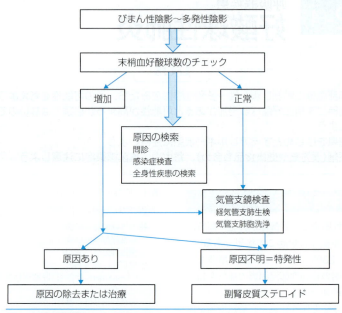

図1 好酸球性肺炎へのアプローチ

3 臨床症状および検査所見

好酸球性肺炎には多彩な病態が含まれるが，実地臨床上は図1のようにアプローチするとよい．

原因疾患として寄生虫(回虫，糞線虫，鉤虫，顎口虫，熱帯性肺好酸球増多症など)，真菌(アスペルギルス，カンジダなど)，薬剤(ニトロフラントイン，パラアミノサリチル酸(PAS)，ペニシリン，ナプロキセン，クロモグリク酸，テトラサイクリン，金などの報告が多いがあらゆる薬剤や健康食品が可能性あり)によるものを鑑別する．気管支喘息に伴うものの多くは原因不明であるが，真菌，特にアスペルギルスが関与するものはアレルギー性気管支肺アスペルギルス症(allergic bronchopulmonary aspergillosis：ABPA)(別項)に相当する．

さらに，臨床症状と経過から，a. 慢性好酸球性肺炎，b. 急性好酸球性肺炎を鑑別する．

a 慢性好酸球性肺炎

特発性慢性好酸球性肺炎は，咳嗽，喘鳴，呼吸困難などの呼吸器症状やwheezeやrhonchiなどの聴診所見に加え，発熱，全身倦怠感，体重減少などの全身症状がみられることが特徴である．好酸球増多は肺組織で認められ，必ずしも末梢血の好酸球増多はみられない．

画像所見では末梢優位の斑状に多発する浸潤影が特徴的である(図2)．ほとんどが両側性で，古典的には，photonegative of pulmonary edema(肺水腫のネガ像)を示すといわれる．

b 急性好酸球性肺炎

急速に発症し，発熱，呼吸不全を呈し，しばしば人工呼吸換気を必要とするが，適切な治療を行えば予後はよい．どの年齢で

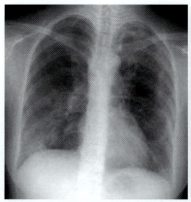 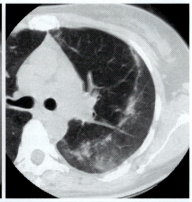

図2　慢性好酸球性肺炎の画像所見
肺野の末梢側優位なすりガラス〜浸潤影が多い．

も発症しうるが，比較的若年者に多い傾向がある．わが国では喫煙開始との関連が多数報告されている．画像所見は両側にびまん性の非区域性すりガラス，あるいは淡い浸潤影，線状影をとり，Kerley line（特にB）を認める．胸水も伴うことも多い．末梢血液検査では発症時に好酸球増多はないが，経過中に上昇する．

4　治療

原因，特に薬剤の可能性があれば可能性のあるものはすべて中止する．

慢性好酸球性肺炎では，副腎皮質ステロイドによる抗炎症治療が有効である．肺陰影や好酸球数をもとに漸減するが，しばしば再燃があるので注意する．

急性好酸球性肺炎では，自然寛解する症例もあるが，呼吸不全がある場合は副腎皮質ステロイド治療を行う．ステロイド漸減中の再発はまれで，完治する．

DON'Ts

- ☐ 原因検索を十分に行うまで安易にステロイド治療を開始しない
- ☐ ステロイド開始後は安易に減量を急がない

文献

1）高田佐織　他：THE LUNG-perspectives：2012：**20**：292-294

杏林大学医学部呼吸器内科　**滝澤　始**

B アレルギー

2-⑤ 呼吸器疾患 アスピリン喘息

DOs

- NSAIDs 使用後の急激な喘息発作と鼻症状の悪化は，アスピリン喘息を考えよう
- 嗅覚低下・鼻茸・副鼻腔炎を伴う喘息症例，ミント・練り歯磨き粉・香辛料などで喘息症状がみられる症例は，積極的に問診をしよう
- アスピリン喘息は喘息発症後にNSAIDs過敏性を獲得するため，喘息発症前の安全なNSAIDs使用歴は参考にならない

1 基本的な考え方

アスピリン喘息(aspirin-exacerbated respiratory disease：AERD)は，アラキドン酸代謝経路におけるシステイニルロイコトリエン(cysteinyl leukotriene：CysLTs)の過剰産生体質により発症する難治性喘息であり，シクロオキシゲナーゼ(cyclooxygenase：COX)-1阻害作用をもつ非ステロイド抗炎症薬(nonsteroidal anti-inflammatory drugs：NSAIDs)で重症の喘息発作が誘発される．アスピリンに対するアレルギーではない．海外では aspirin-exacerbated respiratory disease(AERD)とよばれることが多いが，わが国のガイドライン[1]ではNSAIDs過敏喘息の呼称を勧めている．

小児にはまれであるが，成人喘息の約5〜10%を占め，男女比は1：2〜2：3で女性に多い．思春期以降，多くは20〜40歳代(平均30歳代)に発症する．重症例が多く，AERDの半数以上が重症喘息とされている．

2 病態

NSAIDsの基本的な薬理作用として，アラキドン酸カスケードにおけるCOX阻害により，炎症物質であるプロスタグランジン(prostaglandins：PGs)やトロンボキサン A_2(thromboxane A_2：TXA_2)を抑制し鎮痛効果を発揮する．しかし，NSAIDs過敏喘息ではCOXが阻害されることによりアラキドン酸カスケードが 5-lipoxygenase(5-LO)系にシフトすることでCysLTsの産生が増加し気道収縮をきたし，喘息発作が誘発されるという説が最も有力である．

3 臨床症状

典型例では，若年成人期に上気道感染後に遷延する強い鼻閉症状で始まり，好酸球性鼻副鼻腔炎と頻発性鼻ポリープへ，鼻疾患が進展していく間に気管支喘息が発症することが多く，難治性，重症例が多い．

NSAIDs誘発時には，強い鼻閉と鼻汁，喘息発作が出現し，顔面紅潮，眼球結膜充血も伴いやすく，1/3では消化管症状も認め，ときに胸痛や瘙痒感，蕁麻疹などを伴う場合がある．服用後30分から最大3時間の間で起こり，翌日に観察されることはない．通常はCOX阻害作用が体内で生じる1時間以内に過敏症状が発現するが，腸溶錠さらに貼付薬では発現が遅い．表1に誘発物質を示す．

4 検査診断

AERDの診断の基本は，問診と負荷試験である．問診ではAERDを見出すために以下の2点を確認する．

① 「NSAIDsの使用歴と副反応」の問診

表1 アスピリン喘息の発作誘発物質

(1) 抗炎症薬・解熱鎮痛薬：非ステロイド抗炎症薬（NSAIDs）
- 発作誘発作用の強力な NSAIDs
  アスピリン，インドメタシン，ピロキシカム，フェノプロフェン，イブプロフェン，ナプロキセン，ジクロフェナック，メフェナム酸，スルピリン，フェニルブタゾンなど
- 発作誘発作用の弱い NSAIDs
  アセトアミノフェン（500 mg 以上）
- 発作誘発作用の疑いがある NSAIDs
  サリチルアミド，メピリゾール，ペリソキサール

発作誘発作用のない NSAIDs ⇒ チアラミド塩酸塩（ソランタール®），塩酸ベンジダミン，エモルファゾン

(2) ステロイド薬
- 発作誘発作用のあるステロイド薬
  コハク酸エステル型副腎皮質ステロイド薬
  ソル・コーテフ®，サクシゾン®，水溶性プレドニン®，ソル・メドロール®，エキセレート®など

発作誘発作用のないステロイド薬
リン酸エステル型副腎皮質ステロイド薬 ⇒ デカドロン®，リンデロン®，ハイドロコートン®など

(3) 食品・医薬品添加物
- 発作誘発物質として確実なもの
  着色料：タートラジン（食用黄色4号），防腐剤：安息香酸ナトリウム，パラオキシ安息香酸エステル剤（パラベン）
- 発作誘発物質の疑いがあるもの
  注射薬の無痛化剤，食品の香料：ベンジルアルコール
  タール性アゾ色素：サンセットイエロー（食用黄色5号），アマランス（食用赤色2号），ニューコクシン（食用赤色102号）
  ＊タール系色素は化粧品にも含有されているため，○色○号の表示に注意

(4) その他
- 環境内の環境物質？
  歯磨き粉，香水・化粧品，防虫剤，防カビ剤，強い香料の入った石鹸，シャンプーなど
- 自然界のサリチル酸化合物？
  ミント，香辛料，イチゴ，トマト，キュウリ，柑橘類，ブドウなど

本症では喘息発症後に NSAIDs 過敏性を獲得するため，喘息発症前の安全な NSAIDs 使用歴は参考にならない．

②「嗅覚障害，鼻茸や副鼻腔炎の既往もしくは手術歴」の確認

本症では篩骨洞周辺に鼻茸が生じやすいため，早期から嗅覚低下を伴いやすく（約90%），その低下は全身ステロイド薬投与で一過性に回復しやすい．確定診断は，内服負荷試験である．安定期に内服負荷試験を行うことが望ましいが，経験のある専門施設での施行が推奨される．

5 治　療

a 長期管理

長期管理は通常の喘息と基本的に同様で，吸入ステロイド薬が中心となる．本症ではCysLTs過剰産生状態であり，ロイコトリエン受容体拮抗薬の有用性も報告されている．さらに難治性の鼻茸副鼻腔炎や鼻ポリープに外科的手術も考慮され，手術によって喘息も改善するが，再発しやすく注意が必要である．

b 急性増悪時の対応

非AERD患者と基本的に同様である．上気道や皮下，消化管などにも急速に浮腫が生じるため，一般のアナフィラキシーと同様にアドレナリンを第一選択薬とする．注射用ステロイド薬の急速静注は禁忌である．1～2時間以上かけての点滴投与では，比較的安全である．内服ステロイド薬は非エステル構造であり，過敏症状は極めて起

表2 アスピリン喘息に対する使用可能な薬剤

1. 多くの AERD で投与可能．ただし喘息症状が不安定なケースで発作が生じることがある（わずかな COX-1 阻害）．特に④〜⑥は安全性が高い．
   ① PL 顆粒®*（アセトアミノフェン*などを含有）
   ② アセトアミノフェン* 1 回 300 mg 以下
   ③ NSAIDs を含まずサリチル酸を主成分とした湿布（MS 冷シップ®）
   ④ 選択性の高い COX-2 阻害薬
      エトドラク*，メロキシカム*（高用量で COX-1 阻害あり）
   ⑤ 選択的 COX-2 阻害薬（セレコキシブ*，ただし重症不安定例で悪化の報告あり
   ⑥ 塩基性消炎薬（チアラミド塩酸塩*など，ただし重症不安定例で悪化の報告あり
2. 安全
   喘息の悪化は認めない（COX-1 阻害作用なし）
   ① モルフィン（安定している喘息），ペンタゾシン
   ② 非エステル型ステロイド薬（内服ステロイド薬）
   ③ 漢方薬（地竜，葛根湯など）
   ④ その他，鎮痙薬，抗菌薬，局所麻酔薬など，添加物のない一般薬はすべて使用可能

*添付文書では，アスピリン喘息において禁忌とされている薬剤．ただし，禁忌とされた薬剤でも医学的根拠に乏しい場合もある（例：セレコキシブ）

〔日本アレルギー学会喘息ガイドライン専門部会（監）：喘息予防・管理ガイドライン 2015．協和企画，2015 より引用〕

こりくい．
　ビソルボン®内服薬は使用可能であるが，ビソルボン®吸入液は，AERD の発作を悪化させやすい．

c 発熱疼痛時の対応

　NSAIDs 過敏が確実に否定できない場合は，少量でも発作が誘発されるので，たとえ監視下でも常用量は投与してはならない．使用可能な薬剤を表2 に示す．疼痛時は，塩基性消炎薬やペンタゾシン，モルヒネ（喘息が安定していることが条件）は使用可能である．また特異的 COX-2 阻害薬であるセレコキシブは，本症でも発作が起きないことが確認されており，ほぼ安全に使用できる．その添付文書では，本症に禁忌とされているが根拠はない．

DON'Ts

- □ 嗅覚低下を伴う鼻茸・副鼻腔炎を伴う喘息症例，ミント・練り歯磨き・香辛料などで喘息症状がみられる症例には，発熱疼痛時に酸性 NSAIDs を投与しない
- □ 注射用ステロイドの急速静注は，喘息の増悪がみられるため禁忌である

文献

1) 日本アレルギー学会喘息ガイドライン専門部会（監）：喘息予防・管理ガイドライン 2015．協和企画，2015：212-218

藤田保健衛生大学医学部呼吸器内科学Ⅱ講座　堀口高彦，近藤りえ子

2-⑥ 呼吸器疾患 アレルギー性気管支肺アスペルギルス症

B アレルギー

DOs

- 喘息患者に粘液栓や気管支拡張を認めたら，ABPA を疑おう
- ABPA を疑ったら，末梢血好酸球，血清総 IgE，アスペルギルス特異的 IgE を検討しよう
- ABPA に臨床像が類似でアスペルギルス抗体陰性の場合はアスペルギルス以外のアレルギー性気管支肺真菌症の可能性を検討しよう

1 疾患概要

アレルギー性気管支肺アスペルギルス症（allergic bronchopulmonary aspergillosis：ABPA）は気道内に持続的に生育するアスペルギルスによって引き起こされる I 型および III 型アレルギー性気道・肺疾患である．本症の原因真菌としては *Aspergillus fumigatus* の頻度が最も高いが，*A. niger* なども原因となる．同様の病態はアスペルギルス以外の真菌によっても惹起され，総称してアレルギー性気管支肺真菌症（allergic bronchopulmonary mycosis：ABPM）と呼称される．わが国ではスエヒロタケ（*Schizophyllum commune*）による ABPM の頻度が高く注目されている．

2 検査・診断

a 基礎疾患・臨床症状

ABPA の基礎疾患として気管支喘息，嚢胞性線維症（わが国では後者は極めてまれ）がある．頻度は気管支喘息の 1～2％といわれている．ただし，気管支喘息を合併しない症例もあり，注意が必要である．咳嗽，

Pitfall

粘液栓の喀出は ABPM の特徴的な症状として知られるが，その頻度は低い．一方，症状に乏しく画像検査での浸潤影の出現などから診断される症例もある．

喀痰，喘鳴など既存の気管支喘息に類似した（関連した）症状のほか，発熱，胸痛，血痰，倦怠感などの症状を認める．

b 検査所見

末梢血好酸球数増多（500～1,000/μL 以上），血清総 IgE 上昇（417 IU/mL または 1,000 IU/mL 以上が診断基準で提唱）を認める．血清総 IgE 値は診断のみならず，疾患活動性の評価にも有用で，25～50％の減少が治療の目安とされる．アスペルギルスに対する I 型アレルギーの存在は皮膚反応またはアスペルギルス特異的 IgE 抗体で，III 型アレルギーの存在は沈降抗体または特異的 IgG 抗体（いずれも保険適用外）で診断する．ただし，沈降抗体と特異的 IgG 抗体の感度は十分でなく（ステロイド薬の全身投与で容易に陰性化する），ほかの真菌との交差反応が多いことには注意が必要である．

c 画像検査

ABPA の特徴的な画像所見は中枢性気管支拡張と mucoid impaction（粘液栓）である．胸部単純 X 線写真では気管支内に粘液が溜まり，気管支が拡張したことによる棍棒状，帯状の陰影がみられる．胸部 CT では中枢性気管支拡張（肺門部から胸壁の 2/3～1/2 の範囲での気管支拡張）と mucoid impaction を認める．その他，浸潤影（ときに移動性），すりガラス影，粒状影，tree-in-bud opacities，嚢胞・線維化などが認められる．

コツ

CTで高吸収を呈し high-attenuation mucus（HAM）と呼称される特徴的な mucoid impaction は ABPA の約20%の症例で認められ，ABPA の重要な画像サインとされる（図1）．

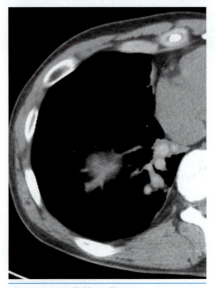

図1 ABPA の胸部 CT 像
高吸収を呈する粘液栓 high-attenuation mucus（HAM）を認める．

d 診断基準

わが国では以前より1977年に Rosenberg ら[1]が提唱した基準（表1）が用いられてきたが，早期例では必ずしも項目を満たさないこともあり，問題点が指摘されている．その後，Greenberger らは中枢性気管支拡張を伴う ABPA-central bronchiectasis（ABPA-CB）と中枢性気管支拡張を伴わず血清学的見地から診断される ABPA-seropositive（ABPA-S）に分け，より早期の診断に適した基準を提唱した．2013年には国際医真菌学会（International Society for Human Animal Mycology：ISHAM）が，アスペルギルスに対する即時型皮膚反応または特異的 IgE 抗体陽性，血清総 IgE 値 1,000 IU/mL 以上を必須項目とする，新しい基準を提唱した（表2）[2]．

3 鑑別診断

真菌感作重症喘息（severe asthma with fungal sensitization：SAFS）は真菌感作を伴う重症喘息で ABPM が除外された（アスペルギルスに対する沈降抗体，著明な IgE 上昇を認めない）症例として定義される．また，好酸球増多を伴う疾患である好酸球性多発血管炎性肉芽腫症（eosinophilic

表1 Rosenberg らの診断基準

一次基準
　気管支喘息
　末梢血好酸球増多
　アスペルギルス抗原の即時型皮内反応陽性
　血清総 IgE 値の上昇
　アスペルギルスに対する沈降抗体陽性
　肺浸潤影の既往（固定性または移動性）
　中枢性気管支拡張
二次基準
　繰り返し喀痰からアスペルギルスが検出される
　褐色の粘液栓を喀出した既往
　アスペルギルス抗原へのアルサス型（遅延型）皮膚反応陽性

一次基準をすべて満たした場合，ABPA 確実例
一次基準のうち6項目を満たした場合，ABPA 疑い例と判断する
二次基準は診断の参考

〔Rosenberg M, et al.：Ann Intern Med 1977；**86**：405-414 より引用改変〕

表2 ISHAMの診断基準

predisposing conditions(発症しやすい状態)
　気管支喘息，嚢胞性線維症
obligatory criteria(必須項目)
　アスペルギルスの即時型皮内反応陽性または A. fumigatus の特異的IgEが上昇
　血清総IgEが上昇（＞1,000 IU/mL）*
other criteria(その他の項目　3項目中最低2項目)
　A.fumigatus に対する沈降抗体陽性またはアスペルギルス特異的IgG抗体陽性
　ABPAに合致する肺陰影**
　ステロイド非投与下で総好酸球数＞500/μL（その病歴において）

* もしすべての other criteria を満たせば，血清総IgE＜1,000 IU/mL でも可
** ABPAに合致する肺陰影　一過性のもの：コンソリデーション，結節，tram-track opacities，練り歯磨き/finger-globe opacities，永続的なもの：parallel line，リング状陰影，気管支拡張，肺・胸膜の線維化
〔Agarwal R, et al.：Clin Exp Allergy 2013；**43**：850-873 より引用改変〕

granulomatosis with polyangiitis, 旧 Churg-Strauss 症候群）なども鑑別診断としてあげられる．

4 治療の考え方と実際

　ABPA 治療目標は症状のコントロール，急性増悪の予防・治療，気管支拡張・線維化の予防である．抗炎症療法として全身性ステロイド薬，気道の真菌量の減少をめざして抗真菌薬が使用される．全身性ステロイド薬の投与量・投与法に十分なエビデンスに基づくものではないが，通常プレドニゾロン 0.5 mg/kg/day 以上の全身性ステロイド薬を漸減しながら数週間以上使用する．抗真菌薬に関してはステロイド薬に減量・中止に伴う再燃をきたした難治症例に対し，イトラコナゾール 200〜400 mg/day の16週間の投与が行われる．イトラコナゾール中止に伴い増悪する症例もあり，その際は継続も考慮する．近年，米国感染症学会のガイドラインでは早期の抗真菌薬の投与が勧められているが，早期導入はエビデンスに乏しく，耐性菌などの問題を含んでいる．

5 予後

　ステロイド薬，抗真菌薬による治療にもかかわらず，ときに再燃・再発を認める．長期に増悪を認めない症例が存在する一方で，嚢胞形成・線維化などにより肺の荒廃を呈し，呼吸不全に至る重症例が存在する．

DON'Ts

- ☐ 気管支喘息を合併していなくともABPAを否定しない
- ☐ アスペルギルスに対する沈降抗体陰性の際もABPAを否定しない

文献

1) Rosenberg M, et al.：Ann Intern Med 1977；**86**：405-414
2) Agarwal R, et al.：Clin Exp Allergy 2013；**43**：850-873

東海大学医学部内科学系呼吸器内科学　**小熊　剛**

3-① 耳鼻科疾患 アレルギー性鼻炎・花粉症

B アレルギー

DOs

- くしゃみ・水様性鼻汁・鼻閉の3主徴があった場合，風邪でなければアレルギー性鼻炎の可能性を考えよう．花粉症では眼の症状も加わる
- 花粉症では花粉の飛散時期を知ろう．春と秋の代表的な花粉の飛散時期をチェックしておこう
- アレルギーが疑われたら鼻汁好酸球検査と抗原検索を行うようにしよう

1 疾患概要

　アレルギー性鼻炎・花粉症は，I型アレルギー疾患である．ダニや花粉に対するIgE抗体が産生され，その抗体が鼻粘膜のマスト細胞に固着し感作が成立する．ここに再度ダニや花粉などのアレルゲンが侵入しマスト細胞上で抗原抗体反応が起きる．マスト細胞から遊離されたヒスタミンなどの化学伝達物質が鼻粘膜の知覚神経終末や血管に作用し，即時相の反応としてくしゃみ・水様性鼻汁・鼻閉が出現する．その後，おもにTh2リンパ球から産生されたサイトカインにより好酸球を主体とした炎症細胞浸潤が起こる．遅発相と呼ばれ鼻閉がおもな症状である．これらが反復して起こる結果，鼻粘膜の過敏性が亢進し，いわゆるアレルギー性炎症が進行する．

2 検査・診断

　典型的なアレルギー性鼻炎の症状は，風邪も引いていないのに繰り返すくしゃみ，水様性鼻汁，鼻閉である．ダニアレルギーでは，1年を通してアレルゲンは存在するが，大掃除をした後や衣替えの時期にタンスにしまっていた衣類を着たり，布団に寝たりしたときに症状が現れる．花粉症では，上記症状が花粉の飛散時期に起こり，毎年決まった時期に繰り返すようであれば疑わしい．ただし複数の花粉に感作発症していれば1年を通じて症状に悩まされることになる．

　水様性で透明の鼻汁ならば鼻汁中の好酸球を調べる．外来顕微鏡があれば，鼻汁をスライドグラスに塗布し乾燥させ，ハンセル液で染色して自分でみることができる簡単な検査である．顆粒が赤く染まる好酸球陽性でアレルギー性鼻炎が疑われる．

　次に，代表的なアレルゲンについて検査を行う．日本ではダニ(コナヒョウヒダニとヤケヒョウヒダニ)とスギ・ヒノキ科花

コツ

くしゃみ，水様性鼻汁，鼻閉の3主徴が存在するアレルギー性鼻炎は，過敏性非感染性鼻炎に分類され，そのなかの複合型(鼻過敏症)である．鼻過敏症は，アレルギー性と非アレルギー性に分類され，非アレルギー性鼻炎には血管運動性(本態性)鼻炎と好酸球増多性鼻炎がある．アレルギー検査によりこれらの鼻過敏症の鑑別が可能となる．

Pitfall

複数のアレルゲンに感作されている症例も多数存在する．近年，スギ花粉症の増加に伴い，ダニとスギ花粉の重複感作症例が増えている．さらに，小児ではその他の花粉，イネ科のカモガヤやキク科のブタクサなどにも反応する子どもが増え重症化の傾向にある．

第6章 膠原病・リウマチ・アレルギー疾患を診療する

表1 代表的な花粉の飛散時期

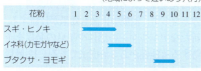

粉が2大アレルゲンである．症状の出現時期に見合ったアレルゲンの検索が望ましい．もちろん，秋口にダニの死骸が増えるためにダニアレルギーも秋に増悪するので注意したい．

アレルゲンの検査では，皮膚テストまたは血清特異的IgE抗体検査を行う．皮膚テストでは，抗原エキスを前腕内側に1滴滴下し，その部分の皮膚をプリック針で刺すプリックテストが推奨される．抗原を拭き取った後15分後に膨疹と紅斑の径(最長径とその中点に垂直な径の平均値)を計測する．膨疹(または紅斑)の径が陰性対照の2倍以上，または膨疹5mm以上(もしくは紅斑10mm以上)を陽性としている(皮膚科領域のプリックテストと判定法が異なる)．その場で検査が可能で結果がすぐ出るが，検査前1週間は抗ヒスタミン薬の内服を中止する必要がある．次に，血清特異的IgE抗体検査では採血を行い，疑わしいアレルゲンに対する抗体の有無を調べる．高価(保険診療で1項目110点，13項目1,430点が限度)であり，結果がわかるまでには数日かかる．

最終診断は，鼻炎の症状があり，鼻汁好酸球陽性で，症状の出現時期に見合う抗原が陽性であれば，アレルギー性鼻炎の診断となる．

3 鑑別診断

感染性鼻炎いわゆる鼻かぜとの鑑別が必要である．鼻かぜの初期にはくしゃみや水様性鼻汁がみられる．しかしながら，数日で鼻汁が粘膿性となり1～2週間で治癒する．そのほか，通常は発熱や咽頭痛，咳・痰などがみられる．鼻粘膜は発赤し鼻汁好酸球は陰性である．急性副鼻腔炎を併発すると，風邪が長引き頬部痛や前頭部痛が出現して膿性の後鼻漏や鼻閉が続く．

慢性副鼻腔炎では，粘膿性の鼻漏，後鼻漏，鼻閉である．最近増加している好酸球性副鼻腔炎では嗅覚障害を伴い，気管支喘息を合併していることもある．

特殊な例だが，水様性鼻汁でも一側性で特にタラタラと垂れるような場合には髄液瘻の疑いもあるので専門医に紹介する．また，思春期男子で一側性の鼻閉と鼻出血の場合には，若年性血管線維腫という腫瘍の疑いもあるので専門医へ紹介する．

コツ

くしゃみ，水様性鼻汁，鼻閉の3主徴を示すいわゆる鼻過敏症にアレルギー検査を行うと，約8割はアレルギー性鼻炎の診断がつく．残り1割程度ずつに本態性鼻炎と好酸球増多性鼻炎がある．

Pitfall

花粉症の増加に伴い，新しいタイプの食物アレルギーがみられるようになった．花粉—食物アレルギー症候群(pollen food allergy syndrome)である．おもに，シラカンバやハンノキ花粉症において果物や野菜との共通抗原性からそれらを食べるとともに口腔症状が出現する．

4 治療の考え方と実際

アレルギーは抗原と接触しなければ発症しない．したがって**抗原の除去(ダニ)と回避(花粉症)**が基本であり，指導する．

チリダニ科のヒョウヒダニは，室内塵に含まれるヒトの皮膚片(垢やフケ)，カビ類などをエサとして繁殖する．日本では高温多湿の夏期に増殖し，10月頃にその死骸や糞によってアレルゲン量が増える．ダニはカーペット，布製ソファ，寝具などにいる

が，寝具による曝露が最大である．したがって，カーペット，布製ソファの使用はできるだけ避け，フローリングの床が望ましい．シーツや寝具はこまめに交換・洗濯する．特に枕にはタオルを巻いてそれを毎日交換する．室内は 20 秒 /m^2 かけて掃除機かけを行う．寝具への掃除機かけも同様に，週 1 回以上行う．室内は常に清潔にし，ダニが繁殖しやすい環境(室内温度 25℃ 以上，相対湿度 60% 以上)を避ける．また室内でペットの飼育はできるだけ避けたい．スギ花粉症では，外出時にマスク・メガネを着ける．風邪の予防も花粉症の重症化を防ぐ．帰宅したら，花粉を室内に持ち込まない，手洗い・うがいの励行である．

薬物療法では，鼻噴霧用ステロイド薬と非鎮静性の抗ヒスタミン薬内服が基本である．軽症では抗ヒスタミン薬内服，中等症以上では鼻噴霧用ステロイド薬の使用を考慮する．花粉症では初期療法といって症状初期あるいは花粉飛散初期からこれらの薬剤を使用することが推奨されている．特に鼻噴霧用ステロイド薬は抗炎症作用が強く重症化を抑える効果に優れている．

薬物療法無効例や副作用出現例，または根本治療を希望する例では，アレルゲン特異的免疫療法を考慮する．症状が改善するのみならず，治療中止後も効果が持続する，新たなアレルゲンの感作や喘息の発症を予防する可能性がある治療法である．12 歳以上ではスギとダニの舌下免疫療法が利用できる．また，12 歳未満にはスギとダニの皮下免疫療法の適応がある．最低 3 年間は継続治療することが肝要である．

最後に手術療法について述べる．鼻閉型で鼻中隔彎曲があり下鼻甲介腫脹が高度で鼻腔通気度不良例では，鼻中隔矯正術や粘膜下下鼻甲介骨切除の適応である．また，鼻汁過多例では後鼻神経切断術も効果的である．

5 予 後

アレルギー性鼻炎は一度発症すると寛解しない．さらに，アレルギー性鼻炎は気管支喘息の危険因子である．したがって，小児期からのアレルギー性鼻炎の管理はとても大切である．特にアトピー素因の強い小児では疾患の自然経過を変える可能性のあるアレルゲン特異的免疫療法をお薦めしたい．

DON'Ts

- 鼻内を診ずに鼻炎の診断をしてはならない
- 一側性の症状の場合は専門医に紹介せずに漫然と診るべきではない
- 花粉症にステロイド筋注はすべきではない

山梨大学大学院総合研究部医学域臨床医学系耳鼻咽喉科・頭頸部外科　**増山敬祐**

B　アレルギー

3-② 耳鼻科疾患
好酸球性副鼻腔炎，好酸球性中耳炎

DOs

- 好酸球性副鼻腔炎・中耳炎では気管支喘息のコントロールが重要なため，呼吸器内科医との充分な連携を心がけよう
- 好酸球性副鼻腔炎重症例では，内視鏡下鼻内手術により鼻腔形態を改善し，鼻処置・観察を容易とする
- 気管支喘息患者の難治性中耳炎では，好酸球性中耳炎を疑い中耳貯留液中の好酸球を確認しよう

A　好酸球性副鼻腔炎

1　疾患概要

　好酸球性副鼻腔炎は，慢性副鼻腔炎のひとつで，鼻茸中に好酸球浸潤をきたす難治性疾患として注目されている．

　以前は，細菌感染による化膿性副鼻腔炎が主体であった．この疾患にはマクロライド少量長期投与が有効である．また内視鏡下鼻内手術も行われ，この組合せにより治療成績が向上してきた．しかし近年，保存的治療，手術に抵抗する症例が増えてきた．この副鼻腔炎は，末梢血好酸球増多・鼻茸組織の好酸球浸潤を認め，「好酸球性副鼻腔炎」と命名された[1]．発症早期より嗅覚障害を伴う，鼻副鼻腔に粘稠な分泌液が貯留する特徴もある．また気管支喘息合併が多く，かつ合併例では副鼻腔炎の重症度が高い[2]．

2　検査・診断

　本疾患には，JESREC study の診断基準が用いられる[2,3]．臨床スコア合計が11点以上を好酸球性副鼻腔炎疑いとする（表1）．鼻茸組織中に，400倍視野（接眼レンズ22）で70個以上好酸球を認めた場合，確定診断となる（3視野平均）．

表1　好酸球性副鼻腔炎診断基準項目（JESREC study）

項目	スコア
病側：両側	3点
鼻茸あり	2点
篩骨洞陰影 / 上顎洞陰影 ≧ 1	2点
血中好酸球（%）	
2＜　≦5%	4点
5＜　≦10%	8点
10%＜	10点

スコアの合計：11点以上を好酸球性副鼻腔炎とする．確定診断は，組織中好酸球数：70個以上．
〔藤枝重治，他：日耳鼻会報 2015；118：732 より抜粋引用〕

3　鑑別疾患

　真菌への I / III 型アレルギー反応によるアレルギー性真菌性副鼻腔炎がある．両側罹患例では好酸球性副鼻腔炎と鑑別が困難である．

4　治療の考え方と実際

　軽症例は保存的治療が第一選択となる．分泌物除去のため，生理食塩水による鼻洗浄を行う．薬物療法では，抗ロイコトリエン薬，ステロイド点鼻等を行う．改善しなければ，経口ステロイドの投与を1～3週間程度行う．重症例では，①鼻茸・貯留物の除去，②組織採取による確定診断，③鼻副鼻腔の単洞化，④術後観察・処置を容易とする，以上を目的とした内視鏡下鼻内手

> **コツ**
> ニカワ状分泌液は耳用鉗子で採取，HE染色を行い好酸球の有無を確認する．

術を考慮する．

5 予 後

気管支喘息やアスピリン不耐症，非ステロイド抗炎症薬アレルギーを合併する症例では，術後再発率が 50% 以上となる[2]．

B 好酸球性中耳炎

1 疾患概要

難治性中耳炎の代表疾患であり，気管支喘息に合併することが多い．好酸球浸潤を伴うニカワ状分泌物が腔内に貯留する．伝音難聴や耳漏以外に，最も問題となるのは不可逆性の感音難聴をきたすことである．

2 検査・診断

2011 年作成の診断基準によると，大項目：好酸球優位な貯留液が存在する滲出性中耳炎または慢性中耳炎，小項目：①ニカワ状の中耳貯留液，②中耳炎に対する従来の治療に抵抗，③気管支喘息の合併，④鼻茸の合併，以上のうち大項目を必須とし，ほかに 2 つ以上の小項目を満たすものが確実例となる[4]．鼓膜所見は滲出性中耳炎型と慢性中耳炎型に分かれるが，初期は前者が多い．本疾患が疑われれば，貯留液中の好酸球を証明するため鼓膜切開を施行し分泌物採取，細胞診や病理組織検査を行う．

3 鑑別疾患

難治性中耳炎として，結核性中耳炎や ANCA 関連血管炎性中耳炎が鑑別疾患にあがる．

> **⚠ Pitfall**
> 好酸球性多発血管炎性肉芽腫症では，中耳貯留液に好酸球が認められることがある．治療抵抗性の場合，ANCA 測定などを行う必要がある．

4 治 療

第一選択はステロイド局所治療となる．鼓膜穿孔あり，または鼓膜チューブ留置されている場合は，リン酸ベタメタゾンの点耳が有効である．作用時間の長いトリアムシノロンアセトニドの鼓室内投与も行われる．全身ステロイド投与は，重症例や突発的な感音難聴増悪時に限られる．

5 予 後

一般的な慢性中耳炎に比較し，内耳障害の進行が早く聴力予後は不良である．早期に治療介入することで難聴の進行が回避されるため，気管支喘息患者の遷延する中耳炎では，常にこの疾患を念頭におくべきである．

DON'Ts

- 好酸球性副鼻腔炎・中耳炎に対し，漫然と全身ステロイド投与を続けるべきではない
- 結核性中耳炎も鑑別にあがり，好酸球性中耳炎と確定する前に局所ステロイド投与を行わない

文献

1) 春名眞一，他：耳鼻展望 2001；**4**：195-201
2) 藤枝重治，他：日耳鼻会報 2015；**118**：732
3) Tokunaga T, et al.：Allergy 2015；**70**：995-1003
4) Iino Y, et al.：Auris Nasus Larynx 2011；**38**：456-461

札幌医科大学耳鼻咽喉科　大國　毅，氷見徹夫

4-① 皮膚疾患 接触皮膚炎

B アレルギー

DOs
- 慢性難治性皮膚炎では増悪因子の追求を積極的にしてみる

1 疾患概要

　一般的には"かぶれ"とよばれ，極めて日常的な疾患であり，発症に特異的な免疫が関与するか，しないかにより，アレルギー性と刺激性(あるいは非アレルギー性)に分類される．強刺激物質の接触では特異的免疫は関与せず熱傷様皮膚炎を生じ，接触状況や条件で過剰に物質が吸収され経皮感作が成立すると再現性のあるアレルギー性接触皮膚炎が発症する．接触物質と紫外線が関与する場合もあり，免疫関与のない光毒性反応で生じる皮膚炎，感作成立症例では再現性のある光アレルギー性接触皮膚炎を生じる．経皮的にアレルギーが成立した物質が皮膚以外の場所から吸収されると全身に播種性散布するような発疹を生じ全身性接触皮膚炎と診断する．

　一方，経皮感作が成立後もなおアレルゲンの接触が続く場合，全身に皮疹が拡大し接触皮膚炎症候群と診断される．接触皮膚炎の多くは遅延型アレルギーで発症するが即時型アレルギーが関与する接触蕁麻疹は接触部位に物の形状どおりに紅斑，膨疹が出現する．職業性接触蕁麻疹は即時型反応でありながら慢性の湿疹病変を呈することがあり，診断や治療に苦慮する．食物成分で経皮感作が成立すると，経口摂取したときに蕁麻疹反応を生じるようになる症例がある．2011年，加水分解小麦含有石鹸で洗浄して皮膚症状が出た後に小麦アナフィラキシーを生じるようになった事例が相次いで社会問題に発展した．経口摂取する成分を皮膚に接触させ経皮感作を生じることがないように皮膚科医は注意喚起しているが，昨今の化粧品は食物成分が添加されることが多いようである．我々の生活環境にあるすべてのもの，文明生活を支えるすべての物質が接触皮膚炎の原因となる可能性がある．スギ花粉皮膚炎やチャドクガ皮膚炎のように空中に浮遊する花粉や虫の鱗粉，有機溶剤などの接触でも皮膚炎は生じる．医薬品や化粧品と違い，衣類やアクセサリーなどの身の回り品，家庭用品では法的規制が十分ではなく，流行や価格，消費者の要望に応じて種々の目的で新たな化学物質が使用される．時代により新たな物質による新たな接触皮膚炎を皮膚科医は経験し社会啓発をしているが，安全性検証は十分ではない．

2 検査・診断

　皮膚検査前に血液検査を実施して，アトピー素因の有無は検討しておく．検査は負荷テストであることを説明し患者の承諾を得て遅延型アレルギーにはパッチテスト(patch test：PT)，即時型アレルギーにはプリックテストを計画する．PTはアレルギー性接触皮膚炎の診断・治療に不可欠で特異度・感度も高いが，受診回数を要する．プリックテストはアナフィラキシー誘発の可能性がある症例では静脈確保の上実施する．検査で原因アレルゲンを推定し接触原除去により皮疹が消退すれば確定診断となる．

a　パッチテスト

専用のパッチテストユニットにアレルゲンをのせて背部に2日間貼付して除去後判定を経時的に行う．現在はスタンダードアレルゲンが付いているパッチテストパネルも利用できる．

判定には通常除去後1～2時間とその翌日，7日後が必要であるが，経時的判定日は患者医師間で設定する．強刺激物質は貼付せずに塗布するだけのオープンテストを同時に実施する．

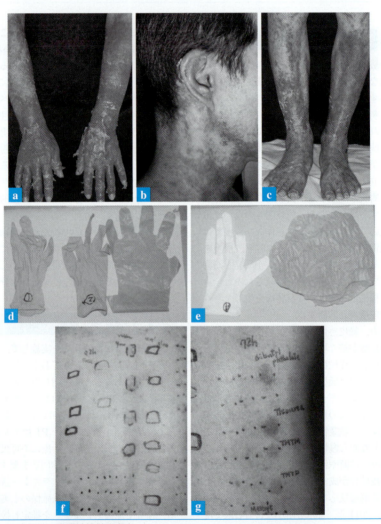

図1　59歳男性，職業性接触皮膚炎
a, b, c：当初は慢性遷延性手湿疹から接触皮膚炎症候群に伸展し入院加療．d, e：パッチテストで関連製品を小片に切って貼布．f, g：関連ゴムアレルゲンを同時に貼付して原因物質を確認．
（カラー口絵 No.28 参照）

b 光パッチテスト
光アレルギー性接触皮膚炎の検査法．パッチテストに紫外線照射を組み合わせる．

c プリックテスト
被疑物質を1滴たらした後，血が出ない程度に針で刺す．陰性コントロールに生理食塩水，陽性コントロールにヒスタミンを用いる．

3 鑑別診断

体質的に増悪寛解を繰り返し難治性であるアトピー性皮膚炎との鑑別が難しいことがある．

a アトピー性皮膚炎
皮膚バリア機能異常が根底にあり，皮膚の乾燥，粗糙，鳥肌様皮膚を有することが多い．急性湿疹と慢性湿疹の臨床像が混在，掻破痕，痒疹結節を混じるなど瘙痒閾値の異常を思わせる臨床像を呈する．また家族歴に気管支喘息，アレルギー性鼻炎，アレルギー性結膜炎，アトピー性皮膚炎があり，あるいは自分自身も既往があり，IgE抗体を産生しやすい素因がある．増悪因子は多因子であり個々の症例で絞りにくいので治癒と再発を繰り返す．

b アレルギー性接触皮膚炎
原因抗原の曝露が続くと急性湿疹と慢性湿疹の臨床像を混じる．接触原曝露が続くと感作の重症化に伴って全身に皮疹が拡大，接触皮膚炎症候群に発展する．原因抗原と再度接触すると再発するが原因抗原を確認し，接触を阻止できれば治癒する点がアトピー性皮膚炎と最も異なる点である．

4 治療の考え方と実際

外因性皮膚反応であるから原因確認に努めることが最大の治療であるが，漫然と対症加療をされている症例が多い．強感作物質のウルシや染毛剤成分（パラフェニレンジアミン）による接触皮膚炎では重症化して接触皮膚炎症候群に伸展することがあるので就業上の関与があれば積極的に検査を実施する．図1はアトピー素因があり10年間ゴム手袋を使用して就業していた症例である．冬季の手湿疹が漸次悪化し接触皮膚炎症候群となり入院加療．軽快後実施したパッチテストでチウラム系加硫促進剤に強陽性を呈し，原因成分を確認した．チウラム抜きのゴム手袋使用で就業は可能となった．原因物質との関与が明らかになり産業医との連絡で配置転換可能となって治癒する症例もあるが，小規模経営では回避が難しい症例もある．

5 予後

アトピー素因のない慢性難治性皮膚炎で原因物質の関与を考えて追求していくかどうかは，患者医師間の情熱と協力が必要で原因を見いだし，回避できれば完治する．アトピー素因が合併している場合，原因除去によりコントロールがよくなる症例が多い．職業性皮膚障害では可能ならば配置転換，困難な場合は職種変更のアドバイスをする．

DON'Ts

- ☐ 難治性皮膚炎は体質反応と決めつけて対症治療を続けない！
- ☐ 原因がわかって除去できれば治ることを説得し協力体制を整えて原因追求をあきらめない！

東邦大学医療センター大森病院皮膚科　**関東裕美**

4-② 皮膚疾患 アトピー性皮膚炎

B アレルギー

DOs

- 鑑別疾患を念頭に，病状を修飾するものや増悪因子を見逃さないという姿勢をもってしっかりと病変皮膚をみよう
- 治療の基本は外用薬による炎症の制御であり，外用指導が何よりも大切であることを知ろう

1 疾患概念

アトピー素因として説明される，ほかのアレルギー性疾患の家族歴や既往歴，IgEを産生しやすい体質をもった者に生じ，増悪と寛解を繰り返す，痒みのある湿疹を主病変とする．

2 検査・診断

日本皮膚科学会の診断基準[1]を表1にあげる．痒みを伴って新旧の皮疹が混在しながら慢性・反復性に，年齢に応じた好発部位に湿疹性の病変みられる場合，アトピー性皮膚炎と臨床診断する．

湿疹は急性期には漿液性丘疹を代表とし，慢性期を反映するのは皮膚の皮野形成が著明となり，ゴワゴワと皮膚が硬く肥厚しシワが目立つようになる苔癬化である．外的な要因によって発症する接触皮膚炎とは異なり，アトピー性皮膚炎での皮疹の分布は基本的に左右対称である．また年齢によった好発部位があり，思春期に入り皮脂の分泌が盛んとなる時期には一度軽快傾向を示す．

喘息などのほかのアレルギー性疾患に比して，アトピー性皮膚炎に罹患した患者では血清 IgE 値は飛び抜けて高値となることがある．しかし，血清 IgE 値は診断の参考項目であり，これのみで本症を診断するものではない．また IgE 値は病勢よりも罹患期間を反映する．病勢把握には血清 TARC (thymus and activation regulated chemokine) 値や末梢血好酸球数が頻用され，乳酸脱水素酵素 (lactate dehydrogenase：LDH) が皮膚障害の程度を反映する．

表1 アトピー性皮膚炎の診断基準

1. 瘙痒
2. 特徴的な皮疹と分布
   (1) 皮疹は湿疹病変
     急性病変：紅斑，湿潤性紅斑，丘疹，漿液性丘疹，鱗屑，痂皮
     慢性病変：湿潤性紅斑・苔癬化病変，痒疹，鱗屑，痂皮
   (2) 分布
     左右対称性
     参考となる年齢による特徴
       乳児期：頭，顔にはじまりしばしば体幹，四肢に下降
       幼小児期：頸部，四肢関節の病変
       思春期・成人期：上半身（頭，頸，胸，背）に皮疹が強い傾向
3. 慢性・反復性経過（しばしば新旧の皮疹が混在する）
   乳児では2か月以上，そのほかでは6か月以上を慢性とする．

〔日本皮膚科学会：アトピー性皮膚炎の定義・診断基準．日皮会誌 1994；**104**：1210 を元に作成〕

3 鑑別診断

日本皮膚科学会の定義・診断基準[1]では，表2にあげる疾患を除外すべきとされる．ただし，ここにあげた疾患の合併を否定するものではなく，病状を修飾したり，増悪因子となるものを見逃さないという姿勢を示している．事実，バリアが障害された皮膚では，アレルギー性や一次刺激性の接触

第6章 膠原病・リウマチ・アレルギー疾患を診療する

表2 アトピー性皮膚炎の診断に際して、除外すべき疾患（ただし、合併することはある）

- 接触皮膚炎
- 脂漏性皮膚炎
- 単純性痒疹
- 疥癬
- 汗疹
- 魚鱗癬
- 皮脂欠乏性湿疹
- 手湿疹（アトピー性皮膚炎以外の手湿疹を除外するため）
- 皮膚リンパ腫
- 乾癬
- 免疫不全による疾患
- 膠原病（SLE、皮膚筋炎）
- Netherton 症候群

〔日本皮膚科学会：アトピー性皮膚炎の定義・診断基準．日皮会誌 1994；**104**：1210 を元に作成〕

皮膚炎の頻度が高くなる．魚鱗癬とアトピー性皮膚炎では、ともに天然保湿因子として皮膚の保湿にかかわるフィラグリン遺伝子に変異がある．一方、免疫抑制薬の外用を治療に用いる際の注意点として、皮膚リンパ腫を見逃さないこと、また皮膚からの薬剤吸収が過度となるため角化異常症である Netherton 症候群を鑑別すべきである．

4 治療の考え方と実際

外用指導が何よりも大切である．薬剤の選択に当たっては、病変の範囲よりも、個々の皮疹の重症度によって決定する．実際の外用指導には、finger-tip unit という考え方が有用である．適切にステロイド外用が行えた場合、湿疹病変は数日以内に劇的に改善する．このため、指示した外用が適切に行えているかを評価するためにも、皮疹が増悪した際の次の再診のタイミングは1週間以内が望ましい．

皮疹の改善後も保湿薬の外用を継続指導する．この際に、たとえば1週間に1度ぐらいの頻度で、増悪する前の皮膚にタクロリムス軟膏の外用を指示する治療法が、プロアクティブ療法として注目を集める．

最重症例にはシクロスポリンの内服が適応となるが、継続して投与する期間は2〜3か月以内に止める．また、抗ヒスタミン薬の内服はあくまでも補助療法であり、これのみで痒みや皮疹の出現が抑制されるものではない．

 コツ

finger-tip unit：人差し指の第1関節から先端まで、チューブから外用薬を絞り出した量が約 0.5g となり、この量が、掌を閉じて2枚分を外用するのに適量であるとする外用指導法．体の表面積が掌 100 枚分であることも同時に説明すると、必要な外用量をイメージして貰いやすい．

5 予後

新旧の皮疹を混在しながら慢性反復性の経過をたどるが、急性湿疹自体は適切なステロイド外用により数日以内にコントロールできる．しかしながら、初期治療を適切に行えなかった場合など、治療に難渋する症例も存在する．また、ステロイド外用薬への恐怖感や忌避から、治療のコンプライアンスが低下する症例がみられる．

DON'Ts

- 治療の基本は、あくまでもステロイドの外用．弱い（ランクの低い）外用薬で時間をかけて炎症を制御しようとしない
- 「ステロイドは怖い薬」であると説明しない．怖い薬だからこそ、自己判断せずに、医師の指示通りに外用するよう指導する

文献

1) 日本皮膚科学会：アトピー性皮膚炎の定義・診断基準. 日皮会誌 1994；**104**：1210

関西医科大学皮膚科学講座　**神戸直智**

☑ インフォームド・コンセント vs. パターナリズム

　インフォームド・コンセントに関する上級医の約20年前の言葉を紹介したい．「インフォームド・コンセントにより，患者は自分で治療法を選択したかのごとく錯覚に陥り，それで満足する．医者も責任を患者に転嫁し，安心する．本当にそれで良いと思うか？　医者は高い道徳心と見識をもち，個々の患者にとって何が一番良い治療法なのかを責任を持って選択すべきだ．そして患者と強い信頼関係を築き，たとえ不幸な結末になったとしても，患者に『先生が選んでくれた治療だから』と言ってもらえる医療を目指すべきだ」

　さすがに，最近はここまで豪快な医者は少なくなりましたし，日本でもパターナリズムよりも患者の自己決定権が尊重される傾向にあります．しかし，いくら日本が欧米化したとはいえ，ものの考え方まで完全に欧米化したわけではありません．positive にものを考えることの多い欧米人と，negative にものを考えがちな日本人では（最近，そうでもない人が増えていますが），同じ情報を得ても導き出される自己決定は異なります．過度な自己決定権の尊重により患者に不利益が及ばないようにするには，患者の背景や性格にあわせ真摯にアドバイスできるスキルを身につけることが重要と思います．

（千葉大学大学院医学研究院アレルギー・臨床免疫学　中島裕史）

4-③ 皮膚疾患 蕁麻疹，血管性浮腫

B　アレルギー

DOs

- 痒みを伴う皮疹が数時間以内に跡形もなく消退する場合，または24時間以内に出没する場合に蕁麻疹を疑おう
- 蕁麻疹の多くは，特定の原因を同定できない特発性蕁麻疹で，対処法としては非鎮静性の第2世代抗ヒスタミン薬の全身投与が第一選択である
- 皮膚ないし粘膜の深部に生じる限局性浮腫を血管性浮腫といい，眼瞼や口唇に好発し，通常数日間持続した後に跡形もなく消退する

1 基本的な考え方

蕁麻疹の特徴は，個々の皮疹の一過性にある（膨疹）．蕁麻疹に合併して，あるいは単独に現れる，皮膚ないし粘膜の深部を中心とした限局性浮腫は，特に血管性浮腫とよぶ．日本皮膚科学会による蕁麻疹診療ガイドライン（2011年6月改訂）[1]では，蕁麻疹を4グループ16病型に分類している（表1）が，実際には直接的誘因なく自発的に膨疹が出現する特発性蕁麻疹の割合が最も多く，約7割を占める．治療の第一選択は非鎮静性の第2世代抗ヒスタミン薬の全身投与である．

2 病態

蕁麻疹では，皮膚マスト細胞が何らかの機序により脱顆粒し，皮膚組織内に放出されたヒスタミンなどの化学伝達物質が皮膚微小血管と神経に作用して，血管拡張（紅斑），血漿成分の漏出（膨疹），および痒みが生じる．蕁麻疹におけるマスト細胞活性化の機序としてはIgE依存性I型アレルギーが広く知られているが，マスト細胞活性化の機序が明らかでない病型のほうがむしろ多い．血管性浮腫の病態には，通常の蕁麻疹と同様にマスト細胞を介した機序で発症するものと，ブラジキニンを介した機序で発症するものがある．病理組織学的に蕁麻疹は真皮上層の一過性浮腫であるのに対し，血管性浮腫は真皮中層から深層の一過性浮腫であり，この差異が臨床表現型の違いに現れるものと考えられる．

3 臨床症状

蕁麻疹の多くは紅斑を伴う膨疹（虫刺様または地図状）を特徴とし，痒みを伴う．部位を変えて反復することはあっても，個々の皮疹は通常24時間以内に跡形もなく消失する．蕁麻疹の一部は，気道閉塞による呼吸困難や血圧低下によるショックに進展することがあるため，注意を要する．血管性浮腫は，眼瞼，口唇に好発するが，皮膚や粘膜のどこにでも生じうる．痒みや赤みは伴わないことも多く，正常皮膚色から淡紅色の限局性の腫脹が境界やや不明瞭に出現する．多くは2〜3日持続し，跡形もなく消失する．血管性浮腫が粘膜に出現した場合，気道浮腫のために窒息することもあるため，注意が必要である．

4 検査と診断

蕁麻疹における検査の主たる目的は病型の確定と原因の検索にあるが，その意義および必要性は病型により異なる．まず臨床的に病型を絞り込むことが大切であり，多くの場合は誘因の有無や種類，個々の皮疹の性状と経過などの診療情報により診断す

表1　おもな蕁麻疹の病型

病型	
I	**特発性の蕁麻疹** ・急性蕁麻疹 ・慢性蕁麻疹
II	**刺激誘発型の蕁麻疹**（特定刺激ないし負荷により皮疹を誘発することができる蕁麻疹） ・アレルギー性の蕁麻疹 ・食物依存性運動誘発アナフィラキシー ・非アレルギー性の蕁麻疹 ・アスピリン蕁麻疹（不耐症による蕁麻疹） ・物理性蕁麻疹（機械性蕁麻疹，寒冷蕁麻疹，日光蕁麻疹，温熱蕁麻疹，遅延性圧蕁麻疹，水蕁麻疹，振動蕁麻疹〈振動血管性浮腫〉） ・コリン性蕁麻疹 ・接触蕁麻疹
III	**血管性浮腫** ・特発性の血管性浮腫 ・外来物質起因性の血管性浮腫 ・C1 エステラーゼ阻害因子（C1-esterase inhibitor：C1-INH）の低下による血管性浮腫（遺伝性血管性浮腫〈hereditary angioedema：HAE〉，自己免疫性血管性浮腫など）
IV	**蕁麻疹関連疾患** ・蕁麻疹様血管炎 ・色素性蕁麻疹 ・Schnitzler 症候群 ・クリオピリン関連周期熱（cryopyrin-associated periodic syndrome：CAPS）

〔秀　道広，他：蕁麻疹診療ガイドライン．日皮会誌 2011；**121**：1339-1388 を参考に作成〕

ることができる．

a　刺激誘発型の蕁麻疹

血清中抗原特異的 IgE 検査や皮膚テスト，場合によっては負荷試験を施行して原因を同定する．

b　特発性蕁麻疹

蕁麻疹の約 7 割を占める特発性蕁麻疹は，外来刺激や内臓病変に起因しているわけではないため，特別な検査を要さない．

c　血管性浮腫

特に誘因を同定できない特発性血管性浮腫の割合が最も多いが，降圧薬の内服歴聴取によってアンギオテンシン変換酵素阻害薬に起因するものを，また補体の測定を行うことによって遺伝性のものを鑑別する．遺伝性血管性浮腫や後天性 C1 エステラーゼ阻害因子欠損症では，血清 C3 は正常であるが，C4 が低下していることが多い．

 Pitfall

食物や薬剤によるアレルギー性の蕁麻疹は，蕁麻疹全体の 5% 程度である．

5　治　療

蕁麻疹，血管性浮腫の管理・治療の目標は，治療により症状出現がない，または生活に支障のない程度まで制御されている状態にあり，多くの場合はこれらの段階を経て，最終的には薬剤を使用することなく症状が出現しない状態に至らせることである．薬物療法の第一選択薬としては非鎮静性の第 2 世代抗ヒスタミン薬が推奨され，効果不十分の場合は増量や他剤への変更を考慮する．また，補助的治療薬として H_2 受容体拮抗薬や抗ロイコトリエン薬などを併用する（図1）．蕁麻疹は，アナフィラキシー

第6章 膠原病・リウマチ・アレルギー疾患を診療する

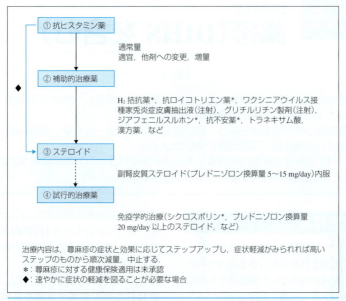

図1 特発性蕁麻疹に対する薬物治療手順
〔秀 道広,他:蕁麻疹診療ガイドライン.日皮会誌 2011;**121**:1339-1388 を参考に作成〕

ショックや気道浮腫による窒息の合併を除けば,一般的に予後はよい.治癒までにはときに数年を要することもあるが,多くの症例が最終的には治癒に至りうる.

コツ

特発性慢性蕁麻疹は年余にわたり続くこともあるが,多くの症例は治療を続けることで軽快・治癒することを説明する.

DON'Ts

- 蕁麻疹の治療薬として,安易に副腎皮質ホルモン内服に頼らない
- 蕁麻疹の約7割を占める特発性蕁麻疹は,内臓疾患に起因するものではないため,特別な検査の必要性はない

文献

1) 秀 道広,他:蕁麻疹診療ガイドライン.日皮会誌 2011;**121**:1339-1388

島根大学医学部皮膚科 **千貫祐子,森田栄伸**

4-④ 皮膚疾患
薬疹（DIHS を含む）

B　アレルギー

DOs

- [ ] 個々の症例で薬疹の病態，発症機序，重症度を評価し，患者の不利益にならぬように被疑薬の中止の必要性を判断しよう
- [ ] 重症薬疹の初期症状を知り，疑いをもった場合は一刻も早く皮膚科専門医と連携し早期診断，早期治療に結びつけよう
- [ ] 薬剤性過敏症症候群の軽快後に免疫再構築症候群としての感染症や膠原病・自己免疫疾患を続発することがあり注意しよう

1　疾患概念

薬疹とは，経皮投与を除く全身投与により体内に摂取された薬剤自体またはその代謝産物の直接的作用ないし間接的な作用によって誘導される皮膚・粘膜病変をいう．薬疹の多くはアレルギー機序によるが，最近増加してきた生物学的製剤や分子標的薬などは非アレルギー機序すなわち本来の薬理作用を反映して皮膚・粘膜症状を発現することが多い．

生命予後にかかわる薬疹もしくは皮疹軽快後に失明をはじめとする後遺症を残しうる薬疹は重症薬疹として扱われる．代表的病型として Stevens-Johnson 症候群（Stevens Johnson syndrome：SJS），中毒性表皮壊死症（toxic epidermal necrolysis：TEN），薬剤性過敏症症候群（drug-induced hypersensitivity syndrome：DIHS）がある．

2　検査・診断

薬疹全般の診断は概ね以下の順序で行う．①薬剤内服歴と皮疹の出現時期を問診する，薬剤投与開始から薬疹発症までの期間は様々である，②全身症状の診察（バイタルサイン，リンパ節の触診など）とともに皮疹・粘膜疹を詳細に診察する，③皮疹の特徴から臨床病型を分類し，過去のデータベース「薬疹情報」をもとに該当する臨床病型から被疑薬を割り出す，④一般臨床検査に加え，薬剤リンパ球刺激試験，パッチテスト，内服テストなど原因薬確定のための検査を行う．

SJS の診断に必須要件として，①皮膚粘膜移行部の広範囲で重篤な粘膜病変（出血・血痂を伴うびらんなど）がみられる，②皮膚の汎発性の紅斑に伴って表皮の壊死性障害に基づくびらん・水疱を認め，軽快後には痂皮，膜様落屑がみられる．その面積は体表面積の 10％ 未満である，③発熱がある，④多形紅斑重症型（erythema multiforme〈EM〉major）を除外できる，の項目がある．

TEN の診断に必須要件は，①広範囲に分布する紅斑に加え体表面積の 10％ を超える水疱・びらんがみられる（外力を加えると表皮が剝離すると思われる部位を含める），②ブドウ球菌性熱傷様皮膚症候群を除外できる，③発熱がある，の 3 項目がある．

DIHS は原因薬が比較的限られていることと，臨床検査値での評価が可能であることから，重症薬疹の中では比較的診断が容易である．診断基準を表 1[1] に示す．

3　鑑別診断

重症薬疹では治療方針が大きく異なることから発症早期に麻疹，風疹，水痘，単純

表1 DIHSの診断基準2005

概　念
　高熱と臓器障害を伴う薬疹で，薬剤中止後も遷延化する．多くの場合，発症後2～3週間後にHHV-6の再活性化を生じる．
主要所見
1. 限られた薬剤投与後に遅発性に生じ，急速に拡大する紅斑．しばしば紅皮症に移行する．
2. 原因薬剤中止後も2週間以上遷延する．
3. 38℃以上の発熱
4. 肝機能障害
5. 血液学的異常：a, b, cのうち1つ以上
　a. 白血球増多（11,000/mm^{3}以上）
　b. 異型リンパ球の出現（5％以上）
　c. 好酸球増多（1,500/mm^{3}以上）
6. リンパ節腫脹
7. HHV-6の再活性化
典型DIHS：1～7すべて
非典型DIHS：1～5すべて，ただし4に関しては，その他の重篤な臓器障害をもって代えることができる．
参考所見
1. 原因薬剤は，抗けいれん薬，ジアフェニルスルホン，サラゾスルファピリジン，アロプリノール，ミノサイクリン，メキシレチンであることが多く，発症までの内服期間は2～6週間が多い．
2. 皮疹は，初期には紅斑丘疹型，多彩紅斑型で，後に紅皮症に移行することがある．顔面の浮腫，口囲の紅色丘疹，膿疱，小水疱，鱗屑が特徴的である．粘膜には発赤，点状紫斑，軽度のびらんがみられることがある．
3. 臨床症状の再燃がしばしばみられる．
4. HHV-6の再活性化は，①ペア血清でHHV-6 IgG抗体価が4倍（2管）以上の上昇，②血清（血漿）中のHHV-6 DNAの検出，③末梢血単核球あるいは全血中の明らかなHHV-6 DNAの増加のいずれかにより判断する．ペア血清は発症後14日以内と28日以降（21日以降で可能な場合も多い）の2点にすると確実である．
5. HHV-6以外に，サイトメガロウイルス，HHV-7，EBウイルスの再活性化も認められる．
6. 多臓器障害として，腎障害，糖尿病，脳炎，甲状腺炎，心筋炎も生じうる．

〔厚生労働省科学研究費補助金 難治性疾患克服研究事業（主任研究者　橋本公二）：難治性疾患（重症多形滲出性紅斑［急性期］を含む）の画期的治療に関する研究．平成17年度総括・分担研究報告書，2006：1-15〕

性疱疹などのウイルス感染症との鑑別診断を確実に行うことが重要である．水疱があればTzank試験によりウイルス感染細胞（ballooning cell）を確認する．咽頭粘液からの風疹もしくは麻疹ウイルスDNAを検出すれば早期の鑑別に役立つ．ブドウ球菌性熱傷様皮膚症候群，トキシックショック症候群との鑑別は臨床所見の特徴に加え，皮膚生検により水疱の位置や表皮細胞壊死の有無により鑑別する．

4 治療の考え方と実際

上皮成長因子受容体（epidermal growth factor receptor：EGFR）阻害薬による痤瘡様皮疹，爪囲炎，マルチキナーゼ阻害薬による手足症候群など非アレルギー機序により生じる薬疹では皮膚病変の治療を行いながら原因薬を継続することが可能である．光線過敏型薬疹では徹底した遮光により予防が可能であり，痤瘡様皮疹ではテトラサイクリンの予防内服により症状を緩和できる．安易な中止により患者に不利益を与えないよう配慮する．

一方，重症薬疹では原因薬の中止が必須であり，SJS/TENでは発症早期のステロイド薬全身投与が第一選択である．症状に応じてヒト免疫グロブリン静注療法（intravenous immunoglobulin：IVIG），血漿

交換療法などが追加される．DIHSではプレドニゾロン換算 0.5 〜 1.0 mg/kg/day のステロイド薬の全身投与とサイトメガロウイルス感染症に対する抗ウイルス薬治療が基本である．

薬疹による死亡率は SJS が 3%，TEN が 19%，DIHS が 10% 前後とされる．DIHS では軽快後に橋本病をはじめとする甲状腺自己免疫疾患，I 型糖尿病，各種自己抗体の出現がみられる．

5 予 後

わが国における全国疫学調査から，重症

DON'Ts

- 非アレルギー機序による薬疹では患者の忍容性と薬剤の有効性を両にらみのうえ，継続を判断する．安易な中止はすべきではない
- DIHS の治療においてステロイド薬の漸増は避け，十分な初期量を 7 〜 14 日間投与する．軽快後も急激な減量を行わない

文献

1) 厚生労働省科学研究費補助金 難治性疾患克服研究事業（主任研究者 橋本公二）：難治性疾患［重症多形滲出性紅斑（急性期）を含む］の画期的治療に関する研究．平成 17 年度総括・分担研究報告書，2006：1-15

昭和大学医学部皮膚科学講座　**末木博彦**

B　アレルギー

5-① 眼科疾患 アレルギー性結膜炎

DOs

- 点眼薬は，①ヒスタミン H_1 拮抗薬点眼，② NSAIDs 点眼併用，③ステロイド点眼併用を基本とする
- 抗原回避には，①眼鏡，②洗顔，③アイボン®（小林製薬）による洗眼を行う
- 眼瞼縁炎による痒みに対しては，①洗顔，②アイボン®（小林製薬）による洗眼，③ステロイド軟膏を使おう
- 重症例には，①タリムス®点眼（千寿製薬），②パピロックミニ®点眼（参天製薬）と低濃度ステロイド点眼併用，③ステロイド内服をすすめよう

1　疾患概要

アレルギー性結膜炎は遺伝的因子と環境的因子が複雑に絡んだ病気であるが，いまだ根本的に治癒させる方法はない．現在の治療は軽症例と重症例に分けられるが，いずれも抗アレルギー点眼液を使用した治療から始めるのが基本である．診断には血清抗体検査に加えて，最近は涙液中の IgE 抗体測定キットなども登場し，補助診断の1つになっている．痛みなどの症状が強くなるとこれらの点眼に加えて非ステロイド抗炎症薬（nonsteroidal anti-inflammatory drugs：NSAIDs）点眼やステロイド点眼の併用が順に考えられる．さらに結膜乳頭増殖性病変を認める重症例で，角膜炎や角膜潰瘍などを併発した症例には，免疫抑制薬点眼が有効である．またステロイド内服薬や外科的な治療が必要になる重症例もある（図1）．

2　診　断

特に重要な鑑別診断は流行性角結膜炎である．間違って学校や職場に流行を起こすと大変な問題になる．アデノウイルス涙液検査などを使うと，間違うことも少なくなるが，やはり問診や既往歴，そして頸部リンパ節の腫れや，眼脂の色調なども重要な所見であるので，あわせて鑑別診断に有効である．さらに，結膜炎患者を診た場合には，アレルギー性結膜炎であっても手洗いや周囲の消毒はきちんと行うことが望ましい．

アトピー性皮膚炎を併発している症例では，ヘルペス角膜炎なども考慮に入れることが必要となる．迷った際には，すぐに眼科専門医に相談したほうがよいと思われる．

3　点眼薬について

現在，日本国内で使用されているアレルギー性結膜炎点眼治療薬にはメディエーター遊離抑制薬とヒスタミン H_1 拮抗薬がある．また，パタノール®点眼（日本アルコン），アレジオン®点眼（参天製薬）は両方の作用があるといわれている．

a　初期治療

例年，花粉症を起こす症例では抗アレルギー薬の季節前点眼が有効であるという報告もある．症状のある前の使用なので，2回/day 使用のアレギサール®点眼（参天製薬）がよいかと思われる．

b　軽症例の薬物治療

軽症例ではメディエーター遊離抑制薬またはヒスタミン H_1 拮抗薬の点眼治療で軽快する症例が多い．痒みにはヒスタミン H_1 拮抗薬点眼薬のほうが効果的であるという

```
毎年時期が来ると症状が出る
    ＊季節前投与としてメディエーター遊離抑制薬

軽症（点眼治療から始める）
    ＊痒みが強い症例へはヒスタミン $H_1$ 拮抗薬
    ＊異物感などの症状にはメディエーター遊離抑制薬

効果が不十分の場合
    ＊ヒスタミン $H_1$ 拮抗薬とメディエーター遊離抑制薬の併用を試みる
    ＊ドライアイがある場合には防腐剤抜きの点眼へ変更する
    ＊NSAIDs（非ステロイド点眼）を併用する
    ＊低濃度のステロイド点眼を併用する
    ＊花粉症への抗アレルギー薬の内服（内服治療）

重症
    ＊免疫抑制薬点眼を使用する（単独またはステロイド点眼と併用から）
    ＊高濃度ステロイド点眼を併用する
    ＊ステロイドを短期間内服させる

外科的治療
    一般的には基幹病院へ紹介し，手術を行う．
```

図1　薬物治療のフローチャート

報告が多い．アトピー性角結膜炎への薬物治療は単一の薬剤では効果が十分得られない場合があり，治療の経過をみながら点眼の併用を行う．治療が長期に及ぶので，ステロイド点眼は低濃度であっても使用は避けたほうが好ましい．ステロイドは感染や眼圧上昇など，副作用も多いからである．その点では我々はNSAIDs点眼薬であるブロナック®点眼（千寿製薬）は1日2回の使用をメディエーター遊離抑制薬またはヒスタミン H_1 拮抗薬と併用することで効果があると報告した．眼科での内服薬処方は，ほかのアレルギー性鼻炎などを伴った際のみで，積極的な内服処方は勧めない．むしろ，そういった患者の場合には他科に依頼したほうが安全である．

c　抗原回避などの方法

一般的な花粉などの回避方法が中心であるが，眼科では眼鏡を使用するだけで，50%の抗原が回避できるという報告もあり，最近は花粉症眼鏡がある．一方，減感作療法（アレルゲン免疫療法）の眼に対する有効性については，未だ報告がない．洗眼や洗顔による抗原回避については，以前はアイボン®（小林製薬）などに防腐剤が含まれており，防腐剤による影響が心配されたが，現在は防腐剤もなく，使用する患者も増えているようである．

d　眼瞼縁炎による痒み

アトピー性皮膚炎を伴うアトピー性角結膜炎などは眼の周りの皮膚が痒いことを，間違って「眼が痒い」といってしまう患者もいる．こういった患者には低濃度のステロイド軟膏が有効である（プレドニン®眼軟膏，ネオメドロール®眼軟膏）．眼瞼皮膚は薄く，最近は眼瞼皮膚花粉症も注目されており，こういった患者には洗眼薬などは有効と思われる．

e　重症例の薬物治療

重症タイプとは結膜乳頭増殖性病変を認めるアトピー性角結膜炎や春季カタルである．角膜炎や角膜潰瘍などを併発し，痛みに加えて視力低下を認める．薬物治療は免疫抑制薬点眼が第一選択と考える．抗アレ

第6章 膠原病・リウマチ・アレルギー疾患を診療する

ルギー薬点眼を併用する場合も多い．さらにステロイド内服薬や外科的な治療も必要になることがある．ステロイド点眼はある意味代表的な免疫抑制薬点眼であるが，眼圧に十分注意しながら用いる．夜間はステロイド眼軟膏も有効である．角膜潰瘍などが認められた場合には抗生物質点眼を併用することもある．免疫抑制薬は2種類ある（シクロスポリン〈パピロックミニ®点眼液：参天製薬〉，FK-506〈タリムス®点眼液：千寿製薬〉．本剤の眼圧への影響はない．2剤の使用感想はタリムス点眼のほうが強力であり，単独使用でも十分に重症アレルギー性結膜炎を治療可能である．ただ，副作用である熱感や異物感を訴える症例もあり，安定してきたらほかの薬剤に変える（たとえばシクロスポリン点眼）．ステロイド内服は，免疫抑制薬点眼が臨床に使用され，必要な症例は格段に減った．しかしまだ内服を必要とする患者もいるが，全身投与することは成長にも悪影響を与えることがあるので，長期の使用は止めたほうがよい．年齢にもよるが，投与量についてはプレドニゾロン（prednisolone：PSL）30 mg を超えないほうがよい．また，投与期間は1クールが長くても2週間と考える．軽快しない症例や長期にわたる症例には外科的治療が必要になることもある．

DON'Ts

- □ プロトピック®軟膏は皮膚科に相談のこと
- □ ステロイド懸濁液の結膜下注射は眼圧上昇の頻度が高いので一時的な消炎鎮痛効果のみであり，使用は避けるべきと考えている

鶴見大学歯学部眼科　**藤島　浩**

6-① その他のアレルギー疾患
B アレルギー
食物アレルギー

> **DOs**
> - 食後2時間以内に現れた蕁麻疹や血管性浮腫などの皮膚症状ないし，それを伴う全身症状をみたら食物アレルギーを疑おう
> - 食物アレルギーを疑ったら，アナフィラキシーの誘発リスクの低い血液検査から始め，皮膚テスト，経口負荷試験の順に検査を進めよう
> - 治療の原則は原因食物の除去．誤食時に備え，アナフィラキシーのリスクの高い患者には，抗ヒスタミン薬に加えアドレナリン自己注射薬を処方しよう

1 疾患概要

a 定義
食物アレルギーとは，食物を経口摂取した後に，抗原特異的な免疫学的機序を介して引き起こされる生体にとって不利益な反応である．

b 臨床型分類
食物アレルギーは，おもに5つの臨床型が存在する(表1)[1]．

c 食物アレルギーの関与する乳児アトピー性皮膚炎
アトピー性皮膚炎(atopic dermatitis：AD)をもつ乳児にみられる食物アレルギーで，湿疹の増悪よりも即時型症状としておもに現れる．最近では，発症機序として角層バリアが障害された湿疹部位からの経皮感作によるという仮説(二重抗原曝露仮説)が提唱された[2]．

d 即時型症状
原因食物摂取後，通常2時間以内に出現するアレルギー反応による症状を示すことが多い．

e 食物依存性運動誘発アナフィラキシー(food-dependent exercise-induced anaphylaxis：FDEIA)
原因食物を摂取後，運動を行ったときにアナフィラキシーを起こす疾患である．疾患の本態は食物アレルギーであるが，運動や解熱鎮痛薬内服，疲労，寒冷刺激などが二次的要因としてかかわったときに発症する．最近，小麦加水分解物含有石鹸，旧「茶のしずく石鹸」(愛称)を使用したことにより発症するFDEIAの健康被害が多数報告された．この場合，洗顔中の小麦成分による経皮・経粘膜感作によるものと推察され，顔，特に眼瞼の浮腫を主症状とする．

f 口腔アレルギー症候群(oral allergy syndrome：OAS)
口唇・口腔粘膜における果物・野菜などによるIgE抗体を介した接触蕁麻疹で，摂取後5分以内に症状を認めることが多い[1]．OASは花粉症に合併することが多く，カバノキ科ハンノキやシラカンバはバラ科果物(リンゴ，モモ，サクランボなど)，イネ科とブタクサはウリ科果物(メロン，スイカなど)，ヨモギはセリ科野菜(セロリ，ニンジンなど)と交差反応しやすい(pollen-food allergy syndrome：PFAS)．また，ラテックスアレルギーではアボカド，クリ，バナナなどと交差反応して，アナフィラキシーを誘発する場合がある(latex-fruit syndrome)．

g 臨床症状
食物アレルギーは全身にわたり多彩な症状が現れる．皮膚症状(出現率92.0%)として瘙痒，蕁麻疹，血管性浮腫，発赤，潮紅，粘膜症状(28.0%)として，眼症状には結膜充血・浮腫，瘙痒感，流涙，眼瞼浮

第6章　膠原病・リウマチ・アレルギー疾患を診療する

表1　臨床型分類ごとの特徴

臨床型		発症年齢	頻度の高い食物	耐性獲得（寛解）	アナフィラキシーショックの可能性	食物アレルギーの機序	おもな症状
新生児・乳児消化器アレルギー		新生児期乳児期	牛乳（乳児用調製粉乳）	多くは寛解	(±)	IgE非依存型	消化器症状（嘔吐，血便，下痢）
食物アレルギーの関与する乳児アトピー性皮膚炎		乳児期	乳児〜幼児　鶏卵，牛乳，小麦，そば，魚卵など　学童〜成人　甲殻類，魚類，小麦，果物類，そば，ピーナッツなど	多くは寛解	(+)	おもにIgE依存型	蕁麻疹などの皮膚症状，および全身症状
即時型症状（蕁麻疹，アナフィラキシーなど）		乳児期〜成人期		鶏卵，牛乳，小麦，大豆などは寛解しやすいそのほかは寛解しにくい	(++)	IgE依存型	蕁麻疹などの皮膚症状，および全身症状
特殊型	食物依存性運動誘発アナフィラキシー（FDEIA）	学童期〜成人期	小麦，エビ，イカなど	寛解しにくい	(+++)	IgE依存型	蕁麻疹などの皮膚症状および全身症状
	口腔アレルギー症候群（OAS）	幼児期〜成人期	果物・野菜など	寛解しにくい	(±)	IgE依存型	口腔咽頭症状（口腔粘膜の違和感や，瘙痒）

〔「食物アレルギーの診療の手引き2014」検討委員会：厚生労働科学研究班による食物アレルギーの診療の手引き2014より，一部改変〕

腫，鼻症状としてくしゃみ，鼻汁，鼻閉，口腔咽頭症状として口腔・口唇・舌の違和感・腫脹，咽頭の痒み・イガイガ感がある[1]．消化器症状(18.6%)として腹痛，悪心，嘔吐，下痢，血便，呼吸器症状(33.4%)として喉頭絞扼感，喉頭浮腫，嗄声，咳嗽，喘鳴，呼吸困難がある．また，全身性症状（多臓器にわたる）を伴う場合をアナフィラキシーとよび，特に意識障害，血圧低下などのショック症状を伴うものを，アナフィラキシーショック(10.4%)という．

h　疫学

わが国では乳児が約10%，3歳児が約5%，保育所児が5.1%，学童以降が1.3〜4.5%とされ，全年齢を通して推定1〜2%程度の有症率と推定されている[1]．

2　検査・診断

検査の流れとして，血液検査（血清特異IgE抗体測定）でスクリーニングを行い，次に皮膚テスト，さらに食物負荷試験を実施する[3]．臨床症状との一致率は，食物負荷試験，皮膚テスト，特異IgE抗体測定の順

に高いが，*in vivo* 検査である前二者は全身性の症状を誘発する危険性がある．

皮膚テストのよい適応は，①血清特異IgE 抗体価が，十分な症状誘発の可能性（95％以上）を示さない抗原の検査，②目的とする抗原が特異 IgE 抗体検査の検査項目にない場合，③OAS のように抗原が熱処理などで壊れやすく，新鮮な食物を用いる必要がある場合である．後二者の場合，食品そのものを用いた prick-prick test を実施する．

食物経口負荷試験は，検査による致死的リスクがあるため，専門の医師が誘発症状への緊急対応が十分可能な施設で行うべきである．おもな目的は，①原因抗原診断，②耐性獲得の判断，③リスクアセスメントである[1]．方法として，原因食物を少量から開始し漸増する方法で，負荷ごとに一定の観察時間を置きながら段階的進めていく．

3 鑑別診断

主症状である蕁麻疹のほかの病型の鑑別が必要である．たとえば，FDEIA の鑑別として運動が誘因となるコリン性蕁麻疹や，薬剤アレルギー（NSAIDs 不耐症など）を鑑別する．

4 治療の考え方と実際

治療の原則は，正しい診断に基づいた必要最小限の原因食物の除去となる[1]．ただし FDEIA の場合，原因食物摂取から 2 時間（可能なら 4 時間）以内の運動を控えればよいことも多い．また原因食物を摂らなければ運動は可能であり，必ずしも運動を全面禁止にする必要はない．なお，誤食時に備え，抗ヒスタミン薬を処方し，アナフィラキシーのリスクが高い場合はアドレナリン自己注射薬を処方する．

 コツ

即時型食物アレルギーでは，摂取後 2 時間以内に食べたものを疑う．ただし，FDEIA では少し遅れて 4 時間以内，納豆では半日後でも誘発されることがある．

 Pitfall

口腔アレルギー症候群では，果物抗原が熱処理で壊れやすいため，抗原抽出液を使う特異 IgE 測定検査は偽陰性になりやすい．血清特異 IgE が陰性でも否定できない．

DON'Ts

- [ ] 血清特異 IgE 測定の結果は，項目により偽陰性や偽陽性を示すことがあり，これだけで，除去を指示しない．乳幼児では結果の解釈にプロバビリティカーブを参考にしよう[1]
- [ ] 乳児・幼児早期のおもな原因である鶏卵，乳製品，小麦は，就学前には大半は耐性を獲得するので，漫然と除去を続けない

文献

1) 「食物アレルギーの診療の手引き 2014」検討委員会：厚生労働科学研究班による食物アレルギーの診療の手引き 2014.
2) Lack G：J Allergy Clin Immunol 2008；**121**：1331-1336
3) 猪又直子，他：J Environ Dermatol Cutan Allergol 2008；**2**：14-24

B アレルギー

6-② その他のアレルギー疾患
アナフィラキシー

DOs

- [ ] 患者のアナフィラキシー(An)の重症度を評価し，それに応じた治療を行おう
- [ ] An の初期対応において用いる薬物として，アドレナリン(Ad)の筋肉注射が第一選択であることを知ろう
- [ ] 再発防止のため Ad 自己注射の処方，自宅での初期対応の指導，誘因の確定と回避の指導を行おう

1 疾患概要

a 定義

アナフィラキシー(anaphylaxis：An)とは，「アレルゲンなどの侵入により，複数臓器に全身性にアレルギー症状が惹起され，生命に危機を与え得る過敏反応」である．そのうち，「An に血圧低下や意識障害を伴う場合」を，アナフィラキシーショックという．

b 疫学

An の既往を有する割合は，わが国において，小学生 0.6%，中学生 0.4%，高校生 0.3% である．食物アレルギーによる An により死に至る確率は患者 10 万人当たり 1.35〜2.71 人である．わが国では，年間 70 人程度が An により死亡し，判明している原因のうち医薬品が最も多く，次いでハチ刺傷，食物，血清である．

2 検査・診断

症状は皮膚・粘膜，呼吸器，消化器，循環器の多臓器に生じ，表1[1]に示す3項目のうちいずれかに該当する場合に An と診断する．現時点で An に特異的な検査はない．

3 鑑別診断

An の症状に類似する疾患・症状には喘息発作や不安発作 / パニック発作，失神などがある．

表1 アナフィラキシーの定義と診断基準

下記の3項目のうちいずれかに該当すればアナフィラキシーと診断する
1. 皮膚症状（全身の発疹，瘙痒または紅斑），または粘膜症状（口唇・舌・口蓋垂の腫脹など）のいずれかが存在し，急速に（数分〜数時間以内）発現する症状で，かつ下記 a, b の少なくとも1つを伴う

a. 呼吸器症状 （呼吸困難，気道狭窄，喘鳴，低酸素血症）	b. 循環器症状 （血圧低下，意識障害）

2. 一般的にアレルゲンとなりうるものへの曝露の後，急速に（数分〜数時間以内）発現する以下の症状のうち2つ以上を伴う

a. 皮膚・粘膜症 （全身の発疹，瘙痒，紅潮，浮腫）	b. 呼吸器症状 （呼吸困難，気道狭窄，喘鳴，低酸素血症）	c. 循環器症状 （血圧低下，意識障害）	d. 持続する消化器症状 （腹部疝痛，嘔吐）

3. 当該患者におけるアレルゲンへの曝露後の急速な（数分〜数時間以内）血圧低下
収縮期血圧低下の定義：平常時血圧の 70% 未満または下記 生後 1〜11 か月 < 70 mmHg，1〜10 歳 < 70 mmHg ＋（2×年齢），11 歳〜成人 < 90 mmHg

〔日本アレルギー学会：アナフィラキシーガイドライン．2014：1 より引用〕

4 治療の考え方と実際

a 初期対応

バイタルサインを確認し，表1に基づいてAnと判断したら人手を集め，Adの筋肉注射を考慮する．患者は体位変換をきっかけに急変する可能性があるため(empty vena cava)，仰臥位・下肢挙上とし，酸素投与，静脈ルートを確保し，必要に応じて心肺蘇生法を行う．呼吸苦が強いときは上体を起こし，嘔吐時は顔を横に向ける．バイタル測定を5〜15分ごとなど，状況に応じ，頻回かつ定期的に行う．

b 第一選択薬

大腿部中央の前外側への0.1%Ad筋肉注射(0.01 mg/kg 最大量：成人0.5 mg，小児0.3 mg)が第一選択薬である．必要に応じて5〜15分ごとに繰り返す．投与の適応は，Anの臨床所見による重症度分類(表2)におけるグレード3(重症)の症状を認める場合，または，過去の重篤なAnの既往がある場合や症状の進行が激烈なグレード2(中等症)の症状の場合，気管支拡張薬吸入で改善しない呼吸器症状を認める場合である．

Adは，モノアミン酸化酵素阻害薬，三環系抗うつ薬，メチルフェニデートが併用注意，ブチロフェノン系，フェノチアジ

表2 臨床所見による重症度分類

		グレード1（軽症）	グレード2（中等症）	グレード3（重症）
皮膚・粘膜症状	紅斑・蕁麻疹・膨疹	部分的	全身性	←
	瘙痒	軽い瘙痒（自制内）	強い瘙痒（自制外）	←
	口唇，眼瞼腫脹	部分的	顔全体の腫れ	←
消化器症状	口腔内，咽頭違和感	口，のどのかゆみ，違和感	咽頭痛	←
	腹痛	弱い腹痛	強い腹痛(自制内)	持続する強い腹痛(自制外)
	嘔吐・下痢	嘔気，単回の嘔吐・下痢	複数回の嘔吐・下痢	繰り返す嘔吐・便失禁
呼吸器症状	咳嗽，鼻汁，鼻閉，くしゃみ	間欠的な咳嗽，鼻汁，鼻閉，くしゃみ	断続的な咳嗽	持続する強い咳き込み，犬吠様咳嗽
	喘鳴，呼吸困難	—	聴診上の喘鳴，軽い息苦しさ	明らかな喘鳴，呼吸困難，チアノーゼ，呼吸停止，SpO2≦92%締めつけられる感覚嗄声，嚥下困難
循環器症状	脈拍，血圧	—	頻脈(+15回/min)，血圧軽度低下，蒼白	不整脈，血圧低下，重度徐脈，心停止
神経症状	意識状態	元気がない	眠気，軽度頭痛，恐怖感	ぐったり，不穏，失禁，意識消失

血圧低下：1歳未満＜70 mmHg，1〜10歳＜[70 mmHg＋(2×年齢)]，11歳〜成人＜90 mmHg
血圧軽度低下：1歳未満＜80 mmHg，1〜10歳＜[80 mmHg＋(2×年齢)]，11歳〜成人＜100 mmHg
〔日本アレルギー学会：アナフィラキシーガイドライン．2014：12より，一部改変〕

ン系などの抗精神薬，α遮断薬，イソプロテレノールといったカテコールアミン製剤が併用禁忌とされているが，蘇生などの緊急時にはこの限りではない．

c 第二選択薬

抗ヒスタミン薬は皮膚，鼻，眼症状の改善，β_2 Ad 受容体刺激薬は下気道症状の改善，グルココルチコイドは二相性 An を予防する目的で使用される．しかし，いずれも An 治療のエビデンスに基づいたものではない．

5 予後

再発予防が重要となる．Ad 自己注射の処方および使用法，使用するタイミングと症状出現時の対応を指導することが重要である．また，An 誘因の確定のためにアレルゲン特異的血清 IgE 抗体の測定や皮膚テスト，必要に応じて負荷試験(食物，薬物)を行う．周知の誘因を回避するように指導し，薬剤については脱感作，刺咬昆虫の毒についてはアレルゲン免疫療法を検討する．An の危険因子(喘息，内服薬など)，増悪因子(運動など)のコントロールを十分に行う．

コツ

Ad の投与を躊躇して適切な投与時期を逃さない．投与か否かを悩む際は，投与すべき．

Pitfall

An の第一選択薬は Ad であり，ステロイドではない．また，皮膚症状のみの場合には通常，Ad 投与の適応ではない．

DON'Ts

- ☐ 体位変換をきっかけに急変する可能性があるため，トイレのような急に立ち上がったり座ったりする動作をさせない
- ☐ Ad 投与後に症状が改善しても，その後増悪する可能性があるため，再投与の可能性を念頭に置き，定期的な診察，バイタル測定を忘れない

文献

1) 日本アレルギー学会：アナフィラキシーガイドライン．2014　(http://www.jsaweb.jp/modules/journal/index.php?content_id = 4)

国立病院機構相模原病院小児科　**房安直子**
国立病院機構相模原病院臨床研究センターアレルギー性疾患研究部　**海老澤元宏**

6-③ その他のアレルギー疾患
薬剤アレルギー

B アレルギー

> **DOs**
> - Gell & Coombs のアレルギー反応分類で薬剤アレルギーを考えよう
> - 薬疹の発症頻度の高い HLA アロタイプが存在する

1 薬剤アレルギーの機序

GellとCoombsによるアレルギー反応分類から考えると，薬剤アレルギーの全体像を理解しやすい(表1).

a Ⅰ型反応

即時型反応といわれる感作IgE抗体を介した肥満細胞や好塩基球の活性化によって生じる蕁麻疹，喘息やアナフィラキシーの多くは，薬剤投与2時間以内に発症する．(詳細はp.505を参照)．プリックテストや皮内テストのほか，非侵襲的な好塩基球活性化試験(basophil activation test：BAT)が原因薬の推定に有用である．

b Ⅱ型反応

IgGと補体によって生じる細胞障害によるもので，薬剤性の血球減少症，薬剤性水疱症(線状IgA水疱症，天疱瘡，類天疱瘡)などが本メカニズムによる．

c Ⅲ型反応

IgG，IgMおよび補体による免疫複合体の沈着によってもたらされる組織障害である．薬剤アレルギーによる血管炎や蕁麻疹および蕁麻疹様紅斑，薬剤熱などがこの機序によると考えられる．

表1 Gell-Coombs 分類

タイプ		免疫反応	病態生理	臨床所見	典型的な時間経過
Ⅰ		IgE	肥満細胞と好塩基球の脱顆粒	アナフィラキシー，血管浮腫，蕁麻疹，気道攣縮	1～6時間
Ⅱ		IgGと補体	IgGと補体依存性の細胞傷害	血球減少	5～15日
Ⅲ		IgG/IgMと補体，Fc受容体	免疫複合体の沈着	血清病，蕁麻疹，血管炎	7～8日後：血清病 7～21日後：血管炎
Ⅳ	IVa	Th1細胞	単球の関与する炎症	湿疹性病変，肉芽腫	1～21日後
	IVb	Th2細胞	好酸球性炎症	MPE/DIHS/DRESS	1～数日後：MPE 1～6週：DIHS/DRESS
	IVc	細胞障害性T細胞	CD4/CD8細胞による表皮細胞壊死	FDE/MPE/SJS/TEN/膿疱型薬疹	1～2日後：FDE 2～28日後：SJS/TEN
	IVd	T細胞(IL-8産生)	好中球性炎症	AGEP	1～2日後が多い

MPE：maculopapular exanthema, DIHS：drug-induced hypersensitivity syndrome, DRESS：drug rash with eosinophilia and systemic symptoms, FDE：fixed drug eruption, SJS：Stevens-Johnson syndrome, TEN：toxic epidermal necrolysis, AGEP：acute generalized exanthematous pustulosis.
〔Pichler WJ：Ann Intern Med 2003；**139**：683-693より，一部改変〕

d　IV型反応

T細胞を介する反応をIV型とする．サイトカイン産生の違いによる機能的なT細胞サブセットの発見から，4つの亜型に細分類される（表2）[1]．

1）IVa型

Th1型免疫反応である．Th1細胞によってインターフェロン（interferon：IFN）γ産生され，マクロファージを活性化させると同時に，補体結合性抗体の産生とCD8陽性細胞の活性化をもたらす．湿疹型および肉芽腫型はこのタイプの反応と考えられる．

2）IVb型

Th2型免疫反応で，Th2細胞から産生されるインターロイキン（interleukin：IL）-4，IL-5，IL-13によってB細胞活性化によるIgEとIgG4産生，肥満細胞や好酸球の活性化が起こる．薬疹の多くは血中および組織中の好酸球増加を伴い，血中や浸潤リンパ球からは高濃度のIL-5が検出されることから，このタイプに属するものが多い．

3）IVc型

細胞傷害性T細胞の直接的な組織傷害による反応である．グランザイムB，パーフォリン，Fas-FasLなどの細胞傷害分子を介して表皮細胞や肝細胞を直接攻撃する．Stevens-Johnson症候群や中毒性表皮壊死症はこのタイプと考えられる．

4）IVd型

抗原によって活性化したIL-8（CXCL-8）産生細胞，多くはTh17細胞によってもたらされる無菌性の好中球性炎症である．急性汎発性発疹性膿疱症（acute generalized exanthematous pustulosis）はこのタイプに属する．

2　T細胞の薬剤反応性の機序

a　HLAアロタイプと薬疹（表2）[1]

高頻度に薬疹を発症するHLAアロタイプが明らかになった．薬疹発症を予防するために，HLAを考慮した投薬方法が推奨されている．

b　T細胞と薬剤との反応様式

低分子の薬剤が自己蛋白と共有結合し，新しい抗原（ハプテン抗原）としてT細胞に認識されるハプテン抗原モデル以外にも，薬剤が抗原提示細胞上に発現するHLAまたはT細胞上に発現するT細胞受容体に

表2　高頻度に薬疹を発症しやすいHLAアロタイプ

原因薬物	HLAタイプ	皮疹	文献
carbamazepine	B*15:02	SJS/TEN	Chung et al.：Nature 2004
	B*15:11	SJS/TEN	Kaniwa et al.：Epilepsia 2010
	B*15:08	SJS/TEN	Chung et al.：J Dermatol Sci 2012
		DRESS	McCormack et al.：N Engl J Med 2011
	A*31:01	SJS/TEN/DIHS	Ozeki et al.：Hum Mol Genet 2011
		DRESS	Genin et al.：Pharmacogenomics J 2013
oxcarbamazepine	B*15:02	SJS/TEN	Hung et al.：Pharmacogenomics 2010
abacavir	B*57:01	ABC HS	Martin et al.：PNAS 2004
alloprinol	B*58:01	SJS/TEN/DRESS	Hunget al.：PNAS 2005
dapson	B*13:01	DRESS	Zhang et al.：N Engl J Med 2013
lamotorigine	B*15:02	SJS/TEN	Cheung et al.：Epilepsia 2013
phenytoin	B*15:02	SJS/TEN	Cheung et al.：Epilepsia 2013

SJS：Stevens-Johnson syndrome, TEN：toxic epidermal necrolysis, DRESS：drug rash with eosinophilia and systemic symptoms.

緩やかな親和性をもつことによって，T細胞を活性化させる pharmacological-interaction concept，および，薬剤が抗原提示細胞上に発現する HLA の窪みにはまり込んで，自己ペプチドを新しい抗原ペプチドとして T 細胞が誤認識し，活性化する altered peptide repertoire モデルなど種々の反応様式が判明している．

3 薬剤アレルギーによってもたらされる種々の症状

a 薬剤熱

アトピー素因をもつ患者に多いとされ，3～5%の患者に生じる．通常 38.9℃ 以上で，比較的徐脈を呈する．細菌感染症と同様に左方移動を伴う末梢白血球増多がみられるが，好酸球の存在は本症を疑う．皮疹を伴うことがある．

b 薬疹

臨床型によって様々であるが，多くは薬剤内服後 7 日から 14 日に出現する．播種状紅斑丘疹型が最も頻度が高い（詳細に関しては p.496 を参照）．

c 肝障害

薬物性肝障害は，過量投与による中毒性肝障害，体質によって生じるアレルギー性および薬物代謝酵素の特殊な個人差による代謝性特異体質によるものに分類される．アレルギー性のものは薬剤反応性 T 細胞を介した IV 型反応によると考えられている．薬剤の初回投与でも数か月投与された場合でも発症しうるが，通常 2～6 週間の経過を経て生じ，肝内胆汁うっ滞型が多い．

d 薬剤誘発性自己免疫疾患

古典的にはヒトララジンや抗不整脈薬による薬剤誘発性ループスが有名であったが，最近は生物学的製剤（抗 TNF-α 抗体，抗 PD-1 抗体，抗 CTLA 抗体，抗 CCR4 抗体）の投与により，種々の自己免疫疾患発症が報告されている．制御性 T 細胞の機能抑制による免疫制御の破綻などが推測されているが，詳細は不明である．

e その他の臓器障害

肺や腎，その他の臓器障害が知られているが，メカニズムに関する検討はほとんどない．

DON'Ts

- 皮膚以外にも，薬剤熱，肝障害，自己免疫疾患など様々な臓器において，薬剤アレルギーは発症する可能性があることに留意しなければならない

文献

1) Pichler WJ：Ann Intern Med 2003；**139**：683-693

市立島田市民病院皮膚科　**橋爪秀夫**

B アレルギー

6-④ その他のアレルギー疾患
ラテックスアレルギー，口腔アレルギー症候群

1 疾患概念

ラテックスアレルギーとは，天然ゴムラテックスに含まれる蛋白抗原により誘発される即時型（I型）アレルギーである．天然ゴムラテックスは，東南アジア地域で栽培されている Hevea brasiliensis（ゴムの木）より採取される樹液であり，この樹液からゴム手袋や風船など様々な製品が作り出される．これらの最終製品にラテックスの蛋白成分が残留し，このラテックス中の水溶性蛋白が原因抗原となり，皮膚への接触部位に IgE 抗体を介した痒みや蕁麻疹，重篤な場合には，全身の蕁麻疹やアナフィラキシーショックを誘発する．さらに，ラテックスアレルギーの場合は，バナナや栗，アボカド，キウイなどの果物に交差反応性を有し，これらの果物摂取後に比較的重篤な即時型アレルギー反応（ラテックス－フルーツ症候群）を誘発することがあるため，注意が必要である．

一方，近年，果物や野菜による即時型アレルギーを訴える患者が増えている．果実や野菜によるアレルギーは，花粉抗原により感作が成立し，その後，花粉抗原に交差反応性をもつ蛋白を含んだ果物や野菜を経口摂取した際に，口腔粘膜や消化管粘膜においてアレルギー症状が誘発される．現在，このような花粉抗原との交差反応性に基づく食物アレルギーは，花粉―食物アレルギー症候群（pollen-food allergy syndrome：PFAS）とよばれ，一般的な口腔内アレルギー症候群（oral allergy syndrome：OAS）とは区別されている．PFAS の特徴としては，交差反応性抗原が関与するため，自然界に広く共通して存在する抗原（パンアレルゲン）に感作されると多岐にわたる食物により症状が誘発されるようになることである．

2 発症機序

従来の食物アレルギー（卵，牛乳，小麦など）は，経口摂取により消化管を介して感作を生じ，同じ食物を摂取することにより症状が誘発されている．一方，ラテックスアレルギーや PFAS は，経粘膜/経皮的もしくは経気道的に花粉やラテックス抗原に感作され，花粉やラテックス抗原と相同性のある抗原を有する食物を摂取することで，その交差反応性により症状が発現される．前者は，小児に多く，誘因となる食物は加熱や消化酵素では抗原性が変化しないという特徴があり，アナフィラキシーショックなど重篤な症状を起こしやすい．一方，PFAS は成人に多く，野菜や果物などの原因食物は加熱や消化酵素で抗原性が低下するため症状が口腔内に限局しやすい．ただし，すべての抗原が口腔内症状に限局するわけではなく，豆乳に含まれる Gly m 4 は重篤な症状を誘発するので注意が必要である．

3 検査・診断

血清学的に，ラテックスや果物，野菜の特異 IgE 抗体価は，CAP FEIA 法で測定し class2 以上を陽性と判断する．しかし，特異 IgE 抗体価の測定では，偽陽性あるいは偽陰性の結果がもたらされることが少なくないため，最も有用な検査法は，蛋白アレルゲンを含むラテックス溶液や野菜や果物を用いたプリックテストである．ラテックスは検査溶液を作製し，PFAS の場合は生の野菜や果物を用いる．PFAS の場合，加工により摂取できる可能性があるため加工品（例：ケチャップ，ジャム）についても検査を行う．陽性コントロールとしては滅菌生理食塩水で 10 mg/mL に希釈したヒス

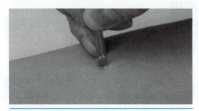

図1 プリックテストの実際
（カラー口絵 No.27 参照）

タミン二塩酸塩溶液を，陰性コントロールとしては滅菌生理食塩水を使用する．詳細は参考文献を参照されたい[1, 2]．筆者らの施設では，問診で天然ゴム製品との接触で接触部に痒みを生じていたり，食物による口腔過敏反応，全身症状（蕁麻疹，ショック）などの臨床症状があり，かつ，皮膚テストで陽性反応を呈した症例をラテックスアレルギー，PFAS の確実例としている．

4 より精度の高い血清学的検査（CRD）

近年は，粗抗原ではなくコンポーネントアレルゲンを用いた検査法（component resolved diagnostics：CRD）が可能となりつつある．リンゴやモモなどの粗抽出抗原を構成する蛋白分子は，"アレルゲンコンポーネント"あるいは"コンポーネント"とよばれる．粗抽出抗原には直接アレルギー症状の有無とは結びつかないコンポーネントも含まれているため，通常の特異 IgE の測定では臨床症状とその値が一致しないことが少なくない．一方，臨床症状の有無との関係がより密接なコンポーネントを用いて特異 IgE 抗体を測定した場合は，臨床的な感度・特異度（有病正診率・無病正診率）が改善する可能性がある．また，ラテックスアレルギーの場合は，ゴム手袋やゴム風船によるおもな感作抗原である Hev b 6（hevein）の測定が近い将来可能となる予定である．

5 患者への生活指導

ラテックスアレルギー患者は，特に hevein を含むゴム手袋などの天然ゴム製品を徹底的に避けるように指導する．食物との交差反応性という点では，ラテックス−フルーツ症候群，PFAS では症状を誘発する果物の摂取を回避するよう指導するが両者の対策としても，ラテックスや花粉との接触，吸入を回避することが症状の軽減化につながる．

 コツ

> 筆者らがこれまでに経験した症例では，症状を誘発する食物の除去だけでなく，ラテックスや花粉抗原への曝露を防ぐこと，つまり，感作の成立過程にストップをかけることがラテックス−フルーツ症候群，PFAS のコントロールにも有効であった．

6 予後

ラテックスアレルギー，PFAS は，ラテックス製品や交差反応性を引き起こす製品が生活環境の場に広く存在することから適切で長期的な生活指導が必要である．一度罹患した場合は一生治癒しないこと，しかしながら，曝露頻度が低下すれば誘発される症状が軽減化することもあるため，"回避"の大切さを指導し，フォローしていくことが大切である．

文献

1) 矢上晶子，他：Visual Dermatol 2008；7：258-263
2) 矢上晶子，他：Visual Dermatol 2008；7：281-283

藤田保健衛生大学医学部皮膚科学　**矢上晶子，松永佳世子**

B　アレルギー

6-⑤ その他のアレルギー疾患
好酸球増多症候群

DOs

- 末梢血好酸球の割合ではなく絶対数を確認しよう
- 障害されている臓器の範囲と程度を評価しよう
- *FIP1L1-PDGFRA* キメラ遺伝子検索を含めて骨髄増殖性か異常リンパ球によるものかを区別しよう
- まれだが家族性好酸球増多症もあることに注意しておこう

1　疾患概要

　好酸球増多症候群（hypereosinophilic syndrome：HES）は原因不明の末梢好酸球増多と好酸球による臓器障害を呈する疾患である．長い間 Chusid の診断基準が用いられ，①6か月以上続く好酸球増多（1,500/μL 以上），②好酸球による臓器障害がみられること，③寄生虫疾患やアレルギー疾患など好酸球増多となる既知の疾患が除外されることとされてきた．しかし診断に6か月以上観察することは現実的ではない．また HES 症例の中に *FIP1L1-PDGFRA* キメラ遺伝子を有するものが多くあり，イマチニブが奏効するという報告が 2003 年になされ[1]，それ以来 HES の概念や位置づけは変遷してきた．現在は Valent ら[2]によって提唱された基準が一般的になっている．すなわち末梢血好酸球増多（1,500/μL 以上）が1か月以上の間隔をあけて2回以上確認されること，組織好酸球増多による臓器障害がみられること．ほかの原因による臓器障害が除外されることである．

　好酸球増多症（hypereosinophilia：HE）は，HE$_N$：primary（clonal / neoplastic）HE，HE$_R$：secondary（reactive）HE，HE$_{US}$：HE of undetermined significance，HE$_{FA}$：hereditary（familial）HE に分けられている．これらに臓器障害が伴えば HES となるわけである．つまり HES$_N$，HES$_R$ などとなる．HES$_N$ は好酸球のクローナルまたは腫瘍性増殖によるもので myeloproliferative HES（M-HES）ともよばれた．そして HES$_R$ はおもにリンパ球などによるサイトカイン産生によって生じるものであり lymphocytic HES または lymphoid variant HES（L-HES）とよばれるものに相当する．clonal（neoplastic）とも reactive ともいえない原因不明のものは idiopathic HES となる．

　一方，WHO は好酸球増多を呈する造血器腫瘍を遺伝子，染色体異常によって分類しており[3,4]，*PDGFRA, PDGFRB, FGFR1* などの遺伝子変異を呈するものは myeloid and lymphoid neoplasms with eosinophilia and abnormalities of *PDGFRA, PDGFRB*, or *FGFR1* と位置づけされた．これらを含めて規定の病型に該当せず，末梢血で芽球が 2% 以上，骨髄芽球で 5% 以上，20% 以下のものを chronic eosinophilic leukemia, not otherwise specified（CEL, NOS）としている．CEL, NOS に該当せず，*PDGFRA, PDGFRB*, or *FGFR1* 遺伝子に変異もなく，そのほかの好酸球増多をきたす骨髄腫瘍が否定され，さらに lymphoid variant hypereosinophilia でもないのに 1,500/μL 以上の好酸球増多と臓器障害があれば idiopathic HES とされる．HES は好酸球増多患者の原因検索を進めていく過程での暫定的診断名ともいえる．

障害される臓器は原則としていずれでもよいが，皮膚，肺，消化管，心臓・血管，神経などが主である．臓器での線維化や血栓形成，塞栓による症状が生命予後を考えるうえで重要である．

2 検査・診断

好酸球増多をきたしうる疾患のスクリーニングと臓器症状の評価を行う．末梢血液像，骨髄穿刺，*FIP1L1-PDGFRA* 融合遺伝子含めて *PDGFRA*，*PDGFRB*，or *FGFR1* 遺伝子変異の検索などである．血清ビタミン B_{12} 値やトリプターゼ値の上昇は骨髄増殖性を疑わせる所見となる．L-HES では異常ないしクローナルに増殖したT細胞からのサイトカイン産生が原因とされており，末梢血フローサイトメトリー検索も有用．T細胞受容体の再構成の有無によりモノクローナルなT細胞の増殖の有無をみる．血清 IgE 値や TARC 値の異常高値は L-HES を疑う一助となる．PET/CT などでリンパ腫のスクリーニングを行うのも有用である．

3 鑑別診断

好酸球増多をきたしうる種々の疾患を順に除外していく．すなわち，既知の骨髄性，リンパ性腫瘍，肥満細胞症，各種アレルギー疾患，感染症，薬剤の過敏症などである．好酸球性肺炎や好酸球性胃腸炎，好酸球性副鼻腔炎，好酸球性中耳炎など疾患概念が確立している臓器限局性のものは HES とは分けて扱われる．

4 治療の考え方と実際

多くはステロイド全身投与がまず行われる．特に L-HES では第一選択となる．TARC 値上昇例ではステロイドの反応性がよいとの報告もある．検索により *PDGFRA* 融合遺伝子やその他の *PDGFRA*，*PDGFRB* 遺伝子に変異がみられたものはイマチニブの投与が有効．100 mg/day 程度の比較的低用量で効果が期待できる．また陰性であってもイマチニブが有効な例はあるとされる．一方，*FGFR1* 遺伝子変異例には効果は期待できない．臓器障害による所見や症状が強いもの，特に血清トロポニン上昇があって心筋障害が疑われるものではステロイドの併用が勧められる．

HES ではステロイドの減量に苦慮することが多い．これまでヒドロキシウレアや IFNα，シクロスポリンなどの併用が選択肢として取り上げられてきた．また抗 IL-5 抗体療法，抗 CD52 抗体療法の効果も今後期待される．

5 予後

HES には heterogeneity があり，またその概念，定義が変遷してきていることから，予後については明確なデータがない．しかし 2013 年に報告された 247 例の HES 患者のデータでは[3] 19 年間で死亡例は 23 例，死因の明確なのは 15 例で心機能不全が最も多かった．

DON'Ts

- ☐ 家族性好酸球増多症を含め，臓器症状のない単なる好酸球増多では安易にステロイドを開始したり漫然と投与継続したりしない
- ☐ 末梢好酸球の増加と湿疹病変，紅皮症，痒疹病変などの皮膚症状がみられても，好酸球浸潤による臓器障害とすぐに決めつけない

文献

1) Cools J, et al.：N Engl J Med 2003；**348**：1201-1214
2) Valent P, et al.：J Allergy Clin Immunol 2012；**130**：607-612
3) Podjasek JC, et al.：Leuk Res 2013；**37**：392-395

防衛医科大学校皮膚科　**佐藤貴浩**

> ☑ **推薦状って大変，でもとても大事**
>
> 　推薦状を書く作業はとても泥くさいものである．推したい人の長所をきちんと書き（多めに），苦手なところも行間ににじませるようにし，選考する側に「こんな人と一緒に働いてみたい」と感じさせることができれば大成功である．筆者は昔，定型文をいくつか用意しておけば十分ではと誤った考えをもっていたが，海外留学のときに研究室のボスが私の学会入会のためにつくってくださった推薦状をみて，考えを改めた．帰国して 2 年後，思いがけなく，恩返しの機会がやってきた．ハーバード大学の教授から，スタンフォード大学の教授・部門長（tenure あり）への抜擢を決める選考の過程で，突然私宛に mentor としての資質を尋ねる照会が届いたのだ．しかも締切は 3 日後．病棟オーベンの業務が終わったあと，精一杯心をこめた推薦文をこしらえて，FAX と速達で返信した．おそらく何通もの推薦状のなかの 1 通として役立ったのでは，と思っている．数年前まで部下として働いた者に上司の人物評価を書かせるという，考え抜かれたスタンフォード大学の選考方法は強く印象に残っている．
>
> （帝京大学医学部内科学講座呼吸器・アレルギー学　山口正雄）

第7章

諸制度を使いこなす

1 膠原病・リウマチ・アレルギー性疾患の社会的・経済的影響

DOs

- 関節リウマチや膠原病のような慢性疾患は，身体機能やQOLの悪化をきたすことにより多大な社会的経済的負荷の原因となることを理解しておこう
- 身体機能やQOL，労働生産性に関してどのような評価法があるのかを理解しておこう
- 慢性疾患では，長期間の治療が必要であり，治療の進歩に伴う医療費の高騰は，患者のみならず社会的にも大きな負担になっていることを意識しよう

膠原病・リウマチ・アレルギー性疾患などの慢性疾患では，身体機能やQOL（quality of life）が悪化し，日常生活動作や社会的な活動が制限されうる．また，これらの慢性疾患では生涯に要する医療費負担は大きいとされている．

たとえば，関節リウマチ（rheumatoid arthritis：RA）治療は生物学的製剤の出現など治療戦略の進歩に伴い，寛解が現実的な治療目標となり大きく発展した．それに伴いRA疾患活動性のみでなく，身体機能障害や生活の質を客観的に評価することは長期のアウトカム指標として重要である．また，近年，特に生物学的製剤導入に伴う医療費の高騰が懸念され，RA疾患コストの解析の重要性は増している．薬剤費などの直接費用のみでなく身体機能低下に伴う生産性損失（間接費用）もRA患者のみならず社会的にも重要な問題となっており，労働生産性を評価することは医療経済的にも見過ごすことのできない課題である．そのため，RA患者のアウトカム指標として，社会的活動や精神心理状態を含めたQOL，さらには労働生産性などの評価も汎用されるようになっている．本項では，身体機能障害，QOL，労働生産性の評価法につきそれぞれ概説していく．

1 身体機能障害の評価

RAにおいては持続する関節炎の結果として関節破壊を生じ，日常生活に支障をきたす．RA患者の身体機能評価には，Health Assessment Questionnaire（HAQ）が世界標準である[1]．HAQは日常生活動作に関する自己記入式質問票であり，8つのカテゴリー内の20の質問項目，および自助具の使用や他人の手助けに関する質問項目からなる．HAQのスコアは0（すべての動作が問題なくできる）から3（すべての動作が全くできない）で示される．すでに多くの言語に翻訳されて検証されているが，日本語訳（Japanese version of HAQ：J-HAQ）の検証は2003年に筆者らが作成したものである（表1）[2]．HAQの20項目中の8項目のみからなる簡易版であるmodified HAQ（mHAQ）[3]も用いられることがある．TNFα阻害薬などによる生物学的

 コツ

RAにおいては，治療によって関節機能が正常化し，日常生活動作にまったく支障がなくなることも可能となり，このような状態を"機能的寛解（functional remission）"という．臨床研究ではHAQ≦0.5の状態であることを機能的寛解としている．

製剤の導入は，RA 治療戦略を大きく発展させたが，これらの長期にわたる身体機能障害の抑制効果が示されており，その1例を示す（図1）[4]．

2 生活の質（QOL）の評価

長期にわたる慢性疾患では，健康に関連した QOL（health-related quality of life；HRQOL）をアウトカムとすることの有用性が増大している．これまで様々なタイプの評価法が QOL の評価として用いられてきた．代表的な評価方法としては，SF-36（medical outcome 36-item short form）や EuroQol（EQ-5D）などがある．なかでも SF-36 は多くの疾患でも用いられ，包括的尺度として世界中で最も普及している QOL の測定法の1つである．SF-36 は，①身体機能，②日常役割機能（身体），③体の痛み，④全体的健康感，⑤活力，⑥社会生活機能，⑦日常役割機能（精神），⑧心の健康，の8つの尺度から構成されており[5]，日本語版もある（https://www.sf-36.jp/qol/files/SF36v2_self.pdf）．EuroQoL は欧州で開発された，簡易に測定できる HRQOL を評価する尺度として幅広く用いられている自記入式質問表で，EQ-5D とも称されている[6]．各国版が作られており，日本語版 EQ-5D も一般に公開されている（表2）．EQ-5D は医療経済評価を行う際の QOL 評価法として有用である．

 コツ

EQ-5D は，1が完全な健康状態を，0が死亡（の状態）を表す．EQ-5D は包括的尺度として臨床研究，医療政策研究，薬剤臨床試験などにおいて最も広く用いられている．

3 医療費の分類

膠原病・リウマチ・アレルギー性疾患な

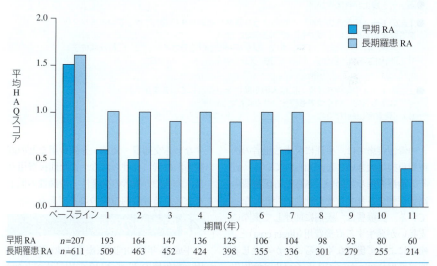

図1 エタネルセプト投与による身体機能改善効果（11年間の成績）－HAQ スコアの推移
エタネルセプトの臨床試験に参加した発症3年以内の早期 RA 患者（平均罹病期間 0.8 年）558 名と，DMARDs 不応の長期罹患 RA 患者（平均罹病期間 12.1 年）714 例を11年間にわたり追跡し，身体機能改善効果が最長期にわたり維持されていることを示した．早期 RA 患者においてより強い身体機能改善効果を維持できた．
〔Weinblatt ME, et al.：Arthritis Care Res（Hoboken）2011；**63**：373-382 より，一部改変〕

表 1 日本語版 Health Assessment Questionnaire（J-HAQ）

関節の痛みや障害のために，日常生活がどの程度制限されているかをお教えください．
●この 1 週間の日常生活で，それぞれの質問にあてはまるところに 1 つだけ◯をおつけください．

	なんの困難もなくできる	少し困難だができる	かなり困難だができる	まったくできない
1. 衣服の着脱と身支度				
●靴ひもを結び，ボタン掛けも含め自分で身支度ができますか？	□	□	□	□
●自分で洗髪ができますか？	□	□	□	□
2. 起立				
●椅子（肘かけがなく背もたれが垂直）から立ち上がれますか？	□	□	□	□
●ベッドからの就寝，起床の動作ができますか？	□	□	□	□
●ふとんからの就寝，起床の動作ができますか？	□	□	□	□
3. 食事				
●お皿の上の肉を切れますか？	□	□	□	□
●お箸を使ってごはんを口に運べますか？	□	□	□	□
●いっぱい水の入ったコップを口元まで運べますか？	□	□	□	□
●新しい牛乳の紙パックの口を開けることができますか？	□	□	□	□
4. 歩行				
●戸外の平坦な道を歩けますか？	□	□	□	□
●階段を 5 段上がれますか？	□	□	□	□

●上記の 1～4 の動作の手助けとなるような**器具**や**自助具**を日常的に使っていますか？
あてはまるものにいくつでも◯をつけてください．
  1. □身支度に使う器具（ボタン通し，ジッパーにかける紐など）　　2. □特殊な椅子
  3. □特別な器具，自助具　　4. □杖（ステッキ）　　5. □松葉杖
  6. □歩行器　　7. □車椅子

●上記の 1～4 の動作をするのに他人の手助けを必要としていますか？
あてはまるものにいくつでも◯をつけてください．
  1. □身支度（みじたく）　　2. □起立　　3. □食事　　4. □歩行

どの慢性疾患では，生涯に要する患者の医療費負担は大きいことが知られている．近年の治療の進歩に伴い，さらなる医療費の高騰が懸念され，重要な社会的問題となっている．医療費は，疾病に関連して実際に支払いが発生する直接費用（direct cost）と，疾病によって働けなくなることから生じる間接費用（indirect cost）もしくは生産性損失（productivity loss）からなる（表3）．直接費用はさらに，投薬・検査・手術などのため，病院や薬局などへ支払う直接医療費と，本人や家族が支払う疾病以外にかかる費用，すなわち交通費・装具・介護費用などの直接非医療費に分けられる．また間接費用とは，本人や介護者の生産性・労働性の低下などによる社会的損失のことである．

4　医療費の高騰

平成 25 年度の国民医療費は 40 兆 610 億円，前年度の 39 兆 2,117 億円に比べ 8,493 億円，2.2％の増加となっている．人口 1 人当たりの国民医療費は 31 万 4,700 円，前年度の 30 万 7,500 円に比べ 2.3％増加している．国民医療費の国内総生産（GDP）に

第7章 諸制度を使いこなす

	なんの困難も なくできる	少し困難 だができる	かなり困難 だができる	まったく できない
5. 衛生				
●体を洗いタオルで拭くことができますか？	☐	☐	☐	☐
●浴槽につかることができますか？	☐	☐	☐	☐
●洋式トイレに座ったり立ったりできますか？	☐	☐	☐	☐
6. とどく範囲				
●頭上にある約2.3 kgの砂糖袋などに手を伸ばしてつかみ，下に降ろせますか？	☐	☐	☐	☐
●頭上の棚に2リットル入りのペットボトルがあった場合，それを下に降ろせますか？	☐	☐	☐	☐
●腰を曲げて床にある衣服を拾い上げられますか？	☐	☐	☐	☐
7. 握力				
●自動車のドアを開けられますか？	☐	☐	☐	☐
●広口ビンの蓋を開けられますか？ （すでに口をきってあるもの）	☐	☐	☐	☐
●回転式の蛇口を開閉できますか？	☐	☐	☐	☐
8. 家事や雑用				
●用事や買い物で出かけることができますか？	☐	☐	☐	☐
●自動車の乗り降りができますか？	☐	☐	☐	☐
●掃除機をかけたり，庭掃除などの家事ができますか？	☐	☐	☐	☐
●上記の**5～8**の動作の手助けとなるような**器具**や**自助具**を日常的に使っていますか？ あてはまるものがありましたら，いくつでも☐をつけてください． 1. ☐浴槽の椅子　2. ☐浴槽の手すり　3. ☐便座を高くした　4. ☐トイレ内の手すり 5. ☐孫の手状の継ぎ手（マジックハンド）　6. ☐ビンの口を開ける器具				
●上記の**5～8**の動作をするのに他人の手助けを必要としていますか？ あてはまるものにいくつでも☐をつけてください． 5. ☐衛生　6. ☐とどく範囲　7. ☐握力や開ける動作　8. ☐家事や雑用				

〔Matsuda Y, et al.：Arthritis Rheum 2003；**49**：784-788 より，一部改変〕

対する比率は8.29％（前年度8.26％），国民所得（NI）に対する比率は，11.06％（同11.14％）となっている（図2）．新規に開発された薬剤の登場や治療戦略の進歩に伴い，慢性疾患における医療費も年々，増加傾向にある．

とりわけ，RAにおける直接医療費の高騰は顕著であり，特に生物学的製剤が用いられるようになった以降の増加が目立っている．また，これらの直接医療費は，DAS28にて評価した疾患活動性，J-HAQにて評価した身体機能障害悪化，QOLの指標であるEQ-5Dの悪化とともに高額となった（図3）[7]．RAにかかわる費用は特にRA治療が不十分な場合，非常に高くなるということを示しており，すなわち，RAを発症早期から積極的にコントロールをすることにより疾患活動性が抑制できれば，身体機能障害も進まず，結果的に生涯の医療費が軽減する可能性が示唆される．

表2　日本語版 EQ-5D

以下の5項目それぞれについて，ご自分の状況をもっともよく表している記述を選んでください.

- ●移動の程度
  1. □私は歩き回るのに問題はない
  2. □私は歩き回るのにいくらか問題がある
  3. □私はベッド(床)に寝たきりである
- ●身の回りの管理
  1. □私は身の回りの管理に問題はない
  2. □私は洗面や着替えを自分でするのにいくらか問題がある
  3. □私は洗面や着替えを自分でできない
- ●ふだんの活動(仕事・勉強・余暇など)
  1. □私はふだんの活動を行うのに問題はない
  2. □私はふだんの活動を行うのにいくらか問題がある
  3. □私はふだんの活動を行うことができない
- ●痛み・不快感
  1. □私は痛みや不快感はない
  2. □私は中程度の痛みや不快感がある
  3. □私はひどい痛みや不快感がある
- ●不安・ふさぎ込み
  1. □私は不安でもふさぎ込んでもいない
  2. □私は中程度に不安あるいはふさぎ込んでいる
  3. □私はひどく不安あるいはふさぎ込んでいる

EQ-5D(日本語版 Euro Qol 開発委員会による訳)

表3　医療費の分類

- ・直接費用
  - ◆直接医療費(疾病の診断や治療のために支払う費用)
    - ■外来医療費(投薬料・注射料・検査料・診察料など)
    - ■入院医療費(入院基本料・手術料・食事料など)
    - ■代替医療費(健康食品・民間薬・はり灸など)
  - ◆直接非医療費(本人や家族が支払う疾病以外にかかる費用:交通費・装具・介護費用など)
- ・間接費用(本人や介護者の生産性・労働性の低下などによる社会的損失)

 コツ

間接費用とは，本人や介護者の生産性・労働性の低下などによる社会的損失のことであり，①病気により仕事を休んだり，転職したり離職することなどによる生産性損(absenteeism)と，②仕事はしているのだが，病気のために以前と同様に仕事ができないことによる生産性損失(presenteeism)に大きく分類され，これらはWPAIを用いて算出できる.

5　労働生産性の評価法

罹病期間が長期にわたる慢性疾患では，直接医療費のみならず，間接費用における疾病負担が大きな問題になる．近年，患者の労働生産性を評価する尺度として最も汎用されているものの1つが，Work Productivity and Activity Impairment Questionnaire(WPAI)を用いた評価法である．WPAIは世界で共通して使用される自己記入式質問票であり，HAQと同様にすでに多くの言語に翻訳されて検証されている．RA(表4)，気管支喘息，強直性脊椎炎，過敏性大腸炎，Crohn病，アレルギー性鼻炎，結膜炎，アトピー性皮膚炎，逆流性食道炎，うつ病，痛風，多発性硬化症，変形性関節炎など様々な疾患でも使用されている尺度であり，これらのそれぞれの疾患に

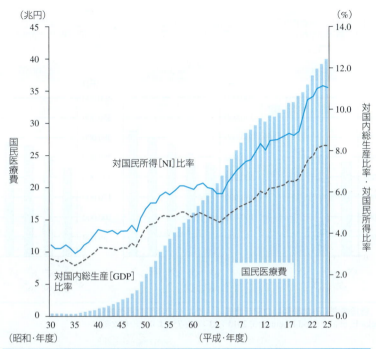

図2　国民医療費・対国内総生産および対国民所得比率の年次推移
厚生労働省：平成25年度 国民医療費の概況より（http://www.mhlw.go.jp/toukei/saikin/hw/k-iryohi/13/dl/data.pdf）

> **コツ**
>
> RAにおいては生物学的製剤導入に伴う労働生産性改善の報告も散見されるようになっているが，日本からの報告はほとんどなく欧米からの報告がほとんどであるのが現状である．

対する各国版の質問票はホームページより入手できる（http：//www.reillyassociates.net/WPAI_Translations.html）．

膠原病・リウマチ・アレルギー性疾患のような慢性疾患においては，疾患活動性のみならず，身体機能障害，QOL，さらには労働生産性を客観的に評価することの重要性はますます増大している．身体機能障害やQOLが悪化する前にいかに疾患をしっかりコントロールできるかが，患者の長期予後のみならず医療経済的にも肝要である．また，欧米の一部の国々では，新規薬剤の承認審査あるいは薬価審査において医療経済性評価成績が必要とされている．わが国でも高騰する医療費の適正化を考えるうえで，今後，慢性疾患における医療経済的評価は益々重要となるであろうと思われる．

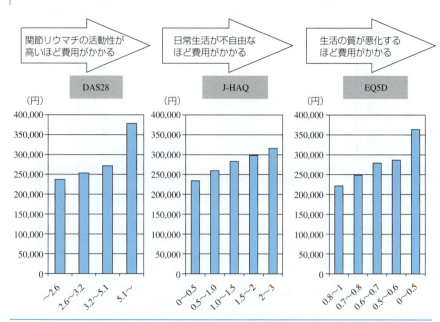

図3 各指標別にみた関節リウマチ患者1人あたりの年間直接医療費
〔Tanaka E, et al.：Mod Rheumatol 2013；**23**：742-751 より，一部改変〕

文献

1) Fries JF, et al.：J Rheumatol 1982；**9**：789-793
2) Matsuda Y, et al.：Arthritis Rheum 2003；**49**：784-788
3) Pincus T, et al.：Arthritis Rheum 1983；**26**：1346-1353
4) Weinblatt ME, et al.：Arthritis Care Res (Hoboken) 2011；**63**：373-382
5) Ware JE Jr., et al.：Med Care 1992；**30**：473-483
6) EuroQol Group：Health Policy 1990；**16**：199-208
7) Tanaka E, et al.：Mod Rheumatol 2013；**23**：742-751

東京女子医科大学附属膠原病リウマチ痛風センター　**田中榮一**

表4　日本語版WPAI

仕事の生産性及び活動障害に関する質問票：
関節リウマチ　V2.2（WPAI：RA）

以下の質問は，関節リウマチがあなたの仕事や日常の諸活動に及ぼす影響について伺うものです．指示どおり空欄をうめるか，数字に○を付けてください．

1. 現在，お勤めしていますか？（報酬を伴う仕事をしている）
　　　＿＿＿＿いいえ　　　　＿＿＿＿はい
　　　（「いいえ」の場合は，「いいえ」に✓をつけ，質問6にお進みください．）

以下の質問は過去7日間について問う質問です．今日を含めずにお考えください．

2. 過去7日間，<u>関節リウマチに関連する問題</u>により，何時間ぐらい仕事を休みましたか？関節リウマチが原因で体調が悪くて休んだ時間，遅刻・早退をした時間などは全て含めてください．この調査に参加するために休んだ時間は含めません．
　　　＿＿＿＿時間

3. 過去7日間，休日や祝日，またこの調査に参加するために休んだ時間など，関節リウマチ以外の理由で何時間ぐらい仕事を休みましたか？
　　　＿＿＿＿時間

4. 過去7日間，実際に働いたのは何時間ですか？
　　　＿＿＿＿時間（「0時間」の場合は，質問6にお進みください．）

5. 過去7日間，<u>仕事をしている間</u>，関節リウマチがどれくらい生産性に影響を及ぼしましたか？
仕事の量や種類が制限されたり，やりたかった仕事が思ったほど達成できなかったり，普段通り注意深く仕事ができなかったりした日の事などを思い出してください．もし，仕事に対する関節リウマチの影響が少ししかなかった場合は，小さい数字をお選びください．影響がひどかった場合は，大きい数字をお選びください．
<u>仕事をしている間</u>，<u>関節リウマチ</u>がどれくらい生産性に影響を及ぼしたかのみお考えください．

関節リウマチは仕事に影響を及ぼさなかった	0　1　2　3　4　5　6　7　8　9　10	関節リウマチは完全に仕事の妨げになった
	数字を○で囲む	

6. 過去7日間，関節リウマチがどれくらい，仕事以外の日常の色々な活動に影響を及ぼしましたか？日常の諸活動とはあなたが普段こなしている家事，買い物，育児，運動，勉強などの活動を指します．活動の量や種類が制限されたり，やりたかった事が思ったほどできなかったりした日の事などを思い出してください．もし，日常の諸活動に対する関節リウマチの影響が少ししかなかった場合は，小さい数字をお選びください．影響がひどかった場合は，大きい数字をお選びください．
関節リウマチがどれくらい，仕事以外の日常の色々な活動に影響を及ぼしたかのみお考えください．

関節リウマチは日常の諸活動に影響を及ぼさなかった	0　1　2　3　4　5　6　7　8　9　10	関節リウマチは完全に日常の諸活動の妨げになった
	数字を○で囲む	

〔http://www.reillyassociates.net/WPAI_Translations.html〕

2 法律の知識

DOs
- 診察を求められたらこまめに診療する習慣をつけよう（医師法の応召の義務に関連）
- 投薬・治療を指示する際には必ず自ら患者を診察しよう（医師法の無診察治療の禁止）
- 薬の副作用（疑いを含む）は即刻上司へ相談（報告）しよう（医薬品医療機器等法の医師の義務）

1 医師法

医師は，医療および保健指導を掌ることによって公衆衛生の向上および増進に寄与し，もって国民の健康な生活を確保すると定められている．日本国憲法第25条に，「国は…社会福祉・社会保障・公衆衛生の向上及び増進に努めなければならない」とされており，医師は，種々の法律の下，日々の医療や保健指導により，その一翼を担う．

a 医師国家試験，医師免許

医師免許を得るには，医師国家試験に合格し，医籍に登録する必要がある．犯罪や診療報酬の受給の不正など，医師として品位を損うような行為があった場合は医師免許停止または取消しとなる．

b 臨床研修

臨床研修は，2年間が必修で，医師としての人格の涵養や，プライマリーケアの理解，基本的な診療能力の習得が目的である．研修課程以外のアルバイトが禁止で，研修が未修了の場合，将来，医療機関の院長となる際に制約がある．

c 医師でない者の医業の禁止，医師の名称使用制限

医業とは医行為を反復継続することである．医師・歯科医師・助産師以外の者で実施可能な医行為の例を示す（表1）．医師の名称は医師以外のものが用いてはならない．

d 応召の義務，診断書など交付の義務

正当な事由がなければ診察治療や診断書などの交付を拒んではならない．

表1 医師以外の者が行える医行為の例

1. **看護師**
   静脈注射，中心静脈カテーテルの抜去（#），インスリンの投与量の調整（#），持続点滴中の糖質・電解質輸液の投与量の調整（#）
2. **臨床検査技師**
   採血，鼻腔拭い液による検体採取（＊）
3. **診療放射線技師**
   放射線検査，造影剤の血管内投与（＊）
4. **臨床工学技士**
   生命維持管理装置の操作
5. **救急救命士**
   一定の条件下の除細動，気管内挿管，アドレナリンの投与，静脈路確保
6. **介護職員**
   口腔・鼻腔・気管カニューレ内の痰の吸引（＋），胃瘻・腸瘻・経鼻の経管栄養の管理（＋）
7. **家族**
   インスリンの自己注射，エピペン®の使用
8. **教職員**
   エピペン®の使用（体重15 kg以上）
9. **一般人**
   AEDの使用

注）医療関係職種は，医師の指示の下に行う．
（#）特定行為に関する看護師の研修制度（1章 c-3 チーム医療参照）
（＊）平成27年4月から，（＋）一定の研修を受けた介護職員など

e 無診察の治療などの禁止
自ら診察しないで治療し，診断書・処方箋を交付してはならない．

f 異状死体などの届出義務
死体を検案して異状がある場合には24時間以内に所轄警察署に届け出なければならない．

g 診療録保存の義務
診療したときは，遅滞なく診療録に記載しなければならない．

2 医療法

医療提供体制に関する医療計画をはじめ，病院，診療所，地域医療支援病院，特定機能病院などの医療施設の要件や，以下の診療に必要な事項を法律に定めている．

① インフォームド・コンセント(p.30参照)，入院診療計画(p.562参照)
② 情報の提供と公開，広告の制限，院内の掲示義務
医療機能情報(閲覧可能)を毎年都道府県に届け出る．広告や院内掲示には公式な手順がある．
③ 医療の安全の確保
都道府県の医療安全支援センターが苦情相談・情報提供を行っている．
④ 病院報告，医療監視
病院からの保健所への報告と，保健所や厚生労働省の医療監視が行われる．
⑤ 医療事故の調査制度(p.544参照)

3 刑法，民法

a 秘密漏示
ほかの法律や犯罪の通報など正当な理由がない場合には守秘義務がある(刑法134条)．

b 虚偽診断書などの作成
医師は，公務所に提出する診断書などに虚偽の記載をしたときは罰せられる(刑法160条)．

c 医療行為に対する刑事責任，刑法
医療行為は，傷害罪の構成要件に該当するが，正当な行為として違法性が阻却され，適法とされる．ただ，何らかの過失があった場合は，業務上過失致死・致傷罪に問われることがある．

d 医療に関する民事責任，医療訴訟，民法
患者・家族と医療提供者との間の紛争解決の中心は民事訴訟である．民事責任では，診療契約上の債務不履行責任(民法415条)や，受任者の注意義務である善管注意義務(民法644条)などが問われる．医事関係訴訟事件(年間約800件)の患者側の勝訴率(認容率)は，一般の事件が83.6%(人証調べありでは62.2%)に対して，24.7%である(平成25年，最高裁調べ)．

e 安楽死
わが国では，刑法上の殺人として扱われる可能性がある．近年の緩和医療の技術的な進展や，がんの長期生存率の飛躍的な向上など環境に変化がみられる．

4 医薬品の副作用

a 医薬品の副作用の報告義務
医師などは，医薬品・医療機器の副作用と疑われる疾病などの発生を知ったときは厚生労働大臣に報告しなければならない(医薬品医療機器等法68条の10の2)．

b 医薬品副作用被害救済制度
医薬品医療機器総合機構法に基づく公的な制度がある．定期予防接種の副作用被害の救済は予防接種法による．

5 その他

a 難病対策，アレルギー疾患対策，再生医療，分煙
難病対策(p.529参照)は，難病法(難病の患者に対する医療等に関する法律)などに基づき実施される．アレルギー疾患には，アレルギー疾患対策基本法がある．がん対

策基本法に基づく「がん登録」のような疾病登録の制度はない．職業性の気管支喘息や皮膚炎などの補償は，「労働基準法・労働災害保険法」に基づき労災保険が適用される．労働基準監督署へ請求する．再生医療については，「再生医療等の安全性の確保等に関する法律」がある．職場の分煙は「労働安全衛生法」による事業者の努力義務で，それ以外の人の集まる場所は「健康増進法」による設置者の努力義務である．

b　医療保険
　健康保険法などによる，「保険医療機関及び保険医療養担当規則」に基づく診療が求められる．医師免許(医籍登録)とは別に，保険医登録が必要である．診療請求に不正・不当があれば，保険医・保険医療機関の取り消しが行われる．

c　麻薬および向精神薬
　麻薬施用者以外の麻薬使用は，「麻薬及び向精神薬取締法」により禁止されている．麻薬施用者の免許を受けることができるのは医師・歯科医師・獣医師である．

DON'Ts
- 診断書や処方箋の偽りは厳禁(刑法，健康保険法など)
- 安楽死は禁止，刑法上の殺人に問われる可能性がある

近畿大学医学部環境医学・行動科学教室　**奥村二郎，水越厚史**

3 公費負担制度，難病指定

DOs
- [ ] 医療費負担軽減制度に関して熟知し，適宜，患者にアドバイスできるようにしよう
- [ ] DPCについて熟知し，医療費にも留意しながら適切な医療を行おう
- [ ] 適用外・未承認薬使用の際には，必ず倫理委員会などの承認を得ること

1 公費負担医療制度

わが国の医療保険は，65歳未満の被用者保険（健康保険組合など）および国民健康保険，65～74歳を対象とした前期高齢者医療制度，75歳以上の後期高齢者医療制度からなるが，これら社会保険における医療保険のほかに，公的扶助，社会福祉，公衆衛生などにおける公費負担医療制度がある．この制度は，個々の法律に基づき，特定の人々を対象として国または地方公共団体が医療給付を行うものであり，当該領域関連としては，難病に対する医療費助成，身体障害者に対する自立支援医療制度などがあげられる．

2 指定難病制度

a 指定難病制度とは

従来の難病対策，公費負担（医療費助成）を見直す形で，2015年1月に「難病の患者に対する医療等に関する法律」が施行された．難病とは，①発病の機構が明らかでなく，②治療方法が確立していない，③希少な疾患であって，④長期の療養を必要とするもの，という4つの条件を必要とするが，公費負担の対象となる「指定難病」は，さらに⑤患者数がわが国において一定の人数（人口の約0.1％程度）に達しないこと，⑥客観的な診断基準（またはそれに準ずるもの）が成立していること，という2条件が加わり，現在，306疾患が対象となっている．

新制度で公費負担が行われるのは「一定の症状」を有する患者のみであり，各難病における「重症度分類」が示されている．軽快した場合，公費負担医療の対象外になりうるので，患者には事前に制度の仕組みについて伝えておく．

b 指定難病の申請手順と注意点

申請の手順としては，まず患者自身が市区町村の窓口に問い合わせ，必要書類を揃える必要がある．医師は臨床個人調査票（診断書）を記載するが，2015年1月より記載は難病指定医のみが行えることとなった．難病指定医となるには，所定の要件を満たした医師がおもに勤務する医療機関の所在地の都道府県に申請する必要がある．患者が必要書類を提出後，都道府県が申請内容を審査し，認定されれば医療受給者証が交付される．通常，申請から2～3か月で交付されることが多いが，医療費の助成は医療受給者証が手元に届いてからではなく，市区町村の窓口で申請書などを受け付けた日に遡って対象となる．たとえば，診断基準を満たし，かつ重症度分類基準を満たす患者が，精査加療入院前に書類を提出しておけば，入院中の医療費が助成対象となる．医療受給者証の有効期限は申請日から1年後の月末までであり，1年ごとに更新する必要がある．

c 指定難病制度における自己負担額

医療保険上の世帯での所得に応じて6区分の自己負担上限額（月額）が設定されてい

る（2,500〜30,000円，生活保護を受けている場合に限り全額助成対象）．入院および外来で支払う自己負担額（月額）のうち，月単位での規定の自己負担上限額（外来＋入院）を超える部分が公費負担の対象となる．ちなみに，認定されている病気以外の治療にかかった医療費や薬代，入院中の差額ベッド代，診断書などの各種証明書料金などは給付対象外となるので，誤解のないよう患者に説明しておく（上記a〜cについての詳細は，厚生労働省「指定難病」，難病情報センターのサイトなどを参照されたい）．

3 包括医療費支払い制度（DPC）

包括医療費支払い制度（diagnosis procedure combination：DPC）とは，入院期間中に治療した疾病の中で最も医療資源を投入した1疾患のみに対し，厚生労働省が定めた1日当たりの定額の点数からなる包括評価部分（入院基本料，検査，投薬，注射，画像診断など）と，従来どおりの出来高評価部分（手術・麻酔，内視鏡・カテーテル検査，リハビリなど）を組み合わせて計算する方式である．DPCの目的は，過剰検査・過剰投与の減少，入院期間の短縮および効率化などによる医療費抑制，医療の質の均一化などがあげられるが，医療機関がDPCにより収益を上げるためには，後発医薬品の積極的な導入，入院前の外来検査の徹底，持参薬処方，クリニカルパスの積極的な運用など，様々な工夫が必要となる．しかし，過度の経営効率の追求は，医師の自由裁量の制限や治療成績の低下，医療の質の低下にもつながりかねず懸念されている．なお，入院当日の外来検査もDPCの対象となるので注意する．

4 適応外・未承認薬使用

国内で何らかの疾患に対して厚生労働省から承認されている薬を通常の保険診療の中では実施できない使い方をすることを「適応外使用」という．また，海外で承認されているが，国内ではまだ厚生労働省から承認されていない薬を「未承認薬」という．医療上必要性が高く，やむを得ず適応外使用する場合や未承認薬を用いる場合には，各施設の倫理委員会などで承認を得る必要があるため，上席医とよく相談のうえ，慎重に対応する．

5 先進医療

先進医療とは，厚生労働省が定める高度な医療技術を用いた治療や手術のことで，今後，公的医療保険の対象にするかを評価する段階にあるものである．平成27年12月1日現在，108種類が認められている．先進医療の治療は厚生労働大臣が定める医療施設で行われる場合に限られ，しかも費用は患者が全額自己負担となる（詳細は，厚生労働省「先進医療の概要について」http://www.mhlw.go.jp/stf/seisakunitsuite/bunya/kenkou_iryou/iryouhoken/sensiniryo/を参照されたい）．

国立病院機構相模原病院リウマチ科　**松井利浩**

4 介護保険制度

DOs

- [ ] 医師の意見書は早く作成しよう．それがないと二次判定ができません
- [ ] 45歳以上65歳未満でも介護保険を申請できるものがあり，その1つが関節リウマチであることを知っておこう
- [ ] 介護保険制度の内容は定期的に変更されることに注意しよう

1 保険について

　保険の基本的考え方は，同じリスクを抱えた人々が保険料を出し合い，それを組織で管理し，規定された事故が生じたときに補償するという互助システムである．保険料を集め，管理し，給付を行うものが保険者で，介護保険では市町村が保険者にあたる．保険では保険事故が生じたとき給付が受けられるが，介護保険における保険事故は，要介護・要支援状態である．

2 介護保険制度に関して

　介護保険制度は2001年4月1日から施行されている制度である．家族構成，財政状況などの変化により，新しい制度の確立が求められた結果作られた．原則として40歳以上のすべての人が加入(被保険者という)，保険料を納め，介護が必要になったときに介護サービスを利用できる．保険料は，40～64歳では医療保険料と一括して納める(第2号被保険者という)．65歳以上では年金から天引きになる(第1号被保険者という)．介護保険の財源は，徴収した保険料，国・県・市町村からの公費，それとサービス利用時の負担金からなる．

　上記した第1号被保険者は，介護が必要と認定されればサービスを利用できる．一方，第2号被保険者では，介護が必要になった状況が特定疾病である場合のみサービスを受けられる．特定疾病には16疾病ありリウマチ領域で遭遇する疾患は，関節リウマチ，変形性関節症，骨折を伴う骨粗鬆症であろう．

3 要介護認定までの流れ

　要介護認定までの流れを図1に示す．被保険者がまず市町村の役所・役場にある相談窓口か，または地域包括支援センターに行く．そこでまず25項目からなるチェックリストの問診を受ける．判定基準を上回った場合，要介護認定申請に進む．

　要介護認定は一次判定と二次判定があり，まずケアマネージャーなどによる基本調査を受ける．基本調査は85項目にわたり，5つの分野に分け要介護認定など基準時間を算出する．その5つの分野は，①直接生活介護，②間接生活介護，③認知症の行動と心理症状(behavioral and psychological symptoms of dementia：BPSD)関連行為(徘徊探索，不潔行為に対する後始末)，④機能訓練関連行為，⑤医療関連行為である．要介護認定など基準時間から一次判定における要介護状態区分が決定される(図2)．

　一次判定結果をもとに，介護認定審査会で二次判定が行われる(最終判定)．介護認定審査会は市町村の付属機関であり，一次判定結果に主治医意見書，認定調査の特記事項が加味され最終判定に至る．

　要介護認定後に受けられるサービスを図1に示した．要介護1～5では介護給付，要支援1～2では予防給付となる．さ

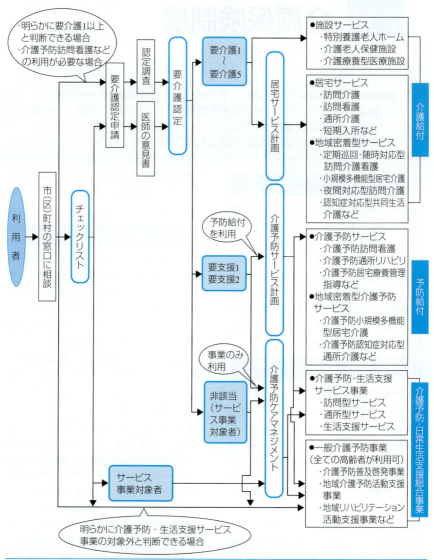

図1 介護認定までの流れと，受けられるサービス
〔長谷憲明：よくわかる！ 新しい介護保険の仕組み 平成27年度改正対応版．瀬谷出版，2015より引用改変〕

らに要支援，要介護に認定されなくても利用できるサービスもある．要介護・要支援とも，まず認定度に応じたケアプランが作成される．ケアプランは被保険者の状態，住居環境，家庭環境などのアセスメントにより作成される．作成するのはケアマネージャーまたは地域包括支援センターである．身体介護，生活援助，入浴介護，通所リハ

一次判定における要介護状態区分と要介護認定等基準時間

区分	要介護認定等基準時間
非該当	上記 5 分野の要介護認定等基準時間の合計が 25 分未満
要支援 1	同 25 分以上 32 分未満
要支援 2・要介護 1	同 32 分以上 50 分未満
要介護 2	同 50 分以上 70 分未満
要介護 3	同 70 分以上 90 分未満
要介護 4	同 90 分以上 110 分未満
要介護 5	同 110 分以上

（吹き出し）認定調査の結果から時間数が算出され，この時間数によって区分が決まる

※要支援 2 と要介護 1 の区別は，「認知機能の低下の評価」と「状態の安定性に関する評価」の結果に基づいて行われる．

要介護認定等基準時間 32 分以上 50 分未満の場合の一次判定

● 下記の 2 つの要件のいずれかに該当する場合は「要介護 1」
● いずれにも該当しない場合は「要支援 2」

＊認知機能や思考・感情などの障害により予防給付の利用にかかわる適切な理解が困難である場合（目安として認知症高齢者の日常生活自立度 II 以上）
　⇒認知症が中等度以上など

＊短期間で心身の状態が変化することが予測され，それに伴い，要介護度の重度化も短期的に生ずるおそれが高く，おおむね 6 か月程度以内に要介護状態などの再評価が必要な場合
　⇒病状が不安定であることなど

（吹き出し）要支援 2 と要介護 1 の基準時間数は同じであるが，主治医意見書を参考に，状態の維持が可能か，介護予防の効果がありそうかを加味して区別される

図 2　一次判定における要介護状態区分の決定法
〔高野龍昭：これならわかる〈すっきり図解〉介護保険 第 2 版．翔泳社，2015 より引用改変〕

ビリテーションなど受けるサービスにより各々単位数が決められており，認定度により 1 か月に利用できる単位が異なる．
　関節リウマチの場合，関節に障害があり肢体不自由の状態になっていることが多く，これを有する被保険者に対し車いす，特殊寝台，歩行器，歩行補助杖などの福祉用具貸与がある．

> **DON'Ts**
> ☐ 定期的に内容が変更になるので旧版は用いない．不明な点は当該部署に尋ねよう

文献

1) 長谷憲明：よくわかる！ 新しい介護保険の仕組み 平成27年度改正対応版．瀬谷出版，2015．
2) 高野龍昭：これならわかる〈すっきり図解〉介護保険 第2版．翔泳社，2015．

亀田総合病院リウマチアレルギー内科　**本島新司**

memo

5 高額療養費制度

DOs

- [ ] 高額療養費とは，1か月の医療機関窓口での医療費が高額になった場合，自己負担限度額を超え支払った分が，申請によりあとで払い戻される制度である
- [ ] 自己負担限度額は，年齢および所得状況により設定されており，限度額や負担区分が変わることがある
- [ ] あらかじめ「限度額適用認定証」の交付を受け，医療機関の窓口に提示することで窓口での支払いが自己負担限度額までとなり，高額療養費制度（払い戻し）の申請が不要になる

1 制度のおもな概要

　高額療養費とは，1か月（1日から月末まで）にかかった医療費の自己負担額が高額になった場合，一定の金額（自己負担限度額）を超えた分があとで払い戻される制度である．部屋代などの特別料金，歯科材料における特別料金など，保険外の負担については対象外となる．また入院時食事療養費（1食260円）やおむつ料金などは対象外となっている．高額の負担が直近の1年で3か月以上ある場合は，4か月目から自己負担限度額がさらに引き下げられる（多数該当）．

　高額療養費制度に関する問い合わせ先は，加入している医療保険の保険者ごとに異なるため，詳しくは，加入している保険者の担当窓口に問い合わせる．

　生物学的製剤の使用など，事前に高額の医療費の支払いが見込まれる場合は，「限度額適用認定証」の交付を受け，医療機関の窓口に提示することで，1か月の支払額が自己負担限度額までとなる．

2 自己負担限度額

　自己負担限度額は，年齢および所得状況などにより設定されている．

1) 70歳未満は所得区分により5段階に分けられる（表1）
2) 70歳以上75歳未満は所得区分により4段階に分けられる（表2）

　非課税世帯の方は「限度額適用・標準負担額減額認定証」・課税世帯の方は「高齢受給者証」を医療機関窓口に提示する．入院時食事療養費は低所得の場合1食210円または1食100円に減額される．

3) 75歳以上は後期高齢者医療制度の高額療養費として支給される（表3）

　非課税世帯の方は「限度額適用・標準負担額減額認定証」・課税世帯の方は「後期高齢者医療被保険者証」を医療機関窓口に提示する．入院時食事療養費は低所得の場合減額される．

3 世帯合算

　世帯で複数人が同月に医療機関を受診した場合，もしくは1人が複数の医療機関を受診した場合や，1つの医療機関で入院と外来で受診した場合，自己負担額は世帯で合算することができる．その合算した額が自己負担限度額を超えた場合，その超えた分が高額療養費の支給対象となる．70歳未満の場合はひとつの医療機関に支払った自己負担額がそれぞれ21,000円以上あるもの

表1　1か月の自己負担限度額(70歳未満)

所得区分	1か月の自己負担限度額	多数該当
社保：83万円以上 国保：901万円超	252,600円＋(総医療費－842,000円)×1%	140,400円
社保：53～79万円 国保：600～901万円	167,400円＋(総医療費－558,000円)×1%	93,000円
社保：28～50万円 国保：210～600万円	80,100円＋(総医療費－267,000円)×1%	44,400円
社保：26万円以下 国保：210万円以下	57,600円	44,400円
低所得者(住民税非課税)	35,400円	24,600円

社保：標準報酬月額，国保：旧ただし書所得．
(平成27年1月時点)

表2　1か月の自己負担限度額(70～74歳)

	負担割合	外来(個人ごと)	外来＋入院(世帯合算)	入院時食事療養費
現役並み所得者 (＊1)	3割	44,400円	80,100円＋(総医療費－267,000円)×1% 《44,400円》(※)	260円/1食
一般	2割	12,000円	44,400円	260円/1食
低所得者Ⅱ (＊2)	1割 ※S19.4.1以前の生まれの方(H26.4.1までに70歳に達した方)	8,000円	24,600円	210円/1食(90日以上は160円)
低所得者Ⅰ (＊3)		〃	15,000円	100円/1食

※多数該当：過去12か月に3回以上高額療養費に該当したとき4回目からの自己負担限度額．
＊1：前年度の課税所得が145万円以上で，年収が383万円(複数世帯は年収520万円)以上．ただし年収が383万円(複数世帯は年収520万円)未満だと申請すれば2割負担になる．
＊2：世帯全員が住民税非課税．
＊3：世帯全員が住民税非課税で，各所得から必要経費・控除を差し引くと所得が0円になる世帯．
(平成27年4月時点)

に限られる．70歳以上では自己負担額すべてを合算できる．

第7章 諸制度を使いこなす

表3 1か月の自己負担限度額(75歳以上)

	負担割合	外来(個人ごと)	外来＋入院(世帯合算)	入院時食事療養費
一定以上所得者 (＊1)	3割	44,400円	80,100円＋(総医療費－267,000円)×1% 《44,400円》(※)	260円/1食
一般	1割	12,000円	44,400円	260円/1食
低所得者Ⅱ (＊2)	1割	8,000円	24,000円	210円/1食 (90日以上は160円)
低所得者Ⅰ (＊3)	〃	〃	15,000円	100円/1食

※多数該当：過去12か月に3回以上高額療養費に該当したとき4回目からの自己負担限度額.
＊1：前年度の課税所得が145万円以上で，年収が383万円(複数世帯は年収520万円)以上．年収が383万円(複数世帯は520万円)未満は申請すれば1割負担になる．
＊2：世帯全員が住民税非課税．
＊3：世帯全員が住民税非課税で，各所得から必要経費・控除を差し引くと所得が0円になる世帯．
(平成27年4月時点)

DON'Ts

- ☐ 月をまたいだ治療費は合算されない．また，自己負担限度額は年齢，収入(税込みの年収)から計算されるため，患者自身の想定より負担が多くなることがある．また，保険料を納めていることが条件であるため，あらかじめ限度額適用認定書の交付を受け，限度額を確認するよう説明する
- ☐ 今回記載したのは平成27年10月現在の情報であり，高額療養費制度は年度の途中でも制度変更があるため，最新の情報を患者に提供し，誤った情報を伝えてはならない

獨協医科大学呼吸器・アレルギー内科，リウマチセンター　**前澤玲華，倉沢和宏**

6 障害者認定（肢体不自由）

DOs
以下のことに注意しよう
- [ ] 診断書・意見書の作成は身体障害者福祉法第15条の規定に基づく指定医に限られる
- [ ] 機能障害は関節可動域の制限や筋力低下など客観的指標を用いて評価する
- [ ] 関節リウマチでは複数の関節に機能障害をきたすので，個々の関節の障害等級に相当する指数を合算して判定する

1 身体障害者手帳

手帳の交付を受けるには，都道府県知事の定める医師（指定医）の診断書・意見書を添えて，居住地の都道府県知事に申請する．障害の認定や等級の決定は指定医の診断書・意見書を参考に都道府県知事（身体障害者更生相談所）により行われる．

手帳の交付対象となる障害は，身体障害者福祉法別表によって定められており，おもにリウマチ科医が関与するのは，肢体不自由である．機能障害度は身体障害者障害程度等級表により，障害の種類別に重度の側から1～7級に区分される．7級は身体障害者手帳の交付対象ではないが，重複する障害があれば対象となる．

診断書・意見書の作成は，身体障害者福祉法第15条の規定に基づく指定医に限られる．指定医となるには障害の種別ごとに，医療機関の所在地を管轄している自治体に書類を提出する．指定は所定の審査を経て行われる．

2 身体障害者手帳により受けることのできるサービス

手帳の種類や自治体により異なるが，医療費助成，各種税の軽減，障害福祉サービス，日常生活用具の給付や貸与，補装具の支給，自動車関連（福祉タクシー利用券や駐車禁止規制対象からの除外），交通機関や公共料金の割引などのサービスを受けることができる．

医療費助成には重度心身障害者医療費助成と自立支援医療（更生医療）がある．重度心身障害者医療費助成制度は身体障害者手帳1級・2級（一部の自治体では3級）を有している場合に，医療費の自己負担額が軽減される制度である．自立支援医療（更生医療）では，18歳以上の身体障害者（1～6級）の自立と社会経済活動への参加の促進に必要な医療にかかわる医療費負担が軽減される．手術や治療により改善が見込まれる場合が対象で，関節リウマチでは関節形成術や人工関節置換術などが対象となり，指定自立支援医療機関での自己負担（原則1割負担）が軽減される．

重症の関節リウマチでは駐車禁止除外指定車標章の交付も患者にとって有益なことが多い．上肢1級～2級の1および2，下肢1級～4級，体幹1級～3級が対象で，所轄の警察署に申請する．

3 身体障害者診断書・意見書

身体障害者診断書・意見書は1ページ目の総括表と意見書，2～3ページ目の肢体不自由の状況および所見からなる．

a 障害名（部位を明記）

関節リウマチでは多関節の機能障害をきたすことが多く，その分布に応じて，両手指機能障害，両上肢機能障害，両下肢機能

障害，四肢機能障害などと記載する．

b 参考となる経過・現症

治療歴や整形外科手術歴を含めて記載する．不可逆的な機能障害の根拠として関節X線所見を必要に応じて記載する．機能障害に活動性滑膜炎が関与している場合は，DAS28などの疾患活動性指標も参考となる．関節リウマチの場合，障害固定の時期を判定するのは難しいが，各種治療にても改善の認められない状況が数か月以上持続した場合には障害固定と考えられる．

c 総合所見

障害の状態について，特に目的動作能力(部位別に上肢運動能力や移動能力など)の状況と該当する等級がわかるように記載する．

各関節部位における全廃のおおよその基準は関節可動域が10°以内，筋力では徒手筋力テストで2以下に相当するものをいう(肩・足の関節を除く)．機能の著しい障害は関節可動域がおおむね30°以下，徒手筋力テスト3に相当する(肩・足の関節を除く)(表1)．

疼痛による機能障害も，客観的に示され妥当と思われる場合は機能障害として取り扱う．肢体の機能障害の評価は義肢，装具などの補装具を装着しない状態で行われる．これまで股関節や膝関節，足関節に人工関節手術を行った場合，該当する関節の機能は全廃とされていた．しかし，平成26年4月に身体障害認定基準が改正され，人工骨頭または人工関節に関しては，置換術後の安定した時点の機能障害の程度により判定する．

各々の障害には等級別に指数が割り当てられている(表2a)．2つ以上の障害が重複する場合，障害等級は，重複する障害の合計指数に応じて，表2bのように認定される．ただし，同一の上肢または下肢に重複して障害がある場合の合計指数には上限があり，最も近位に位置する機能障害部位より遠位の上肢または下肢を欠いた場合の障

表1 機能障害の程度(関節可動域・徒手筋力テスト)と等級

		上肢			下肢		
		肩関節	肘関節	手関節	股関節	膝関節	足関節
全廃	ROM	≦30°		≦10°			≦5°
	動揺関節		高度			高度*	
	MMT			2以下			
	等級			4級			5級
著しい障害	ROM	≦60°		≦30°			≦10°
	その他		**				
	動揺関節		中等度			中等度	
	MMT			3			
	等級			5級			6級
軽度の障害	ROM			≦90°			≦30°
	動揺関節		軽度			軽度	
	MMT			4			
	等級			7級			

ROM：関節可動域，MMT：徒手筋力テスト，＊高度の変形も含む，＊＊前腕の回内・回外のROM≦10°

表2 等級別指数(a)と合計指数による障害等級の認定(b)

(a)		(b)	
障害等級	指数	合計指数	認定等級
1級	18	18以上	1級
2級	11	11〜17	2級
3級	7	7〜10	3級
4級	4	4〜6	4級
5級	2	2〜3	5級
6級	1	1	6級
7級	0.5		

害等級に対応する指数が上限となる.

一方,上肢・下肢全体の障害として評価した場合,上肢機能の全廃は2級,著しい障害は3級である.同様に,一側の五指全体の機能全廃は3級,著しい障害は4級,下肢の機能全廃は3級,著しい障害は4級,足指の機能全廃は7級となる.関節リウマチを含むリウマチ性疾患の機能障害は個々の関節の疼痛や変形・拘縮,関節周囲の筋力低下に起因するので,通常は各関節の機能障害を合算して評価する.

d 意見書

部位別(上肢・下肢)の等級を算出して,対応する指数の合計により等級を決定する.

DON'Ts

- 人工関節手術を施行した関節の機能障害は全廃とは限らない.(平成26年4月の身体障害認定基準の改正以降は,術後安定した時点での機能障害の程度により判定する)
- 疼痛により関節機能障害をきたしている場合は身体障害と判定できるが,発熱や倦怠感など全身症状のみで,関節可動域制限や筋力低下など客観的な機能障害所見が得られない場合は身体障害者(肢体不自由)の診断はできない

東京医科大学病院リウマチ膠原病内科　**太原恒一郎,沢田哲治**

7 障害者認定（呼吸器機能障害）

DOs
- [ ] 呼吸器機能障害により活動能力が著しく障害される病態を理解しよう
- [ ] 呼吸器機能障害の等級は，指数，動脈血ガス分析，医師の臨床所見により分類される．等級の分類基準を覚えておこう
- [ ] 意見書は症状安定期に作成しよう

1 基本的な考え方

塵肺，肺結核，気管支拡張症，気管支喘息，慢性閉塞性肺疾患（COPD），特発性間質性肺炎，膠原病に伴う二次性呼吸器疾患（間質性肺炎，肺線維症，胸膜炎，肺高血圧症，肺胞出血など）は，病状の進行とともに呼吸器機能の低下を認め，日常生活に支障をきたす．国および地方公共団体は，これらの疾患のため永続的に呼吸器機能の著しい低下を認める患者に対し，更生援護に努める必要がある．身体障害者福祉法第15条で定められた指定医師は，呼吸器機能障害の程度を的確に診断し，意見を付すことができる．

2 障害程度等級表

呼吸器の機能障害の程度は，予測肺活量1秒率（以下「指数」），動脈血ガス分析，および医師の臨床所見により判断される．障害程度等級表を表1に示す．

従来，身体障害者障害程度等級表の呼吸器機能障害の判定に Baldwin の予測式を用いている．しかし，Baldwin は欧米人で測定体位が仰臥位であること，高齢者が含まれていないことから多くの批判がある．2001年に日本呼吸器学会（JRS）は日本人のスパイログラムの基準値を用いた呼吸器機能障害の基準値を発表したが，この基準値を用いると Baldwin の予測式より 10〜15% 高値を示したとの報告がある[1]．しかし，JRS の基準値を用いた場合に重症度が過小評価され得る[2,3]という報告もあり，今後再検討が必要である．

（参考） 日本呼吸器学会肺生理専門委員会（18歳以上）の定めた予測肺活量
男性：$VC(mL)：\{0.045×身長(cm)－0.023×年齢－2.258 (L)\}×1,000$
女性：$VC(mL)：\{0.032×身長(cm)－0.018×年齢－1.178 (L)\}×1,000$

表1 障害程度等級表

級別	呼吸器機能障害
1級	呼吸器の機能の障害により自己の身辺の日常生活活動が極度に制限されるもの 呼吸困難が強いため歩行がほとんどできないもの，呼吸障害のため指数が測定できないもの，指数が20以下のもの，または動脈血 O_2 分圧が 50 Torr 以下のものをいう
2級	呼吸器機能障害には2級は存在しない
3級	呼吸器の機能の障害により家庭内での日常生活活動が著しく制限されるもの 指数が20を超え30以下のもの，もしくは動脈血 O_2 分圧が 50 Torr を超え 60 Torr 以下のもの，またはこれに準ずるものをいう
4級	呼吸器の機能の障害により社会での日常生活活動が著しく制限されるもの 指数が30を超え40以下のもの，もしくは動脈血 O_2 分圧が 60 Torr を超え 70 Torr 以下のもの，またはこれに準ずるものをいう

指数＝1秒量÷予測肺活量×100
予測肺活量：年齢，性別，身長の組み合わせで，正常であれば当然あると予測される肺活量の値に対する百分率．Baldwinの式が用いられている．
Baldwinの式
男性：VC(mL)＝(27.63 − 0.112 ×年齢)× 身長(cm)
女性：VC(mL)＝(21.78 − 0.101 ×年齢)× 身長(cm)
1秒量(FEV₁)：努力肺活量測定の最初の1秒間の努力呼気量

仮に75歳の男性で身長170 cm，1秒量が400 mLの場合で計算してみると
予測肺活量＝(27.63-0.112 × 75)× 170 ＝ 3269.1 (mL)
指数＝ 400/3269.1 × 100 ≒ 12

3 身体障害認定要領

身体に障害があるものは，本人が居住する市区役所・町村役場に身体障害者福祉法第15条に基づく指定医師の意見書・診断書を添えて，身体障害者手帳の交付を申請する．申請を受けた都道府県知事は障害程度を審査し，その障害が該当すると認めたときは申請者に身体障害者手帳を交付する（図1）．これにより様々な更生援護を受けることができる．

4 呼吸器機能障害判定における問題点

身体障害者福祉法では，内臓諸臓器(心臓，腎臓もしくは呼吸器または膀胱もしくは直腸，小腸，ヒト免疫不全ウイルスによる免疫もしくは肝臓)の機能障害により日常生活の活動が制限される障害分類のうちの1つとして規定しており，現在呼吸器機能障害を含む7つの障害を更生援護の対象としている．等級は，ヒト免疫不全ウイルスによる免疫機能障害と肝臓機能障害は1級・2級・3級・4級に分かれているが，呼吸器機能障害およびその他の障害は1級・3級・4級であり2級と5級以上は存在しない．市区町村や地方団体により異なるが，一般に1級と3級の制度的格差は大きく，等級(重症度)の認定の適正化や新たな認定基準を設けた2級の創設などが望まれている．障害者にとって行政から適正な援助が受けられる体制づくりが重要である．

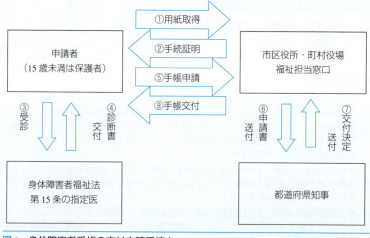

図1　身体障害者手帳の交付申請手続き

DON'Ts

- ☐ 意見書作成において，一時的な増悪時の状態を障害固定としてはいけない
- ☐ 活動能力の低下の理由を呼吸器機能障害で説明できない場合，安易に診断してはいけない

文献

1) 佐々木英忠，他：日呼吸会誌 2001；**39**：1-17
2) 中村雅夫，他：日呼吸会誌 2002；**40**：925-928
3) 青木美江，他：日呼吸会誌 2010；**48**：357-363

国立病院機構南岡山医療センター呼吸器・アレルギー内科　**板野純子，谷本　安**

memo

8 医療事故調査制度

> **DOs**
> - ☐ 診療行為に関連した死亡について，公平な立場で医学的観点から死因を究明し，医療の透明性の確保を図るようにしよう
> - ☐ 医療事故の再発を防止するための制度で医療安全の向上の一助になることを目的とする
> - ☐ 医療機関から医療事故調査・支援センターへの最初の報告は重要な意味をもつので，慎重に判断するようにしよう
> - ☐ 医療機関から医療事故調査・支援センターへの最初の報告は取り消すことができる

1 医療事故調査制度成立までの経緯

医療事故調査制度は，2014年6月に可決成立した医療法の改正に盛り込まれた制度である．2015年10月1日より運用開始となった．本医療事故調査制度は「医療事故が発生した医療機関において院内調査を行い，その調査報告を民間の第三者機関(医療事故調査・支援センター)が収集・分析することで再発防止につなげるための医療事故に係る調査の仕組み等を，医療法に位置づけ，医療の安全を確保するもの」である(厚生労働省のホームページより)．医療事故調査制度成立までの経緯は非常に長いものと考える．

2000年代前半に相次いで患者死亡の医療事故が起こり，医師をはじめとする医療関係者が刑事訴追され，マスコミに大きく報道された．これらのニュースが引き金となり，社会全体が医療安全に対して関心をもつようになった．これに対して，厚生労働省は医療事故の安全および再発防止のための議論を行い，「医療の安全の確保に向けた医療事故による死亡の原因究明・再発防止などの在り方に関する試案」と「医療安全調査委員会設置法案(仮称)大綱案」が提示されたが，医療事故の責任追及に終始するものであった．そのような中，2012年7月に日本病院会，全日本病院協会，日本精神科病院協会，日本医療法人協会で構成する4病院団体協議会(四病協)による「医療安全対策委員会」，日本病院団体協議会(日病協)に「診療行為に関連した死因究明制度等に係るワーキンググループ」が設置され，医療関連死に関する検討が行われた．医療事故調査の目的を「医療安全および再発防止」の観点から考える医療内と，医療外とする基本的な考え方が作成された．具体的には，医療内には院内事故調査委員会と院外の第三者機関などがあり，医療外は患者・家族との信頼関係が崩れた場合に起きる裁判外紛争解決手続(alternative dispute resolution：ADR)，裁判，無過失補償制度などである(図1)[1]．これが，医療事故調査制度の基礎となったと考えられる．

2 基本的な考え方と仕組みについて

医療事故調査制度を考えるうえで，「医療事故」について知る必要がある．医療事故とは，改正医療法の第6条の10第1項で「当該病院などで勤務する医療従事者が提供した医療に起因し，または起因すると

第7章 諸制度を使いこなす

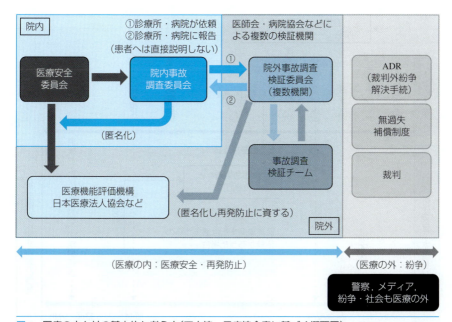

図1 医療の内と外の基本的な考え方（四大協・日病協合意に基づく概要図）
（日本医療法人協会：「医療事故調運用ガイドライン」最終報告書．日本医療法人協会医療事故調運用ガイドライン作成委員会，2015 より，一部改変）

疑われる死亡または死産であって，当該管理者が当該死亡または死産を予期しなかったものとして厚生労働省令で定めるものをいう」と定義されている．予期しなかった死亡とは，医療を提供する前に医療従事者などが患者またはその家族に対して当該死亡などが予期されたことを，①説明していた，②患者のカルテに記録した，③管理者が医療従事者などから事情聴取，医療安全委員会から意見の聴取を行ったうえ，予期していたことを認めた場合となる．この判断をするのは管理者であり，医療安全を考えるうえで非常に重要な部分である．その後，報告対象が決められたうえで一連の流れで調査を進めていくことになる（図2）[2]．医療事故が発生したら，医療機関から医療事故調査・支援センターへの最初の報告は重要な意味をもつので，慎重に判断したうえで報告する．まずは院内で設置される委員会で調査を行う．結果は遺族および第三者機関に報告し，第三者機関は再発防止を目的に調査・分析を行う．また，院内調査に関して，医療機関の規模も様々であり，医療事故調査など支援団体に支援を求めることも可能である．いったん報告しても，実際は医療事故の定義に入らないなどと管理者が考え直したら，報告は取り消すことができる．

近年，民間の第三者機関である医療事故モデル事業などは各医療機関合同で行われている．しかし，医療機関のレベル，専門医の確保，資金などにより運用が困難な場面も多いと聞いている．筆者は，一般社団法人 日本医療安全調査機構「診療行為に関連した死亡の調査分析モデル事業」で総合調整医をしていた．筆者らが調査分析を行った診療行為に関連した死亡の事案のなかには①患者および家族とのコミュニケー

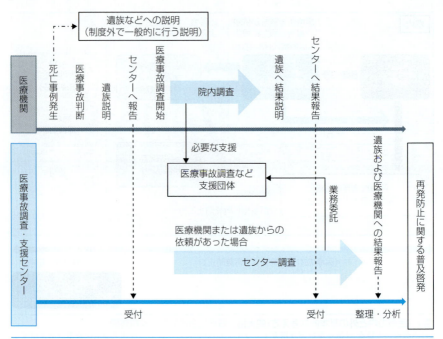

図2 医療事故調査の流れ
(厚生労働省「医療事故調査制度について」http://www.mhlw.go.jp/stf/seisakunitsuite/bunya/0000061201.html より，一部改変)

ション不足，②医療行為においてインフォームド・コンセント(IC)不足，③IC内容を診療記録に記載がないものや記録内容が不十分という診療行為に関連した死亡の事案がある．医療事故が起こったときに，患者および家族との良好な信頼関係とICを徹底しておけばよかったと後悔ないようにして欲しい．

DON'Ts

☐ 医療行為の法的評価は行わない

文献

1) 日本医療法人協会:「医療事故調運用ガイドライン」最終報告書．日本医療法人協会医療事故調運用ガイドライン作成委員会，2015
2) 厚生労働省「医療事故調査制度について」http://www.mhlw.go.jp/stf/seisakunitsuite/bunya/0000061201.html

久留米大学医学部内科学講座呼吸器神経膠原病内科部門　木下　隆，星野友昭

第8章

医療文書を書く

1 カルテ（診療録）

DOs
- [ ] カルテを正確に記載しよう
- [ ] ROS も忘れず聴取しよう

　カルテ記載は，患者情報をすべて正確に，かつ，もれなく記入することが重要である．病歴や，身体所見をしっかりと記載することにより，その後，その患者にかかわるすべての医療チーム（医療従事者）がカルテをレビューする時間を短縮できる．略語はできるだけ避け，きれいな"読みやすい字"で記載するのも重要である．
　以下，米国の大学で使われているカルテ記入のポイントを解説する．

1 入院時カルテ（診療録）の構成

①入院日＆診察日（時間）
②身元（名前，年齢，性別，職業）
③情報元とその信頼性
④主訴
⑤現病歴
⑥既往歴（入院・手術歴，輸血歴含む）
⑦薬歴（漢方，ビタミン・サプリも含め）
⑧家族歴
⑨生活歴（喫煙・飲酒歴，旅行歴，財政状況，宗教，夫婦・結婚歴，学歴，職歴，性交歴，女性：最終月経）
⑩アレルギー歴
⑪ROS（review of system）：臓器システムレビュー
⑫身体所見
　1．バイタルサイン，2．全身状態，3．皮膚，4．頭部・目・耳・鼻・咽頭および口腔内，5．頸部，6．リンパ節，7．乳房診察，8．前後胸部および肺，9．心臓，10．腹部，11．泌尿器系，12．直腸診，13．四肢，14．末梢血管系，15．骨格筋系，16．神経学的所見（意識状態／脳神経／感覚器系／運動機能系・筋力／感覚系／反射）
⑬検査結果（血液・放射線検査，その他）
⑭プロブレムリスト（重症度の高いもの，今回の問題点に関するものから順番に）
⑮アセスメントプラン（それぞれの問題点に対しての考察とその解決法）

2 カルテ記載の詳細および注意点

a 診察日
　入院日と同じであることがほとんどであるが，診察した時間もしっかり記入する．

b 身元
　名前，年齢，性別，marital status（未婚・既婚），職業．

c 情報元とその信頼性
　情報はだれから？　その情報は信頼できるか？　意識障害の患者などは，本人からの病歴聴取は非常に限られてしまう．

d 主訴
　主訴は，患者の言葉で書くこともあるが，ときに医学用語を用いたほうが理解しやすいときが多い．

e 現病歴
・時間的経過で過去から現在へ．
・すでに入院している患者の場合は（他院からの転院，転科など），入院前，と入院後経過の2つのパートに分ける．

- 今回の問題点発症以前の健康状態を簡単に記載（下記例参照）．
- 痛み病歴聴取（覚え方は以下の頭文字をとって"OPQRST3A"）．

> Onset（発症様式），Position（部位），
> Quality（性状），Radiation（放散痛），
> Severity（強さ），Time（持続時間），
> Associating symptom（関連症状），
> Aggravating factor（増悪因子），
> Alleviating symptoms（寛解因子）

f　既往歴

- 幼少時を含め，以前診断された病気に関して，どのように，いつ頃診断され，どのような治療がなされたか，その反応，現在の状態などを記載．
- 入院歴，日時，その理由
- 手術歴
- 輸血歴

g　薬歴

今回の症状に対して服用したもの，いつも飲んでいる薬［処方箋（Rx）］でもらう薬と，対面販売（over the counter：OTC）］の両方がある．漢方やサプリも忘れずに．

h　家族歴

- だれが，どのような病気をもっているか，現在の生死，特に自己免疫疾患，心臓病，糖尿病，高血圧，がん，遺伝病など．
- 結核（肋膜炎）の家族歴も忘れずに．
- 家計図をできれば書くように．

i　生活歴

- 患者の普段の状態，機能を大まかに把握する．
- どこで生まれ育ったか，家族との関係，幼少時，思春期のときの問題点，最終学歴，過去の職歴．
- 現在の職歴，生活歴，財政状況，宗教，夫婦・結婚歴，食事，運動．
- アルコール，タバコ，違法な薬物（マリファナ，コカイン，麻薬，覚せい剤など）．
- どのように現在もっている病気を受け止めているか．
- 生活歴では，喫煙，虚血性疾患のrisk factor，飲酒，職業，ストレス，ライフスタイル，recreational drug（コカイン，マリファナ，ヘロイン）の使用の有無，そのほかどこで生まれ育ったか，旅行歴，性交歴などもときには重要．女性には，最終月経（last menstrual period：LMP）は必ず聞く．

3　臓器システムレビュー（review of systems：ROS）

ときに，患者が問題点と思っていない症状でも，非常に重要な情報で，それらが疾患，合併症の診断につながることもあるので，ROSは必ず行う．ROSでは，基本的には，患者の症状を頭から足先までレビューするのだが，既往歴（結核など）を含む場合もある．また，予防注射の有無もここに含める．臨床的に重要な症状で，入院理由に直接関係したり，臨床的に重要な場合，現病歴，既往歴に記載する．多くの項目があるが数回聴取すれば暗記できるので医学生には，診察の際すべてのROSの項目（メモをみながらでも）をもらさず聞くよう勧めるとよい．研修医になる頃には，身体所見を取りながら同時にROSの聴取を同時に行うことが自然にできるようになるので，時間短縮になる（例：目を診察しているとき，同時に目の項目のROSを聞く）．

a　ROSのポイント

- 現病歴に記載しなかった，鑑別診断に有用なすべての陽性所見・陰性所見をリストする．
- 健康管理，検診歴，予防接種歴なども含む．

b　ROSの項目

全身状態：体重減少または増加，発熱，倦

怠感，全身虚弱，寝汗．
皮膚：色変化，紅斑，痒み，あざ，傷，痛み，爪・毛髪の変化．
頭・目・耳・鼻・口腔咽頭部：(頭部)頭痛，頭部外傷，めまい，(目)眼鏡およびコンタクトレンズ使用，視力・視野，複視，発赤，痛み，白内障や緑内障の有無，(耳)耳鳴り，聴力変化，痛み，排出物，副鼻腔の問題，(鼻)鼻水，鼻閉，鼻血，くしゃみ，(口腔咽頭)のど・口腔内痛み，嗄声，歯肉炎，歯肉出血，味覚変化，入れ歯．
頸部：腺腫脹，リンパ節腫脹，痛み，腫瘤，甲状腺腫大，頸部硬直．
乳部：しこり，痛み，排出物，乳汁流出，自己診察有無：毎月．
呼吸器：咳，痰，色および量，血痰，呼吸困難，喘鳴，喘息・結核などの既往．
循環器：胸痛，動悸，夜間発作性呼吸困難，起坐呼吸，心雑音の既往．
消化器：吐き気・嘔吐，嚥下困難，胸焼け，腹満感，食欲，吐血，下血，黒色便，下痢，便秘，腹痛，胆石などの胆嚢疾患，肝炎など肝臓病の既往，黄疸の有無．
泌尿器：頻尿，多尿，夜間尿，排尿時痛，苒延性排尿，排尿困難，尿閉，失禁，尿線変化，血尿，膿尿，残尿感．
生殖器：
　男性：ヘルニア，外尿道口排出物，痛み，勃起障害，睾丸痛や腫瘤，コンドーム使用など，HIV感染症を含めた性行為感染症の既往．
　女性：上記＋生理，妊娠歴．
末梢循環：間欠性跛行，足のけいれん痛，下肢静脈瘤，血栓症の有無，チアノーゼ，浮腫．
筋骨格：関節痛み・こわばり感・可動域障害・腫脹，腰痛．
神経：失神，けいれん，麻痺，しびれ感，感覚変化，振戦，歩行変化．

血液：出血傾向，貧血の有無，輸血歴有無．
内分泌：多尿，夜間尿，多渇感，温・寒不耐症，眼球突出，口渇感，発汗，靴下・指輪サイズ変化．
精神：記憶変化，不安感，うつ，不眠，幻覚，妄想．

c　**身体所見** ……………………………
できる限り包括的に詳しく記載する．
1)　**一般的な項目**
- vital sign（バイタルサイン）
- general appearance（全身状態）
- skin（皮膚）
- HEENT（head/eye/ear/nose/throat の略）（頭部・目・耳・鼻・咽頭および口腔内）
- neck（頸部）
- lymph nodes（リンパ節）
- breast exam（if appropriate）（乳房診察）
- anterior & posterior thorax（前後胸部），and lungs（肺）
- heart（心臓）
- abdomen（腹部）
- genitourinary system（泌尿器系）：include CVA tenderness（cost-vertebral angle tenderness：肋脊角圧痛），genital exam（M：penis，testis，F：pelvic exam）
- rectal exam（直腸診）
- extremities（四肢）
- peripheral vascular system（末梢血管系）
- musculoskeltal system（骨格筋系）：head to toe
- neurological exam（神経学的所見）：
  mental status（意識状態）
  cranial nerves（脳神経）
  motor system（運動機能系・筋力）
  sensory system（感覚系）
  reflexes（反射）

2)　**検査所見**
血算，生化学，尿検査，画像検査，心電図，その他．

4 プロブレムリスト

　診断学的，治療学的プランが必要なもの，患者の生活の質を障害する問題点は，すべてリストする．今回入院した，最も重要な問題点を一番にリストし，その後，重要度，重症度などを考え順に問題点をリストする．

5 アセスメントプラン：問題点に対しての考察とその解決法

　アセスメントではまず一番考えられる鑑別疾患をあげ，その理由を述べる．その後，そのほかの鑑別疾患をあげ，必要な陽性所見，陰性所見を記載する．ポイントは，プランは，診断，治療プラン（必要なら患者教育プラン）に分けて記載する．上記のポイントを踏まえ，リストした問題点1つ1つに対して，それぞれアセスメント・プランを立てる．

6 毎日のプログレスノート

　以下のSOAPフォーマットに従い，毎日のプログレスノートを記載する．
- **Subjective**：患者の訴え
- **Objective**：身体所見，検査所見
- **Assessment & Plan**：プロブレムリストを作り毎日のアセスメント・プランを立てる．

　以上，カルテ記載について解説した．日常診療に役立てていただきたい．

聖路加国際病院 Immuno-Rheumatology Center　**岸本暢将**

2 診断書の書き方

> **DOs**
> - 診断書にはその目的に沿って客観的な事実を記載しよう
> - 診断書は期日までに書こう

1 基本的な考え方

　診断書とは，医師が診療の結果に基づいて，診断名，重症度，治療方針，治療見通しなどの医学的判断を記載した文書である．診断書は医師が法的責任をもって患者の医療情報を提供するものであり，公文書として重要な意義をもっている．患者にとっては，診断書により種々の権利や義務が発生したり，義務が免除されたり経済的な援助を受けることが可能となるなど，社会生活上の変化が発生する可能性がある．また，社会保障（障害年金，身体障害者手帳の申請，介護保険の利用など）や，助成制度における受給（難病特定疾患の認定）の重要な判定基準として機能している．このように診断書は様々な手続きに用いられる．患者の身になって，期日までに確実に仕上げるように心がけることが肝要である．

a　おもな記載内容

　法律上の規定の書式はない．ただし，裁判所に提出する診断書など公的機関や保険会社に提出する診断書，入学や就職時などそれぞれの目的に応じて，書式が規定されている場合がある．診断書の内容としては，①本人を特定するための項目（姓名，住所，生年月日），②医学的診断を記載するための項目（診断名，発症年月日，発症機転，治療経過の見込み，付記），③記載した医師に関する項目（診療施設名，住所，電話番号，医師名，印，④記載日などがある．自由書式の場合には，余白に「以下余白」と記入する．

b　記載のときの注意

　患者を診察した医師が，所見を得た範囲の内容で作成するのが原則であり，無診察にて診断書を交付してはならない（医師法第20条）．すなわち，本人の申告や伝聞内容のみを根拠に診断書の作成はできない．しかし，その内容の記載が必要な場合には，その記載が推定，もしくは自己申告に基づくものであることを記載しておく．診断書の交付においては，要点のみを簡潔に記載することを旨とするが，患者自身や提出先が何を記載，証明して欲しいかを考慮し，可能な範囲で目的に沿った内容（就労・就学の可否，休養の必要性とその期間の見通し，今後の治療の必要性とその治療期間の見通し，診断を下した根拠）を付記に記載する．しかし不明の点は，「不明」，「不詳」と記載すべきである．休養期間や治療期間の見通しについては判断が困難なことが多いが，常識的な期間を逸脱しないように注意する．傷病とその契機についての因果関係についての診断書を依頼されることがある．傷病とその契機の因果関係については立証するのが難しいことが多いため，客観的な事実のみを記載し，因果関係が不明な点については記載をしない．

　虚偽の記載は刑法上の罪（虚偽診断書等作成罪）に問われる可能性がある．刑法第160条には「医師が公務所に提出すべき診断書検案書又は死亡証書に虚偽の記載をしたときは，三年以下の禁固又は三十万円以下の罰金に処する」とある．さらに，公務所を除く保険会社や患者の勤務先の民間企業

に提出する診断書であっても，虚偽の記載が詐欺に用いられた場合には民法第709条の不正行為にあたるため，書類を記載した医師も詐欺罪などの共犯となり得る．

記入内容は，一般の人にも理解しやすいように平易に記載するように心がける．また，手書きの診断書の場合は丁寧に楷書で書くようにし，判読しにくい文字や文章がないように注意する．また，電子カルテにて作成する場合には誤変換がないかどうかを再度読み返す．診断書の記載内容を修正する場合には，二重線で消去してその傍に訂正印を押印する．

c 診断書交付の請求とその拒否

個人情報保護法により，診断書の交付を申請できるのは本人か法定代理人（親権者や成年後見人など）となる．同居の家族であっても，本人や法定代理人以外からの請求には本人の委任状が必要である．これら以外からの請求については，医師患者間の守秘義務のため拒否しなければならない．医師法第19条2項には，「診療もしくは検案をしまたは出産に立ち会った医師は，診断書もしくは検案書または出生証明書もしくは死産証書の交付の請求があった場合，正当な事由がなければこれを拒んではならない」と定められている．診断書の交付を拒否できる正当な事由としては，①診断書が不法行為に使用される可能性がある場合，②病名を知らせることが患者本人の心身の状況を著しく損なうおそれがあると判断した場合，③診療情報の提供が，第三者の利益を害するおそれがある場合（患者の状況などについて，家族や患者の関係者が医療従事者に情報提供を行っている場合に，これらの第三者の同意を得ずに患者自身に当該情報を提供することにより，患者と家族や患者の関係者との人間関係が悪化するなど，これら第三者の利益を害するおそれがある場合）などがあげられる．研修医が診断書の記載を依頼された場合，指導医の指導のもとに記載を行い，内容について最終的な確認をしてもらうことが望ましい．

d そのほかの注意点

1）直接診断した医師が転出や死亡で診断書を作成できない場合には後任の医師が病状証明書を交付することができる．その場合には自分で診断したような形は避け，診断書の控えを写した旨を記載する．

2）「難病の患者に対する医療等に関する法律」（平成26年法律第50号）に基づき国で指定される指定難病（特定疾患）の診断書や身体障害者診断書・意見書など，指定医のみが記載できる診断書がある．研修医では自ら記入することはないと思われるが，その速やかな作成のため，記入要件について十分に把握して診療にあたることが必要である．

2 まとめ

診断書の交付を請求された場合，自分が診療を行った範囲を診断書として交付することは医師の義務である．診断書は権利義務に関連する重要な文書であり，研修医が診断書の交付を依頼された場合には，必ず指導医の指示を受ける．

DON'Ts

- ☐ 発症の機転や因果関係など事実確認ができないことは書かない
- ☐ 自ら診察，確認していないことの記載はしてはならない

帝京大学医学部内科学講座　**河野　肇**

3 死亡診断書，死体検案書

DOs

- 死亡診断書(死体検案書)の2つの意義(①人の死亡を医学的・法律的に証明する，②死因統計作成の資料となる)を理解しよう
- 死亡診断書と死体検案書の使い分けを理解しよう
- 死亡の原因は定められた分類(ICD-10)に従い，因果関係の順に具体的に記載するようにしよう

1 死亡診断書と死体検案書の基本事項

1) 医師は人の死に立ち会い，または死体を検案(医師が死体に対し死亡を確認し死因，死亡時刻，異状の有無を判断すること)した際には死亡診断書もしくは死体検案書を作成，交付する義務がある(医師法第19条第2項).

2) 死亡診断書(死体検案書)には，①人の死亡を医学的・法律的に証明する，②わが国の死因統計作成の資料となる，の2つの大きな意義がある．死因統計には原死因(直接に死亡を引き起こした一連の事象の起因となった疾病もしくは損傷)が用いられる．

3) 死因は，世界保健機関(WHO)が定めた「疾病および関連保健問題の国際統計分類：International Statistical Classification of Disease and Related Problems (ICD)」に基づいて記載する．平成28年1月からICD-10(2013年版)準拠に基づく予定である．

2 死亡診断書と死体検案書の使い分け(図1)

1) 死亡に立ち会った患者，あるいは検案した死体が，①傷病で診療継続中であったか，②死因が診療にかかわる傷病と関連したかにより死亡診断書あるいは死体検案書を作成する．

2) 死体に異状を認める場合には24時間以内に所轄警察署に届け出が必要である(医師法第21条).

3) 診断書または検案書は医師が自ら診療しないで交付を行ってはならないが(医師法第20条)，診療中の患者が診察後24時間以内に関連した疾患で死亡した場合には，あらためて診察をしなくても死亡診断書を交付することができる．24時間を超えた場合でも診察のうえ，診療中の疾病と関連した死亡と判断できる場合は死亡診断書を交付することができる．

3 診断書もしくは検案書作成に当たっての注意事項

診断書には医学的，客観的な事実を正確に記入する．特に重要なのは死因を国際分類に基づいて，因果関係の順に具体的に記載することである．以下に具体的な注意点をあげる．

・字は楷書ではっきり，丁寧に記載する．
・診断書には"死亡診断書(死体検案書)"と記載されているが，書類作成にあたり不要な部分を二重線で消去する(例：死亡診断書(死体検案書)あるいは死亡診断書(死体検案書))．訂正印は不要である．
・生年月日が不明の場合，推定年齢をカッコを付けて記入する．
　例：(40歳)

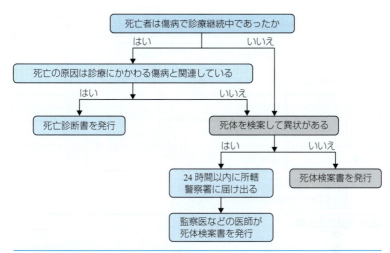

図1　死亡診断書と死体検案書の使い分け
〔厚生労働省：死亡診断書（死体検案書）記入マニュアル　平成27年度版より，一部改変〕

- 死亡したときは死亡確認時刻ではなく死亡時刻を記入する（通常は死亡確認時刻＝死亡時刻であるが，すでに死亡していた場合には推定の死亡時刻を記入する）．死亡したときがわからない場合は（不詳）と記入する．
- 死亡の原因は国際分類に基づき，I欄とII欄に記入する．I欄は最も死亡に影響を与えた傷病名を上から因果関係の順番で記入し，II欄にはI欄に記した傷病経過に影響を及ぼした傷病名があればそれを記載する．I欄の最下欄の病名が原死因となる．なお各欄には原則1つの傷病名のみを記入する．図2に例をあげる．
- 終末期に合併した心不全や呼吸不全などを死因として記載することは避ける．た

 コツ

書類は正確である必要があり死亡者の名前，生年月日などは遺族に手渡す際に確認するよう心がける．

 Pitfall

死亡時刻は夜の12時は「午前0時」，昼の12時は「午後0時」と記載する．夕方の17時は「午後5時」となる．

だし，これらの病態による死亡の場合には，死因として用いることには問題はない．たとえば，I欄の死亡の原因に（ア）呼吸不全，（イ）転移性肺癌，（ウ）S状結腸癌，の順に記載することには問題はない．
- 死因は単に糖尿病，大腸癌，肺癌，肝炎，肺炎，脳出血ではなく2型糖尿病，S状結腸癌，原発性右下葉小細胞肺癌，C型慢性肝炎，アスペルギルス肺炎，脳幹出血など具体的に記載する．

さらに外因死，生後1年未満，死産の場合などの詳細については，「死亡診断書（死体検案書）記入マニュアル　平成27年度版（厚生労働省）」を参照のこと．

I欄	(ア) 直接死因	呼吸不全	発病(発症)または受傷から死亡までの期間	2日
	(イ) (ア)の原因	ニューモシスチス肺炎		7日
	(ウ) (イ)の原因	免疫不全症		2か月
	(エ) (ウ)の原因	関節リウマチ		10年
II欄		2型糖尿病		5年

- I欄には死因を因果関係の順に記載する
- 病名は国際分類(ICD-10)に従いできるだけ具体的に書く
- Iの最下欄の病名が原死因となる
- II欄には直接死因とは関係しないが影響を及ぼした傷病名があれば記載する

図2 死因の記入例

DON'Ts

- ☐ 死亡診断書(死体検案書)は遺族に渡すものであり,乱雑には書かない
- ☐ 終末期に合併した心不全,呼吸不全などを死因として記入しない
- ☐ 略語は使用しない

自治医科大学アレルギー膠原病学部門　**佐藤健夫**

4 紹介状

DOs

- 紹介状には，正確かつ簡潔な経過の情報と明確な依頼内容の記載が必要である
- ステロイド，免疫抑制薬，生物学的製剤の種類，量，効果，副作用の記載は重要である
- アレルギー性疾患は，特定されているアレルゲンは反応も含めすべて記載する必要がある

1 紹介状が必要な理由

　紹介状とは，医師同士が患者の診療情報をやり取りするための文書であり，一般的には他院の先生宛である．紹介状が必要な場面は，診断依頼，治療依頼，患者の希望，医師側の希望である．どの場合でも，正確かつ簡潔に現在までの患者の経過を伝え，そして依頼目的を明確に記載することが重要である．現在，多くの医療機関において，決められたフォーマットがあり，そこを埋める形で記載あるいは入力する形で完成させる．

　膠原病・リウマチの治療は，ステロイド薬，免疫抑制薬，生物学的製剤である．治療が中断しないようにするために，紹介状は必須である．一方，アレルギー性疾患は，一瞬で生命の危機に至るアナフィラキシーにつながる情報も含まれているため，診療全般を引き継ぐにあたり必須である．

2 紹介状の書き方

a 宛名と差出人

　宛名は，相手の病院名，診療科，名前である．脇付は，相手への敬意を表すために「○○先生」の後に添える言葉で，「侍史」「机下」をつけることが慣習となっている．「侍史」は秘書，「机下」は机を意味するため，「御侍史」「御机下」という言葉は本来間違いであるが，広く使われていることから，間違いとはいえない状況である．また，特定の先生宛てでないときは，「外来担当医殿」「外来担当医先生」とするのが一般的である．

　差出人は，指導医との連名とする．連名の場合，初めを研修医，次を指導医とする．指導医の代わりに紹介状を作成する場合は，自分の名前後ろに（代）とつける．

b 診断名

　現在問題となっている病名から，#1, #2……と順番付けをして，記載する．治療による合併症で改善したものは既往歴とするが，現在も治療中や経過をみているものは併存病名として記載する．

c 本文：冒頭の挨拶

　「いつもお世話になっております」「平素より（大変）お世話になっております」などの一文を入れる．個人的な面識の有無にかかわらず，医療機関同士の連携の意味もあるため，必ず記載する．紹介元に患者を返す場合は，その次に，「○○に対し，貴院よりご紹介いただきました患者です．この度退院の運びとなりましたので，ご報告申し上げます」などと記載する．

d 本文：経過

　ここが一番大切，かつ重要である．これまでの経過を正確にかつ簡潔に，分量も長すぎないよう記載しなければならない．そして，何をお願いしたいのかを明確に記載

する．また注意して診ていくべき点を具体的に記載すると，さらに引き継ぎがスムーズとなる．

入院から転院となる場合は退院サマリーを添付するため，過去の事象はより簡潔にし，主にお願いする内容と，診ていくうえでの注意点に関して，記載する．具体的な書き方を記す．

1) 各々の診断名に対し，「#1. ○○年，○○（自覚症状や検査値など）で発症し，診断．○○の治療を行い，○○（治療の結果）となった」と記載する．再燃を繰り返す場合は，「○○年，○○が再燃し，○○の治療を行い，現在○○である」と記載する．
2) ステロイドに関しては，中断によるwithdrawal症状を招くため，現在のステロイド量および，その投与期間を正確に知らせることは必須である．また，初期治療（パルス療法の有無，初期投与量）と効果，再燃時の投与量と効果の記載は，今後の再燃時に参考となるため必要である．ステロイド減量を依頼する際，過去の維持量での経過がある場合は，その量が参考になるため記載する．
3) ステロイド治療による合併症も必ず記載する．現在も治療を必要としている場合および骨粗鬆症など予防治療を行っている場合は，併存病名として記載する．また，治療は要しないが，注意して診ていく項目がある場合，その旨を記載する．
4) 免疫抑制薬は，現在のみならず過去投与したものも，種類，投与量，効果，副作用に関して記載する．
5) アレルギー疾患，特に薬物アレルギーは，薬を処方するにあたり，常に気をつけなければならない点であることから，もれなく記載する．

e 本文：結びの挨拶

今後，併診か転院かを明確にする．併診の場合，「○○に対しては，引き続き当科外来にてフォローさせていただきます（次回外来：○月○日）．#○-○につきましては，貴院にて御加療いただければ幸いです（御加療お願いしたく存じます）」と記載する．転院の場合は，「今後貴院にて御加療お願いしたく存じます」と記載する．

最後に「何かありましたら，ご連絡ください．今後ともよろしくお願い申し上げます」と締めくくる．

f 備考欄

処方内容は正確に頓用薬も含め，記載する．検査結果や退院サマリーは別紙にプリントアウトして同封することが多いため，備考欄に「○○は，別紙をご参照ください」と記載する．特定疾患に認定されている患者の継続的な診察を依頼する場合は，特定疾患申請書のコピーを同封すると親切である．

東京大学大学院医学系研究科免疫療法管理学/同大学医学部アレルギー・リウマチ内科
神田浩子

5 処方箋の書き方—基本事項を中心に—

DOs

- 処方箋は，薬物治療を行う上で基本となる指示書であり，法令を遵守した一定の形式で作成する
- 処方箋は，医師の薬物治療の意図を薬剤師あるいは患者に伝える重要な媒体でもあることから，正確に記載する
- 医師の処方意図を正確に伝達するためには，医薬品名を構成している3要素（薬名＋剤型＋含量），用法・用量を記載する

処方箋は，薬物治療を行うために必要な指示書であり，医師の処方意図を薬剤師あるいは患者に伝える重要な媒体である．処方箋は，法令を遵守した一定の形式で正確に作成し，交付しなければならない．

本項では，処方箋の作成について重要なポイントを取り上げて解説する．

1 処方箋の記載事項

保険医療機関から交付される処方箋は，保険医療に準拠したものでなければならない．その様式（記載事項）は，「医師法施行規則第21条」および「保険医療機関及び保険医療養担当規則第23条」などによって規定されており，表1に示す事項を記載する必要がある．処方欄に余白がある場合は，患者などによる追加記載を防止するため，「以下余白」あるいは余白部分に斜線を引く必要がある．

2 処方箋記載時の一般的注意事項

a 患者氏名，年齢（生年月日），性別

処方箋は，医療情報システムの処方オーダーを用いて作成することが多く，患者氏名や年齢は医療情報システムに登録されたものから選択して記載することが多くなってきている．その際に注意しなければなら

表1 処方箋のおもな記載事項

1) 患者氏名，年齢（生年月日），性別
2) 医薬品名（薬名，剤型，含量）
3) 分量，用法，用量
4) 発行年月日（交付年月日）
5) 使用期間
6) 記名押印または署名
7) 病院もしくは診療所の名称および所在地または医師の住所
8) 保険者番号
9) 被保険者証・被保険者手帳の記号・番号
10) 麻薬施用者免許証番号[※1]
11) 患者の住所[※1]

[※1] 麻薬を処方する場合は，「麻薬処方箋」に麻薬施用者の免許証番号，患者の住所を記載する（ただし院内処方の場合は，患者の住所は省略できる）（麻薬及び向精神薬取締法第27条，同施行規則第9条の3）．

ないことは，間違った患者を選択して（同姓同名，IDカード間違い，患者選択ミスなど）処方箋を作成してしまうことである．処方箋作成の際には，患者の姓名だけでなく生年月日も併せて確認することが重要である．

b 医薬品名（薬名，剤型，含量）

医薬品名には，一般名称（この場合，剤型および含量を付加）または商品名を記載できるが，可能な限り一般名で処方することが推奨されている（厚生労働省保険局医療課長通知「診療報酬請求書等の記載要領等についての一部改正」平成24年3月5

表2 医薬名に必要な3要素(薬名＋剤型＋含量)

ブランド名の場合
　例：(先発品)リウマトレックス®＋カプセル
　　　＋2 mg
　　　(後発品)メトトレキサート＋カプセル＋
　　　2 mg＋「サンド」
一般名の場合
　例：メトトレキサート＋カプセル＋2 mg

日).商品名による記載において複数の規格単位(含量)がある場合には,当該規格単位も付加する必要がある.

医師の処方意図を正確に薬剤師に伝達するには,調剤に必要な3要素(薬名＋剤型＋含量)が処方箋に記載されていることが大切である(表2).医療情報システムの処方オーダーを利用して医薬品名を記載する場合は,薬名の頭3文字を入力し,50音順に表示された医薬品リストから選択する方式が多く採用されている.この場合も,名称が類似した医薬品を誤って選択したり,誤った規格を選択するミスが起きやすい.誤った医薬品の処方による医療過誤を防止するためにも,必ず選択後に正しい医薬品か否かの確認を行うことが肝要である.

c 分量,用法・用量

処方箋に記載する薬剤の分量は,内服薬は1日量を,注射薬および外用薬は投与総量を,頓用薬は1回量を表記することになっている.用法・用量の記載は,たとえば内服薬の場合,1回当たりの服用量,1日当たり服用回数および服用時点(毎食後,毎食前,就寝前,疼痛時,○○時間ごとな ど),服用日数(回数)ならびに服用に際しての留意事項などを表記する(図1).

リウマチ患者の代表的な処方箋(1か月間の内服指示)の記載例を図1に示した.メトトレキサート錠(2 mg)は休薬期間が必要な薬剤であり,この患者は1週間に8 mg(4錠)の投与が必要なケースである.用法・用量の記載では,火曜日に6 mg(3錠),水曜日に2 mg(1錠)を服用するように曜日の指定も必要である.アレンドロン酸ナトリウム錠(35 mg)は,服用方法が特殊であり(1週間に1回,起床時),服用方法としては「1日1回,起床時,金曜日に内服」などと表記する.頓用で用いるジクロフェナクナトリウム坐剤(25 mg)は,使用時点(痛い時),1回の投与量(2個),投与回数(10回),留意事項(1日2回まで)をわかりやすく表記する(図1).

3 まとめ

研修医が初めて処方箋を書くときを想定し,書き方の基本事項についてポイントを解説した.処方箋は,医師の処方意図を正しく医療従事者(薬剤師など)に伝え,患者が医薬品を正しく使用するための大切な媒体である.単純な記載ミスや入力ミスは医師の処方意図に反するだけでなく,誤った医薬品の使用に起因した医療事故に繋がる可能性もある.その重要性を十分認識し,法令を遵守した正確な処方箋を作成するよう心掛けていただきたい.

筑波大学附属病院薬剤部　**神林泰行,本間真人**

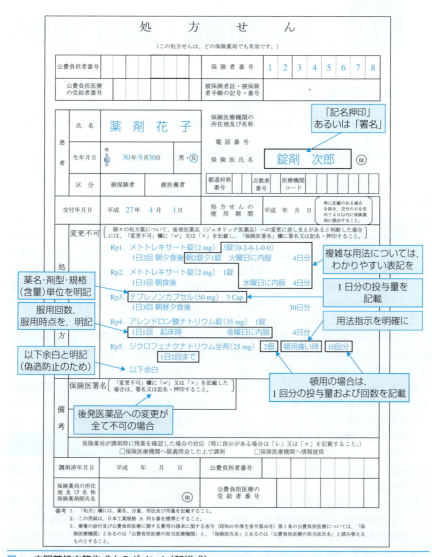

図1 内服薬処方箋作成上のポイント（新様式）

Rp1, 2：メトトレキサート錠（2 mg）は，休薬期間が必要な薬剤であり服用ごとの服用量および服用する曜日などを記載する．

Rp3：テプレノンカプセル（50 mg）は，1日の投与量（3 Cap），服用回数（1日3回），服用時点（朝昼夕食後），ならびに投与日数などを記載する．

Rp4：アレンドロン酸ナトリウム錠（35 mg）は，服用方法が特殊なため（1週間に1回，起床時），服用方法（1日1回起床時，金曜日）などを記載する．

Rp5：頓用薬は，服用時点（痛い時），1回分の投与量（2個），投与回数（10回分）ならびに服用に際しての留意事項（1日2回まで）などを記載する．

6 入院診療計画書・説明書・同意書

DOs
以下のことに注意しよう
- [ ] 患者が入院した場合には，多職種と共同して入院診療計画を策定し，これをもとに必要事項を記載した「入院診療計画書」を入院後7日以内に作成して交付する
- [ ] ある程度の侵襲性・危険性のある医療行為を実施する場合には，患者からインフォームド・コンセントを取得することが必須であり，この内容を「説明書・同意書」に記載する

1 入院診療計画書

患者の診療を担当する医師または歯科医師は，患者を入院させたときには，看護師，そのほか必要に応じ関係職種が共同して総合的な入院診療計画を策定し，当該患者またはその家族に対して適切な説明を行うことが「医療法第六条の四，第1項」に定められており，この説明に際して作成される交付される書面を「入院診療計画書」とよぶ．入院診療計画書には，医療法上で以下の事項などを記載することが明示されている．
①患者の氏名
②当該患者の診療を主として担当する医師または歯科医師の氏名
③入院の原因となった疾病名および主要な症状
④入院中に行われる検査，手術，投薬，その他の治療（入院中の看護および栄養管理を含む）に関する計画

また「医療法第一条の五」において，入院診療計画書は入院した日から起算して7日以内に作成して交付されることが義務付けられている．入院診療計画の策定と計画書の交付は，入院基本料などの算定要件の1つとされていることから，基本的に入院時に入院診療計画書を作成することは必須であると考えてよい．

入院診療計画書の代表的な書式が定められているが（図1），この様式にかかわらず，入院中から退院後の生活がイメージできるような内容であり，年月日，経過，達成目標，日ごとの治療，処置，検査，活動・安静度，リハビリ，食事，清潔，排泄，特別な栄養管理の必要性の有無，教育・指導（栄養・服薬）・説明，退院後の治療計画，退院後の療養上の留意点などの詳細な診療計画が記載された文書（例：院内クリニカルなど）を活用して患者に対して説明が実施されている場合には，各医療機関で使用している様式を入院診療計画書として用いても差し支えないこととされている．

2 説明書・同意書

a インフォームド・コンセントの概念と説明書・同意書の意義

インフォームド・コンセント（説明と同意）の概念は，1981年に世界医師会によってリスボン宣言として公表された「個人の尊重」と「個人の自己決定権」が基盤となっており，「医療法第一条の四，第2項」において「医療の担い手は，医療を提供するに当たり，適切な説明を行い，医療を受ける者の理解を得るように努めなければならない」と定められている．つまり医師には，患者が自己決定権を行使するために必要な情報を提供する説明義務があり，近年ではこれが不十分であれば説明義務違反として訴

別紙2

入 院 診 療 計 画 書

（患者氏名）　　　　　　　　殿

　　　　　　　　　　　　　　　　　　　　　　　　　　　平成　年　月　日

病　棟（病　室）	
主治医以外の担当者名	
在宅復帰支援担当者名　＊	
病　　　　　　名 （他に考え得る病名）	
症　　　　　状	
治　療　計　画	
検査内容及び日程	
手術内容及び日程	
推定される入院期間	
特別な栄養管理の必要性	有　・　無　　（どちらかに○）
そ　　の　　他 ・看　護　計　画 ・リハビリテーション 　等の計画	
在宅復帰支援計画　＊	
総合的な機能評価　◇	

注1）　病名等は、現時点で考えられるものであり、今後検査等を進めていくにしたがって変わり得るものである。
注2）　入院期間については、現時点で予想されるものである。
注3）　＊印は、亜急性期入院医療管理料を算定する患者にあっては必ず記入すること。
注4）　◇印は、総合的な機能評価を行った患者について、評価結果を記載すること。
注5）　特別な栄養管理の必要性については、電子カルテ等、様式の変更が直ちにできない場合、その他欄に記載してもよい。

　　　　　　　　　　　　　　　　　　　　　（主治医氏名）　　　　　　　　　印
　　　　　　　　　　　　　　　　　　　　　（本人・家族）

図1　入院診療計画書

訟のリスクを負うことにつながりうる．したがって，説明書・同意書は，必要なインフォームド・コンセントの手続きが取られていることを証明するために重要な文書ということができる．

b　インフォームド・コンセントの基本的事項

1）対象となる医療行為

すべての医療行為においてインフォームド・コンセントの手続き得る必要はなく，対象となるのは身体に重大な影響が起こる

可能性がある医療行為ということができる．具体的には侵襲を伴うような検査や処置，治療，手術などがこれにあたる．

2）説明の相手

原則として医療行為を受ける本人に対して説明する．本人に説明しない場合には，以下に示すような説明しないことが他人にも理解しうる合理的な理由が存在しなければならない．

① 本人が説明を拒否する場合
② 医療行為の内容が理解できない乳幼児
③ 意識障害がある
④ 麻酔薬・鎮静薬の投与中の患者
⑤ そのほか，自己責任による同意・不同意の意思表示が困難な場合

本人に説明しない場合には，本人の人権を擁護する適切な代諾者（親権者，後見人，法定代理人，その他の親族など）の同意を得るように努める．

3）説明の項目

説明の内容は，次の内容を必要最小限とする．特にその患者に特有の問題点があれば言及する必要がある．また患者の自発的な同意を得ることが重要であり，同意後の撤回も可能であること，それによる不利益がないことを十分に説明する．

① 現在の病状および診断名
② 医療行為の名称とその目的
③ 医療行為の具体的内容，方法
④ 医療行為による利益および不利益
⑤ 代替的医療行為の方法とその利益および不利益
⑥ 医療行為を受けなかった場合に考えられる経過
⑦ その患者に特有の問題点

c 説明書・同意書の記録と保存

説明の内容は，説明書に記載する．可能な限り具体的・客観的に記載し，説明時の患者本人の理解度や反応についても記載する．説明者以外の医療者が書記を行うのが望ましい．日時を記載し，説明した人，説明を受けた人が説明書・同意書に署名する．原本は診療録に保管し，その写しを説明を受けた人に渡す．

ただし検査や処置などで，定型化されたその医療行為の説明書・同意書が存在する場合には（例：造影検査，輸血，中心静脈カテーテル挿入など），それをもとに説明を行い，同様に同意を取得することも可能である．

DON'Ts

- ☐ 入院診療計画書の作成・交付は，入院日から7日を過ぎてはならない
- ☐ インフォームド・コンセントは，合理的な理由がない限り医療行為を受ける本人に説明しないことがあってはならない
- ☐ 同意を患者に強制してはならない

筑波大学医学医療系内科（膠原病・リウマチ・アレルギー）　**近藤裕也，住田孝之**

7 身体障害者手帳，身体障害者認定等

DOs

以下のことを理解しよう
- □ 日常診療においては「肢体不自由」の身体障害者診断書・意見書を記載する機会が多い
- □ 身体障害者診断書・意見書を作成するためには，都道府県知事の指定を受ける必要がある
- □ 独特の表現，記載方法，等級の計算があるため，慣れないうちは上級医とともに記載することをすすめる

1 身体障害者とは

身体障害者福祉法によると「身体障害者」とは，①視覚障害，②聴覚または平衡機能障害，③音声・言語機能または咀嚼機能障害，④肢体不自由，⑤内部障害(心臓機能障害，腎臓機能障害，呼吸器機能障害，膀胱直腸機能障害，小腸機能障害，ヒト免疫不全ウイルスによる免疫機能障害，肝臓機能障害)のいずれかを有し，身体障害者手帳の交付を受けた者のことをいう．これら5種の障害の中で最も多いのは「肢体不自由」であり，身体障害者手帳の交付を受けた者のうち約半数を占める．身体障害の程度に基づいて1から7までの等級が定められており，1・2級は重度(特別障害者)，3級以下は中度・軽度(一般障害者)に区別される．

 Pitfall

7級は肢体不自由にのみ存在し，単独では手帳交付の対象にならないが，7級相当の障害が重複して6級以上となる場合に手帳が交付される．

日常診療においては，関節破壊が進行した関節リウマチ患者に対して，肢体不自由の身体障害者診断書・意見書を記載する機会が比較的多く，本項ではそのような場合を想定して説明する．なお，股・膝・足関節に対して人工関節を施行した場合，かつては当該関節の機能「全廃」と認定され，一律に身体障害者手帳が交付されていた．しかし，平成26年の改定以降は全廃と認められず，術後経過が安定した時点での機能障害の程度で判定されることとなった．

2 身体障害者手帳交付の流れ

1) 患者に，市区町村の障害福祉窓口へ身体障害者診断書・意見書用紙を取りに行ってもらう．
2) 身体障害者福祉法第15条の指定医師が診断書・意見書を記入する(診断書・意見書を作成する前に，都道府県知事の指定を受ける必要がある)．
3) 手帳交付申請書に診断書・意見書と顔写真を添えて，障害福祉窓口へ提出する．
4) 身体障害者更生相談所で等級の判定が行われ，申請から1か月半程度で手帳が交付される．

 Pitfall

診断書・意見書の等級はあくまで参考に過ぎず，実際に交付される手帳の等級は異なる場合がある．

総括表

氏　名	○○　○○	昭和	○年 ○月 ○日生	(男) 女

住　所　○○県○○市○○○○○

① 障害名（部位を明記）右肘関節，両手指，両手関節，右膝関節，両前足部

② 原因となった疾病・外傷名　関節リウマチ　　交通，労災，その他の事故，戦傷戦災，(疾病)，先天性，その他（　　）

② 疾病・外傷発生年月日　　昭和59年　　月　　日・場　所

④ 参考となる経過・現症（エックス線写真及び検査所見を含む．）
　(1) 右膝関節の著しい障害（著しい内反屈曲変形に伴った著明な筋力低下）
　(2) 右肘関節の中等度の動揺障害および著明な筋力低下
　(3) 両手関節機能全廃（両手関節の強直）
　(4) 両側の五指全体の機能障害　精密なる運動の出来ないもの
　　　　　　　　　　　　　障害固定又は障害確定（推定）　27 年 10 月 1 日

⑤ 総合所見
　右上肢　右肘（5級）右手関節（4級）右手指（4級）　｝両上肢合算 3 級
　左上肢　左手関節（4級）左手指（7級）
　右下肢（5級）

　上肢 3 級 + 下肢 5 級 = 3 級

　　　　　　　　　　　　　　　〔将来再認定　(要)・不要〕
　　　　　　　　　　　　　　　〔再認定の時期 平成 29 年 10 月〕

⑥ その他参考となる合併症状
　右膝の著しい変形により，著明な脚長差と歩行異常を認める．
　両前足部は著しい三角扁平変形を認める．

上記のとおり診断する．併せて以下の意見を付す．
　平成 27 年 10 月 1 日
　　　　　病院又は診療所の名称　　○○○○病院
　　　　　所　　在　　地　　　　　○○県○○市○○町○丁目－○番地
　　　　　診療担当科名　　　　　　整形外科　医師氏名　○○　○○　印

身体障害者福祉法第 15 条第 3 項の意見［障害程度等級についても参考意見を記入］

　障害の程度は，身体障害者福祉法別表に掲げる障害に

　　・(該当する．)　　（　　3　　級相当）
　　・該当しない．

注意　1　障害名には，現在起こっている障害，例えば両眼失明，両耳ろう，右上下肢麻痺，心臓機能障害等を記入し，原因となった疾病には，角膜混濁，先天性難聴，脳卒中，僧帽弁膜狭窄等原因となった疾患名を記入してください．
　　　2　歯科矯正治療等の適応の判断を要する症例については，「歯科医師による診断書・意見書」（別様式）を添付してください．
　　　3　障害区分や等級決定のため，地方社会福祉審議会から改めて次ページ以降の部分について，お問い合せする場合があります．

図 1　身体障害者診断書・意見書（肢体不自由障害用）

3 身体障害者診断書・意見書の記載方法

実際に身体障害者手帳3級を交付された関節リウマチ患者の診断書・意見書を参照されたい（図1）。どの程度の障害が何級にあたるか，2つ以上の障害が重複する場合の計算方法については，都道府県の障害福祉課が発行する指定医診断資料に記載されている「身体障害者障害程度等級表」を参考にする．全廃とは関節可動域（range of motion：ROM）が10度以内で，徒手筋力テスト（manual muscle testing：MMT）が2以下に相当するものをいう．著しい障害とは，ROMが日常生活に支障をきたすとみなされる値（90度）のほぼ30％で，MMTが3に相当するものをいう．軽度の障害とは，ROMが日常生活に支障をきたす程度（90度）で，MMTが4に相当するものをいう．独特の表現，記載方法，等級の計算があるため，慣れないうちは上級医とともに記載することをすすめる．

4 福祉サービス

医療費助成，福祉機器の交付，所得税・住民税・相続税への障害者控除の適用，贈与税の非課税，自動車税の減免，有料道路の割引，JR・バス・タクシーなどの割引，携帯電話料金の割引などのサービスが受けられる．医療費助成の対象は，身体障害者手帳1・2級のみの場合，3・4級も対象とする場合，所得制限を設けている場合など，自治体によって様々である．

コツ

生物学的製剤を使用している患者の場合，医療費助成による恩恵は大きい．手帳交付を申請する前に，自治体の助成対象を確認しておく必要がある．

DON'Ts

- 記載には相応の時間を要するため，忙しい外来の合間は避ける．午前の外来の一番最後など，余裕のある時間帯をおすすめする
- 予想される等級について，安易に確約しないこと．記載内容について，窓口から修正を求められることが多々あるのであらかじめその旨を患者に伝えておくのが無難である

金沢大学大学院機能再建学講座　**加畑多文，高木知治**

索引

和文索引

あ

悪性リンパ腫　362
アザチオプリン　252
アスピリン喘息　466, 476
アセスメントプラン　551
アダリムマブ　312
アトピー咳嗽　467
アトピー性角結膜炎　285
アトピー性皮膚炎　490
アドレナリン　227
　──自己注射薬　504
アナフィラキシー　225, 505
　──ショック　225
アミロイドーシス　104
アルコール　427
アレルギー性炎症　69
アレルギー性気管支肺アスペルギルス症　479
アレルギー性結膜炎　229, 285
アレルギー性疾患　2
アレルゲンコンポーネント　118
アレルゲン免疫療法　461
アロディニア　415
アロヒリア　416
アロヒリー　416
アンギオテンシン変換酵素阻害薬　494
鞍鼻　218, 373
アンブリセンタン　259
安楽死　527

い

遺伝子発現　240
遺伝性血管性浮腫　494
遺伝性周期熱症候群　452
医薬品名　559
医行為　526
医療事故調査制度　544
医療訴訟　527
医療費助成　538
医療費負担　520
医療倫理　37
インターディシプリナリーチームモデル　35
インフォームド・コンセント　30, 562
インフリキシマブ　358

う

運動器不全症　242

え

エクリズマブ　116
壊死性血管炎　333
壊死の発生と発痛　431
エタネルセプト　312
エポプロステノールナトリウム　258
エラスチン　50
炎症回路　66
炎症性筋疾患　191
炎症性サイトカイン　366
炎症性腰痛　221
炎症性腰背部痛　381
エンドセリン受容体拮抗薬　259

お

欧州リウマチ学会　6
横紋筋融解症　191
温熱・寒冷療法　294

か

介護保険制度　531
咳嗽　234
改訂ニューヨーク診断基準　382
ガイドライン　10
カウザルギー　416
核磁気共鳴画像　126
喀痰　170
家族性地中海熱　452
家族歴　549
学会　13
　──発表　16
活性化部分トロンボプラスチン時間（APTT）　97
滑膜　43
　──関節　42
　──切除術　298
可動関節　42
過敏性肺炎　470
花粉-食物アレルギー症候群　511
カルテ　548
川崎病　269
寛解　291
環境衛生仮説　231
間質性肺疾患　195
肝障害　510
関節液　43
関節エコー　126
関節温存手術　431
関節可動域　81
関節型　308
関節形成術　299

関節固定術　299
関節唇　44
関節穿刺　155
関節軟骨　43
関節包　43
関節リウマチ　205, 247, 266, 290, 304
感染症　240
乾癬性関節炎　389
感染性関節症　403
感度　9
緩和医療　527

き

既往歴　549
気管支鏡検査　163
気管支喘息　461, 485
気管支肺胞洗浄　164
偽痛風　407
気道過敏性検査　177
丘疹　237
急性好酸球性肺炎　474
急性リウマチ熱　370
吸入ステロイド薬　274
強直性脊椎骨増殖症　382
強皮骨膜症　424
強皮症　319
　──腎クリーゼ　209
強膜炎　216
巨細胞性動脈炎　330, 438
巨大乳頭　230
　──結膜炎　285
筋萎縮　242
筋炎　148
筋束周囲萎縮　324

く

グリコサミノグリカン　51
クループ　137
グルココルチコイドレセプター　240
グルコサミン　51

け

経気管支肺生検　165
頸椎手術　299
経皮感作　487
血液抗原特異的IgE抗体価検査　118
血管炎症候群　182, 205, 330
　──の診療ガイドライン　347

血管炎性ニューロパチー 148
血管炎病期の把握 336
血管径による分類 334
血管雑音 209
血管性浮腫 493
血管造影 335
血球貪食症候群 326
結合組織 48
血清 IgE 抗体 233
血清アンギオテンシン変換酵素 432
血清特異的 IgE 抗体検査 483
結節性多発動脈炎 333
結膜乳頭 230
ケミカルメディエーター遊離抑制薬 279
ケモカイン 66, 121
原因抗原 489
研究会 13
腱再建術 299
原死因 554
限度額適用認定証 535
原発性骨粗鬆症 266
顕微鏡的多発血管炎 219, 338
現病歴 548

こ
抗 ARS 抗体症候群 326
抗 C3d 抗体法 117
抗 HMGCR 抗体 326
抗 IL-1 製剤 454
抗 MDA-5 抗体 326
抗 Mi-2 抗体 326
抗 NMDA レセプター抗体 206
抗 SRP 抗体 326
抗 TIF-γ抗体 326
抗 U1-RNP 抗体 354
抗アミノアシル tRNA 合成酵素（ARS）抗体 326
好塩基球 53
高額療養費 535
硬化性腸骨炎 382
口腔アレルギー症候群 502
高血圧 209
抗核抗体 111
抗好中球細胞質抗体 220
高サイトカイン血症 309
好酸球 53, 172, 464
　——増多症候群 513
好酸球性気道炎症 168
好酸球性筋膜炎 440
好酸球性多発血管炎性肉芽腫症 219, 268
好酸球性中耳炎 485
好酸球性肺炎 473
好酸球性副鼻腔炎 136, 485
抗酸菌 171
甲状腺性肢端症 424
好中球 53

高度の炎症性病態 335
高尿酸血症 262
紅斑 237
抗ヒスタミン薬 271, 279, 283, 493
公費負担医療制度 529
高用量の副腎皮質ステロイド 336
抗リウマチ薬 247
抗リン脂質抗体 315
呼気中一酸化窒素濃度（FeNO）測定 167
呼吸器機能障害 541
国際機能分類 293
国際脊椎関節炎評価学会 382
骨壊死 427
骨生検標本 429
骨粗鬆症 242
骨免疫学 75
コラーゲン 48
コルチゾール 241
コルヒチン 454
混合性結合組織病 354
コンサルテーション 32
コンポーネントアレルゲン 512

さ
サーモグラフィー 417
サーモフィッシャーダイアグノスティクス 119
サイトカイン 66, 121
再発性多発軟骨炎 218, 373
細胞傷害性 T 細胞 509
サルコイドーシス 432

し
耳介腫脹 373
糸球体上皮細胞 103
シクロスポリン 251, 358
シクロホスファミド 252, 316
自己炎症症候群 452
自己抗体 11, 74
自己負担限度額 535
自己免疫疾患 309
自己免疫性膵炎 449
自助具 295
視診 81, 84
指数 541
自然リンパ球 54
死体検案書 554
肢体不自由 538
弛張熱 366
膝蓋跳動 86
膝窩嚢胞 85
疾患標識抗体 112
湿疹 237
疾病および関連保健問題の国際統計分類 554
指定難病 384

指定難病制度 529
紫斑 238
死亡診断書 554
若年成人平均値 140
手根管症候群 411
樹状細胞 54
主訴 548
腫瘍壊死因子阻害薬 384
春季カタル 230, 285
ショール徴候 325
紹介状 557
障害等級 539
消化性潰瘍 197
消化器症状 197
症候性（二次性）の骨壊死 427
掌蹠膿疱症 392
　——関節炎 392
初期療法 484
触診 81, 84
食物アレルギー 502
食物依存性運動誘発アナフィラキシー 502
処方箋 559
シルデナフィルクエン酸塩 260
真菌 172
心筋炎 209
腎クリーゼ 103
神経 Behçet 121
神経 Behçet 病 206
神経障害性痛 415
神経精神ループス 316
心血管イベント 208
人工関節手術 431
深在性エリテマトーデス 436
心雑音 209
腎性全身性線維症 135
身体機能評価 518
身体障害者手帳 538, 542, 565
身体障害者福祉法 538, 541
身体所見 550
診断基準 9
診断書 526
シンチグラフィー 142
蕁麻疹 493

す
髄液検査 161
水中運動療法 295
スギ・ヒノキ科花粉 482
スギ花粉症 461
ステロイド（薬）291, 427
ステロイド筋症 328
ステロイド性骨粗鬆症 140, 266
ステロイドパルス療法 317
スライド 16
スワンネック変形 186

せ

生化学検査　99
生活歴　549
星状神経節ブロック　417
成人Still病　182
生物学的製剤　2, 255
声門下狭窄　137
咳喘息　467
脊柱関節炎　398
脊椎関節炎　223, 376
舌下免疫療法　231, 484
赤血球円柱　104
赤血球沈降速度　92
説明書・同意書　563
線維筋痛症　384, 445
線維性結合組織　48
腺外型　360
腺型　360
全身型　308
全身性エリテマトーデス　205, 290, 315, 354
全身性強皮症　354
全身発症型関節炎　314
喘息　167, 234
仙腸関節炎　398
前部虚血性視神経症　216
専門医　24
専門医試験　25

そ

臓器システムレビュー　549
臓器特異的自己抗体　109
臓器非特異的自己抗体　109
総IgE値　120
即時型(I型)アレルギー　512
即時型アレルギー　118
足底板　295
側頭動脈炎　438
組織病期Arkin分類　334

た

第1号被保険者　531
第2号被保険者　531
帯状硬化像　429
大腿骨筋位部骨折　265
大腿骨頭軟骨下骨骨折線　429
唾液腺　449
他科　32
高安動脈炎　330
タクロリムス　250
　　──水和物軟膏　283
多形皮膚　325
タダラフィル　260
ダニ　461, 482
多発小動脈瘤　335
多発性筋炎/皮膚筋炎　269, 324, 354

多発性血管炎性肉芽腫症　136, 218
タリムス®点眼　499
単純X線　126

ち

遅延型アレルギー　487
中型血管炎　333
中枢性寛容　72
超音波検査　126
腸閉塞　197

つ

椎体骨折　265
痛風　262, 407

て

適応外使用　530

と

等尺性訓練　294
特異抗体検査　472
特異度　9
特発性大腿骨頭壊死症　427
　　──の診断基準　428
　　──の治療方針　429
特発性の骨壊死　427
徒手筋力検査　83
トシリズマブ　312, 368
トランスディシプリナリーチームモデル　35
鳥関連過敏性肺炎　472
トレプロスチニル　259
貪食作用　53

な

夏型過敏性肺炎　472

に

肉芽腫　472
入院診療計画書　562
乳突蜂巣炎　219
尿蛋白/尿中クレアチニン比　104
尿中アルブミン/尿中クレアチニン比　104

の

脳波　151
膿疱性関節骨炎(掌蹠嚢胞症性骨関節炎)　382, 392

は

肺結核　171

肺高血圧症　354
肺高血圧症治療薬　258
ハイリスク群　313
破骨細胞　75
播種性血管内凝固　369
パッチテスト　487
パピロックミニ®　499
針筋電図　148
半月板　44
バンド像　428
反応性関節炎　397
反応性血球貪食症候群　367

ひ

ヒアルロン酸　51
皮下脂肪織炎様T細胞性リンパ腫　435
皮下免疫療法　484
肥厚(大)性骨関節症　424
肥厚性骨関節症(HOA)の分類　425
鼻汁好酸球検査　232
皮疹　89
ヒスタミンH_1受容体拮抗薬　285
非ステロイド抗炎症薬　244, 283, 466
ヒックマンカテーテル　258
非典型的溶血性尿毒症症候群　116
非特異的腰痛　221
ヒト白血球抗原　73
ヒトパルボウイルスB19　404
皮膚炎　237
皮膚角化細胞　415
皮膚バリア機能異常　489
鼻噴霧用ステロイド薬　279
被膜様構造　449

ふ

フィブリノイド壊死性血管炎　336
フィブリノゲン　96
フィブリン/フィブリノゲン分解産物(FDP)　97
フィブロネクチン　51
フィラグリン遺伝子　491
封入体性筋炎　326
フェリチン　100, 367
複合性局所疼痛症候群　415
副作用　526
福祉用具貸与　533
副腎皮質ステロイド(薬, 外用薬)　192, 282, 355, 368
副鼻腔炎　219
付着部炎　382
不動関節　42
ぶどう膜炎　216, 382
不明熱　182, 366, 452
プリックテスト　483, 487
プロアクティブ療法　492
プロカルシトニン　93, 101

プロスタグランジン I_2 製剤　258
プロテオグリカン　51
プロトロンビン時間（PT）　96
プロブレムリスト　551
分煙　528
分量　560
分類基準　9

へ

米国リウマチ学会　6
ベラプロストナトリウム　258
ヘリオトロープ疹　324
ヘルシンキ宣言　37
ヘルパーT細胞　59, 66
変形性関節症　400

ほ

膨疹　237
ホスホジエステラーゼ5型阻害薬　260
ボセンタン　259
補体　315
　──制御因子　115
発作性夜間血色素尿症　116
ポドサイト　103
本邦PMR研究会診断基準　438

ま

膜侵襲複合体　114
マクロファージ　53
　──活性化症候群　309, 366
マシテンタン　260
マスト細胞　53
末梢血　94
末梢神経伝導検査　148
末梢性寛容　73
麻薬　528
麻薬処方箋　559
マルチディシプリナリーチームモデル　35

満月様顔貌　242
慢性炎症　66
慢性好酸球性肺炎　474
慢性難治性皮膚炎　489
慢性閉塞性肺疾患　464

み

ミコフェノール酸モフェチル　252, 316
ミゾリビン　251

む

無筋症性皮膚筋炎　324
無菌性骨壊死　242
ムチランス変形　186
ムチン沈着　325

め

メトトレキサート　250, 313
メルクマール　21
免疫寛容　72
免疫グロブリン　61, 106
　── G　268
　──大量静注療法　268
　──補充療法　348
免疫担当細胞　53
免疫調節薬　248
免疫抑制薬　336, 368
免疫抑制療法　2

や

薬剤性肺障害　195
薬剤熱　510
薬剤誘発性自己免疫疾患　510
薬歴　549

ゆ

疣贅性心内膜炎　209

誘発喀痰　170
誘発試験　233

よ

要介護認定　531
腰痛　221
　──の鑑別診断のためのアルゴリズム　222
用法・用量　560
予後規定因子　11
予後不良因子　349

ら

ラテックス・フルーツ症候群　512
ラテックスアレルギー　512

り

リウマチ性疾患　2
リウマチ性多発筋痛症　191, 437
リウマトイド因子　110
留学　27
両側肺門リンパ節腫大　432
臨床推論　21
臨床免疫学　21

る

涙腺　449
ループス腎炎　315
ループス精神病　206

れ

レフルノミド　251

ろ

労災保険　528
労働生産性　522
論文　18

欧文索引

A

ACE（angiotensin converting enzyme）　432
ACR（American College of Rheumatology）　6
Ad　506
amyopathic dermatomyositis　324
ANA（antiunclear antibody）　113
ANCA関連血管炎　330, 338

ASAS（Assessment of SpondyloArthritis international Society）　382
　──による体軸性SpAの分類基準　223
　──による末梢関節性SpAの分類基準　223
　──の炎症性腰背部痛の診断基準　222

B

B細胞　55, 57
BAL　164
BCR（B cell receptor）　58
Behçet病　357
bench to clinic　21
BHL（bilateral hilar lymphadenopathy）　432
Birdらの基準　438
bulge sign　86
bystander activation　74

C

C型レクチン受容体 56
C3 nephritic factor 114
Carrington 473
Castleman 病 442
Churg-Strauss 症候群分類基準（1990
　年米国リウマチ学会） 347
clinically amyopathic
　dermatomyositis 324
Clq 法 116
CLR（C-type lectin receptor） 56
Cogan 症候群 220
cold activation 115
cold in hot 像 428
component resolved diagnostics
　513
Cordier 473
Cottin 473
Crofton 473
CRPS 判定指標 416
CT 129
CTS（capal tunnel syndrome） 411

D

D ダイマー 97
DXA（dual-energy X-ray
　absorptiometry） 139

E

EGPA 330
EMEA 分類アルゴリズム 345
enthesitis 377
entrapment neuropathy 206
EQ-5D 519
ESSDAI 361
ESSPRI 361
EULAR Sjögren's Syndrome
　Disease Activity Index 361
EULAR Sjögren's Syndrome Patient
　Reported Index 361
EULAR（The European League
　Against Rheumatism） 6
extra-glandular form 360

F

fibromyalgia 445
finger-tip unit 491
FIP1L1-PDGFRA キメラ遺伝子
　513
FMF 452

G

GALS 84
Gell と Coombs によるアレルギー
　反応分類 508

glandlar form 360
Gly m 4 120
Gottron 丘疹 324
Gottron 徴候 324
GPA 330

H

HAQ（Health Assessment
　Questionnaire） 518
Heberden 結節 186, 402
HES（hyper eosinophilic syndrome）
　514
Hev b 6.02 120
HLA（human leukocyte antigen）
　73
HLA-A*26 357
HLA-B*51 357
HLA-B27 381, 397
HLA アロタイプ 509
HOA の鑑別 426
HTLV-1（human T cell leukemia
　virus type1） 404
hypomyopathic dermatomyositis
　324

I

ICD-10（2013 年版）準拠 554
ICS 274
IgE 抗体 118
IgG4 関連疾患 449
IL-6（interleukin : IL）-6 121, 358
IL-8 122
ILC2（type2 innate lymphoid cell）
　69
IVIG 268

J

Jaccoud 関節症 316

K

Köbner 現象 325

L

LABA 275
LAMA 276
lateral squeeze 85
latex-fruit syndrome 502
LTRA 276
Lyme 病 404

M

MAS（macrophage activation
　syndrome） 309

medical outcome 36-item short form
　519
molecular mimicry 74
MPA 330
MPO-ANCA 345, 347
MRI 126, 129, 428
　──禁忌 134

N

neuropathic pain 415
NKT 細胞 54
NK 細胞 54
NLR（NOD-like receptor） 56
NMDA 受容体拮抗薬 417
NSAIDs 499

O

OAS（oral allergy syndrome） 502
overlap 症候群 354

P

perfect O 411
Perthes 病 427
PET 142
Phalen's test 411
pharmacological interaction concept
　510
photonegative of pulmonary edema
　474
PMR 437
pollen-food allergy syndrome 502
PR3-ANCA 345

R

RANKL 75
Raynaud 現象 188, 319, 325, 354
recommendation 10
Reder 474
RF（rheumatoid factor） 112
RF 陽性多関節炎 314
RLR（RIG-I like receptor） 56
ROS 549
Rothmann-Makai 症候群 435
RS3PE 437
RSD 416

S

SABA 275
saddle nose 218
SAPHO 症候群 392
Schirmer 試験 158
SF-36 519
Sjögren 症候群（Sjögren's
　syndrome : SS） 158, 360
SPECT 142

T

T 細胞　55, 57
TARC　121
TBLB　165
TCR（T cell receptor）　57
tear drop sign　412
telescoped sediment　104
Th1 細胞　509
Th2 細胞　69, 509

TLR（Toll-like receptor）　56
TNF（tumor necrosis factor）　384
TNFα　122
Toll 様受容体　56

V

V 徴候　325
VAS（visual analogue scale）　417
vasculitic neuropathy　205

W

WPAI（Work Productivity and Activity Impairment Questionnaire）　522

Y

YAM（young adult mean）　140

数字・ギリシャ文字

I 型アレルギー　231, 482
2 型自然リンパ球　69
^{18}F-FDG　142
$α_2$ 受容体作動薬　417

- JCOPY 〈(社)出版者著作権管理機構 委託出版物〉
  本書の無断複写は著作権法上での例外を除き禁じられています．複写される場合は，そのつど事前に，(社)出版者著作権管理機構（電話 03-3513-6969，FAX03-3513-6979，e-mail：info@jcopy.or.jp）の許諾を得てください．
- 本書を無断で複製（複写・スキャン・デジタルデータ化を含みます）する行為は，著作権法上での限られた例外（「私的使用のための複製」など）を除き禁じられています．大学・病院・企業などにおいて内部的に業務上使用する目的で上記行為を行うことも，私的使用には該当せず違法です．また，私的使用のためであっても，代行業者等の第三者に依頼して上記行為を行うことは違法です．

研修ノートシリーズ

膠原病・リウマチ・アレルギー研修ノート　ISBN978-4-7878-2176-8

2016 年 4 月 30 日　第 1 版第 1 刷発行

総監修者	永井良三
編集者	上阪 等，渥美達也，亀田秀人，中島裕史，藤本 学，山口正雄
発行者	藤実彰一
発行所	株式会社　診断と治療社

〒 100-0014　東京都千代田区永田町 2-14-2　山王グランドビル 4 階
TEL：03-3580-2750（編集）　03-3580-2770（営業）
FAX：03-3580-2776
E-mail：hen@shindan.co.jp（編集）
　　　　 eigyobu@shindan.co.jp（営業）
URL：http://www.shindan.co.jp/

表紙デザイン	ジェイアイ
印刷・製本	広研印刷 株式会社

©Hitoshi KOHSAKA, 2016. Printed in Japan.　　　　　　　　　［検印省略］
乱丁・落丁の場合はお取り替えいたします．
『研修ノート』は，株式会社診断と治療社の登録商標です．